白藜芦醇
基础与临床

主　编　高海青　李保应　马亚兵

副主编　程　梅　於洪建　周瑞海（美）

人民卫生出版社

图书在版编目（CIP）数据

白藜芦醇基础与临床 / 高海青，李保应，马亚兵主编 . —北京：人民卫生出版社，2019

ISBN 978-7-117-27912-3

Ⅰ.①白… Ⅱ.①高…②李…③马… Ⅲ.①藜芦 –研究 Ⅳ.① R282.71

中国版本图书馆 CIP 数据核字（2019）第 009362 号

人卫智网	www.ipmph.com	医学教育、学术、考试、健康， 购书智慧智能综合服务平台
人卫官网	www.pmph.com	人卫官方资讯发布平台

白藜芦醇基础与临床

主　　编：高海青　李保应　马亚兵

出版发行：人民卫生出版社（中继线 010-59780011）

地　　址：北京市朝阳区潘家园南里 19 号

邮　　编：100021

E - mail: pmph @ pmph.com

购书热线：010-59787592　010-59787584　010-65264830

印　　刷：保定市中画美凯印刷有限公司

经　　销：新华书店

开　　本：787×1092　1/16　印张：24

字　　数：584 千字

版　　次：2019 年 2 月第 1 版　2019 年 8 月第 1 版第 3 次印刷

标准书号：ISBN 978-7-117-27912-3

定　　价：70.00 元

打击盗版举报电话：010-59787491　E-mail: WQ @ pmph.com

（凡属印装质量问题请与本社市场营销中心联系退换）

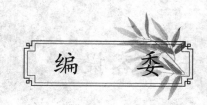

编委

（按姓氏拼音排序）

毕 轶	山东大学齐鲁医院	单培彦	山东大学齐鲁医院
蔡 茜	山东大学齐鲁医院	沈 琳	山东大学齐鲁医院
陈 琳	山东大学基础医学院药理学系	盛 玮	陕西省渭南市第一医院
程 梅	山东大学齐鲁医院	孙大龙	山东大学齐鲁医院
崔晓霈	山东大学齐鲁医院	孙锦堂	山东大学齐鲁医院
冯 虹	山东省立医院	孙永乐	山东省立医院
付春莉	山东大学齐鲁医院	唐占府	山东大学齐鲁医院
高海青	山东大学齐鲁医院	田道正	山东大学齐鲁医院
高玉霞	天津益倍生物科技集团	万鹏飞	山东大学齐鲁医院
胡艳艳	山东大学齐鲁医院	王静茹	山东大学第二医院
江 蓓	山东大学齐鲁医院	王伟玲	山东大学齐鲁医院
江文静	山东大学齐鲁医院	王亚娟	瑞典卡罗林斯卡学院（Karolinska Institute）
金 蕾	山东大学齐鲁医院		
景雪姣	山东大学齐鲁医院	魏 娜	山东大学齐鲁医院
李保应	陕西省渭南市百仁医院	许 玲	美国 Mayo 医学中心
李 冰	山东大学齐鲁医院（青岛）	杨君莉	山东大学齐鲁医院
李国辉	济南市妇幼保健院	由倍安	山东大学齐鲁医院（青岛）
李赫宇	天津益倍生物科技集团	伊永亮	山东大学齐鲁医院高新区医院
李 曼	山东大学齐鲁医院	尹 梅	山东大学齐鲁医院
李宪花	山东大学齐鲁医院	于 飞	山东大学齐鲁医院
李小利	山东大学齐鲁医院	于晓宁	山东大学齐鲁医院
梁馨月	山东大学齐鲁医院	于 昕	山东大学齐鲁医院
梁 英	山东省千佛山医院	於洪建	天津益倍生物科技集团
刘岱琳	中国人民武装警察部队后勤学院	翟 茜	山东大学齐鲁医院
刘 娜	山东大学齐鲁医院	张风雷	东营市人民医院
刘相菊	山东大学齐鲁医院	张 蕊	山东大学齐鲁医院
刘向群	山东大学齐鲁医院	张世阳	安徽省立医院
柳丽丽	天津市第三中心医院	张 珍	山东大学齐鲁医院
卢 梅	山东大学齐鲁医院	张志勉	山东大学齐鲁医院
逯伟达	山东大学齐鲁医院	赵改霞	山东大学齐鲁医院
栾思思	山东大学齐鲁医院	赵 玲	武汉轻工大学
马 丽	北京市老年病医院	赵韶华	山东大学齐鲁医院
马亚兵	山东大学齐鲁医院	周瑞海	美国北卡罗来纳大学（The University of North Carolina）
裴 斐	山东大学齐鲁医院		
邱 洁	济南圣玛丽亚妇产医院	周 雁	北京医院

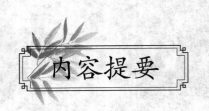

内容提要

　　《白藜芦醇基础与临床》是关于天然药物白藜芦醇生物药理活性、研究开发和临床应用的学术专著，详细论述了白藜芦醇的生物药理活性，以及如何应用基因组学、蛋白质组学、代谢组学和生物芯片等先进技术进行研究开发，并系统阐述了白藜芦醇在临床各系统慢性疾病中的防治地位。

　　全书分为上、下两篇：上篇阐述了白藜芦醇的药动学、药效学和安全性评价，以及基因组学、蛋白质组学、代谢组学和生物芯片等技术在白藜芦醇研究开发中的应用；下篇系统探讨了白藜芦醇在衰老、心血管疾病、内分泌与代谢性疾病、神经系统疾病、肿瘤、骨质疏松症、老年良性前列腺增生、便秘、痛风等疾病防治中的作用，以及在食品添加剂、化妆品和水果储存中的应用及新进展。

　　本书全面系统地介绍了天然药物白藜芦醇的药用价值，为天然药物和中药现代化的实现提供研究途径，并为临床慢性疾病的防治提供了重要的手段。此外，可以为从事医学、天然药物和中医药学研究的科研人员及临床医务工作者提供参考，同时也可作为医学院校和综合性大学生命科学学院（系）、医学院（系）等相关专业师生的教学参考用书。

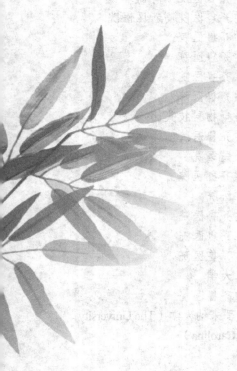

随着科学的进步，人们自我保健意识增强，对天然药物的认识深化，回归自然的愿望日趋高涨，对天然药物的需求增加，加之合成药开发周期长、投资大，企业难以承受，因此，世界各国均着力于天然药物的研究，掀起了开发的新热潮，促进了天然药物的迅速发展。白藜芦醇作为一种天然植物成分，无明显的毒性反应，在国内外的应用非常广泛。

葡萄多酚包括原花青素和白藜芦醇及其糖苷类化合物。原花青素成分较为复杂，主要是以儿茶素或表儿茶素为单体缩合而成的聚合物，其中以低聚体（二聚、三聚、四聚体）生物活性最强，又称为寡聚体，五聚以上为高聚体，还含有部分单体。白藜芦醇是迄今为止所发现的最强效的自由基清除剂之一，具有强大的抗氧化、抗非酶糖基化活性，并通过调节血脂、稳定斑块并使斑块消退、降低血压、防治血栓形成和抗心律失常等作用起到强效的心脑血管保护作用；能够改善胰岛素抵抗和抑制糖尿病血管并发症的发生发展；具有抗突变、抗肿瘤、抗辐射、抗过敏、抗溃疡、抗炎、抗病毒和抗菌等多种生物药理活性。

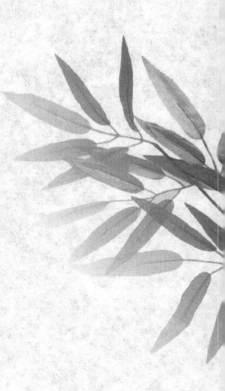

随着医疗技术的进步和人们生活方式的改变，疾病谱的改变表现为慢性病、特别是多脏器疾病发病率增加；神经、内分泌调节系统疾病、心理障碍、心脑血管系统疾病、因衰老引起的功能低下性疾病的发病率相应增加等。现代合成药物常常不可避免地给患者带来严重的副作用和医源性疾病，人们的医疗观念和医疗模式也出现了相应的改变，强调预防为主，提倡药疗不如食疗，可以通过日常摄服少量白藜芦醇对机体进行及时的微细调节以保持机体的正常平衡，达到保健养生、防病治病、健康长寿的目的。所谓"药食同源""药补不如食补"都反映了这种思想。如何对天然药物白藜芦醇进一步研究开发，并将其应用于临床有效地防治慢性病，已成为广大科技工作者和临

床医生共同关注的问题。

  山东大学高海青教授课题组一直致力于天然药物原花青素和白藜芦醇治疗多种慢性病（心脑血管疾病、糖尿病及其血管并发症等）分子作用靶点的基础和临床研究，积累了丰富的经验，并取得了丰硕的成果，尤其是在应用蛋白质组学技术研究白藜芦醇抗糖尿病血管并发症的作用靶点方面，达到了国内外领先水平。在此基础上结合了国内外白藜芦醇研究和临床应用的最新进展，撰写了《白藜芦醇基础与临床》。本书是系统介绍天然药物白藜芦醇生物药理活性、研究开发和临床应用的专著，书中引入先进的基因组学、蛋白质组学和生物芯片等技术研究开发天然药物白藜芦醇，并重点介绍了白藜芦醇在各种慢性病防治中的重要价值和地位，具有重要的指导意义和实用价值。我深信本书的出版将会有力地推进我国天然药物的研究开发和临床应用，为医药学研究做出贡献。

2018 年 6 月

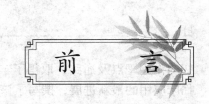

随着经济的发展、人民生活水平的不断提高、生活方式的改变及人口的老龄化，人类的疾病谱发生了明显的变化，表现为慢性非传染性疾病，特别是多脏器疾病发病率增加，冠心病、脑卒中、恶性肿瘤、糖尿病和因衰老引起的功能低下性疾病已经成为严重危害人民健康和生活质量的主要疾病。随着疾病谱的改变，药源性疾病不断增多，以及健康观念的转变，在世界范围内，回归自然、重视天然药物已经成为社会发展的主要潮流，强调预防为主，提倡药疗不如食疗，通过日常摄服少量天然药物，对机体进行及时的微细调节以保持机体的正常平衡，达到保健养生、防治疾病、健康长寿的目的。

大自然种类繁多的植物、动物和微生物，为人类造就了各种各样的化合物，这些天然产物是现代新药发现的重要来源。近 20 年来，采用现代生物技术也开发出了几十种具有特殊疗效的天然药物。100 多年来，在众多天然药物中，葡萄多酚一直是经久不衰的研究课题。葡萄多酚包括原花青素和白藜芦醇及其糖苷类化合物。白藜芦醇作为一种天然植物成分，无明显的毒性反应，在国内外的应用非常广泛。最近的研究证实，应用基因组学、蛋白质组学和生物芯片技术，能够全面理解白藜芦醇的作用靶点，研究疾病状态下以及白藜芦醇处理后基因和蛋白的差异变化，可以发现新的、潜在的药物作用靶点，从而促进我国实现天然药物研发的现代化，研制开发出一批具有自主知识产权的创新药物，提升我国在未来全球制药业中的竞争力。

本书的编者们自 20 世纪 80 年代末期开始进行葡萄多酚的研究和开发，至今已经有 30 余年。课题组以原花青素和白藜芦醇治疗心脑血管疾病、糖尿病及其血管并发症等慢性病作用机制的基础和临床为研究重点，尤其是应用先进的蛋白质组学、生物信息学技术，深入揭示了葡萄多酚保护糖尿病血管病

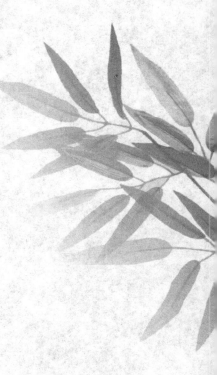

变的作用靶点及通路，取得了丰硕的成果。在此基础上，结合国内外白藜芦醇基础研究和临床应用的最新进展，撰写了该部著作。

本书详细论述了白藜芦醇的生物药理活性，应用基因组学、蛋白质组学、代谢组学和生物芯片等先进技术进行研究开发，并系统阐述了白藜芦醇在临床各系统慢性疾病中的防治地位。全书分为上、下两篇：上篇阐述了白藜芦醇的药动学、药效学和安全性评价，以及基因组学、蛋白质组学、代谢组学、生物芯片和生物信息学等技术在白藜芦醇研究开发中的应用；下篇系统探讨了白藜芦醇在抗衰老、心血管疾病、内分泌与代谢性疾病、神经系统疾病、肿瘤、骨质疏松症、老年良性前列腺增生、便秘、痛风等疾病防治中的作用，以及在食品添加剂、化妆品和水果储存中的应用及新进展。本书全面系统地介绍了天然药物白藜芦醇的药用价值，为天然药物和中药现代化的实现提供研究途径，并为临床慢性疾病的防治提供重要的手段。本书可为从事医学、天然药物和中医药学研究的科研人员及临床医务工作者提供参考，同时也可作为医学院校和综合性大学生命科学院（系）、医学院（系）等相关专业师生的教学参考用书。

本书承蒙中华中医药学会副会长、世界中医药联合会特色诊疗专业委员会会长、世界中医药联合会教育指导委员会副主席、山东中西医结合学会会长、原山东中医药大学名誉校长、973 计划中医理论专项第二届专家组成员、中华中医药学会首席健康科普专家王新陆教授在百忙之中给予帮助和指导，并欣然作序，在此表示衷心的感谢。

本书在编写过程中，总结了课题组成员数十年对白藜芦醇研究、开发和临床应用的丰富经验，并参阅了大量国内外文献。虽经编者细心修改和校对，仍难免有不足之处，承望各界专家和读者不吝指正，为本书提供宝贵意见。

高海青　李保应　马亚兵

2018 年 9 月

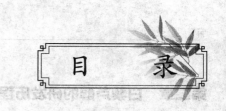

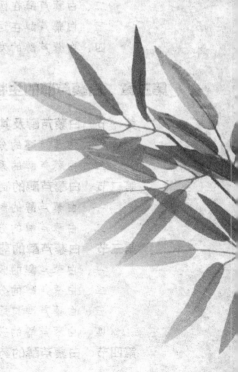

下篇　白藜芦醇的临床应用

上篇

白藜芦醇的基础研究

第一章

绪　论

第一节　医食同源，药食同行

一、医食同源

　　"医食同源"这种观点是基于人类寻找食物发现药物的史实而提出的。我们知道，食物摄入是人类赖以生存的首要条件，人们常说"民以食为天"。最初人们对植物药的认识是在寻找食物时，由于饥不择食，误食某些有毒植物，导致一定的机体反应，从而注意到这些植物。后来随着人口增加，仅靠狩猎不足以维持生存，需要开拓其他食物来源，因此继渔猎经济之后而来的便是农业经济的产生。传说神农为了寻找适于种植的谷物，尝百草之滋味，"一日而遇七十毒"，体现了寻找谷种之艰苦。神农尝百草的目的，是为了寻找粮食种子，正是在这一过程中，发现了草木平毒寒温等性能。从这个传说中我们可以看到，医药发明是寻找谷物的副产品。

　　中华民族的祖先为了生存，尝百草、吃野果，从生活实践中体验、发展和创造了"医食同源，药食同用"和"寓医于食"的营养学理论。中国古代劳动人民在与自然界斗争实践中，认识到许多食物具有药性，"食用、食养（食补）、食疗（食治）、食忌（食禁）"，自古以来就作为传统营养学遵循的重要原则，得到了广泛应用。

　　早在 3000 多年前，西周就已设有负责饮食营养管理的专职人员—"食医"，负责掌管调配周天子"六食""六饮""六膳""百馐""百酱"的滋味温凉和分量。"食医"从事的工作与现代临床营养医生类似，这是迄今为止已知人类历史上最早的"营养医学"实践。《周礼·天官》中记载，周代建立的世界上最早的医疗体系将医生分为"食医""疾医""疡医""兽医"四类，并明确指出以"食医"为先。"疾医"即内科医生，用"五味、五谷、五药养其病"；"疡医"即外科医生，则"以酸养骨，以辛养筋，以咸养脉，以苦养气，以甘养肉，以滑养窍"。显而易见，在当时已形成了成熟的食疗原则。至春秋战国时，中医第一部总结性经典著作《黄帝内经》中就有"食饮有节，谨和五味"的至理名言，文中"虚则补之，药以祛之，食以随之"等名句，指出保持健康不能仅仅依靠药物，必须密切配合饮食调理。当时的名医扁鹊也认为，饮食调理是医疗中不可缺少的部分，他指出："君子有病，期先食以疗之，食疗不愈，然后用药"。

　　医食同源，寓医于食。医食同源是中国饮食养生文化闪光点。唐代名医孙思邈在他所著《备急千金要方》一书中已设有"食治"专篇，收载有果实、菜蔬、谷米、鸟兽四类食物，总计154种，并对日常食物从医药学观点进行了详细解说，至此食疗已成为专门学科。孙思邈还强调指出"食能排邪而安脏腑，悦情爽志以资气血"，提出"为医者，当晓病源，知其所犯，以食治之，食疗不愈，然后命药"的临床治疗原则，认为医生"若能用食平疴，适性遣疾者，可谓良工"。

自古以来，中国就有"食用、食养、食疗、食忌"之说。唐代药王孙思邈在《千金方·食治》中强调"夫为医者，当须先洞晓病源，知其所犯，以食治之。食疗不愈，然后命药"。药与食同出一源。在生活实践中，人类体会到许多食物还和防病、治病有着不解之缘。中华民族创造的"食物疗法"在世界医药学领域内，以历史悠久、内涵丰富、实用可靠而备受青睐。随着现代医学模式转换，人类对疾病本质的认识不断加深，医学界注意到许多疾病确实可以通过适当饮食调理，达到预防、治疗的目的。当前风靡欧洲的"自然医学"就是很好的例证，而且世界医学界公认：医疗、营养、护理是临床治疗的三大环节。中国作为世界四大文明古国之一，在灿烂的文化遗产中积累了世代相传的利用膳食保健的丰富经验。使用食疗方法强健体魄、抗衰老、延年益寿，这一运用膳食防治疾病的生活内容不仅使中华民族繁衍昌盛，同时也是中国古老文明的伟大成就之一。

重温上述中医这种在整体功能意义上用食物治病、将食物视为天然药物的思想，体会其深刻哲理和科学内涵，感受深刻。中华民族传统营养学是中医药学重要组成部分，可以说饮食是中医药之源。我国传统中医理论一向认为"医食同源"，"医"与"食"起源是一致的，二者不可分开。

二、药食同行

（一）药食同源

在原始社会中，人们在寻找食物过程中发现了各种食物和药物的性味和功效，认识到许多食物可以药用，许多药物也可以食用，两者之间很难严格区分。"药食同源"是说中药与食物是同时起源的。我国中医学自古以来就有"药食同源"（又称为"医食同源"）理论，认为药即食、食相当于药，两者同源、同根、同用、同效。药食同源是中国饮食文化的显著特点之一。在"药食同源"理论基础之上，中国自古就产生了"食物疗法"（简称食疗）。例如，人参是我国名贵中药材，也是我国最早的药食同源植物之一。人参具有"温补、滋润、强壮、强精、保温、强心、安神"等作用。随着经验的积累，药食才开始分化。在使用火后，人们开始食熟食，烹调加工技术才逐渐发展起来。在食与药开始分化的同时，食疗与药疗也逐渐区分。《黄帝内经》对食疗有非常卓越的理论，说："大毒治病，十去其六；常毒治病，十去其七；小毒治病，十去其八；无毒治病，十去其九；谷肉果菜，食养尽之，无使过之，伤其正也。"这可称为最早的食疗原则。中医药学还有一种中药的概念：所有动物、植物、矿物质等都属于中药范畴，中药是一个非常大的药物概念。因此，严格地说，在中医药中，药物和食物是不分的，是相对而言的。

中国古老医书《本草食医经》提出"食医同源""药膳同功"的精辟立论，千百年来，药膳一直都是中华民族饮食文化长河中的一支重要支流。药膳就是用中国传统中药和食物相结合，变用药为用餐的饮食方式。它既是美味佳肴，又可健体强身，治疗沉疴，延年益寿。药膳历史悠久，源远流长。远在西周时期，宫中就有"食医官"来专门掌管帝王的膳食。"食医"根据帝王身体健康状况，调配膳食，在各种烹饪原料加入各种滋补强身的药材，一道道色香味俱佳的美馔药膳就这样进入了人们的日常饮食之中。

早在商代，相传伊尹善于配制各种汤液治病，原料中就有阳补之姜，招摇之桂，姜桂既是调料，又是发汗解表、宣通阳气、温胃止呕的佳品。至周代，据《周礼天官》所载，食医位居疾医、疡医、兽医之首，食医主要掌握调配周天子的"六食""六饮""六膳""百馐""百酱"的滋味。《黄帝内经》提出了全面膳食观点。如《素问·脏气法时论篇》云："五谷为养，五果为助，五畜为益，五菜为充，气味合而服之，以补精益气"。《神农本草经》集前人的研究载药365种，其中大枣、人参、枸杞、五味子、地黄、薏苡仁、茯苓、沙参、生姜、葱白、当归、贝母、杏仁、乌梅、鹿茸、核桃、莲子、蜂蜜、龙眼、百合等，都是具有药性的食物，常作为配制药膳的原料。《伤寒杂病论》《金匮要略》在治疗上除了用药，书中记载着猪肤汤、百合鸡子黄汤、当归生姜羊肉汤等典型药膳名方。唐代孟诜撰写了第一部食物本草专著《食疗本草》。唐代名医孙思邈号称"药王"，他极力推荐用药膳防病治病，指出"食能祛邪而安脏腑，悦神爽志以资气血""若能用食平疴，适性遣疾者，可谓良工，长年饵老之奇法，极养生之术也"。他的著作《千金方·食治》《养老食疗》中记载了许多著名药膳名方。唐代著名药膳著作还有昝殷编著的《食医心境》，书中记载药膳方211种，在品味佳肴的同时还可治疗多种疾病。宋代《太平圣惠方》专设食治病，且药膳以粥、羹、饼、茶等剂型出现。可见中国作为世界四大文明古国之一，在灿烂的文化遗产中积累了世代相传的应用食疗强健体魄、抵御衰老、延年益寿的丰富经验。

由此可见，在中医药学的传统之中，论药与食的关系是既有同处，亦有异处。但从发展过程来看，远古时代是同源的，后经几千年发展，药食分化，若再往今后前景看，也可能返璞归真，以食为药，以食代药。自古以来的滋补养生膳，就是根据人体健康状况，用包括蔬菜、谷物、肉类在内的各种食物补充和调节人体营养平衡，同时利用食物具有的药效调整人体健康。

(二) 药与食的异同点

中药与食物的关系就是药食同源。大家知道，中医治病最主要的手段是中药和针灸。中药多属天然药物，包括植物、动物和矿物质，而可供人类饮食的食物，同样来源于自然界的动物、植物及部分矿物质，因此，中药和食物的来源是相同的。有些东西，只能用来治病，就称为药物，有些东西只能作饮食，就称为食物。但其中的大部分东西，既有治病作用，同样也能当作饮食，叫做药食两用。由于它们都有治病功能，所以药物和食物的界限不是十分清楚。比如橘子、粳米、赤小豆、龙眼肉、山楂、乌梅、核桃、杏仁、饴糖、花椒、小茴香、桂皮、砂仁、南瓜子、蜂蜜等，它们既属于中药，有良好治病疗效，又是大家经常吃的富有营养的可口食品。

中药与食物的共同点，在于都可以用来防治疾病。它们的不同点是：中药治疗药效强，也就是人们常说的"药劲大"，用药正确时，效果突出；用药不当时，容易出现较明显的副作用。而食物的治疗效果不及中药那样突出和迅速，配食不当，也不至于立刻产生不良后果。但不可忽视的是，药物虽然作用强但一般不会经常吃，食物虽然作用弱，但天天都离不了。我们的日常饮食，除供应必需营养物质外，还会因食物的性能作用或多或少对身体平衡和生理功能产生有利或不利影响，日积月累，从量变到质变，这种影响作用就变得非常明显。从这个意义上讲，它们并不亚于中药的作用。因此，正确合理地调配饮食，坚持下去，会起到药物所不能达到的效果。

中医素有"药食同源"之说，表明医药与饮食属同一个起源。实际上，饮食的出现，比医药要早得多。因为人类为了生存、繁衍后代，就必须摄取食物，以维持身体代谢需要。经过长期生活实践，人们逐渐了解了哪些食物有益，可以进食，哪些有害，不宜进食。通过讲究饮食，使某些疾病得到医治，而逐渐形成了药膳食疗学。

中医食疗是在中医理论指导下运用食物作为药物或用食物配入药物来治疗或辅助治疗相应疾病的治疗方法，是祖国医学中传统而富有特色的治疗法之一。它是以中医学阴阳五行、脏腑经络、辨证施治的理论为基础，按中医方剂学的组方原则和药物、食物的性能选配组合的。主要功能是以食物、药物的偏性来矫正脏腑机能的偏性，或以食物、药物的寒、热、温、凉四种不同特性来增强机体的免疫力。"药食同源"理论是远古先人在与疾病、饥饿长期斗争过程中总结出来的理论结晶，为现代营养学、保健学、新型医药开发利用做出了巨大贡献。

掌握药食同源理论应正确遵循其应用原则：一是辨证施食，根据不同体质症状，选择具体药食加以实施。二是三因制宜，在施膳时强调因时、因地、因人制宜，不可妄为。三是以脏补脏，也就是缺什么补什么，以形补形，以脏治脏。四是应用药食性能，以中药学的四气、五味、升降沉浮以及药物归经等学说分析所施药膳的食物和药物性能，从而达到最佳效果。辨证论治是传统中医治疗学的一条基本原则。在临床实践中，根据病人病情、体质、舌脉证候和外界环境因素，结合食物性味、功效归经综合分析，辨证施食，选择合适的药食，才能达到理想的保健治疗作用。形不足者，温之以气；精不足者，补之以味。春夏养阳，秋冬养阴；虚者补之，实者泻之，寒者热之，热者寒之；春季升补，夏季清补，秋季平补，冬季滋补，四季通补；体瘦之人多阴亏血少，应多吃滋阴生津之品；体胖之人多痰湿，应多食清淡之品。这些古圣前贤者的说法，仍是现今我们所应尊崇的原则。另一方面，药膳疗法还应以适应病人脾胃吸收和运化功能为原则，因此可调节食物的色、香、味、形、质以刺激食欲，顾及患者个人嗜好，选择适当烹调方法，并选择适当烹调器具，以使药物在不影响食物性味前提下，最大限度地释放有效成分，发挥作用。祖国医学认为："是药三分毒"，任何中药都有其性味、归经、主治和用量禁忌，如果不讲寒热虚实，不辨体质盛衰，不论是否有慢性疾病，对任何药膳一概食之，岂非自寻不测？应掌握药食配伍原则，根据季节、气候和地域不同，根据自己身体条件、病情等对症食之，才能真正达到治疗健身的目的。

根据中国传统医学观点，食物的客观效果与中药药物有相似之处，历代本草等古籍文献也记载了各种食物的性、味、归经、功能和主治。如《本草纲目》收集了1892种天然药物，其中食物占了相当大比例，而且详细记述了其性质、药效、适应证、禁忌证、用量和用法。《本草纲目》在江户时代早期传入日本，受其影响出版的《本朝食鉴》等，成为在日本普及医食同源思想的基础。食品的保健作用在很大程度上取决于其中奇妙的生物化学成分，现代科学研究的结果在不断证实上述论断，对包括蔬菜在内的上千种食物的系统研究发现，食物中含有许多种对机体有调节作用的生物活性因子。

迈进21世纪，随着科学技术突飞猛进，追求健康的方式和手段乃至观念都产生了巨大变革。虽然各种药物对很多疾病防治已有相当效果，但正如俗话所说"是药三分毒"，化学合成药物的毒副作用对人们健康造成了新的伤害，医源性疾病不断增加。所以人们在越来越多地把关注目光投向预防保健的同时，对非药物自然疗法寄予了厚望，从而把对健康的追求推向了新高度。

（三）食物是最好的药物

西方公认现代医学之父希波克拉底在公元前400年曾说过："我们应该以食物为药，你的饮食就是你首选的医疗方式"。这一论断同中华民族传统营养学"寓医于食"理论不谋而合。2000多年之后，当今世界营养学界也终于承认其所言不差：在2001年8月于维也纳召开的世界上规模最大的营养学学术会议—第17届国际营养学大会上，经过热烈讨论，同样得出了"食物是最好的药物"的科学结论。

十多年前在美国，有声望的医生很少会把食物和药物相提并论，他们根本没想到要告诉病人，只要吃某些特定食物就可以降低血压、治疗心脏病或预防癌症。这是因为第二次世界大战之后出现的抗生素等"神奇的化学药物"，大大地改变了美国人原本行医用药的方式。在20世纪中叶之前，天然疗法（包括药草和食物）仍与化学药物并列于《美国药典》之中，但到了1958年，这种饮食或生活习惯影响健康的观念却被斥为是"不科学的想法"。

然而，由于化学合成药物对许多老年病、慢性病、疑难病几乎束手无策，因此所谓"非常规疗法"在美国民间盛行，为此美国国立卫生研究院在1992年召开了第一次"非常规医学会议"，并下设了"非常规医学办公室"，中医药是其开发重点之一。1994年10月25日美国政府颁布了《饮食补充剂健康与教育法》，其中明确了中草药、植物以及与其相关的健康产品，可以作为食品的补充进入美国市场。由于现代医学越来越受到仪器公司和制药公司控制，医疗费用不断上涨，连发达国家也感到压力重重。美国政府颁布《饮食补充剂健康与教育法》的背景在于—正是美国政府和医学界有识之士认识到了中医食疗的巨大科学价值—饮食补充剂（特别是中草药）的应用，可以以极低的代价有效地预防和治疗疾病，从而大大降低医疗费用。所以美国等西方国家为了减轻社会负担，减少医疗费用，采取了奖励非药物治疗，充分利用健康辅助食品的政策。而进入21世纪以后，国际医学界也深信，人类许多疾病的确是由于营养不平衡造成的，可以预见，未来几年中，人们对具有食疗作用食物的兴趣将大大提高，进一步研究将深入阐明食物的食疗功效。

受西方"药片文化"影响，目前我国绝大部分"保健食品"并不具有食品的色、香、味、形等特征，充斥市场的都是形形色色的药丸、胶囊、口服液等。我国著名食品专家张学元教授在世时曾对现有"保健食品"状况表示忧虑。据报载，国内2004年保健食品销售额整体下滑了25%。中国保健食品产业滑坡，难道是保健食品真的不行了吗？应当看到，我国几千年食疗和养生保健传统，对发展保健食品产业有着得天独厚的优势。西方保健食品是依附于现代医学产生的，是工业文明的产物，所开发的一些营养补充剂、化学合成物之类的保健品，囿于西方医学的局限性，远不能同源远流长的中国养生保健和传统食疗相提并论。中国古代医学家治病原则是先用食疗，食疗不愈，然后命药。中医传统科学理念坚信药食同源，药品和食品密不可分，这是中华民族医药极具特色的悠久传统。众所周知，天然药物、食物治疗或食疗机制是其整体功能的全面体现。

（四）中药及天然药物开发的意义

随着社会经济发展和工业化进程加快，地球生存环境不断恶化，人类生活条件发生变化，使人类疾病谱发生改变，随着新的未知的疾病不断发生，现代社会性疾病和新的传染病对人类的威胁正在或已经取代了以往的传染性疾病。

化学药物毒副作用大，易产生抗药性，越来越明显的药源性疾病以及许多现代疾病尚未找到有效的合成药物对抗，对一些世界性疑难病症无能为力，所以化学药物很难满足人们日益提升的健康需求。随着人类"崇尚自然，返璞归真"呼声越来越高，人们对天然药物和天然保健品的社会需求日益增长。各种替代医学和传统医学发挥着越来越大的作用。在全世界药品市场上，中药与天然药物所占比重越来越大，在制药工业中占有重要地位。2009 年全球医药市场规模达 7650 亿美元，预计未来 5 年仍以 5%~5.5% 的速度增长。我国在 2009 年医药工业累计完成工业生产总值 10 200 亿元，同比增长 20%，其中成药占22.4%，中药饮片占 5%。中药与天然药物在"回归自然"的世界潮流中再次焕发出强大的生命力，并展示出广阔发展前景。

现代科学技术的应用极大地促进了中药与天然药物的发展。如制备色谱技术、各种逆流色谱技术、高分辨质谱和大功率核磁波谱仪的应用，使化学成分的分离和鉴定速度大大加快，很多微量的新化合物成功地得到了分离和鉴定。据不完全统计，从 2005 年 1 月到2006 年 9 月，各国学者从陆生植物、动物及海洋生物中分离得到化合物 6000 多个，其中新化合物 3600 多个。常用中草药的化学成分及有效成分研究继续受到关注，苔藓、地衣、真菌（包括内生菌）等低等植物化学成分，以及海洋生物的化学成分研究已经引起足够的重视，并取得了初步成果。

传统中医药在我国有几千年应用历史，中药与天然药物产业已初具规模，在保持良好发展势头的同时，也面临严峻挑战。目前，加拿大和澳大利亚等国的草药合法化，欧共体对草药统一立法，美国政府也立法接受天然药物及其复方制剂。韩国、日本、东南亚及印度等国家已重视利用资源优势和民族医药文化优势进行植物药品开发，逐渐成为国际医药市场上的新生力量。我国在中药与天然药物国际市场中占有的份额还很有限。如在研究中发现银杏叶中含有防治心脑和神经系统疾病的活性成分——银杏黄酮和银杏内酯之后，银杏的研究和开发成为国际上近代植物药开发热点之一，开发出的银杏制剂品种约 30 多种。据报道我国的银杏除了直接出口银杏干叶近万吨外，年生产约 200 吨以上的黄酮浸膏（GBE）也有 80% 以上供应出口。德国每年向我国进口大量银杏叶，我国通过出口银杏资源或粗加工制品，每年创汇额达 3.5 亿美元，获得了一定经济效益，但是国外将其制成制剂后，身价翻番高达 100 倍以上，赚取了高额利润。面对日益激烈的国际竞争，我国医药市场需加大步伐，快速融入国际医药大市场。启动中医药现代化发展战略，为全面推进我国中药现代化研究与产业化发展，为振兴民族医药产业，加速中药和天然药物国际市场竞争力提供了保证。

（五）国家规定

国家卫生部公布的《关于进一步规范保健食品原料管理的通知》中，对药食同源物品、可用于保健食品的物品和保健食品禁用物品做出具体规定，三种物品名单如下：

1. 既是食品又是药品的物品名单 丁香、八角茴香、刀豆、小茴香、小蓟、山药、山楂、马齿苋、乌梢蛇、乌梅、木瓜、火麻仁、代代花、玉竹、甘草、白芷、白果、白扁豆、白扁豆花、龙眼肉、决明子、百合、肉豆蔻、肉桂、余甘子、佛手、杏仁（甜、苦）、沙棘、牡蛎、芡实、花椒、赤小豆、阿胶、鸡内金、麦芽、昆布、枣（大枣、酸枣、黑枣）、罗汉果、郁李仁、金银花、青果、鱼腥草、姜（生姜、干姜）、枳椇子、枸杞子、栀子、砂仁、胖大海、茯苓、香橼、香薷、桃仁、桑叶、桑椹、橘红、桔梗、益智仁、荷叶、莱菔子、莲子、高良姜、淡竹叶、淡豆豉、菊花、菊苣、黄芥子、黄精、紫苏、紫苏子、葛根、黑芝麻、黑胡椒、槐花、蒲公英、蜂蜜、榧子、酸枣仁、鲜白茅根、鲜芦根、蝮蛇、橘皮、薄荷、薏苡仁、薤白、覆盆子、藿香。

2. 可用于保健食品的物品名单 人参、人参叶、人参果、三七、土茯苓、大蓟、女贞子、山茱萸、川牛膝、川贝母、川芎、马鹿胎、马鹿茸、马鹿骨、丹参、五加皮、五味子、升麻、天门冬、天麻、太子参、巴戟天、木香、木贼、牛蒡子、牛蒡根、车前子、车前草、北沙参、玄参、生地黄、生何首乌、白及、白术、白芍、白豆蔻、石决明、石斛（需提供可使用证明）、地骨皮、当归、竹茹、红花、红景天、西洋参、吴茱萸、怀牛膝、杜仲、杜仲叶、沙苑子、牡丹皮、芦荟、苍术、补骨脂、诃子、赤芍、远志、麦冬、龟甲、佩兰、侧柏叶、制大黄、制何首乌、刺五加、刺玫果、泽兰、泽泻、玫瑰花、玫瑰茄、知母、罗布麻、苦丁茶、金荞麦、金樱子、青皮、厚朴、厚朴花、姜黄、枳壳、枳实、柏子仁、珍珠、绞股蓝、胡芦巴、茜草、荜茇、韭菜子、首乌藤、香附、骨碎补、党参、桑白皮、桑枝、浙贝母、益母草、积雪草、淫羊藿、菟丝子、野菊花、银杏叶、黄芪、湖北贝母、番泻叶、蛤蚧、越橘、槐实、蒲黄、蒺藜、蜂胶、酸角、墨旱莲、熟大黄、熟地黄、鳖甲。

3. 保健食品禁用物品名单 八角莲、八里麻、千金子、土青木香、山莨菪、川乌、广防己、马桑叶、马钱子、六角莲、天仙子、巴豆、水银、长春花、甘遂、生天南星、生半夏、生白附子、生狼毒、白降丹、石蒜、关木通、农吉利、夹竹桃、朱砂、米壳（罂粟壳）、红升丹、红豆杉、红茴香、红粉、羊角拗、羊踯躅、丽江山慈菇、京大戟、昆明山海棠、河豚、闹羊花、青娘虫、鱼藤、洋地黄、洋金花、牵牛子、砒石（白砒、红砒、砒霜）、草乌、香加皮（杠柳皮）、骆驼蓬、鬼臼、莽草、铁棒槌、铃兰、雪上一枝蒿、黄花夹竹桃、斑蝥、硫黄、雄黄、雷公藤、颠茄、藜芦、蟾酥。

第二节　天然药物在国内外的研究现状

广义的天然药物主要是指来源于动植物及其他生物，具有明确治疗作用的单一成分或多组分药物，包括来源于植物（包括中草药）、微生物、海洋生物、内源性生物活性物质等的药物。

随着回归自然潮流的涌起，医源性、药源性疾病不断出现，国际社会对传统药物需求量日益增加。近年来，美国天然药物市场不断扩大，已有30%的美国人在服用植物药与保健品；制药工业先进的意大利，以天然植物为原料的药物制剂品种达2000余种；法国、德国、瑞士的植物药比重占到24%至38%。目前，在世界范围内已形成三个主要的国际天然药物市场：一是北美、西欧的西方植物药市场；二是以日本、韩国、朝鲜为代表的传统汉方药、韩药市场；三是以华裔及华裔社区为中心的传统中药市场，包括港、澳、台地区及东南亚、北美、西欧各国以华裔社区为中心的市场。这三个市场年销售量约占全球天然药物市场年销售量的90%。

各国政府对中药已开始逐渐认可，美国食品药品管理局（FDA）认识到原有规则限制了中药的应用，修订了《天然药物开发指南》；瑞士联邦政府决定从1999年起，可以从医疗保险费用中支付中医药费用，以保险制度形式对承认中医药地位做出了明文规定；日本、韩国及我国台湾地区生产中药颗粒剂30多年，主要以复方为主、辅以单味加减，产品均列入国家和地区医疗保险。

中国作为中药发源地，其丰富的天然资源和悠久的研究历史越发受到国际大制药企业的关注，正在成为跨国公司中药资源争夺战的主战场。目前世界医药 20 强的企业都专门设立了中草药研究中心，葛兰素史克公司是最早投资中药研发领域的国际制药公司之一，在 20 世纪 90 年代初与中国医学科学院药物研究所合作，对近万种中草药进行了筛选和开发；法国施维雅公司于 2001 年在北京成立了"施维雅北京中药新药研发中心"，重点开展中药新产品研发；美国国立卫生研究院和艾滋病防治中心，已对 300 余种中草药进行了筛选和有效成分研究。2003 年日本津村药业在上海浦东张江高科技园区兴建的工厂竣工投产，在该合资企业中，津村药业占 63% 以上的绝对股份，这是中国第一家外资占绝对控股地位的中外合资中药企业。世界制药企业正在把触角伸向中国，已有来自 10 个国家的 40 个植物药品种在中国注册成功，近 10 年来日本、美国和韩国等国企业在我国申请的中药专利数量占了申请总量的一成以上。

一、我国天然药物研究现状

中药产业作为我国生物医药产业的重要组成部分，是我国最重要的民族产业之一。近十年来，在"中药现代化"的推动下，中药工业及相关产业迅速发展，基本形成了从中药农业、中药工业、中药商业到中医药服务业的产业链，发展模式从粗放型向质量效益型转变，标准化、规范化水平明显提高，涌现了一批具有市场竞争力的企业和产品，中药产业已成为国民经济和社会发展中一项具有较强发展优势和广阔市场前景的战略性产业。国家多个部委局将中药现代化列入相关计划，并汇入西部大开发战略中，带动了西部 10 余个省市将中药现代化作为新的经济增长点，东部省市将中药现代化作为本地区支柱产业予以支持。努力提高中药产业规范化、规模化和国际化水平，已经成为中央与地方政府及社会各界的广泛共识，并采取了实际行动。

中药现代化是将传统中药优势特色与现代科学技术相结合，按照国际认可的标准规范进行研究、开发、生产、管理和应用，以适应当代社会发展需求的过程。"中药现代化"的目标虽然已经提出了 30 年，但直到 20 世纪 90 年代中后期才形成真正意义上的"中药现代化"概念。近年来，通过对新兴学科代谢组学研究、实施 GMP、GAP、指纹图谱等一系列规范化制度，中药现代化逐步走上正轨。

我国生物资源的多样性和特殊性，为我国创新药物研究提供了得天独厚的资源。我国加入 WTO 后，国际组织、国外制药行业、国外科研机构参与我国资源研究的形式、内容、力度都有了很大扩展，生物资源研究的这种国际化趋势将对我国自主知识产权创新药物研究产生重要影响。近几年，虽然药物设计和合成药物在西方制药界仍占主导地位，但仔细分析 2000 年美国 FDA 批准的 35 个新的化学和生物药物，已有 1/3 的药物是来源于天然药物。由此可以看出，包括中药在内的天然药物研究不仅在我国非常重要，在西方发达国家也受到高度重视。目前已有欧美发达国家在我国设立了天然资源研发中心，利用我国人才和资源优势，加上先进技术和雄厚资金，加速天然药物研究，这有可能进一步拉大我国与发达国家在新药研究方面的差距。我国加入 WTO 后，创造和维护自主知识产权已显得越来越重要。中药的临床经验以及传统中医药理论是一个丰富的宝库，经过多年积累，我国已从特有中草药中发现了大量的有一定药理作用和临床疗效的活性化合物，但由于多年来普遍存在只注重天然原型成分研究而不重视其衍生物及构效关系、结构优化研究的倾向，迄今为止，我国对于这些活性先导化合物的大规模结构修饰研究工作并不多见，这严重影响了自主知识产权的延伸和覆盖。

我国天然药物成分的研究中，化学研究与生物学研究脱节，未能形成有机整体。传统天然药物的有效性主要依据长期民间临床应用经验，而不是依据现代活性或药理筛选。目前天然药物化学研究普遍比较注重天然原型化学成分的研究和新成分或新结构的发现，而对人（实验动物）体内作用及有效代谢产物的研究则比较薄弱，从而难以发现真正具有特点、有可能发展为新药的天然活性物质，研究效率不高。

几十年来，我国对天然药物进行了大量研究。据 1978—2005 年国内论文统计，研究各种植物共有 1000 余种，从中分离纯化和鉴定了一大批天然化合物，其中发现新化合物 2000 多种，鉴定已知化合物 10 000 余种，发表论文近万篇。

近十几年来，我国发现了一批新结构化合物在心脑血管疾病、抗肿瘤、抗炎、免疫等方面具有一定活性。在国内外新药研究历史上，天然创新药物研究成为药物研究领域新的突破口。如对紫杉醇和辣椒碱的研究分别发现了作用于微管的抗癌新靶点和镇痛新靶点辣椒碱受体。近些年来，我国在创新药物研究方面取得有影响的重要成果主要来自于天然药物研究，如我国首创的抗疟天然药物青蒿素及其衍生物在国际上产生了巨大影响；新型抗阿尔茨海默病药物石杉碱甲，成为该研究领域国际关注和追踪研究的一个热点。我国国家自然科学基金资助的天然药物化学研究项目大多是以寻找新的活性物质或资源为目的，开展创新药物的基础研究，主要针对癌症、艾滋病、阿尔茨海默病、动脉粥样硬化、脂质过氧化等目前国内外尚无特效药物的疾病，寻找具有治疗作用的活性物质。此外，还包括寻找和发现具有抗血小板活化因子、抗内毒素、抗乙型肝炎、抗真菌等作用的有效成分，以及蛋白激酶 C 特异性抑制剂、降血糖及促进骨折愈合成分等。

我国天然药物研究主要有以下几个方向。

（一）生物活性成分研究

天然成分的提取、分离、结构鉴定及药理作用研究在天然药物研究中占较大比重。其中，既有在传统中药原有药用功能基础上进行活性成分提取、分离的研究工作，也有在主要活性成分已清楚的传统中药中，发现新活性成分并进行提取、分离的研究工作。对上述两类工作中得到的化合物单体进行结构鉴定，并选用适当药理模型开展进一步试验，进行活性评价及作用机制探讨，寻找作用靶点。将药物结构和作用机制有机地结合起来，以阐明其活性，为新药研发奠定基础。

植物化学成分研究在天然药物活性成分研究中也占较大比例，包括地产药材化学成分的提取分离、结构鉴定，以搞清所含有的成分类型；活性化合物的合成研究旨在探索产量极微而生物活性强、疗效好的化合物的合成或半合成方法，以解决天然动植物资源有限、供需不足的矛盾。

（二）构效关系研究：天然药物研究的又一重点内容

主要有天然药物单体化合物的构效关系研究，以及把构效关系研究与生物活性成分研究结合起来的研究工作。其目的在于以活性成分为先导物，合成一系列同类化合物，用适当药理模型筛选，以期得到高效低毒的新药；或者根据构效关系研究结果，利用计算机分子模拟与辅助设计方法设计高活性分子，利用 X 衍射研究分子立体结构参数，发现化合物基团改变对化合物立体构象、物理化学性质、分子内张力以及生物活性的影响。构效关系研究中还包括应用计算机分子图形学及计算化学进行综合性研究，分析比较活性分子与弱活性乃至无活性分子的构象差异，与疗效确定的先导物进行比较，探讨生物分子的活性构象，并逐步进行优化，寻找新型高活性、低毒药物。

（三）分离方法研究

一种先进技术方法的突破，往往可以极大地推进该学科发展。寻找简单易行、选择性强、可定向分离目标化合物的方法，是天然药物研究重要内容之一。天然药物的一般研究路线为提取→粗分离（不同极性的几个部分）→药理筛选→分离活性部位（或单体）→结构鉴定→构效关系研究/药理作用（机制）研究。随着科学技术的发展，在这个过程中除了使用植物化学研究常用的提取分离技术和结构鉴定技术外，许多新的、精密的、准确的分离方法不断出现，质谱和核磁新技术近年也有较大发展。这些方法和技术的研究，使得许多结构复杂的微量成分也可获得纯品并确定其化学结构，这极大地丰富了天然药物的来源。

二、国际天然药物研究现状

国际天然药物市场是一个正在发展并拥有巨大增长潜力的市场，天然药物已成为新药研究的源泉。目前，全世界 25 万种高等植物中开发利用和研究过的不超过 10%，但制成的植物药已超过 4000 种，总产值达上百亿美元，预计到 2050 年全球常用植物药将达 6000种，这显示了国际市场上天然药物发展的广阔空间。美国、英国、德国、法国是发达国家中开发天然药物的"领头羊"。据统计，目前进入美国市场销售的天然植物制剂（包括药品与保健品及食品添加剂）已达上百种之多，其中包括越橘（酸果蔓）、松果菊、莴苣菜、菊苣、金丝桃、白毛茛、松针、当归、洋蓟、白桦叶、西芹、麻黄、生姜、山楂、甘草、穿心莲、葡萄、绿茶、银杏和人参等植物的提取物。据统计，世界市场上年销售额超过1 亿美元的天然药物有：银杏叶制剂 20 亿美元，阿片类镇痛药（来自罂粟花）15 亿美元，紫杉醇（来自太平洋紫杉）9 亿 ~10 亿美元，地高辛及其衍生物（来自毛地黄）2 亿美元，麦角碱类 1.5 亿美元，长春花提取物制剂 1.2 亿美元，麻黄碱 1.1 亿美元。近几年，人参提取物、七叶皂苷、葡萄黄酮、白藜芦醇等也已成为国际市场的宠儿。欧洲民间素有服用金丝桃花治疗抑郁症的悠久传统，德国一些公司在 20 世纪 90 年代，将贯叶金丝桃花、叶提取物加工制成口服片，迄今已有数百万人服用，未见有不良反应的报道。一旦金丝桃素以药品名义上市，其销售额将很快突破 5 亿美元，成为新一代天然抗抑郁药。

（一）欧盟

欧盟天然药物市场是世界最大的天然药物市场之一，近几年欧盟天然药物市场发展要快于化学药品，天然药物销售市场年均增长速度达 10%。德国是天然药物品种最多的国家之一，德国的天然药物市场规模居欧洲首位，人均年草药消费额为 14.4 英镑，约占欧洲天然药物市场的 50%。德国药用植物达 900 余种，生产天然药物在 20 000 种以上，占市售药品 140 000 种的 1/7。其中 500 种为单方制剂，2000 种为复方制剂。天然药物在德国主要用于神经系统疾患、妇科疾病、免疫促进剂、关节炎、风湿病、改善大脑功能、增强记忆力、强身健体、抗疲劳和心脑血管疾病等。其销售额较高的天然药物制剂有银杏叶（治心脑血管病），年销售量 7.5 亿美元；欧洲七叶树（治静脉曲张），年销售量 1.0 亿美元；山楂（抗血管动脉粥样硬化），年销售量 0.5 亿美元；荨麻（治前列腺肥大、头痛和关节炎），年销售量 0.3 亿美元；贯叶金丝桃（抗抑郁症），年销售量 0.3 亿美元；紫锥菊（免疫促进剂），年销售量 1.0 亿美元；缬草（镇静剂），年销量 0.5 亿美元。

法国是欧盟第二大天然药物市场，天然药物有广泛群众基础与舆论支持，植物药销售额年增长率为 10%。市场上有印度、中国、非洲、德国和本国的天然药物，主要用于慢性病的治疗。最受欢迎的是用于减肥、催眠、治疗紧张、循环及消化系统疾病、疼痛、便秘和风湿病的植物药。主要剂型有胶囊、茶剂、粉剂以及新出现的精细微胶囊（将极小油滴包入小珠内再放进胶囊中）、纯新鲜植物悬浮液等。营养品和化妆品公司提供的植物提取液占有很大的比例。

英国是欧洲第三大天然药物市场，整个市场值可达 2.25 亿英镑。天然药物在英国属于非处方药产品，其中大蒜的市场增长较快，估计市场规模已达 600 万英镑，其他增长较快的产品有月见草油、止痛药、止咳制剂、治疗风湿痛及皮肤病的药物。目前生产厂家正在开发的新产品领域有降胆固醇的替代性药物、免疫促进剂、银杏提取液。近年来英国一些大的制药公司开始注意天然药物产品的潜力，有的设立天然药物部门，有的以开发天然药物产品为目标，制定研究和开发战略决策，有的已开始研制天然药物复方制剂作为新药的开发。

德国是植物药生产大国，在生产和研究方面明显领先于世界，是全世界植物药上市品种最多的国家之一，德国汉堡是欧洲乃至全球植物药贸易中心。仅以在我国的"洋中药"品种数量计，德国占 35% 以上，如银杏制剂、贯叶连翘制剂等在国际市场都有很强的竞争力。其剂型主要以胶囊剂和片剂为主，处方组成多为单一的天然植物药提取物，或为 3~4 味植物药的简单复方。

同时，德国也是进行植物药研究最古老、管理最完善的国家。德国植物药研究领域既包括有效的天然单体化合物药物，又有经过分离的多组分天然植物提取物，也有未经过任何分离的草药粉末和草药油脂等多种形式的组分。德国的十余个植物药研究机构对活性成分的提取、质量检测、体内代谢和制剂特性的研究都很有成绩。德国国家《植物药药典》是西方国家中第一个编制的最为完善的植物药标准，在国际上享有极高声誉，是由各个植物药专论构成的，对植物药的化学组成、生物活性成分、适应证、禁忌证、不良作用、与化学药物的交互作用、剂量范围、服用期限、药理学等均有明确规定。所有植物药均置于联邦卫生部 E 委员会编制的《植物药药典》管理之下。在德国，植物药与化学合成药物地位完全相同，在法律上完全被看作药品，亦被列入处方药与 OTC 药物范围，管制相当严格。德国规定医学院学生必须通过植物药考试，80% 执业医生会给患者开植物药处方，民众大都具有植物药知识，医疗保险机构准许保险人报销植物药费用。

（二）美国

长期以来，美国食品药品管理局（FDA）不承认包括中药在内的植物药是药品，因为包括美国在内的工业发达国家对药品的基本概念是：化学成分要明确，而且如果是复方制剂，其中每一种化学成分的药效学作用，乃至它们之间的相互作用对药效及毒性的影响要清楚。在这种传统药品概念的影响下，美国对包括中药在内的植物药很不理解。因此，在美国，中药提取物主要有如下用途：纯度达到 95% 以上的天然药物单体化合物，作为治疗性药物或添加剂使用，而多组分的植物提取物只作为健康食品原料或食品添加剂。

然而近年来随着美国政府对植物药地位的承认，已经有植物药产品按照政府要求陆续获得注册，如绿茶提取物茶多酚。估计其高峰期销售额达到 1 亿美元。短短几年，美国植物药销售额增长率超越德、法、意、日，居西方国家首位。由于美国民众对天然药物需求不断增加，近几年美国草药和天然药物销售额大幅攀升。天然药物产品在美国已被广泛用于医疗与保健的各个方面，故销售额较难精确统计。

美国植物协会统计数据表明最常用天然药物有 26 种，主要应用于增强免疫系统、改善人体血液循环特别是大脑的供血、降低胆固醇、减肥、提高机体耐力、促进妇女生理平衡、延缓衰老、减轻情绪紧张与精神抑郁等领域。最畅销者为银杏、贯叶连翘、狭叶紫锥花、人参、大蒜、锯叶棕、卡瓦胡椒等。

近年来，由于包括天然药物在内的产品在美国销售市场良好，刺激食品补充剂生产公司大量涌现。据不完全统计，在美国有超过 1500 个企业生产食品补充剂，美国一些传统大型化学制药公司也相继进入这个高速发展的高利润领域，其中拜耳（Bayer）、华纳兰伯特（Warner-Lambert）、美国家用产品公司（AHP）等，在 1998 年已先后建立生产天然药物的生产线。AHP 的子公司 Whitehall-Robins 已用 Centrum（善存）品牌，推出银杏、大蒜、人参、贯叶连翘等 6 种产品；百灵佳英格翰公司早在 1996 年就组建法玛顿公司，专门从事银杏和人参的药物生产。这些新进入的大型制药公司，资本雄厚，设备先进，研究开发力量强大，有可能很快改变美国天然药物生产的整个面貌。不过，与化学合成药物公司不同，美国生产天然药物的公司 80% 属于小型公司，95% 销售额均在 2000 万美元以下，996 家公司的销售总和仅占全部天然药物销售额的 20%。2004 年 6 月，美国 FDA 正式公布了《植物药研制指导原则》，标志着美国 FDA 对包括中药在内的植物药的态度发生了质的飞跃，允许植物药在保证质量控制的前提下，可以多种成分混合制剂的形式进入临床开发，如果通过对照性临床试验证实其安全性和有效性，便可被 FDA 批准为新药。由 FDA 起草修订的《植物药在美国上市的批准法》开始接受植物药复方制剂作为治疗药物。

（三）日本、韩国

中药在日本有悠久的历史。中药或植物药在日本称为"汉方药"或"和汉药"，已经有 400 多年的发展历史。汉方药是在汉方医学理论指导下应用的药物，与我国中药同根同源。在长期的发展过程中逐步形成独自体系，并在日本整个医药体系当中扮演着较为特殊的角色。日本是世界上除中国以外，系统地完成了汉方药制剂生产的国家。作为中国中药材最大的消费市场，2009 年日本 80% 的中药原料材料进口自中国，总额达 1.05 亿美元。不可忽略的是，日本凭借设备和技术优势，将原料药材加工成中成药，再转销中国或国际市场，从中获取高额的商品附加值。日本 40% 的医师开汉方药和天然药物，35% 病人接受天然药物治疗，特别是许多天然药物制成的保健品，如花粉、小麦胚芽制品及杜仲叶红茶等已成为许多家庭的必备之品。1993 年日本政府为特殊保健品用食品（FOSHU）制定了一系列规定之后，保健品天然药物市场走上正轨，每年销售额稳定在 60 亿~80 亿美元左右。日本政府批准适用"国民健康保险制度"的中药有大约 140 种。据《日经》杂志调查结果表明，已取得医师资格的 15 万临床医师中，有 69% 使用汉方制剂。使用频率较高的 15 种是小柴胡汤、六味地黄丸、葛根汤、小青龙汤、加味逍遥散、当归芍药散、桂枝茯苓丸、大柴胡汤、肾气丸、补中益气汤、五苓散、柴朴汤、柴胡桂枝汤、柴苓汤、麦门冬汤。在日本预防和治疗下列病症的汉方药将得到优先开发和使用：①抗过敏；②活血化瘀，改善全身或局部血液循环；③增加和改善免疫功能；④抗衰老、延年益寿；⑤降压、降脂和防治心脑血管疾病；⑥防治糖尿病及其并发症；⑦改善学习记忆，防治阿尔茨海默病；⑧增进视力，防治白内障及其他眼科病；⑨减肥和美容；⑩镇静安神、抗抑郁。

日本汉方药生产有三大特点：一是品种和剂型较为集中。日本政府承认汉方药制剂的组方合理性和疗效（但仅限于张仲景时代的 210 种中药经典方剂），由不同厂家生产的汉方制剂共计 900 多个品种，主要以小柴胡汤、柴朴汤等"七汤二散一丸" 10 个品种的产量最高，约占全部汉方制剂产量的一半以上。适用于医保的汉方制剂主要有 7 种剂型。二是产业集中高。目前日本拥有 110 多家汉方制剂生产企业，津村、钟纺、大杉、帝国、本草、内田等约 10 家企业占汉方药总产值的 98% 以上，其中数有百年历史的津村制药最强，约占 80%。三是企业整体素质较高。尽管日本汉方药的市场规模不大，但汉方药生产企业在生产工艺、质量控制、科研投入、标准制定、营销策略、内部管理等方面达到了世界一流水平。日本汉方药生产企业非常重视生产高品质的汉方和生药制剂，把提高品质作为汉方药开发战略的重要支柱之一。为确保汉方药的品质，日本汉方药企业从原料生药开始一直到最终形成制剂都实行严格的品质管理。

近年来，日本建立了企业、政府、大学组织的"产官学三位一体"体制，利用高新技术设备，加大研发力度。通过传统医学与尖端技术的融合创造新产业，建立起世界上最大、最完备的中药数据库，通过生物试验、临床、病态生化学、药物代谢学等解析手段研究中草药，有已整理和待整理的近 7 万份标本，采自中国、印度、巴西和非洲地区的草药皆陈列其中。日本约用 15 年时间完成了汉方药制剂生产的规范化、标准化过程，大大提高了汉方药制剂的质量，汉方药制剂的生产得到了很大的发展。汉方药制剂从原来的《一般用汉方药制剂》发展到《医疗用汉方药制剂》，允许在《国民健康保险》中支付有关费用，并开始大规模进入国际医药主流市场。日本政府出面组织研究，选择典型的汉方药制剂，从保证稳定的质量要求出发，对生产全过程进行全方位的质量监控研究，制定《汉方GMP》。

日本各汉方制剂企业都把建立销售网，占领市场作为首要任务，一般从事经营活动的人数要大于从事生产的人数。医疗用汉方制剂基本由制药厂家直接或通过中介批发商间接卖给医院。此外，还有由制药厂直接或中介服务机构以药箱形式分发给各家庭，定期由专业人员检查使用情况。目前日本 6 万家药店中，经营汉方制剂的达 80% 以上。

韩国从制度上同样重视传统医学和现代医学，并重视天然物新药的开发。韩国的天然物新药开发政策是在如下情况下实施的：第一，在传统医药领域拥有相对的优势；第二，相比新药开发主流趋势的化学合成药，基于天然活性成分物质的新药开发成功率更高；第三，天然物新药开发属于高附加值领域，有利于确保国家竞争力。韩国的天然药物开发主要在天然物科学研究所、药学大学、企业研究所里进行。20 世纪 90 年代以后，韩国药天然药物研究得到了政府的经费支持，最主要的有科学技术部的"G7 项目（先导技术开发事业）"和保健福祉部的保健医疗技术研究开发事业。韩国政府发表了"天然物新药研究开发促进法"（2000 年）和相关实施令（2000 年），并制定了第一个 5 年计划—"天然物新药研究开发促进计划（2000—2005 年）"。韩国的"天然物新药研究开发促进计划"从 2000年开始正式实施。该计划的主要内容是至 2010 年开发 5 种以上的天然物新药，实现天然药物国家战略层次上的产业化；其最核心内容还是天然物新药开发，而天然药物产业升级为国家战略产业是新药开发的最终目标。"天然物新药研究开发促进计划"确定了第一阶段（2001—2005 年）、第二阶段（2006—2007 年）、第三阶段（2008—2010 年）、最终（2010 年以后）等 4 个阶段性目标。

韩国"天然物新药研究开发促进计划"领域重点课题可以概括为发展天然物科学、促进天然物新药开发、开发世界级天然物新药等。其中发展天然物科学部分包括人才培养、扩建设施、挖掘产学研合作项目、建立天然物成分数据库、制定政府相关制度、实施国际标准化等建设天然药物平台相关的领域。促进天然物新药开发部分主要集中于实现产业化、提升产业体研究能力、毒性试验、临床前试验、创新药开发技术等实质性的新药开发技术和产业化。开发世界级天然物新药部分包括持续开发新药候选物质、剂型研究及具体的工程研究、临床试验、新药开发、开拓世界市场等新药产业化所需的具体程序。以上天然物新药开发工作主管部门为保健福祉部，而合作部门包括教育人力资源部、产业资源部、科技部、海洋水产部、农林部、食品医药品安全厅等。实质性的研究参与机关包括各级大学、研究所、企业研究所等，专门研究机关包括汉城大学天然物科学研究所等；事业管理机关为韩国保健产业振兴院。

韩国自 20 世纪 70 年代建立起自己的成药工业，共建成中药厂 80 个，占全部中西药厂总数的 22.2%。自 1992 年以来，已逐步实施了中药制剂生产的 GMP 标准。中成药进口较少，出口很大，主要以牛黄清心丸、高丽参制剂为主。最著名的制药企业有：Dong-A，Dong-wha，Green Gross Korea，Youny Jin，Yuhan Corp 以及钟根堂公司等。韩国 1985—1989 年对中国 80 余个古方、验方进行研究，经韩国研究开发的"牛黄清心丸"及同类产品每年产值达 0.7 亿美元。中成药产值达 4.8 亿美元，加上中成药保健食品，韩国中药市场在 10 亿美元以上。

（四）印度

印度也是世界传统医学大国之一。印度传统医学主要包括 Ayurveda，Unani 和 Siddha。为了提高传统印药的质量和研究水平以及公众对这些产品的信心，印度目前正在推出一套管理传统药物的措施，包括 Ayurvedic medicines（印度药草疗法用药），称之为 ISM（印度医药体系）。政府管理部门正努力建立一套管理所有生产 ISM 药物的注册制度，要求制造商提供有关其产品的定性、定量研究资料，ISM 药物的质量控制将由经资格认定的私人化验室担任。药用植物委员会将负责监管这些新法规的实施。印度卫生行政部门对天然药物的使用早已有明文规定，有专门的药典—《传统印度医药药典》。印度医药和顺势疗法的市场规模每年约 10 亿美元，国内几家大型天然药物生产厂家年产值约 3 亿美元，目前占世界草药市场份额的 1.5%。从国际天然药物研究发展情况看，天然药物正受到世界各国民众的接受和认可，世界天然药物市场正在迅速扩大，增长速度明显超过化学药物。

第三节 天然药物的临床应用

现在天然药物已被广泛用于临床，特别是心血管疾病、抗肿瘤、免疫调节、抗菌抗病毒治疗等方面。

一、心血管疾病

天然药物治疗心血管疾病主要从降血压、降血脂、治疗冠心病、心绞痛，抗血栓、抗心律失常等方面发挥作用。

（一）治疗心血管疾病的天然药物有效成分

1. 降血压天然药物有效成分 生物碱是天然药物降压的有效成分。近代研究表明，从钩藤中提取的钩藤碱、钩藤总碱等能起明显的降压作用，降压的同时减慢心率。天麻钩藤饮治疗高血压远期疗效显著，是临床常用的降压药物。

皂苷类化合物也有很好的降压作用，试验证明，绞股蓝总皂苷能明显降低犬血压和总外周阻力、脑血管与冠脉血管阻力，增加冠脉流量，减慢心率，治疗中型和重型高血压亦优于复方利血平片，无毒性、无不良反应。绞股蓝总皂苷使心脏张力时间指数下降，对心肌收缩功能和心脏泵血功能无明显影响，作用略强于等剂量人参总皂苷，因此认为绞股蓝总皂苷降压作用可能是通过扩张血管使外周血管阻力下降实现。

银杏在治疗高血压的过程中，可直接捕捉和清除超氧阴离子等自由基和过氧化氢，通过对其起一种氢原子供体的作用而阻断和终止自由基连锁反应链，从而阻止和抑制自由基反应和脂质过氧化反应，抑制过氧化脂质（LPO）及其代谢产物丙二醛（MDA）和共轭二烯等毒副物质的生成，使血压恢复正常。

2. 降血脂天然药物有效成分 黄芩茎叶总黄酮（以下简称总黄酮）是黄芩茎叶的主要有效成分。给大鼠喂以高脂饲料，总黄酮能明显抑制血清总胆固醇（TC）、三酰甘油（TG）和低密度脂蛋白（LDL-C）的升高。对已经形成高脂血症的大鼠，也能明显降低血清 TC、TG、LDL-C 的水平及动脉粥样硬化指数［AI=（TC-HDL-C）/HDL-C= 非 HDL-C/HDL-C］。有研究者对喂养高脂高胆固醇食物的小鼠进行研究发现，绿茶、红茶和单独的茶多酚都能预防血清肝脂质的升高并能降低血清总胆固醇量或减少导致动脉粥样硬化的因子数，从而减少引发患心脏病的因素。茶叶类黄酮可以明显地预防缺血性心脏病，它的防治作用可能与其降血脂、促纤溶、抗血小板聚集、防治动脉粥样硬化、保护心肌等作用有关。

皂苷类化合物有很好的降脂作用。绞股蓝总皂苷可抑制腹腔注射（ip）蛋黄乳液致小鼠血清中胆固醇（CH）及 TG 的升高，400mg/kg 可显著抑制高脂饲料致鹌鹑血清中总胆固醇（TC）、TG 及 LDL 升高。用银杏叶苷针剂治疗冠心病患者，每次 35mg，加入 500ml 生理盐水中静脉滴入，1 次 / 日，连用 2 周，结果 TG 和 TC 比治疗前均明显下降（$P<0.05$）。

3. 治疗冠心病、心绞痛天然药物有效成分 红景天有效成分红景天苷、黄酮等能明显降低细胞内 Ca^{2+} 浓度，减轻血管平滑肌的痉挛样收缩，同时还可去除沉淀在血管壁上的脂质，防止粥样斑块的形成，降低血液黏稠度。丹参的主要成分为丹参酮，复方丹参滴丸自临床应用以来，已被证实在治疗心绞痛上具有速效、高效、安全和毒副作用少的特点。长期服用复方丹参滴丸治疗心绞痛，有效率明显优于经典的抗心绞痛药硝酸异山梨酯片，并且硝酸异山梨酯片长期服用疗效会显著下降，产生耐药性，而复方丹参滴丸长期服用疗效稳定，不产生耐药性。丹参注射液通过改善患者的微循环而直接对不稳定心绞痛起治疗作用。

4. 抗血栓天然药物有效成分 研究发现山莨菪碱不仅能抑制内毒素脂多糖（LPS）诱

导的血管内皮细胞表达纤溶酶原激活物抑制剂 1（PAI-1）蛋白和 mRNA 表达，而且能抑制其基础水平的 PAI-1 表达，从而发挥抗血栓形成作用。从防己科植物山豆根中提取的生物碱—山豆根碱具有抗动脉血栓形成的作用，其机制可能是抑制血小板的黏附与聚集。中药提取物小檗碱也有明显的抗血小板聚集作用，它对血小板聚集的抑制作用与抑制血小板膜上花生四烯酸（AA）的释放和代谢有关，另外，它同时能抑制血栓素的生成。

虎杖苷具有一定的溶血栓、抑制血小板凝集和改善血液循环的作用。试验发现，虎杖苷大、中剂量组（100mg/kg、50mg/kg）可显著性抑制家兔血栓形成，减轻血栓湿重，还可显著降低家兔血小板聚集率和血小板聚集时间，可显著性增加大鼠肠系膜毛细血管管径和毛细血管流速。

香蒲科植物香蒲花粉蒲黄煎液及其提取物总黄酮、有机酸和多糖对二磷酸腺苷（ADP）及花生四烯酸（AA）诱导的血小板聚集功能有明显的抑制作用。黄酮类化合物能抑制 cAMP- 磷酸二酯酶，升高血小板内环腺苷酸（cAMP），使 Ca^{2+} 浓度降低。这可能是蒲黄的药物作用机制之一。

红花黄色素对大鼠实验性血栓形成亦有非常显著的抑制效应，其抑制率为 73.4%，红花黄色素尚可明显延长家兔血浆复钙时间、凝血酶原时间和凝血时间。当归的重要水溶性成分为阿魏酸、叶酸等，能稳定血小板膜，降低全血黏度，使血细胞解聚，血流速度加快，这有利于抑制血小板聚集，减少血栓形成。

5. 抗心律失常天然药物有效成分　苦参中主要成分为苦参碱，用苦参片治疗快速心律失常 167 例，对期前收缩有效率为 62.0%；室性期前收缩有效率为 59.5%；房性期前收缩有效率为 80.8%。治疗频发性室性期前收缩 32 例，有效率达 90.6%，且疗效较稳定。有研究者用黄连素治疗室性快速心律失常 50 例，总有效率为 60%，显效率 40%。治疗后室性期前收缩次数有明显减少，有显著统计学意义（$P<0.01$）。

（二）产业化发展

在形形色色治疗心血管疾病的中药制剂中，年销售额超过 5 亿元的产品至少有 8~9 种，如复方丹参滴丸、通心络、步长脑心通、地奥心血康、速效救心丸、脉络宁、舒血宁与珍菊降压片等；市场销量在 1 亿 ~2 亿元的治疗心血管疾病的中药制剂有麝香保心丸、杏灵滴丸、葛根素注射剂、丹参注射剂、灯盏花素注射剂、血塞通注射剂（三七总苷）、红花素注射剂、川芎嗪注射剂和黄芪注射剂等。在治疗心血管疾病的药物中，银杏叶提取物无疑为世界头号畅销天然药物，据来自国外的报道，全球医药保健品市场上银杏叶提取物制剂销售额已超过 50 亿美元。

1. 银杏　由于银杏叶具有多方面重要的药理作用和经济价值，使银杏叶的开发利用成为当今医药界的一个热点。我国对银杏叶的开发利用始于 20 世纪 60 年代末期。20 世纪 70 年代初曾生产过"6911"片，用于治疗心血管疾病。但是，由于成分不够稳定，原料优劣不均，产品质量得不到保证，临床效果差，盛行一时的"6911"在 20 世纪 70 年代以后在我国逐步销声匿迹了。

以后的 10 多年里，一直没有见到银杏叶制剂产品的新药问世。20 世纪 90 年代，我国以银杏叶提取物为原料生产的银杏叶制剂有了较大发展。目前国内的银杏叶制剂主要有天保宁、银可络、百路达、银杏叶片、银杏叶胶囊，它们都是以银杏叶提取物（GBE）为原料开发的各种银杏叶制剂。

银杏叶的保健功用日益受到重视。我国研制开发的银杏叶保健食品已有几十种，目前上市的有保健茶、保健面、银杏啤酒、银杏保健口服液及冲剂。在化妆品方面，如祛斑美容散，能祛除脸部色素斑、雀斑，使皮肤洁白光亮，目前银杏叶洗发精、洗面奶等也纷纷上市。有此企业还利用银杏叶制成保健用品，如小儿蛲虫病药垫、防治哮喘病背心垫、高血压保健枕等。'

近几年，我国银杏树的种植发展迅猛，种植地域不断扩大。分布于北起辽宁、南至广西等广大地域。以江苏、山东、河北、陕西、广西等省（自治区）比较集中。目前我国已有银杏果、叶加工企业近 200 家，主要生产银杏食品、保健品、饮料、化妆品、药物等系列产品，并出口美国、日本、韩国等 20 多个国家和地区。

2. 丹参 丹参在临床上广泛用于治疗心血管系统疾病，以丹参为原料的产品种类繁多，如丹参片、复方丹参片、丹参酮片、心可舒。注射液有丹参注射液、复方丹参注射液。另外有丹参滴丸、丹参膏、丹参酮油等品种近百种。从事丹参产品的制药厂近千家。

1992 年，解放军第 254 医院组织药学专家研制新药复方丹参滴丸。该团队利用先进萃取技术、分子分散技术、中药指纹图谱技术等提高了中药有效成分和含量，实现了中药复方制剂定性、定量、质量可控。1997 年 12 月 9 日，复方丹参滴丸通过了美国 FDA 临床用药申请，成为我国第一例通过该项认证的复方中药制剂。

3. 川芎 川芎在我国有悠久的药用历史，历代医家均作为治头痛、活血行气、祛风止痛药使用。

现代临床上川芎主要用于治疗心脑血管系统的疾病。在 2015 年版《中国药典》一部收载的 1492 种成方制剂和单味制剂中，使用川芎的有 220 种，约占药典收载中成药的 15%。川芎除销国内市场外，还大量出口日本、马来西亚、新加坡、韩国等 13 个国家和地区。

由于生物多样性的特点使中药川芎也呈现出多性味、多成分、多靶点的综合作用。如利用川芎挥发油中的苯酞类成分研制开发出川芎苯酞软胶囊，用于治疗缺血性脑血管疾病；利用川芎中的阿魏酸等酚酸类成分研制出芎芷胶囊，用于治疗女性产后恶露不尽，血瘀滞痛等；利用川芎中的川芎嗪等生物碱类成分研制出速效救心滴丸，用于治疗冠心病、心绞痛等疾病。此外，因川芎能够活血行气、祛风止痛且毒副作用小，在保健食品中占有重要的席位。另外，川芎在其他行业也有所应用，如利用川芎挥发油制成驱避剂（已申请专利），能有效防治夏季蚊虫叮咬。又如川芎的提取物能有效掩盖卷烟杂气，使烟气柔和，香气细腻，对改进烟气质量作用明显。

4. 红花 红花是传统的中药原料，红花注射液、红花口服液以其活血化淤的治病机制在治疗心脑血管疾病方面的确切疗效被广大医患人员所推崇。随着药理研究和临床应用的深入，红花药用保健产品的开发研制也日益受到重视。红花茶、降胆固醇红花保健油、降胆固醇红花护心制剂、红花饮料、红花营养液、红花氨基酸口服液等许多新产品已先后问世。

红花还是一种油料作物，红花油在许多国家和地区已被广泛用作食物加工和食用油，红花籽油中亚油酸含量高达 80% 左右，能有效降低胆固醇、稳定血压、增进体质、促进微循环，可预防或减少心血管病的发病率，对高血压、高血脂、心绞痛、冠心病、动脉硬化患者有明显的疗效，对脂肪肝、肝硬化、肝功能障碍者有辅助治疗作用，是世界公认的具有食用、保健、美容作用的功能性食用油。

5. 益母草 鲜益母草胶囊是浙江省中药研究所通过大量鲜品、干品的药理药效比较研究，借助现代科技进行工艺革新后研制出来的一个"鲜草入药"的中药新药，鲜益母草胶囊与基本药物目录中的其他同类品种相比，具有明显的疗效及安全性优势，总体费用相对较低。传统的益母草制剂如益母草流浸膏、益母草冲剂等存在服用量大，携带不方便、无活性成分测定指标等缺点，很难控制产品的有效服用量，另外，较高的含糖量也限制了部分患者的使用。

二、具有神经系统保护作用

（一）治疗神经系统疾病的天然药物有效成分

1. 活血化瘀药的应用 水蛭的有效成分是水蛭素，是水蛭体内的一种蛋白质，含 65 个氨基酸残基和 3 对二硫键，具有高度特异的抗凝血酶活性，抑制凝血酶结合底物，故有抗凝血作用。周中和等研究水蛭素对大鼠脑出血神经细胞凋亡的干预作用，实验中将水蛭素随自体血注入大鼠尾状核，结果水蛭素显著减少了脑出血（ICH）后 TUNEL 阳性细胞数及 caspase-3 免疫反应性（IR）细胞数，并减轻大鼠神经功能缺损。研究结果表明，脑出血后局部应用水蛭素不仅可减轻脑出血后的组织水肿，并且抑制神经细胞凋亡，从而减轻脑出血后的神经组织损伤；杨文清等采用光化学法诱导脑血栓模型，观察到水蛭提取物能降低脑组织匀浆中丙二醛（MDA）、一氧化氮（NO）的含量，增高超氧化物歧化酶（SOD）的活性。

丹参酮（tanshinone）是中药丹参的有效活性成分，具有抗缺血缺氧、抗自由基、抑制细胞内 Ca^{2+} 升高等作用。经研究发现，丹参的有效成分丹参素具有改善微循环，改善缺血区的侧支循环，抵抗脑血管痉挛，抑制血管壁的通透性，改善血液流变学及清除自由基的作用，能保护脑组织免受缺血、缺氧的损害；减轻脑水肿，降低颅内压，促进脑新陈代谢，能够为生命活动提供高效能量；减少神经细胞损伤，改善脑细胞代谢功能，防止再灌注损伤；可延长半暗带治疗时间窗；还有抗菌作用，对葡萄球菌、大肠埃希菌等致病菌有抑制作用；对中枢神经系统有镇静作用。另外，有学者还发现丹参注射液能抑制 SD 大鼠大脑皮质神经细胞由乳酸引起的静息 Ca^{2+} 升高。

2. 补益药的应用 张新民等报道了补肾益气的"寿而康"片和健脾益气的"四君子"汤对老龄雄性大鼠下丘脑单胺类神经递质和甲状腺轴各层次激素水平的影响，实验结果表明大鼠的下丘脑去甲肾上腺素（NE）、多巴胺（DA）、5-羟色胺（5-HT）、5-羟吲哚乙酸（5-HIAA）含量均升高，说明了此补益药对老龄大鼠下丘脑单胺类神经递质具有一定的调整作用；在周围神经缺血再灌注的研究中，王法等发现当归提取物能使电生理指标，如潜伏期（LAN）缩短，传导速率（NMCV）增快，波幅（AMP）增大，并能明显减少钙内流的增加，而且使自由基（FR）含量降低。此外，还有大量的补益药如黄芪、巴戟天、鹿茸、鳖甲等在不同层面也具有神经保护作用。

3. 抗癫痫药的应用 天麻含香荚兰醇、香草醛、维生素 A 类物质、苷、结晶性中性物质、微量生物碱、黏液质等，对癫痫有良好的疗效，主要表现在能延长致癫的潜伏时间，降低致癫电位的幅度，缩短癫痫发作的持续时间等。黄燕等采用益脑安胶囊（主要成分之一为天麻）进行了动物大脑皮质癫痫样放电实验、美解眠用于惊厥发作阈实验和急性毒性实验，结果表明益脑安对大鼠和小鼠癫痫模型均有良好的疗效，表现为能够延长致癫的潜伏时间，降低致癫电位的幅度，缩短癫痫发作的持续时间，从而达到抗癫痫的作用。

小柴胡汤合桂枝加芍药汤为《伤寒论》《金匮要略》所载柴胡桂枝汤加减而成，由柴胡、人参、黄芩、半夏、芍药、桂皮、甘草、生姜、大枣等组成。日本医家相见三郎研究表明，此汤能延长巴比妥酸盐的睡眠作用，可使戊四氮（PTZ）痉挛引起的突发性活动（BA）得到控制，能使延髓、中脑的 5-HT 水平和视丘下部的儿茶酚浓度增加，抑制 $N-$ 脒基苯甲酰胺诱发的发作波，使大脑半球的多巴胺增多。另外，研究表明山莨菪碱和东莨菪碱有抗癫痫作用。吕子仁等用莨菪类药物山莨菪碱、东莨菪碱治疗癫痫病 83 例，先静滴，从小剂量开始，观察病人出现面红、口干、视物模糊等"莨菪化"程度，再进行颈总动脉注射，以维持药物在脑部的有效浓度。研究结果表明，伴有不同程度精神、智力障碍的患者病情有明显改善，好转率达 95% 以上，无不良反应。

4. 抗抑郁药的应用　贯叶连翘，又名圣约翰草，传统中药材之一，也是目前国内外研究报道最多、最深入、作用机制相对最明确的抗抑郁单味中药。贯叶金丝桃素不是通过与神经递质竞争特异结合位点，而是通过改变细胞膜上的 Na^+ 和 Ca^{2+} 通道的通透性，升高细胞内 Na^+ 的浓度，抑制了多种神经递质的重摄取，促进神经递质的释放。

贯叶连翘制剂临床效果与其中贯叶金丝桃素的含量有关，在其他组分相同的情况下，使用含贯叶金丝桃素 0.5% 的制剂无作用，使用含贯叶金丝桃素 5% 的制剂抗抑郁作用显著；在临床前抗抑郁动物实验中，贯叶连翘提取物（extract of *Hypericum perforatum* L.，EHPL）150mg/kg 及 300mg/kg 能显著缩短强迫游泳实验和悬尾实验中动物的不动时间，增加无助实验中动物的逃避次数，拮抗利血平引起的眼睑下垂和体温下降，实验结果说明 EHPL 具有一定的抗抑郁作用。

5. 抗阿尔茨海默病药的应用　红景天主要成分为红景天苷、苷元酪醇、黄酮苷等，目前作药用或保健品应用的种类有大花红景天、红景天、库页红景天、狭叶红景天、深红红景天。研究表明，红景天提取物可明显降低老年大鼠血清中脂质过氧化物及其分解产物丙二醛（MDA）含量及脑、肝组织中脂褐质含量，提高血清中超氧化物歧化酶（SOD）、全血过氧化氢酶及谷胱甘肽过氧化物酶（GSH-Px）的活性，促进自由基代谢、发挥抗衰老作用；研究表明，红景天素作为抗氧化剂可改善阿尔茨海默病鼠学习记忆能力，清除自由基，促进细胞代谢，增强细胞活力，从而延缓细胞老化，阻抑其退化、变性、凋亡，进而改善机体的结构和功能，提高机体生命力。

调心方由党参、茯苓、甘草、石菖蒲、远志组成。调心方提取液可显著改善 β 淀粉样蛋白（βA）诱导的大鼠阿尔茨海默病模型学习记忆障碍，提高 βA 大鼠下降的乙酰胆碱转移酶（ChAT）活性和 M 受体 Rt 值。此外，阿尔茨海默病的标志性病理结构神经原纤维缠结由过度磷酸化的 tau 蛋白形成。当调心方提取液在体内到达高浓度时，能抑制早老蛋白 -1 和 tau 蛋白的结合，从而达到治疗或减轻阿尔茨海默病病情发展的效果。有研究表明，调心方不仅能提高直流电刺激"类阿尔茨海默病"大鼠的 ACHT 反应，提高大脑皮质和海马 ChAT 和 ACHT 活性，增加 M 受体数量，还能提高大脑皮质 CAT 活性和 NE 含量，促进 5-HT 的合成。此外，传统延缓衰老的中药如淫羊藿、益智仁、锁阳、白术、女贞子、菟丝子、黄芪和茯苓对神经生长因子（NGF）受体有明显的增强作用，提示它们可能通过激活 NGF 受体而达到抗痴益智作用，有望应用于抗阿尔茨海默病药物的开发。

（二）产业化发展

常见的作用于神经系统类的天然药物有天麻、钩藤、酸枣仁、柏子仁、夜交藤、远志、麝香、石菖蒲、洋金花、罂粟壳、吴茱萸、细辛、红景天、葛根等。

1. 天麻 天麻主产于我国，其球茎作为补脑、镇痛、安眠之良药，成为国家法定的药食两用物品，迄今已有两千年的历史。据资料统计，我国年需天麻约2万吨，年出口天麻约500吨。在国内市场上，天麻大省陕西年产天麻3000多吨，占了市场份额的20%左右，其他省市天麻的产量均不高；在国外市场，包含大方天麻在内的中国天麻在东南亚各国颇受欢迎，市场需求日益扩大。因此，在国内、国外两个市场，急需扩大天麻的产量和稳定提高天麻的质量。

自1957年开始在陕、云、贵、川、鄂等天麻产区进行人工栽培，贵州省的大方县产天麻凭借着漂亮的外观形状和优异的内在品质，于2008年一举摘下"中国天麻之乡"的牌子，并顺利通过了国家质检总局大方天麻地理标志产品认证。加上仿野生种植技术等专利技术优势和借助实力的龙头企业，在产业化道路上发展得日益成熟。

随着天麻的多方面的医用和食用保健功能的不断开发，天麻酒、天麻胶囊、天麻蜜饯、纯蜂蜜天麻等产品正不断走向市场，天麻加工产品的开发必将扩展天麻的产销市场。

2. 钩藤 钩藤产地在贵州省黔东南剑河县，野生面积5000亩左右，从2003年起已开始进行人工栽培试验，面积约2000亩并建有苗圃基地。由贵州省剑河县启动的万亩钩藤种植基地建设项目，标志着万亩钩藤产业化项目正式启动实施。仅我国钩藤市场需要量每年在100万~120万吨。因此，钩藤产业化、规模化将是发展的必然趋势。

3. 酸枣仁 酸枣仁具有补脑安神、镇静之功效，但随着荒山的开发和利用，酸枣资源却越来越少，供需矛盾日益突出。2001年由国家发改委批准立项，延安常泰药业负责实施，通过对酸枣仁成分研究，确定其药用活性；建立酸枣仁质量新标准；研究观察野生酸枣筛选优良酸枣品种；利用克隆等高科技生物技术培育优质酸枣种苗；建立10万亩符合GAP规范要求的优质酸枣基地并对基地产品进行产业化开发。

随着现代人们生活节奏的加快和工作压力的加大，失眠健忘症患者人群正在急剧增加。而西药治疗这类慢性疾病又容易产生依赖性和副作用，中药远志在治疗失眠健忘以及神经衰弱等症方面有其独特的疗效，而且长期服用毒副作用小。随着该品种药用价值的开发和用途的开拓，其药用量正在逐年增加。因此，远志在市场非常畅销。

在传统中药中麝香有着重要的地位。《全国中药成药处方集》所收载的2000多种处方，其中需要麝香的就有300多种，比如著名的传统中药片仔癀、救心丸、六神丸、安宫牛黄丸、麝香虎骨膏等，都离不开麝香。

近年来，"中药现代化专项"基金及"十一五"国家科技支撑计划项目已启动的中药"国家重大新药创制"科技专项中包括了麝香类新药。经系列的深入研究，已从麝香中分离并鉴定其化学结构，得到95个纯化合物。所开发的相关心血管药物是通过人体的双向调节发挥的综合作用，不同于简单地引入外来的生长因子。

三、具有抗菌消炎作用

天然药物抗菌消炎有效成分主要包括生物碱类、黄酮类、酚酸类、五环三萜类和苷类等。

（一）具有抗菌作用的天然药物的有效成分

1. **生物碱类** 生物碱是生物体内一类含氮有机化合物的总称，这类化合物大多有显著的生理活性。具有抗炎免疫抑制作用的生物碱有川乌总碱、苦参碱、苦豆碱、槐胺碱、雷公藤新碱、青藤碱、秋水仙碱等。黄连根茎中含多种异喹啉类生物碱，小檗碱又称黄连素，具有抗菌消炎、抗肠道细菌感染等作用，对痢疾杆菌、金色葡萄球菌、铜绿假单胞菌等有效。在体内外小檗碱均有抗阿米巴原虫的作用，其机制在于抑制微生物 DNA 及蛋白质合成。氧化苦参碱可显著减轻大鼠足跖肿胀的程度，表明氧化苦参碱具有抗炎作用，而且氧化苦参碱对实验性结肠炎具有一定的疗效。番茄生物碱粗提物对细菌和酵母菌具有较强的抑制作用，但对真菌的抑菌作用较弱。

2. **黄酮类** 黄酮类化合物是广泛存在于自然界的一大类化合物，而且生物活性多样。黄酮类是金银花抑菌有效成分之一，主要以木犀草素为主。金银花提取物对常见致病菌有一定的抑菌作用。试验表明：金银花水提液对引起口腔疾病的变形链球菌、放射黏杆菌、产黑色素类杆菌、牙龈炎杆菌及半放线嗜血菌均有较强的抑菌活性。从甘草中提取的黄酮类成分对金色葡萄球菌、枯草芽孢杆菌、大肠埃希菌、铜绿假单胞菌、白念珠菌、黑曲霉等均有抑制作用。沙棘叶中黄酮成分对金色葡萄球菌、枯草芽孢杆菌、大肠埃希菌有较好的抑菌作用，且乙醇提取物总黄酮含量和抑菌效果优于水提取，超声提取有助于提高提取物的抑菌活性。

黄酮类化合物主要通过影响细胞的分泌过程、有丝分裂及细胞间的相互作用而发挥抗炎作用，其抗炎效应是通过对炎症过程的多个环节的影响而实现的。黄酮对急性炎症有抑制作用并能抑制炎性组织中的脂质过氧化物的形成。淫羊藿总黄酮对各种慢、急性炎症和大鼠佐剂型关节炎均有显著的抑制作用。

3. **酚酸类** 有机酸类抗炎作用尤为突出，其抗炎机制主要通过作用于 5-脂氧合酶（5-LO）和环加氧酶（COX）、炎性细胞因子（如 TNF-α、IL、NF-κB、NO 等）等途径实现。咖啡酰奎尼酸类是一类由奎尼酸和不同数目的咖啡酸通过酯化反应缩合而成的酚酸类天然成分，主要存在于旋覆花、金银花、菊花等中草药中。姜黄素作为一种强力抗炎抗氧化剂，主要通过抑制前列腺素合成、抑制溶酶体酶和琥珀酸脱氢酶活性、抑制血小板凝聚而产生作用。

4. **五环三萜类** 五环三萜皂苷是一类重要的天然化合物，大多以游离或苷类的形式广泛存在于自然界。含五环三萜母核的皂苷化合物具有广泛的药理作用和重要的生物活性。尤其在抗炎和机体免疫调节等方面。齐墩果酸广泛分布在连翘、女贞果实等植物中，具有消炎、增强免疫、抑制血小板聚集等多种药理作用。有关实验结果表明齐墩果酸及其类似物 C-3 氧化后对 5-脂氧化酶和体内的炎症过程具有更强的抑制作用。

5. **苷类** 苷的种类很多，各种苷具有不同的生物活性，具有抗炎免疫作用的苷类如白芍总苷、雷公藤总苷、柴胡皂苷等。其中雷公藤总苷能明显减轻佐剂型关节炎模型大鼠的关节肿胀，而且对血清 PGE_2 含量有明显的抑制作用，PGE_2 是由炎症细胞和正常细胞产生的，是重要的炎症介质。

6. **其他** 栀子中的环烯醚萜类成分（包括栀子苷、京尼平苷酸、羟异栀子苷）均有抗菌作用。青蒿和鱼腥草中所含的挥发油成分具有抗菌消炎的作用。此外，板蓝根多糖具有较强的抑菌、杀菌能力。

（二）具有抗病毒作用的天然药物的有效成分

天然药物抗病毒的作用主要包括直接抑制病毒和间接抑制病毒。直接抑制病毒主要有阻断病毒繁殖过程中的吸附、穿入、复制、成熟的某一环节，从而达到抗病毒的目的。它包括侵入前抗病毒作用、细胞内抗增殖作用、抗表达再感染作用。间接抑制病毒是通过提高网状内皮系统的吞噬功能，增强动物机体细胞免疫和体液免疫，如金银花、板蓝根、黄连、山豆根等；二是诱导干扰素的生成，从而增强机体免疫反应，如青蒿素等；三是促进巨噬细胞的活化，促进淋巴细胞的产生，如柴胡等。天然药物抗病毒有效成分包括黄酮类、生物碱类、苯丙素类、萜类和挥发油、多糖等。

1. **黄酮类** 黄酮类化合物是许多天然药物抗病毒的有效成分。黄酮类化合物泛指两个芳环（A 与 B）通过三碳链相互联结而成的一系列化合物，基本结构为 C6—C3—C6，广泛存在于植物界中，在植物体内大部分与糖结合成苷，部分以游离形式存在。从天然药物中提取的重要的黄酮类物质有黄羊苷、芫花素、芦丁、槲皮素、葛根素、甘草苷等，这类具有多种药理活性的天然多酚类化合物，具有广泛的抑制病毒活性作用。北柴胡茎叶总黄酮的主要成分为槲皮素、异鼠李素、芦丁和水仙苷等，实验证明，北柴胡茎叶中的黄酮成分具有较强的抗流感病毒的作用。荔枝核总黄酮具有一定的抑制乙肝病毒的作用，还有较强的抗呼吸道合胞病毒和流感病毒的作用，黄酮成分的浓度与病毒抑制率之间呈一定的量效关系。

2. **生物碱类** 药用植物中的多种生物碱类化合物均有抗病毒活性。小檗碱为毛茛科黄连属植物黄连的根状茎中提取的主要有效成分，小檗碱类化合物在抗病毒活性化合物中占有重要地位，是研究天然化合物抗病毒活性的热点。据报道，小檗碱、药根碱均可与DNA 形成复合物。盐酸小檗碱可能通过对病毒进入宿主细胞后、病毒 DNA 合成之前的干扰发挥抗巨细胞病毒（HCMV）作用。

3. **苯丙素类**

（1）苯丙酸类：返魂草的有效成分苯丙酸类化合物—绿原酸、咖啡酸对感染流感病毒的犬肾细胞（MDCK）中病毒的神经氨酸酶活性有抑制作用，对新城鸡瘟病毒（NDV）诱生的人全血细胞干扰素有促进作用。

（2）香豆素类：香豆素是广泛存在于自然界中的内酯类化合物，在芸香科和伞形科植物中存在最多。目前已有多种具有抗 HIV 病毒活性的天然香豆素类化合物从植物中分离出来，天然抗 HIV 香豆素类化合物按结构类型可分为简单香豆素和吡喃香豆素两大类。

（3）木脂素：木脂素作为一大类天然存在的具有抗病毒活性的化合物，自 1990 年首次报道其具有抗 HIV 活性以来，已引起国内外药学工作者的普遍关注。近年来已发现许多木脂素类化合物具有抗病毒活性。从内南五味子中分离的内南五味子酯 A、B 都具有抗HIV 病毒的作用。

4. **萜类和挥发油** 从七叶树种子中分离得到的三萜类皂苷具有人体免疫缺失病毒蛋白酶的活性。从狭叶密花树中分离得到的三萜皂苷混合物的抗病毒机制的研究结果提示，其可能与病毒包膜上的固醇发生配位结合，致使病毒包膜遭到破坏，从而发挥抗病毒作用。从云木香中分离得到的倍半萜内酯类化合物木香烯内酯和去氢木香内酯对人类乙型肝炎表面抗原的基因表现出很强的抑制作用，而对正常细胞的存活影响很小，这种抑制作用呈现剂量依赖性，可望成为良好的抗病毒新药。

挥发油是植物组织经水蒸气蒸馏得到的挥发性成分的总称，大部分具有香味，主要成分为单萜和倍半萜类化合物，在植物界分布很广，含有挥发油的药材也很多。研究表明，大蒜油中的大蒜新素对骨髓移植患者并发人巨细胞病毒感染有明显的预防和治疗作用。鱼腥草水蒸气蒸馏液中的甲基正壬酮、月桂醛和辛醛3种主要成分均可使HSV-1流感病毒和HIV失活。

另外，还有许多植物的挥发油对病毒有抑制作用，如艾叶、万寿菊叶、花荠苎挥发油等。

5. **多糖** 植物多糖来源于植物的根、茎、叶、皮、种子和花。天然硫酸多糖无论在体内还是在体外，都显示出了不同程度的抗病毒活性。硫酸多糖是一类多聚阴离子，带有大量负电荷，其抗病毒机制可能掩蔽了病毒或细胞表面的正电荷区域，从而抑制了病毒的吸附。香菇多糖是一种葡聚糖，本身虽无抗HIV活性，但硫酸化后可抑制HIV-1产生的细胞病变。许多多糖对免疫系统都有调节作用，可以激活T淋巴细胞、B淋巴细胞、自然杀伤细胞等免疫细胞参与机体免疫。

板蓝根抗病毒成分为多糖，且分离出相对单分子质量的抗病毒多糖，研究结果还表明，板蓝根多糖除有直接抗病毒作用外，还可促进抗流感病毒IgG抗体的生成，可作为抗病毒疫苗的佐剂。云芝多糖、香菇多糖、硫酸化香菇多糖可抑制艾滋病毒和人类T细胞白血病病毒，它们均为葡聚糖。

（三）产业化进展

以抗菌消炎抗病毒的天然药物为原料实现产业化的药品种类较多，如板蓝根冲剂、双黄连口服液、牛黄解毒片、藿香正气片、柴胡口服液、复方黄芩片、连翘解毒片、金银花冲剂、补中益气丸等，此类药物具有一定的增强免疫、杀灭体内病毒和致病菌等效果。

1. **连翘** 连翘作为中草药在我国已有悠久的历史。连翘主要以果实供药用，主治风热感冒、咽喉肿痛、颈淋巴结核、小便淋痛等，为清热解毒药物的主要原料，在治疗热病方面应用十分广泛。连翘也是出口的重要药材，远销印度、日本及东南亚国家和地区。此外，近年研究报道连翘茎、叶提取物有抑菌等药理作用，能治疗高血压、痢疾、咽喉痛等，根可治湿热疾病。

连翘种子可提取食用油脂，具有丰富的营养价值和食疗保健作用。连翘籽含油率达25%~33%，其油含胶质，挥发性能好，是绝缘油漆工业和化妆品的良好原料。连翘属于野生植物油料，连翘籽油营养丰富，油味芳香，已引起化学工业界的极大兴趣，具有很好的开发潜力，可供生产肥皂及化妆品，也是工业上一种很有前途的野生植物油源；连翘籽油精炼后是良好的食用油，连翘籽食用油富含易被人体吸收、消化的油酸和亚油酸。连翘提取物可作为天然防腐剂用于食品保鲜，尤其适用于含水分较多的鲜鱼制品的保鲜；连翘提取物能有效抑制环境中常见腐败菌的繁殖，延长食品的保质期，是一种较有希望的成本低且安全的新型食品防腐剂。连翘根系发达，其主根、侧根、须根可在土层中密集成网状，吸收和保水能力强，侧根粗而长，须根多而密，可牵拉和固着土壤，防止土块滑移。连翘萌发力强，树冠盖度增加较快，能有效防止雨滴击溅地面，减少侵蚀，具有良好的水土保持作用，是国家推荐的退耕还林优良生态树种和黄土高原防治水土流失的最佳经济作物。

2. **金银花** 金银花属于传统天然药材，主要功能是清热解毒，具有卓著的抗菌消炎作用，被誉为"植物抗生素"。金银花对预防SRAS、H1N1病毒病的发生和流行有一定作用，70%以上的感冒、消炎中成药中都含有金银花。金银花已被筛选到"十五"期间的"863计划"中。同时，金银花枝叶的牲畜适口性较好，含有丰富的营养物质，利用金银花枝叶及加工废弃物制造兽药或直接作为饲料，对于预防、治疗畜禽疾病能够发挥积极作用。金银花的茎、叶均含有绿原酸、异绿原酸，可用于替代花蕾，是消暑解热的佳品，可制作清凉饮料与糖果等。用金银花的藤、叶、花蒸馏取露，称"金银花露"，既是夏令时节芳香可口的保健清凉饮料，也可用来预防小儿痱子。金银花还是食品添加剂以及忍冬花牙膏、金银花痱子水等日用品的原料。另外，金银花还具有生态效益，可用于保持水土，改良土壤，调节气候，在平原沙丘栽植可以防风固沙，防止土壤板结，减少灾害。金银花被列为"退耕还林、还草"工程中的先锋树种。在一些城市的街头绿化中，也有把金银花作为绿化树种的，既可以作为长年开花观赏树种，又可以提供药用价值。但是，金银花种植地域分散，生产技术不规范，产品的产量低、质量差、附加值较低。

鉴于金银花抗病虫能力较强，生产过程中很少使用或基本不用农药和化学肥料，不仅降低了生产成本，而且不会对土壤和水体等生态环境造成严重污染和残留，有利于保护和改善生态环境，确保和促进农业及社会经济的可持续发展。

3. 板蓝根　板蓝根作为天然药物中常用的清热解毒药，有着悠久的历史，我国第一部也是世界上第一部药典—唐代的《新修本草》就已经对它有了记载。《日华子本草》说其可"治天行热毒"，《本草便读》称其能"清热解毒、辟疫、杀虫"，这些记载都能够说明古人很早就开始用板蓝根治疗流行性热病了。板蓝根是抗病毒类大宗药材，一如西药的抗生素，在治疗流感、乙肝等方面用途广泛，每年的用量巨大。20世纪90年代以来，由于科研开发的深入和人类疾病谱的变化发展，逐步进入食品和保健品领域，用途不断拓宽，特别是由于在1989年的上海甲肝流行、1999年的江南水灾、2000年的欧美流感、2003年的"非典"、2009年的甲流感等方面疗效显著，已成为世界公认的天然药物品牌。

板蓝根在用于治疗疾病时大多情况下都配伍其他药物联合使用，很少单用一味药，用板蓝根或板蓝根制成的中成药（如板蓝根颗粒、板蓝根口服液等）在预防流感、流行性脑炎、腮腺炎、红眼病、麻疹、急慢性肝炎等方面具有独特的优势，针对性强，毒副作用小。板蓝根药性寒凉，属于清热解毒药，适用于治疗风热感冒和流行性感冒。但是过量饮用板蓝根冲剂会引起过敏反应、消化系统以及造血系统的不良反应。近年来研究发现板蓝根所含靛玉红是治疗慢性粒细胞白血病的主要成分。据统计，以板蓝根为原料生产的板蓝片、板蓝根冲剂、复肝宁片、清瘟解毒丸、肝乐平冲剂、板蓝根注射液、肝炎净、感冒清等中成药有40余种。

感冒是最常见的疾病，而治疗感冒的西药大多含有苯丙醇胺（PPA），根据我国国家药品不良反应监测中心提供的现有统计资料及有关资料显示，服用含PPA的药品制剂后易出现严重不良反应，因此，国家药品监督管理局已宣布禁止使用含有PPA的感冒药物，西药的副作用给治疗感冒的天然药物提供了很大的市场空间，在两广地区临床使用中，几乎所有用以治疗感冒的天然药物配伍中都有南板蓝根。此外，板蓝根不仅可以制成天然药物，还可当保健品用。近几年，板蓝根红茶和板蓝根速溶颗粒在马来西亚也很受欢迎。

第四节 中国酒文化

一、中国酒文化的起源与酒文化的形成

在中华民族悠久的历史长河中，酒文化作为一种特殊的文化形式，在传统的中国文化中有着独特的地位，几乎渗透到社会生活中的各个领域，成为人类表达情感和相互交流、沟通的媒介。酒的发明是在农业有了一定发展的基础上产生的，发明之初的主要目的是为了丰富人们的饮食生活，随着酒这一饮品日益深入人们的生活，酒文化也就逐渐形成并发展，成为社会生活中不可缺少的一部分。酒的产生，不仅仅是标志着一种新生物质的产生，更是标志着一种文化开始，就像是茶文化一样，酒和酒文化与人们的生活一直保持着密切的联系。因此对酒文化的研究就更为重要了，谈起酒文化，首先要介绍酒的起源发展情况。酒的起源是一个有趣而又复杂的问题，我国古代时人们就对酒的起源进行讨论，关于酒的起源就有许多种说法。在一些文献中，如《吕氏春秋》和《世本》等，就提到过仪狄酿酒；在医书《黄帝内经》中，有黄帝与岐伯关于制造酒和饮酒利弊的对话；而人们比较熟悉的还是关于杜康或少康造酒的传说。

俗语说："无酒不成席"。自古以来，在我国的各种宴会上就不曾离开过酒，为助酒兴，席间还增添了内容丰富、名目繁多的文娱节目，有赛马、射箭、蹴鞠、奏乐、说书、唱戏、和歌舞剑、作画咏诗、击鼓传花、行酒令等，成为我国灿烂酒文化中的重要组成部分。酒的酿造起源有上天造酒说，猿猴造酒说，仪狄造酒说，杜康造酒说。最有历史根源的是杜康造酒说，杜康因此成为酿酒的鼻祖。关于"杜康造酒之说"史书上有诸多记载。根据史书的记载杜康酿酒的过程是"有饭不尽，委之空桑，郁结成味，久蓄气芳，本出于代，不由奇方"，而许慎在《说文解字》中记载："古者，少康初作箕帚、秫酒。少康者，杜康。"宋朝张表臣在《珊瑚钩诗话》写到："中古之时，未知曲糵，杜康肇造，爰作酒醴，可名酒后。"都认为杜康即少康是酒的发明者。魏武帝乐府曰："何以解忧，唯有杜康"。更进一步证实了杜康造酒说。《说文解字》中解释"酒"字的条目中有："杜康作秫酒"。历史上，中国传统酒呈段落性发展。公元前 4000—2000 年，是启蒙期：用发酵的谷物来泡制水酒是当时酿酒的主要形式；公元前 2000—200 年，是成长期：这个时期，由于有了火，出现了五谷六畜，加之酒曲的发明，使我国成为世界上最早用麴酿酒的国家。杜康等酿酒大师的涌现，为中国传统酒的发展奠定了坚实的基础，酿酒业得到很大发展，并且受到重视，官府设置了专门酿酒的机构；公元前 200—公元 1000 年，是成熟期：这期间《齐民要术》《酒法》等科技著作问世，李白、杜甫、白居易、苏东坡等酒文化名人辈出，各方面的因素促使中国传统酒的发展进入了灿烂的黄金时代。汉唐盛世及欧、亚、非陆上贸易的兴起，使中西酒文化得以互相渗透，为中国白酒的发明及发展进一步奠定了基础；公元 1000—1840 年，是提高期：其间由于西域的蒸馏器传入我国，促使举世闻名的中国白酒的得以发明。明代李时珍在《本草纲目》中说："烧酒非古法也，自元时起始创其法"。

"酒文化"一词是著名经济学家于光远教授于 20 世纪 80 年代首次提出来的。从酒文化的内涵和外延来看，"酒文化就是围绕着酒这个中心所产生的一系列物质的、技艺的、精神的、习俗的、心理的、行为的现象总和。围绕着酒的起源、生产、流通和消费，特别

是它的社会文化功能以及它的所带来的社会问题等方面所形成的一切现象，都属于酒文化及其相关的范围"。作为客观物质形态的酒本身，无疑是人们在认识大自然的进程中将其由天然食物转变为食用饮料。"贾湖遗址酒石酸的发现，河姆渡文化遗址、大汶口与眉县杨家村陶杯、陶尊、陶盉的考古发掘，昭示出酒的发明当在 7000 年以前。这说明，人类已经不满足于坐享自然赏赐，开始发明、生产他们所需的人工酒时，酒文化才获得新生"。酒文化的物质成果决定了人们有关酒的观念、意识、想象的产生，内容及其发展方向、嬗变轨迹，渗入到了中华民族的诸种意识形态之中，由此衍生出酒文化的精神形态。

二、中国酒文化特征与历史价值

白酒以粮食为酿酒原料体现了中国传统农耕文化的特色。在酿酒的原料上，中国最具特色、最著名的是以粮食为原料酿造的黄酒、白酒，习惯上称作粮食酒。黄河流域是中华民族的最早发源地之一，在宋代之前是中国的政治、经济和文化中心，盛产小麦、高粱和粟等，这些便成为酿酒的主要原料。到了宋代，中国的政治、经济和文化中心随着南方经济的飞速发展迅速向南方转移，至此酿酒的主要原料变为主要是长江流域生产的稻谷。

酒文化的发展体现了传统文化的多元性和融合性。中华酒文化是一个自我调节的开放体系，具有极强的适应变化能力。如印度佛教传入，严奉酒戒，但是中华酒文化的创造主体—中华民族却主动地对佛教加以改造，提出"饮酒食肉不碍菩提"的禅宗主张，实现了对外来文化的渗透与改造。这是由自然界、社会生活和文化需求的丰富性决定的，表现在：它已摆脱了萌生时期的形态单一（只有物质形态）、内涵功能单纯（只限于饮用），经过繁殖、兴盛、迁化、分解出多元多样的形态、内涵、载体和功能。融合性表现在中华各民族酒文化的互补与融合，中华 50 多个民族都有自己特色的酒文化，都属于中华酒文化的组成部分，确切地讲，中华酒文化就是中华各民族共同创造的饮食文化。

从考古资料对酿酒起源的佐证来看，古代传说中的黄帝、夏禹时代确实存在着酿酒这一行业。尤其是随着在四川三处酒坊古窖址的陆续发掘之后（泸州老窖窖址、全兴水井街酒坊遗址和剑南春"天益老号"酒坊遗址），酒文化更突显其特有的价值。三处酒坊遗址除泸州老窖窖池在 431 年的时间里，完好保存无损，不间断延续使用至今外，另两处都是文物勘探和发掘出来的。从发掘的情况看，它们几乎都是"前店后坊"式酒坊遗址，并较为完整地再现了一套具备完整生产要素的古法酿酒工艺流程，包括酒窖、粮仓、蒸馏设施、炉灶、瓷质酒具，以及墙基、路基、房屋等和作坊有关的建筑遗迹。这一类旅游资源具有很高的科学价值和历史文化价值，有很大的开发利用前景。

酒文化贯穿中国白酒几千年的发展史，杏花村老酒的发展历程很好地见证了中国白酒与酒文化的紧密结合。杏花村的酿酒史最少可以追溯到 1500 年以前。《北齐书》卷十一就有：帝在晋阳，手敕之曰："吾饮汾清二杯，劝汝于邺酌两杯"的记载；北周诗人庚信曾写过："三春竹叶酒，一曲鹍鸡弦"的诗句，记载最早的竹叶青酒；唐诗人杜牧诗云："清明时节雨纷纷，路上行人欲断魂。借问酒家何处有，牧童遥指杏花村"；宋朱翼中《北山酒经》云："唐时汾州有乾酿酒"；宋窦革《酒谱》、宋张能臣《酒名记》、元宋伯仁《酒小史》等均有关于汾酒的记述。唐时，杏花村有 72 家酒作坊，清代中叶增至二百二十余家。1875 年汾阳王姓乡绅，在杏花村创立了"宝泉益"酒作坊，以产"老白汾"而闻名于世。1915 年其兼并"德厚成"和"崇盛永"而易名为"义泉泳"。是年，"老白汾"在巴拿马万国博览会获甲等金质大奖章。《并州新报》以"佳酿之誉，宇内交驰，为国货吐一口不平之气"醒题，向国人欢呼曰："老白汾大放异彩于南北美洲，巴拿马赛一鸣惊人"。自此，老白汾酒誉驰中外，名震四海。1919 年，"晋裕汾酒公司"草创且兼并"义泉泳"，年产量 40 余吨，至 1936 年汾酒在国际两度折桂，新中国成立前在国内六次夺魁。

三、中国酒文化的内容

酒文化是指在酒的生产和消费过程中所产生的物质和精神文化成果。在我国，传统酒文化的内容应包括：

（一）酒俗

在长期的历史发展过程中形成的丰富多彩的和酒有关的一系列风俗我们称之为酒俗（包括酒礼、酒德）。作为民俗中独特的一项和其他文化资源整合，可以为文化资源的开发所充分利用。酒俗大体可以分为以下几类：

1. 重大节日的饮酒习俗 如端午节饮"菖蒲酒"，重阳节饮"菊花酒"，除夕夜的"年酒"。在一些地方，如江西民间，春季插完禾苗后，要欢聚饮酒，庆贺丰收时更要饮酒，酒席散尽之时，往往是"家家扶得醉人归"。

2. 婚姻饮酒习俗 如贵州的苗、布依、侗、水等民族地区，普遍盛行一种酒俗：交杯酒。交杯酒有三种形式：一种是二人各持一杯，相互同时递到对方嘴边，并同时饮下；第二种是主客各自举杯与对方持杯的手臂相勾，再将自己手中的酒同时饮下。这两种多是主人对客人敬酒时所行的酒俗，取交杯即"交情""交心"之意。第三种是在集体的酒宴中，众人围坐，各持一碗同时顺同一方向举起至相邻客人嘴边，再同时饮尽，此俗取心心相印，肝胆相照之意。

3. 其他饮酒习俗 "满月酒（或百日酒）""寄名酒""寿酒""上梁酒"和"进屋酒""开业酒"和"分红酒""壮行酒""谢师酒"等。

（二）酿酒工艺与酒具（器）

1. 酿酒工艺 酿酒历史本身就是酿造工艺不断进步的历史。酿造工艺在决定酒的质量好坏上起着关键的作用，因此往往一些名酒的酿造工艺在进入工业化生产之前都是对外保密的。可见其在整个酿酒过程中的重要性，所以对于那些已被现代科技所取代的酿造工艺来说，虽然其在酿酒业中已被淘汰，但是可以为旅游业所用，以满足人们猎奇的心理。除了古代一些不为一般人所知的酿造工艺之外，现代化的酿造工艺也可以成为旅游资源，在一些知名大型酒厂，一条条现代化的生产线也能够成为吸引游客的旅游资源，毕竟那些离一般老百姓的生活太远。如在五粮液集团、山西杏花村汾酒集团酒文化博物馆参观，游人可以在参观中了解到酿酒的整个工艺流程和酒文化发展历史，同时还可以过把酿酒瘾。

2. 酒具（器） 从有了酒的那一天开始，酒器便产生了。人们在品尝自己爱好的琼浆玉液时，与该酒有关的一切酒文化、容器也会自然联系在一起，作为精神享受感到一种整合的美感，愉快万分。其酒器的美学和艺术会融合在一起，满足自己的需要。随着生产力的不断发展和酿造技术的提高，酒器也不断发展。远古时期的人们，茹毛饮血，从炊具开始，又分化出专门的饮酒器具。

根据考古发掘的结果得出结论是大约在新石器时代晚期酒就已经比较普遍，在龙山文化遗址发掘出土的大量尊、壶、斝、盉、杯等陶制酒器就是很好的证明。我国酒种类的特点是果酒所占的比例很小，酒的起源主要集中在谷物酿酒发酵上。酿酒原料和酿酒容器是酿酒的两个先决条件，而优质的酿酒原料与精良的酿酒器具是保证酿造出美酒的重要因素。在距今五千多年前的龙山文化和大汶口文化出土的许多酒器，都为酒器起源的时代提供了充分的物证，比如：考古学家在大汶口文化遗址墓葬发掘出高柄陶酒杯以及硕大的滤酒缸；在仰韶文化遗址出土的小口圆肩小底瓮、尖底瓶、细颈壶等，大多数学者认为曾作酿酒、盛酒或饮酒之用；在良渚文化遗址中发掘出蟠螭鸟纹双鼻壶、禽鸟纹黑陶壶、漏斗形流滤酒器等器物；在龙山文化遗址的考古过程中发掘出蛋壳陶高柄杯、陶鬶、陶瓠、陶罍等器物等。

在商代，由于酿酒业的发达，青铜器制作技术提高，中国的酒器达到前所未有的繁荣。在周代有专门制作酒具的"梓人"。秦汉之际，在中国的南方，制酒具流行。漆器成为两汉，魏晋时期的主要类型。汉代，人们饮酒一般是席地而坐，酒蹲入在席地中间，里面着握酒的勺，饮酒器具也置于地上，形体较矮胖。魏晋期开始流行坐床，酒具变得较为瘦长。瓷器大致出现于东汉前后，唐代的酒杯形体比过去的小得多，出现了桌子，也出现了适于在桌上使用的酒具，注子，唐人称为"偏提"，其形状似今日之酒壶。宋代人发明了注子和注碗配套组合。

明代的瓷制品酒器以青花、彩、祭红酒器最有特色，清代瓷制酒器具有清代特色的珐琅彩、素三彩、青花瓷及各种仿古瓷。可见，随着不同社会物质生产能力和消费能力的变化，酒容器及其装饰与包装也一直在相应改变，以适应不同的需要和审美。当社会前进到了工业大生产的阶段，人们对于酒器的使用不再有明显的阶级划分，为了满足大量的生产以降低成本，过去那种精美、细致的手工装饰雕刻已不再是酒器的主流，代替它的是造型简洁、成本也较低廉的容器，到后来酒器也不单纯只是盛酒的器皿，而是各种艺术的综合体，本身具有很高的艺术价值，对于那些挖掘出土的酒器来说更具有科学价值和收藏价值。作为酒文化的重要组成部分，它对全面了解酒文化起着不可缺少的作用。在现有的酒类博物馆里，都有单独的一个酒器厅陈列着我国各个时代挖掘出土的酒器。在不同历史时期，由于社会经济不断发展，酒器的制作技术、材料、外形自然而然会产生相应的变化，故产生了种类繁多，令人目不暇接的酒器。按酒器的材料可分为：天然材料酒器（木、竹制品、兽角、海螺、葫芦），陶制酒器（彝族五嘴救护酒壶），青铜制酒器，漆制酒器，瓷制酒器，玉器酒器，水晶制品唐代玉方形杯、玉合杯、玉竹筒形杯，金银酒器（唐代金杯、唐代银杯、明代金壶、宋代银壶），锡制酒器，景泰蓝酒器，玻璃酒器，铝制罐，不锈钢，塑料软包装，纸包装容器等。

（三）酒与名人名作

酒因人而出名的比比皆事，从"开筵面场圃，把酒话桑麻"到"举杯邀明月，对影成三人"，酒文化也因有了名人的参与而更加丰富。从古代的文人墨客（全唐诗大约五分之一与酒有关）到现代的政界要人演绎着一出出佳酒名人的趣闻逸事，从东晋王羲之的"流觞曲水"到欧阳修的《醉翁亭记》。无酒不成文，无酒不成乐。苏东坡是著名的文学家，也是有名的酒徒。"明月几时有，把酒问青天"，我们从他嗜酒如命和风度潇洒的神态，可以寻到李白和白居易的影子。苏东坡的诗、苏东坡的词、苏东坡的散文都有浓浓的酒味。正如李白的作品一样，假如抽去酒的成分，色香味都为之锐减。这些与酒有关的文学作品和趣闻逸事都可以成为很好的酒文化资源，尤其是各白酒产地将古代名人的文学作品和当地名酒联系起来，更具有吸引力，在开发利用过程中有不可忽视的意义。

（四）中国酒文化的内涵特点

根据马斯洛的需求层次理论，人类只有当生存需要得到满足以后才会去追求更高层的需要，所以酒类消费是种高级的物质享受和精神享受。由于中国酒文化受儒家伦理道德的影响，形成了以"酒礼""酒德"为主要内容的儒家型酒文化思想，把酒文化当作是礼仪的象征。中国酒文化也具有怀旧性，酒的生产或消费，都被传统酒文化刻上了深深的历史烙印，至今仍绝对地影响着人们的酒类生产方式和消费习惯。当然，中国酒文化还具有民族性、地域性、艺术性和时代特征，如何更科学合理地开发利用，必须考虑这些因素。

（五）酒文化的精神文化价值

酒神精神的信仰崇拜：把酒当作"天禄"——上帝赏赐的神圣物、吉祥物，或者当作沟通天神地祇人的中介，进行纯粹功利性、实用性的祈求、希冀，以及世代传承下来的对这种驱鬼避疫、消灾祈福的有效性的虔诚信仰和神秘观念，构成了中国民间对酒的原始信仰。这是与中国传统农业生产活动相适应的精神文化创造。这种精神文化创造，贯穿于酒祭、酒卜、酒禳、星占、神供、禁忌以及民间关于酒、麴的酿造和泉、土的利用等许多美丽动人的神话传说中。酒文化折射了中国传统文化中的伦理道德并形成了稳定的文化心理。以酒礼规定调整社会关系，维护君臣、父子、少长、贵贱等关于忠诚孝道、尊长崇贵等伦理关系，构成了传统酒的伦理道德。早在《尚书·酒诰》中，"德"字主要指与政教联系紧密的酒德，是酒礼的内在道德规范。在古代饮酒君子的人格身上，就体现了令德（品德涵养）、令仪（容止风度）之统一，体现了内（德）与外（仪）的统一。这些观念对中华民族伦理观念产生了长期的影响。酒文化晦涩地表达了对社会理想的追求，同时塑造了中华民族的文化性格：作为农耕民族，中华民族特别是汉人具有强烈的安士乐命的生活旨趣，一旦因为苛政、战乱、失意等打破这种安宁稳定时，他们对和平宁静的企望，会曲折地转化到对理想社会的构想和追求上来，以表达对缺失现实的不满。酒国、醉乡、曲世界，正是凭借着文人生花妙笔构建起来的与世俗社会相对立的一片乐土乐国，这里，"无君臣贵贱之拘，无财利之图，远刑罚之避"（释法常语），或比拟为神仙世界，表达出中国文化对神仙州界的追求；王绩《醉乡记》比拟为上古华胥国，反映出中国文人的理想追求。这种去此恶俗、适彼乐国的国民精神，充分证明中华民族是一个反对拘束、酷爱自由的伟大民族。

四、中国酒文化的发展

随着中国酒业的迅速发展，人们逐步认识到中国酒文化这座历史文化宝藏的珍贵价值，同时对它不断地进行丰富扩充和开发利用。

现代酒文化的产物——酒吧：酒吧最初源于欧洲大陆，后经美洲进一步的变异、拓展，直到20世纪90年代才进入我国，融入到百姓的日常生活中。酒吧的出现，使得更多的人开始关注和了解酒以至关注中国的酒文化。我们知道了酒的作用：医疗保健、情感宣泄、人际交往、去腥调味等。我们也从酒吧中认识了世界不同的酒，如：啤酒（产自荷兰的喜力、产自美国的百威、产自丹麦的嘉士伯）、白兰地、伏特加的喝法和酒文化，鸡尾酒的调制及各种酒的养生之道等。多年前在茶馆和酒楼听传统戏曲是当时大众最为重要的文化生活，随着时代的变迁，相当一部分富有开拓精神的人们对酒店内的酒吧发生了兴趣，追求发展和变化的心态促使一部分原来开餐厅和酒馆的人们做起了酒吧生意，将酒吧这一形式从酒店复制到城市的繁华街区和外国人聚集的使馆、文化商业区，使得中国现代酒文化与世界接轨。

酒席酒令的演化：传统酒文化当中，酒席间觥筹交错是一种常见的现象，故也流传到了现代，而且在现代酒文化中有越演越烈的趋势。从单纯的酒席演变成了以会友型，商务型，家庭聚餐型的酒席等。其间不断发扬中国酒文化，随时出现行酒令现象，当今各地酒令五花八门。酒令也称行令饮酒，是酒席上饮酒时助兴劝饮的一种游戏，蕴涵着中国几千年的文化和现代文化。注意挖掘酒的美感特征，有利于提高酿酒、饮酒的文化品位，促进酒文化的深层开发利用。

移风易俗：中国是一个多民族国家，大多数民族都有自己的民族特色酒和各具特色的酒风俗，中华民族酒文化就是以汉族为主体、包括各兄弟民族在内的酒文化的集合体，因此更加显得博大宏富，异彩纷呈。学者们一致认为，中国酒文化是各民族文化中的一个共同现象，它具有广泛的社会性，深厚的社会基础，鲜明的民族特色和持久的生命力，今天我们研究各民族的酒风俗，应该抱着相互学习、取长补短、移风易俗的态度，以达到促进民族团结和文明进步的目的。

第五节　葡萄酒与白藜芦醇

一、葡萄酒的保健作用

葡萄酒是用新鲜的葡萄或葡萄汁在酵母菌的作用下，发酵后得到的酒精饮料。法国微生物学家、酿酒专家巴斯德认为葡萄酒是最健康最卫生的饮料。通常分红葡萄酒和白葡萄酒两种。前者是红葡萄带皮浸渍发酵而成；后者是葡萄汁发酵而成的。

葡萄酒中含有 200 多种对人体有益的营养成分，含有人体不可缺少的三大营养元素：葡萄糖、蛋白质、维生素（C、B_1、B_2、B_{12}、PP），含有多种氨基酸、有机酸、柠檬酸、酒石酸、苹果酸、乳酸、单宁酸（是一种涩的口感，它来自葡萄皮、葡萄梗、橡木桶），矿物质（钙、镁、铁、钾、钠、碘等）及多酚类（儿茶素、槲皮素、白藜芦醇等）等多种成分。大量的科学实验证明，葡萄酒对人体的多种疾病有良好的预防作用。适量葡萄酒可增进食欲，降低血管壁的通透性防止动脉硬化，减少脑血栓的发生，防止肾结石，预防乳腺癌、延缓衰老等。

葡萄酒对于防治心血管疾病具有较为突出的作用，适当饮用葡萄酒，可以提高血液中高密度脂蛋白的浓度，而高密度脂蛋白的作用就是将胆固醇从肝脏外组织转移到肝脏进行代谢，有效降低血液中胆固醇含量，从而防止动脉硬化。除此之外，葡萄酒中的多酚进入体内消化系统后，会在血液中加速胆固醇的转化，降低低密度胆固醇含量。由于红葡萄酒中的多酚含量最高，适量饮用红葡萄酒，可以有效地防治各种心血管疾病，降低血压。

"法兰西悖论"（The French Paradox）基于流行病学调查证实，是指法国人酷爱美食，平时饮食中摄取大量高卡路里和高胆固醇的食物，但得心血管疾病的发病率却比英语国家的人要低得多。这一现象首次由 Serge Renaud 教授 1992 年于 Lancet 上提出。Renaud 和 de Lorgeril 认为法国葡萄酒消费量能够解释这种明显的差异，同时揭示减少血小板聚集是其影响冠状动脉心脏病发病率的主要因素。2009年世界卫生组织的调查发现法国冠心病死亡率比美国、英国和瑞典低2~3倍。此外，在哥本哈根进行了一项研究，研究对象为年龄在30~70岁之间的6051男性及7234名女性，表明低到中度葡萄酒的摄入量与心血管和脑血管疾病较低死亡率相关。适量饮用葡萄酒可降低高血压相关心血管危险因素，同时适量饮用葡萄酒作为生活方式干预因素，已被列为冠心病及心衰竭的初级预防。葡萄酒已被多个研究证实可提高急性心肌梗死的远期预后，降低心血管疾病的全因死亡率。其保护因素可能与饮酒对冠心病风险相关生物标记物的影响有关，即饮酒可提高高密度脂蛋白、脂联素水平有关，降低纤维蛋白原。

多酚类由于其生物活性及其多重保护作用，是葡萄酒中最令人关注的成分之一。然而多酚类不仅仅存在于葡萄酒中，同样存在于其他物质中。例如，儿茶素存在于多种水果、蔬菜、绿茶和巧克力之中，槲皮素广泛存在于苹果、洋葱、银杏中；山奈酚主要存在于卷心菜中，橘皮苷主要来源于橘皮等，上述成分都不是葡萄酒独特的成分。Frankel等在1995年进一步测定葡萄酒的成分发现这与葡萄酒中的白藜芦醇有密切关系。白藜芦醇是芪类家族的成员，作为多酚类的一种主要存在于红葡萄酒中。通常在西方的饮食中，其他食物这一成分的含量很低，即便是白葡萄酒中的白藜芦醇也无法达到治疗相关含量，因为红葡萄酒的制作主要来源于葡萄皮和葡萄籽，白葡萄酒的制作主要是葡萄果实压榨然后发酵而成，所以红葡萄酒的多酚类成分远高于白葡萄酒。

二、白藜芦醇的研究历程及作用

白藜芦醇（resveratrol，RES）的化学名称为芪三酚（3，4'-thihydroxystibene），为非黄酮类的多酚化合物，分子式为$C_{14}H_{12}O_3$，相对分子质量为228.25，为白色针状晶体，易溶于乙醚、氯仿、甲醇、乙醇、丙酮、乙酸、乙酯等有机溶剂，在波长365nm的紫外光照射下能产生荧光，并能和三氯化铁 – 铁氰化钾起显色反应。其结构式有顺、反式两种（图1-1），反式异构体的生物活性强于顺式异构体，而在紫外线的照射下，反式白藜芦醇能够转化为顺式结构，并各自可以与葡萄糖结合形成顺、反式。白藜芦醇常与葡萄糖结合，以糖苷的形式存在。

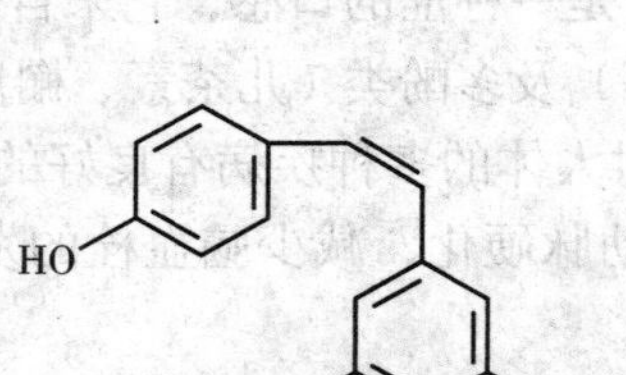

HO

HO　　OH

顺式结构(cis-resveratrol)

HO

HO　　　　　OH

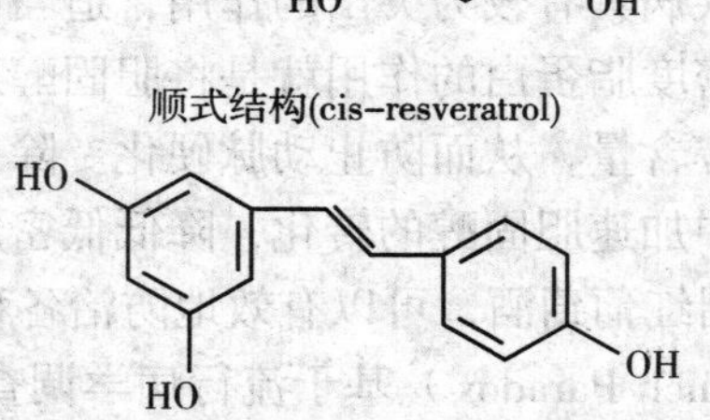

反式结构(trans-resveratrol)

图1-1　白藜芦醇的顺反式化学结构

白藜芦醇广泛存在于植物中，目前至少在21科31属的72种植物中发现了白藜芦醇及其苷类成分，如葡萄科的葡萄属、蛇葡萄属，豆科的落花生属、决明属，百合科的藜芦属，桃金娘科的桉属，蓼科的蓼属、大黄属等。花生、桑葚、葡萄、蓝莓、酸果蔓、菠萝蜜、虎杖、大黄、桉树、买麻藤、云杉、黄花羊蹄甲、樟子松、毒草藜百合、蓝色羊毛草等中都有白藜芦醇成分，但在葡萄、虎杖、花生中和朝鲜槐等植物中，尤其是在其种皮含量中较高。白藜芦醇最早被发现于1924年，直到1940年才首次从毛叶藜芦的根部获得，由于得到的是白色结晶，而被称为白藜芦醇。1963年 Nonomura 等提出白藜芦醇是某些草药治疗炎症、脂类代谢和心脏等疾病的有效成分；其合成在受到紫外线照射、机械损伤及真菌感染时急剧增加，并且能够抵抗灰霉菌（*Botryscinerea*）的侵染，是植物体在遇到病原侵害时分泌的一种抗霉素，故称之为"植物杀菌素"。1976年，Langcke 和 Prye 发现在葡萄的叶片中存在白藜芦醇，后来发现其主要存在于葡萄叶和葡萄皮中，果肉含量极少。新鲜的葡萄皮中含 50~100μg/g 的白藜芦醇。

　　白藜芦醇具有多重功效，包括抗氧化、抗肿瘤、心血管保护及抗衰老等作用，是葡萄酒保健的主要有效成分。特别是在心血管保护作用方面，白藜芦醇能够抗动脉粥样硬化，在降低低密度脂蛋白的同时可提高高密度脂蛋白的浓度，可减轻氧化应激损伤，改善葡萄糖内平衡，抗血小板聚集，扩张冠状动脉，亦可降低心律失常的发生率。

　　动脉粥样硬化是冠心病的发病基础，其特点是动脉管壁增厚变硬、失去弹性和管腔缩小。动脉粥样硬化形成可以理解为一个连续的过程，在长期血脂异常等危险因素作用下，LDL-C 通过受损的内皮细胞进入管壁内膜，并氧化修饰成为低密度脂蛋白胆固醇（ox-LDL-C），对动脉内膜造成进一步损伤；单核细胞和淋巴细胞表面特征发生变化，黏附表达因子增加，黏附在内皮细胞上的数量增多，并从内皮细胞之间移入内膜下成为巨噬细胞，通过清道夫受体吞噬 ox-LDL-C，转变为泡沫细胞，继而产生纤维蛋白和细胞外基质。而白藜芦醇被证实能够通过干预上述过程降低冠心病患病风险。

　　LDL-C 与 HDL-C 在动脉粥样硬化中扮演着重要的角色，白藜芦醇反复被证实可产生抗动脉粥样硬化血清谱以达到治疗效果。Do 等证实载脂蛋白 E 基因敲除小鼠给予白藜芦醇 0.02% 或 0.06%（W/W）口服20周与对照组相比可显著降低低密度脂蛋白，提高高密度脂蛋白水平。Rocha 等发现高脂饮食大鼠给予白藜芦醇补充6周，对其血脂谱具有同样的改善，有趣的是，该研究中正常饮食大鼠补充白藜芦醇不具有益处。同样，高胆固醇血症猪给予白藜芦醇干预，胆固醇降低量较非高胆固醇血症猪多30%。Cho 等研究证实白藜芦醇可下调高脂饮食仓鼠 β-羟-β-甲戊二酸单酰辅酶 A（HMG-CoA）的信使核糖核酸的表达，可部分解释上述现象的原因。

　　由于 LDL-C 氧化作用导致动脉管壁脂质沉积，促进了巨噬细胞向管壁迁移，多种趋化因子、基质金属蛋白酶及受体参与了这一过程的调节，血管紧张素Ⅱ及同型半胱氨酸水平的升高同样促进了平滑肌细胞（SMC）的增殖。白藜芦醇从多个步骤抑制了这一过程，干预了多种炎症因子（如白介素-6，干扰素γ）的释放。Venkatesan 等研究发现白介素-18激活了细胞外基质金属蛋白酶，通过降解细胞外基质促进平滑肌细胞的迁移，而白藜芦醇可减少白介素-18的释放。雌激素受体同样在平滑肌细胞的增殖中发挥作用，白藜芦醇参与调节雌激素受体，诱导一氧化氮合酶活性增加，继而减少平滑肌细胞的增殖。Mizutani等证实在自发性高血压大鼠中，白藜芦醇可降低晚期糖基化终末产物对平滑肌细胞增殖的影响，同时可降低平滑肌细胞胶原蛋白的合成。血管紧张素Ⅱ可刺激平滑肌细胞肥大，是动脉粥样硬化形成的又一重要过程。白藜芦醇可激活去乙酰化酶–1（SIRT–1），阻止血管紧张素Ⅱ致平滑肌细胞肥大。白藜芦醇同样被证实以剂量依赖性的方式激活单核细胞，降低同型半胱氨酸的产生。由此可见，白藜芦醇在抗动脉粥样硬化方面具有多重作用。

由平滑肌细胞迁移形成纤维斑块是动脉粥样硬化最终血栓形成的必要条件，血栓形成导致动脉阻塞最终造成心肌梗死，多个研究表明白藜芦醇同样可以改变血栓形成的进程。

代谢综合征（metabolic syndrome，MS）是心血管病的多种代谢危险因素在个体内集结的状态。MS 的主要组分是肥胖病尤其是内脏型肥胖、糖尿病或糖调节受损，以高三酰甘油（TG）血症及低高密度脂蛋白胆固醇（HDL–C）血症为特点的血脂紊乱以及高血压。白藜芦醇在改善葡萄糖稳态、减肥、降压方面具有显著效果。高血压作为心血管危险因素，与冠状动脉粥样硬化性心脏病密切相关。饮食调整及药物控制高血压已经有了相当长的研究历程，白藜芦醇被发现具有降压的效果。Rivera 等给予 Zucker 肥胖小鼠白藜芦醇 8 周喂养，发现其不仅有效降低三酰甘油、胆固醇、游离脂肪酸、胰岛素、瘦素的浓度，也可增强内皮一氧化氮的释放从而降低收缩压。

三、不同葡萄酒白藜芦醇的含量及其影响因素

不同的葡萄酒中白藜芦醇的含量不同，Gonialo 等对 121 种商品酒进行了检测，反式白藜芦醇（Trans–Res）在白葡萄酒中的平均含量为 0.2mg/L，在玫瑰酒中为 0.56mg/L，在红葡萄酒中为 1.78mg/L；顺式（Cis–Res）白藜芦醇在白葡萄酒的含量为 0.12mg/L，在玫瑰酒中为 0.58mg/L，在红葡萄酒中为 133mg/L。从大多数的研究结果中发现，红葡萄酒中的白藜芦醇浓度高于白葡萄酒，一般而言各种红葡萄酒中白藜芦醇的含量大约为 1mg/L，而白葡萄酒中的含量低于 0.1mg/L，这种现象与多种因素有关。

Goldbexg 等（1995）测定了来自世界各地的 450 多个红葡萄酒样品中的白藜芦醇含量，结果表明，44 个法国勃昆第红葡萄酒白藜芦醇的平均含量最高，为 7.13mg/L，25 个南美洲的产品平均含量最低，为 1.78mg/L。西班牙和葡萄牙的葡萄酒（29 个样品）平均为 2.77mg/L。Okuda 等（1996）对日本 10 个白葡萄酒进行测定表明，其反式白藜芦醇含量在 3~80μg/L 的范围内，平均值为 27μg/L。9 个红葡萄酒品种中的白藜芦醇含量在 24~244μg/L 之间，平均为 157μg/L，大约是白葡萄酒的 6 倍。

（一）不同葡萄品种对白藜芦醇含量的影响

不同的葡萄品种，其白藜芦醇的含量有很大差别，就 4 种形态的白藜芦醇（反式 – 白藜芦醇，顺式 – 白藜芦醇，反式 – 白藜芦醇苷，顺式 – 白藜芦醇苷）含量而言一般为黑比诺＞美乐＞赤霞珠。Roggero 指出：在浸渍过程中，歌海娜中白藜芦醇的溶出速度要快于 Mourvede，但经过 10~12 天后，两个品种的白藜芦醇及白藜芦醇苷含量接近，歌海娜在经过 MLF 过程中其含量会进一步下降，Mourvedre 葡萄酒中白藜芦醇及白藜芦醇苷的含量有较好的稳定性。

（二）气候条件对白藜芦醇含量的影响

Goldberg DM 等研究发现，赤霞珠的白藜芦醇含量随气候的变化而不同，冷凉地区如法国的波尔多和加拿大的 Ontario 要比温热地区的南美洲、澳大利亚的含量高。产地意大利、

葡萄牙、西班牙的葡萄酒，由于其气候相对干燥、温热，白藜芦的含量较低（约 1~76mg/L）。由于炎热条件下的葡萄，白藜芦醇的糖基化程度很高；且在没有适当的外界压力下即使在高糖浓度下，白藜芦醇的含量也很低，同时，他们还发现来自严酷气候条件下的红葡萄酒中白藜芦醇的含量最高。

（三）环境因素对白藜芦醇含量的影响

环境条件的胁迫（紫外线照射、真菌感染、机械损伤等）会刺激葡萄植株防御基因的表达，产生一些抗性物质，如白藜芦醇，积极地对抗外源微生物，抵抗不良环境，最大限度地保护自己。Jeaondet D 等指出，以高度感染灰霉病的葡萄为原料，酿成的酒要比以健康或中等感病的葡萄酿的酒白藜芦醇含量要低。原因是白藜芦醇的含量与感染程度有关，一定范围内感染度增大，白藜芦醇的含量增大，但当感染度过大时，由于产生孢外虫漆酶催化多酚，白藜芦醇变为酮类，白藜芦醇反而减少了。另外将葡萄植株置于紫外线照射下，可以大大增加 Cynthiana 和 Noble 葡萄酒（1994）中的白藜芦醇含量。

（四）酿酒工艺对白藜芦醇含量的影响

葡萄酒中的白藜芦醇主要来源于葡萄浆果的果皮。果皮是葡萄果实合成白藜芦醇的主要部位，而果肉中合成能力和含量都很低（Creasy 等 1988，Jeandet 等 1991）。所以葡萄酒中的白藜芦醇主要来自发酵过程中葡萄汁对果皮的浸渍作用，浸渍时间长，酒中的白藜芦醇含量相对较高。许多报道说明，不同种类的葡萄酒，白藜芦醇的含量排序为红葡萄酒 > 白葡萄酒 > 桃红葡萄 > 加强葡萄酒。

（五）发酵过程中微生物对白藜芦醇含量的影响

过去的研究指出，在葡萄收获以前只有少量的反式白藜芦醇同分异构体，没有游离的顺式白藜芦醇，因此认为在葡萄果实中，白藜芦醇多半是以顺式或反式白藜芦醇的形式存在，在葡萄酒中，顺、反－白藜芦醇的含量高于果实。由于在欧亚种葡萄中尚未发现顺式－白藜芦醇，因而葡萄酒中顺式－白藜芦醇的来源有两种可能，其中一种可能是：在果实中白藜芦醇多半以顺、反－白藜芦醇苷的形式存在，顺式－白藜芦醇苷水解后产生顺式－白藜芦醇进入酒中。Water-House 等发现在葡萄果皮中存在大量的反式白藜芦醇，初步研究表明，含有高活性的 β－糖苷酶的酵母能显著增加白藜芦醇的含量。

（六）澄清对白藜芦醇含量的影响

V.vrhovsek 等指出：用明胶澄清葡萄酒对游离的或苷形式的白藜芦醇含量没有影响，用 PVPP 澄清时所有形式的白藜芦醇含量都减少（90%），用 PVPP 澄清后，糖配体含量大大减少，白藜芦醇苷与其作用较小。反式－白藜芦醇与 PVPP 的结合能力最小（0~7%），而顺式－白藜芦醇苷与 PVPP 的结合能力较强（11%~13%），澄清后葡萄酒中的白藜芦醇总量与各形式的白藜芦醇都较低。

四、葡萄酒中白藜芦醇的测定

随着人们对白藜芦醇和白藜芦醇苷等二苯乙烯类化合物及含该类成分的植物、中药的研究深入，大量的色谱技术用于植物及植物制品中白藜芦醇和白藜芦醇苷等二苯乙烯类化合物的分离、分析和鉴定。薄层色谱（TLC）、高效液相色谱（HPLC）、高效毛细管电泳法（HPCE）及各种联用技术得到了广泛的应用和发展，使得人们对白藜芦醇和白藜芦醇苷等二苯乙烯类化合物的认识更为深入。白藜芦醇及其苷在植物生长和葡萄酒酿制过程中会相互转化，二者的顺反异构体也会在紫外光照射或高温条件下互相转变（图1-2），因此对其测定有了更高更全面的要求。

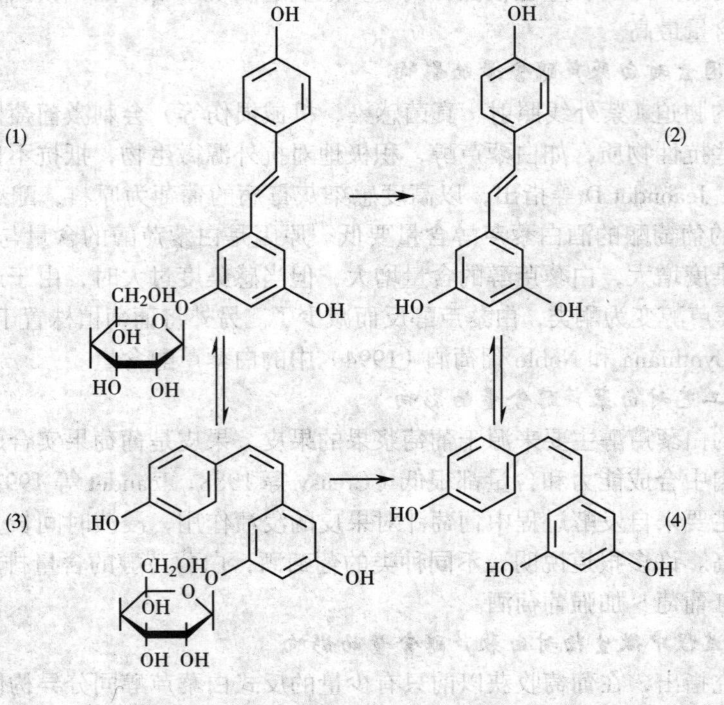

（1）反式白藜芦醇苷（trans-piceid） （2）反式白藜芦醇（trans-resveratrol）

（3）顺式白藜芦醇苷（cis-piceid） （4）顺式白藜芦醇（cis-resveratrol）

图1-2　白藜芦醇苷和白藜芦醇的转化

（一）薄层色谱法（TLC）

由于薄层色谱法经济、简便，能很快地给出较好的结果并且具有通过改变其溶剂系统而改变其 R_f 值的性质，因而广泛地应用在植物二苯乙烯类化合物的前期研究中。薄层色谱的光学扫描法的应用又使薄层色谱法的规范化和仪器化程度大为提高，其定量分析的准确度可达到与高效液相色谱法相当的程度。

薄层扫描法（TLC-Scanning method）在对二苯乙烯类化合物的含量测定研究中，是较早应用的分析方法。有研究应用薄层扫描法和薄层层析 - 紫外分光光度法测定虎杖提取物中的白藜芦醇苷，所得结果基本一致，证实了薄层扫描法测定该化合物的准确性和可行性。

胶束薄层色谱法是薄层色谱中的一个新兴分支。国内有学者以聚酰胺为固定相，应用胶束薄层色谱对虎杖中的大黄酚、大黄素、白藜芦醇苷同时进行了分离鉴定，分离效果较好。

（二）高效液相色谱法（HPLC）

高效液相色谱法（HPLC）是一种应用极其广泛的分析、分离技术。许多天然产物，包括二苯乙烯类化合物的分析多是依赖于 HPLC 完成的。由于二苯乙烯类成分为多酚类化合物，一般来说，二苯乙烯类化合物的混合成分均可通过 NP- 或 RP-HPLC 得到满意的分析结果。反相高效液相色谱法（RPHPLC/RHPLC）是应用最广的色谱法。

（三）高效毛细管电泳法（HPCE）

高效毛细管电泳法（HPCE）是一种新型的分离分析技术，以其高效、高速、微量和低消耗等优点在分析领域中有着重要的应用和发展前景。由于二苯乙烯类化合物结构的相似性及其在植物及制品中的复杂环境，用高效毛细管电泳法测定该类化合物具有很高的优越性。Stecher G 等就用该法仅在 14 分钟内就成功地同时分离测定了葡萄酒中白藜芦醇和白藜芦醇苷的顺反异构体共四种化合物，为白藜芦醇和白藜芦醇苷及其几何异构体的分析提供了高效准确的新方法。

非水毛细管电泳法（NACE）突破了普通毛细管电泳法对被分析物应有一定亲水性的要求限制，拓宽了毛细管电泳的分析领域，具有更高的分离度和灵敏度。

（四）色谱联用技术

由于二苯乙烯类化合物结构极为相近，因此若要获得更高的分析结果，单纯采用一种分析技术是不充分的。于是，色谱联用技术成为分析该类化合物的重要手段之一。

澳大利亚的学者在用反相高效液相色谱（RP-HPLC）分析二苯乙烯类化合物时，比较了紫外吸收检测器（UV-absorbance）、荧光检测器（fluorescene，FLD）和电喷雾离子化质谱（ESI-MS）的选择性和灵敏度。研究发现：FLD 对白藜芦醇的选择性高于 UV（320nm），且灵敏度是 UV 的 2 倍；而在测定白藜芦醇苷时，HPLC-ESI-MS 在对二苯乙烯类化合物定性和定量方面比前两种方法都更适合、更有优越性。

用 HPLC-ESI-MS 对红葡萄酒中的白藜芦醇、白藜芦醇苷、槲皮素、芦丁、山奈酚等进行高效快速的同时测定，完全分离时间仅需 8 分钟。美国学者采用液质联用技术（LC-MS）对蔓越橘、葡萄制品及葡萄酒中的总白藜芦醇（游离型及样品经酶解后所得的苷中白藜芦醇）进行分析，其最低检测限为 0.31pmol。David M Goldberg 等采用气质联用技术（GC-MS）对葡萄酒中的反式白藜芦醇进行了分析测定，检测限可达 5μg/L，该方法的快速、灵敏、准确使研究得到满意结果。

综上所述，多种分析方法都能够有效地对白藜芦醇和白藜芦醇苷进行测定。其中，高效液相色谱法（HPLC）是目前应用最广泛的方法；在此基础上，采用梯度洗脱程序并改进检测方式，能成功地同时分离测定二者的顺式异构体，甚至样品中的同类化合物或别的多酚性成分。而色谱技术的联用使测定结果更为灵敏准确，检测限可达 5μg/L。由于不同植物及制品中白藜芦醇和白藜芦醇苷所存在的化学环境不同，以及各研究中样品的制备方法也不同，不同测定方法各有其优越性。

参 考 文 献

［1］金生源 . 对祖国医学"药食同源"的现代理解与展望 . 浙江中医药大学学报，2011，35（1）：11-12.
［2］任飞 . 医食同源与我国的饮食文化 . 上海师范大学学报，1992，1：24-28.
［3］陈庆亮，单成钢，朱京斌，等 . 药食同源食品起源与行业现状分析 . 黑龙江农业科学，2011，7：114-115.
［4］秦芳 . 初探"药食同源"说 . 中国卫生产业，2012，6：156.
［5］萧伟，陈凤龙，章晨峰，等 . 国内外天然药物研究的发展现状和趋势，2009，40（11）：1681-1687.
［6］刘屏，陈凯先 . 我国天然药物研究的现状与未来 . 中国药物应用与监测，2007，4（3）：1-3.
［7］Wang MW，Hao X，Chen K.Biological screening of natural products and drug innovation in China.Philos Trans

R Soc Lond B Biol Sci,2007,362(1482):1093-1105.

［8］吴慧颖,张秀军,张晓.对中国酒文化的内涵、形态与特点的探讨.学理论,2010,5:54-55.

［9］徐少华.中国酒文化研究50年.酿酒科技,1999(6):15-18.

［10］Renaud S,de Lorgeril M.Wine alcohol,platelets,and the French paradox for coronary heart disease.Lancet, 1992,339(8808):1523-1526.

［11］Grønbaek MN,Becker PU,Johansen D,et al.Beer,wine,spirits and mortality.Results from a prospective population study.Ugeskr Laeger,2001,163(21):2946-2949.

［12］Sesso HD,Cook NR,Buring JE,et al.Alcohol consumption and the risk of hypertension in women and men. Hypertension,2008,51(4):1080-1087.

［13］Chiuve SE,McCullough ML,Sacks FM,et al.Healthy lifestyle factors in the primary prevention of coronary heart disease among men:benefits among users and nonusers of lipid-lowering and antihypertensive medications.Circulation,2006,114(2):160-167.

［14］Djouss é L,Driver JA,Gaziano JM.Relation between modifiable lifestyle factors and lifetime risk of heart failure.JAMA,2009,302(4):394-400.

［15］Janszky I,Ljung R,Ahnve S,et al.Alcohol and long-term prognosis after a first acute myocardial infarction: the SHEEP study.Eur Heart J,2008,29(1):45-53.

［16］Yusuf S,Hawken S,Ounpuu S,et al.Effect of potentially modifiable risk factors associated with myocardial infarction in 52 countries(the INTERHEART study):case-control study.Orvosi Hetilap,2004,147(15):675.

［17］Krnic M,Modun D,Budimir D,et al.Comparison of acute effects of red wine,beer and vodka against hyperoxia-induced oxidative stress and increase in arterial stiffness in healthy humans.Atherosclerosis,2011, 218(2):530-535.

［18］Ronksley PE,Brien SE,Turner BJ,et al.Association of alcohol consumption with selected cardiovascular disease outcomes:a systematic review and meta-analysis.BMJ,2011,342(7795):479.

［19］Fuller TD.Moderate alcohol consumption and the risk of mortality.Demography,2011,48(3):1105-1125.

［20］Behrens G,Leitzmann MF,Sandin S,et al.The association between alcohol consumption and mortality:the Swedish women's lifestyle and health study.Eur J Epidemiol,2011,26(2):81-90.

［21］Brien SE,Ronksley PE,Turner BJ,et al.Effect of alcohol consumption on biological markers associated with risk of coronary heart disease:systematic review and meta-analysis of interventional studies.BMJ,2011,342 (7795):480.

［22］Ruidavets J,Teissedre P,Ferrières J,et al.Catechin in the Mediterranean diet:vegetable,fruit or wine?Atherosclerosis,2000,153(1):107-117.

［23］Arts IC,Hollman PC,Feskens EJ,et al.Catechin intake might explain the inverse relation between tea consumption and ischemic heart disease:the Zutphen Elderly Study.Am J Clin Nutr,2001,74(2):227-232.

［24］Nishizuka T,Fujita Y,Sato Y,et al.Procyanidins are potent inhibitors of LOX-1:a new player in the French Paradox.Proc Jpn Acad Ser B Phys Biol Sci,2011,87(3):104-113.

［25］Lee KH,Park E,Lee HJ,et al.Effects of daily quercetin-rich supplementation on cardiometabolic risks in male smokers.Nutr Res Pract,2011,5(1):28-33.

［26］Calderón-Montaño JM,Burgos-Morón E,Pérez-Guerrero C,et al.A review on the dietary flavonoid kaempferol.Mini Rev Med Chem,2011,11(4):298-344.

［27］Knekt P,Kumpulainen J,Järvinen R,et al.Flavonoid intake and risk of chronic diseases.Am J Clin Nutr, 2002,76(3):560-568.

［28］Bertelli AA.Wine,research and cardiovascular disease:instructions for use.Atherosclerosis,2007,195(2): 242-247.

［29］高海青,李保应.葡萄多酚基础与临床.北京:人民卫生出版社,2012:6,11-12.

［30］Berliner JA,Navab M,Fogelman AM,et al.Atherosclerosis:basic mechanisms.Oxidation,inflammation,and genetics.Circulation,1995,91(9):2488-2496.

[31] Do GM,Kwon EY,Kim HJ,et al.Long-term effects of resveratrol supplementation on suppression of atherogenic lesion formation and cholesterol synthesis in apo E-deficient mice.Biochem Biophys Res Commun,2008,374 (1):55-59.

[32] Robich MP,Osipov RM,Nezafat R,et al.Resveratrol improves myocardial perfusion in a swine model of hypercholesterolemia and chronic myocardial ischemia.Circulation,2010,122(11 Suppl):S142-149.

[33] Cho IJ,Ahn JY,Kim S,et al.Resveratrol attenuates the expression of HMG-CoA reductase mRNA in hamsters.Biochem Biophys Res Commun,2008,367(1):190-194.

[34] Venkatesan B,Valente AJ,Reddy VS,et al.Resveratrol blocks interleukin-18-EMMPRIN cross-regulation and smooth muscle cell migration.Am J Physiol Heart Circ Physiol,2009,297(2):H874-886.

[35] Ekshyyan VP,Hebert VY,Khandelwal A,et al.Resveratrol inhibits rat aortic vascular smooth muscle cell proliferation via estrogen receptordependent nitric oxide production.J Cardiovasc Pharmacol,2007,50(1):83-93.

[36] Mizutani K,Ikeda K,Yamori Y.Resveratrol inhibits AGEs-induced proliferation and collagen synthesis activity in vascular smooth muscle cells from stroke-prone spontaneously hypertensive rats.Biochem Biophys Res Commun,2000,274(1):61-67.

[37] Li L,Gao P,Zhang H,et al.SIRT1 inhibits angiotensin II-induced vascular smooth muscle cell hypertrophy. Acta Biochim Biophys Sin(Shanghai),2011,43(2):103-109.

[38] Schroecksnadel K,Winkler C,Wirleitner B,et al.Anti-atory compound resveratrol suppresses homocysteine formation in stimulatedhuman peripheral blood mononuclear cells in vitro.Clin Chem Lab Med,2005,56(10): 608-1088.

[39] 中华医学会糖尿病学分会代谢综合征研究协作组.中华医学会糖尿病学分会关于代谢综合征的建议.中华糖尿病杂志,2004,12(3):156-161.

[40] Rivera L,Morón R,Zarzuelo A,et al.Long-term resveratrol administration reduces metabolic disturbances and lowers blood pressure in obese Zucker rats.Biochem Pharmacol,2009,77(6):1053-1063.

[41] 宋于洋,汪宗玉,杨新民,等.葡萄酒中的白藜芦醇.酿酒,2013,30(6):44-45.

[42] 倖灵林,包文芳,廖矛川.白藜芦醇和白藜芦醇苷的测定方法研究进展.天然产物研究与开发,2005, 17(6):826-830.

第二章
白藜芦醇的研发历程

现代药理学研究证实，白藜芦醇具有多种药理学作用，如抗炎、抑制血小板聚集、调节脂质代谢、保护心血管缺血性损伤和抗肿瘤等。作为一种重要的植物抗毒素，白藜芦醇具有多种医疗保健生理活性，是继紫杉醇后的第二大抗癌药物。因此，对于白藜芦醇的研究特别是应用研究具有非常重要的现实意义。

第一节　白藜芦醇的发现

白藜芦醇（Resveratrol，RES），化学名为反式3，4'，5-三羟基二苯乙烯，分子式为$C_{14}H_{12}O_3$，相对分子质量为228.25，为白色针状晶体，易溶于乙醚、氯仿、甲醇、乙醇、丙酮、乙酸、乙酯等有机溶剂。白藜芦醇属于非黄酮多酚类植物抗毒素，广泛存在于葡萄、花生、虎杖、桑椹等多种植物中。天然的白藜芦醇有反式和顺式两种同分异构体的形式，反式异构体可在紫外光照射下转化为顺式异构体，一般以葡萄糖苷的形式存在。

白藜芦醇最早被发现于1924年。直到1940年，日本人首次从毛叶藜芦（*Veratrum grandiflorum*）的根中获得白藜芦醇白色结晶。现在主要从蓼科植物虎杖 *Polygonum cuspidatum* Sieb.et Zucc. 的根茎提取。

1963年，Nonomura等人发现白藜芦醇在炎症及心血管疾病等方面的治疗作用，同时发现紫外线照射、机械损伤及真菌感染可以增加白藜芦醇的合成，并能抵抗灰霉菌的侵染，是植物体在遇到病原侵害时分泌的一种抗毒素，称之为"植物杀菌素"。1976年，Langcake等人在葡萄叶和葡萄皮中发现大量的白藜芦醇，而果肉中含量极少。

通过对白藜芦醇自然资源广泛的研究，目前至少已经在葡萄科、百合科、蓼科、豆科、桃金娘科、伞形科、莎草科、棕榈科、买马滕科等多种植物中发现白藜芦醇。在蓼科植物何首乌（*Polygonum multiflorum* Thunb.）的根，虎杖（*Polygonum cuspidatum* Sieb. et Zucc.）的根、茎，葡萄科植物葡萄属（*Vitis vinifera* L.）的果皮、果核，百合科植物藜芦（*Veratrum nigrum* L.）的根、茎、叶以及豆科植物落花生（*Arachis hypogaea* L.）的根、茎和花中含量较高。

1989年，WHO进行了一项流行病学的调查结果显示"French Paradox"（法国悖论），进一步研究发现通过饮用葡萄酒摄取白藜芦醇是法国人心血管疾病发病率低的重要原因之一。因为红葡萄酒带皮发酵，果皮与果汁接触时间长，果皮中大量的白藜芦醇能够进入葡萄酒中，从而具有抗脂质过氧化作用。

1992 年，研究者在商品化葡萄酒中首次发现了白藜芦醇，并对葡萄酒富含白藜芦醇进一步进行确认。近年来，国外学者对白藜芦醇的生物学功能进行了深层次的研究，包括脂类代谢、花生四烯酸代谢等，证实其具有多种重要的生理活性，如抗癌、保护心血管系统、雌激素样作用、影响骨代谢等。

第二节　白藜芦醇的分布和主要来源

一、白藜芦醇在自然界的分布

目前，已在 21 科、31 属的 72 种植物中发现含有白藜芦醇，主要包括葡萄科（爬山虎属、葡萄属、蛇葡萄属），百合科（藜芦属、菝葜属），蓼科（蓼属、大黄属）、豆科（槐属、落花生属、决明属、三叶草属、羊蹄甲属、冬青属），桃金娘科（桉属），伞形科（棱子芹属），莎草科（苔属），棕榈科（海藻属），买马滕科（买马滕属）等。在传统中药虎杖、何首乌等植物中也含有白藜芦醇。白藜芦醇在植物中的主要分布情况见表 2-1。

表 2-1　白藜芦醇在自然界中的分布

植物来源（科）	植物来源（属）	代表植物
葡萄科	葡萄属	葡萄、山葡萄
	爬山虎属	爬山虎
	白粉藤属	四季藤、方茎青紫葛
	崖爬藤属	狭叶崖爬藤
百合科	藜芦属	毛叶藜芦、乌苏里藜芦、大理藜芦、毛穗藜芦
	菝葜属	菝葜、黑刺菝葜、光叶菝葜
	龙血树属	剑叶龙血树
蓼科	蓼属	何首乌、毛脉蓼
	大黄属	矮大黄
	酸模属	毛脉酸模
豆科	落花生属	落花生
	决明属	五角决明
	仪花属	仪花
	马鞍树属	怀槐
	锦鸡儿属	锦鸡儿、鬼箭锦鸡儿、狭叶锦鸡儿
	羊蹄甲属	总状花羊蹄
	苜蓿属	苜蓿

续表

植物来源（科）	植物来源（属）	代表植物
桑科	桑属	光叶桑、桑、黑桑
买麻藤科	买麻藤属	小叶买麻藤、大叶买麻藤、海南买麻藤
金缕梅科	马蹄荷属	马蹄荷
桃金娘科	蒲桃属	蒲桃
	桉属	细叶桉
紫金牛科	桐花树属	桐花树
槭树科	槭属	色木槭
蔷薇科	悬钩子属	牛叠肚
凤梨科	凤梨属	凤梨
棕榈科	假槟榔属	假槟榔
松科	云杉属	欧洲云杉
	松属	苏格兰松

（一）白藜芦醇在葡萄中的分布

葡萄不同器官间白藜芦醇含量存在显著差异。田间自然状态下，葡萄植株能够合成白藜芦醇及其衍生物。研究表明，葡萄果实中白藜芦醇主要存在于果皮和种子，果肉中很少或没有。葡萄木质化的器官（如茎和根）也含有白藜芦醇的单体和低聚物。对葡萄果肉、叶柄、种子、叶片、果皮及穗轴的检测发现，穗轴和果皮中的白藜芦醇含量较高，叶片和种子中的含量相对较低，果肉部分最低，有些品种果肉不含白藜芦醇；另有报道白藜芦醇含量为果梗、叶片 > 果皮 > 种子 > 叶柄。对 15 个品种葡萄成熟节间的木质部测试，结果发现其白藜芦醇含量不同，芽和花合成白藜芦醇的能力较低。基于成熟度对白藜芦醇含量的影响，研究结果表明白藜芦醇含量：成熟果皮 > 成熟叶 > 茎段；成熟叶 > 老叶 > 嫩叶；成熟果皮 > 嫩果皮。葡萄不同器官间白藜芦醇含量存在着一定的相关性，浆果中白藜芦醇的含量与叶片中的含量呈正相关。以上多项研究结果表明，葡萄植株体内各器官均或多或少含有白藜芦醇，但含量存在明显差异。

多项对葡萄果实白藜芦醇含量研究结果表明各葡萄品种间白藜芦醇含量存在着显著差异。从种质资源水平上对葡萄白藜芦醇含量进行评价，发现种间杂交的砧木品种果皮和种子中白藜芦醇比其他栽培品种高；其中甜山葡萄和河岸葡萄杂交后代砧木品种白藜芦醇含量非常高；河岸葡萄后代砧木品种可能具有高白藜芦醇含量的合成基因；欧亚种和欧美杂种栽培品种的白藜芦醇含量，除少数品种含量较高外，大部分品种的果皮和种子中白藜芦醇含量小于 $2\mu g/g$。此外，研究还发现葡萄果皮和种子白藜芦醇含量与果实性状、用途关系密切，有核品种白藜芦醇含量显著高于无核品种，酿酒品种高于鲜食品种，红色品种高于绿色品种。

（二）白藜芦醇在花生中的分布

白藜芦醇在花生不同器官中的含量也存在差异。多数研究结果表明，各种花生仁中均含有白藜芦醇，但含量多在 ppm 级以下。市售花生产品中白藜芦醇的含量以烤花生最低，花生酱次之，煮花生最高。花生种衣中也含有白藜芦醇，含量仅次于根和茎，居第 3 位，加之花生种衣中含有止血成分，更显得有综合利用的价值。花生植物的根、茎等非食用部位是一个更值得重视的天然白藜芦醇植物源，其白藜芦醇含量相当高（根中白藜芦醇的含量最高可达 1.33mg/g），是花生仁的数十乃至于数百倍，更是被推荐为保护心脏预防癌症饮品的红葡萄酒中含量的数百倍。可见，若对它们进行综合利用的开发研究，很有可能使这些原本被废弃的东西成为生产白藜芦醇以及相关保健品的丰富资源。

（三）白藜芦醇在虎杖中的分布

通过研究虎杖、辣蓼、葡萄和何首乌等植物中的白藜芦醇含量，发现这几种植物中以虎杖根中白藜芦醇含量最高，并因虎杖的生长周期、产地等的不同而不同。此外，处理方法的不同也会对其含量有影响。

研究结果表明，虎杖根茎叶中均含有白藜芦醇，多年生虎杖根中含量最多，一年生根中含量最少，仅为多年生根的 1/38，因此，多年生虎杖的根部经常被用于白藜芦醇的提取。不同地区的含量有所差异，且白藜芦醇和虎杖苷的含量没有固定的关系，而两种成分在药理上有相似的作用，在提取过程中可考虑进行转化策略，将虎杖苷转化为白藜芦醇，从而提高白藜芦醇的产率。烘干或晾干处理后，虎杖中白藜芦醇和虎杖苷的含量均有一定程度的变化，晾干处理根皮部白藜芦醇含量减少，而根髓和叶中的含量有所增加；烘干处理叶中含量有所增加，而根部无论根皮还是根髓部含量均下降。同时，实验结果表明，无论是新鲜的还是经其他方法处理，虎杖的叶、根皮、根髓中白藜芦醇的含量均远低于虎杖苷的含量。

二、白藜芦醇的合成

（一）植物体中的生物合成

在植物体内，通过苯丙氨酸代谢途径合成白藜芦醇。在这一代谢途径中，苯丙氨酸在苯丙氨酸裂解酶（phenylalanine lyase，PAL）催化作用下可裂解为反式肉桂酸，然后在肉桂酸 -4- 羟基化酶（cinnamic acid-4-hydroxylase，C4H）的催化下合成反式香豆酸，1 分子的香豆酰 -CoA 和 3 分子的丙二酰 -CoA 在白藜芦醇合成酶（resveratrol synase，RS）的作用下合成白藜芦醇，见图 2-1。香豆酰 -CoA 由 4- 香豆酰 CoA 连接酶（4-coumaryl CoA ligase，4CL）催化合成，也可在查尔酮合成酶（chalcone synthase，CHS）的催化作用下进入黄酮类和异黄酮类合成支路。白藜芦醇的合成受到 PAL、4CL、C4H、RS 及 CHS 等多个酶促反应的调节控制。

（二）生物合成技术

1. 白藜芦醇合成酶的基因工程　研究发现，通过转入白藜芦醇合成酶基因，番木瓜的抗病能力显著提高。在转白藜芦醇合成酶基因的虎杖毛状根中，其主要活性成分白藜芦醇和白藜芦醇苷的含量有所变化，转基因毛状根白藜芦醇苷的含量均得到显著提高，最高含量是未转基因毛状根的 5 倍。转 *rolB* 基因的葡萄愈伤组织中白藜芦醇含量能达到干重的 3.15%，表明利用 *rolB* 基因对植物次生代谢产物有重要的调控作用。在转白藜芦醇合酶基因的莴苣中表达白藜芦醇，其鲜叶中含白藜芦醇量约 56.40mg/g。

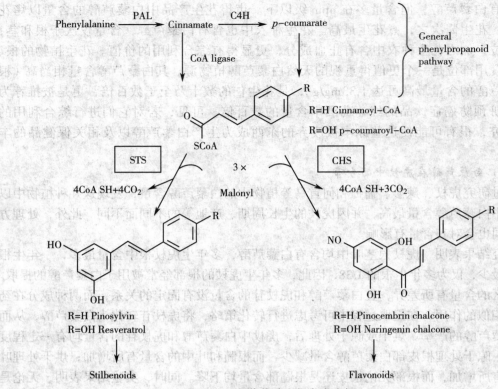

图 2-1 白藜芦醇生物合成途径

PAL：苯丙氨酸裂解酶；C4H：肉桂酸 -4- 羟基化酶
4CL：4- 香豆酰 CoA 连接酶；RS：白藜芦醇合成酶

2. 生物工程方法合成白藜芦醇 近年来，利用细胞工程的方法生产白藜芦醇取得了很大进展，可以通过吸附和诱导利用植物悬浮培养细胞生产植物次生代谢产物白藜芦醇。对葡萄细胞悬浮培养物研究发现，经诱导培养后细胞可以产生出顺式白藜芦醇 -3，4-O-β- 二葡糖苷的新生物质，也可以从葡萄中分离出 2 种新的白藜芦醇脱氢二聚体。对培养的葡萄植株进行环境因素刺激，如紫外线诱导可以导致高丰度白藜芦醇的表达。

3. 基因工程菌发酵合成白藜芦醇 研究表明，通过转基因途径可以使一些不含白藜芦醇的物种也可以合成白藜芦醇。白藜芦醇代谢途径的关键酶和限制因素，是利用基因工程菌甚至哺乳动物细胞大量生产白藜芦醇的前提。白藜芦醇合成酶有两个底物，丙二酰 -CoA 和香豆酰 -CoA，后者在野生型的酿酒酵母中并不存在，因此，合成香豆酰 -CoA 的 4CL 在酵母代谢途径中起决定性作用。2003 年，利用共同表达香豆酰 -CoA 连接酶和白藜芦醇合成酶，首次实现了白藜芦醇在酵母中的表达。有研究表明，通过构建合适的表达载体，白藜芦醇在重组的酿酒酵母和大肠埃希菌中的表达量分别达到 6mg/L 和 16mg/L。白藜芦醇发酵生产将成为今后工业生产的主要组成部分。另外，通过重组表达白藜芦醇合成酶和苯丙氨酸代谢途径中的其他基因，得到一种能够生产白藜芦醇和白藜芦醇苷的重组油脂微生物，在细菌宿主细胞中表达也得到了白藜芦醇。

第三节　白藜芦醇在疾病防治中的重要地位

一、概述

白藜芦醇广泛存在于多种植物体内，是植物体在紫外线照射、外来病菌入侵等不利条件下产生的一种植物抗毒素（phytoalexin），从而提高植物的抗病性，是一种广泛存在于虎杖、葡萄、花生、桑葚等植物性食物或药物中的多酚类活性单体，尤其在新鲜的葡萄皮中含量最高。对白藜芦醇的研究兴趣起源于流行病学调查，人们发现长期适量饮用红葡萄酒能够降低出现心血管疾病的危险，研究发现这种生物学作用归功于白藜芦醇。之后，越来越多的研究证据表明，白藜芦醇具有多种有益的生物学效应，可以抑制血小板聚集和低密度脂蛋白氧化，调节脂蛋白代谢从而降低人体血脂，防止血栓形成，具有良好的防治心脑血管疾病的功效；白藜芦醇在人体生理代谢过程中具有强抗氧化和抗自由基功能，并具有抗突变的作用，能够抑制环加氧酶和过氧化氢酶的活性，在癌细胞的起始、增殖、发展三个主要阶段均有抑制乃至逆转作用，研究显示白藜芦醇可使老鼠皮肤癌细胞最多减少98%，可诱导人类 HL-60 白血病细胞的程序性死亡，被誉为继紫杉醇之后的又一新型绿色抗癌药物；此外，白藜芦醇及其衍生物还具有抗炎、降压、保护肝脏、免疫调节、防治神经性疾病、抗细菌和真菌感染、影响胃酸分泌、雌激素替代、抗衰老、抗肝炎病毒、单纯疱疹病毒和 EB 病毒等功效，已成为科学家们高度重视的天然植物药物，可以广泛应用于医药、保健品、食品添加剂、化学品等领域，具有很高的药用价值和广阔的市场前景。

二、白藜芦醇的心血管保护作用

关于白藜芦醇的认识最早源于法国的一项流行病学研究，该研究发现，法国人心血管系统疾病的发病率显著低于其他欧洲国家，而这与法国人葡萄酒的摄入量较高有关。相关研究进一步提示，葡萄酒中发挥心血管保护作用的关键成分之一即是白藜芦醇，它可以通过抗血小板聚集、减少心肌缺血 – 再灌注损伤、舒张血管、抗动脉粥样硬化等途径发挥其心血管保护作用。下面对白藜芦醇的心血管保护作用做进一步探讨。

（一）抗血小板凝集作用

Markus 等通过建立高胆固醇血症的新西兰兔模型发现白藜芦醇能够有效抑制血液循环中血小板的聚集，并能减少动脉粥样硬化和心肌梗死的范围。血小板内含有合成血栓素 A_2 的环氧酶 COX-1，血栓素 A_2 是一种高效的血管收缩剂，其促血小板聚集作用极强。环氧酶 COX-2 存在于血管内皮细胞中，能促进前列腺素（包括前体）的合成，前列腺素可促进血管舒张和抑制血小板聚集。白藜芦醇对环氧酶 COX-1 的抑制作用较强，对环氧酶 COX-2 的抑制作用较弱，最终可抑制血栓素 A_2 合成，从而抑制血小板聚集形成血块并黏附于血管壁上，防止血栓形成，进而防止心肌缺血。

（二）血管保护作用

白藜芦醇可作用于血管平滑肌发挥舒张血管作用。有体外研究发现，白藜芦醇可改善离体大鼠主动脉环的舒缩功能。生理浓度（0.1μmol/L）的白藜芦醇即能使血管舒张，从而降低血压及心血管疾病的风险。此外，白藜芦醇还可增加一氧化氮合酶（NOS）基因的转录及其合成，尤其是增加诱导型一氧化氮合酶（iNOS）的表达，激活鸟苷酸环化酶，提高鸟苷酸生成水平，发挥其心血管保护作用。白藜芦醇还可以抑制烟酰胺腺嘌呤二核苷酸磷酸氧化酶刺激 K^+ 通道，减少氧自由基的生成，防止一氧化氮（NO）的氧化失活。

（三）抑制动脉粥样硬化和血栓形成

实验表明，白藜芦醇可通过多种机制预防动脉粥样硬化的发生、发展。一方面，白藜芦醇是铜离子螯合剂，可降低由铜离子和含氮复合物诱发的氧化低密度脂蛋白含量并延长其氧化时间，通过螯合作用消除自由基来保护低密度脂蛋白的过氧化，有预防动脉粥样硬化和冠心病的作用，在抑制低密度脂蛋白（LDL）的氧化作用上，白藜芦醇的能力可能比作为氧自由基清除剂的作用更大；另一方面，白藜芦醇可提高高密度脂蛋白（HDL）的含量，降低 LDL 含量并抑制其氧化。研究发现，白藜芦醇可抑制高脂血症兔的动脉粥样硬化，但不会影响其血脂水平。此外，白藜芦醇还能抑制血管平滑肌细胞增殖，但不影响其活性。心肌缺血 / 再灌注模型大鼠经口给予白藜芦醇 1mg/（kg·d）后，发现其心脏功能恢复，冠状动脉血流量增加，这种保护作用与白藜芦醇促进 NO 释放所引起的血管扩张和抗氧化功能密切相关。

三、白藜芦醇的抗肿瘤作用

在白藜芦醇多种药理活性中，其抗肿瘤作用最引人瞩目。近年来，大量体内、外抗癌实验研究表明：白藜芦醇具有体外抗肿瘤作用，可抑制肿瘤细胞如肺癌、肝癌、结肠癌、胃癌、乳腺癌、皮肤癌、白血病等的增殖、转移，促进肿瘤细胞凋亡等。其生化机制包括：①抑制核苷酸还原酶、COX、细胞色素 P450、DNA 聚合酶、NADH 辅酶 Q 氧化还原酶；②诱导 P53，抑制 Bc12、拓扑异构酶（topoi-somerase）Ⅱ 的表达等。鉴于白藜芦醇的潜在抗癌活性，加之与人类饮食关系较为密切，白藜芦醇已成为肿瘤防治研究中的热点。Jang 等首先发现白藜芦醇具有抗癌活性：白藜芦醇对鼠肝细胞癌、乳腺癌、白血病等多种肿瘤细胞均有显著的抑制作用。白藜芦醇的抗肿瘤作用表现为对肿瘤的发生、增殖和发展三个阶段均有抑制作用，研究显示，白藜芦醇可通过多种机制对多种肿瘤细胞在不同程度上产生抑制作用，现概括如下：

（一）抑制肿瘤细胞增殖

研究发现，白藜芦醇通过抑制 DNA 聚合酶的活性，降低 DNA 的合成效应，从而达到抑制癌细胞增殖的作用。白藜芦醇对肥大细胞瘤细胞株 P815 和人髓性白血病细胞株 K562 的 DNA 合成都有很强的抑制能力，其机制可能是白藜芦醇通过清除小 RNA 还原酶的酪胺酰基来降低 RNA 还原酶的活性。另有研究提出，白藜芦醇可抑制如转化生长因子、胰岛素样生长因子、血管生长因子等细胞生长因子及其相应受体的表达来抑制细胞恶性增殖。此外，白藜芦醇还可通过阻滞细胞周期而抑制癌细胞的增殖，Ragione 等发现，白藜芦醇可阻滞早幼粒白血病细胞株 HL-60 从 S 期到 G2 期的进程。而在人前列腺癌细胞株 PC23、LNCap 和 DU2145 中加入一定浓度的白藜芦醇后，发现 G1 期细胞明显增多，且有时间 - 剂量效应。同样，Chen 等人在神经细胞瘤中发现白藜芦醇可导致癌细胞出现 S 期阻滞，导致 P21 表达下调，cycling E 表达上调。

（二）诱导肿瘤细胞凋亡

白藜芦醇可以通过调节凋亡相关基因的表达诱导肿瘤细胞的凋亡，但具体机制目前尚不明确，有待进一步研究。体外实验发现，较高剂量的白藜芦醇（$\geq 44\mu mol/L$）可增加人乳腺癌细胞株 KPL-1、MCF-7、MKL-F、Bax 及 Bak 蛋白的表达，同时减少 Bcl-x 蛋白的表达，并激活 caspase-3，进而导致细胞凋亡。Clement 报道了白藜芦醇可通过 Fas-FasL 途径诱导人乳腺癌 T47D 和 HL-60 细胞株发生凋亡。Delmas 等人则发现，白藜芦醇引起凋亡的机制是促使 Fas 受体在细胞膜上重新分布，并改变了 caspase-28 和死亡相关功能域的分布，而不影响 Fas 和 FasL 的表达。但是，在对人淋巴细胞性白血病细胞株的另一项研究中发现，白藜芦醇诱导细胞凋亡与 Fas-FasL 途径无关，其机制可能是通过导致半胱氨酸天冬氨酸蛋白酶 caspase-29 活性增加，线粒体膜电位渐进性丢失，膜电位去极化而诱导细胞凋亡。

（三）其他研究

研究表明，白藜芦醇可通过抑制由 MAPK（mitogen activated protein kinase）或 NF-K 途径调节的信号转导来促进癌细胞的自溶。白藜芦醇在细胞色素 P450 酶细胞色素 P450 1B1 的作用下，转化为一种羟基化产物，此产物已被证明是一种抗白血病因子。还有报道显示，白藜芦醇可以提升癌症的放射性治疗，发挥"一加一大于二"的效果，有效抑制肿瘤干细胞的作用。此外，白藜芦醇还能诱导解毒酶，把致癌性的异生素共轭成无活性的化合物，而后通过新陈代谢将其排除，因此，白藜芦醇也是一种解毒酶的诱导剂，是一种很有价值的化学预防剂。

四、白藜芦醇的抗菌、抗病毒作用

近几年来，国内外很多学者对白藜芦醇的生物学功能，如抗心血管疾病、抗肿瘤、抗氧化、诱导细胞凋亡等生物活性进行了深层次的研究，但关于白藜芦醇抗菌、抗病毒的研究报道却相对较少。为了进一步探讨白藜芦醇的抗菌和抗病毒作用，更加充分地开发和合理使用白藜芦醇，本段就近年来发现的白藜芦醇可抵抗的病原生物按细菌、真菌、病毒分类列举，进行简要介绍。

（一）白藜芦醇对不同细菌的抑制作用

1. **杆菌** 白藜芦醇对奇异变形杆菌、幽门螺旋杆菌、福氏痢疾杆菌、杜克雷嗜血杆菌、黏质沙雷菌等均有良好的抗菌作用。如 Wang 等研究发现白藜芦醇能抑制奇异变形杆菌的迁徙生长和其致病因子的表达。Mahady 等依照 CLSI 标准对 15 株幽门螺杆菌的临床分离株和 1 株标准菌株进行体外最低抑菌浓度测定，研究结果显示白藜芦醇对其具有较强的抑制效果。

2. **球菌** 白藜芦醇主要对葡萄球菌属、肠球菌属和奈瑟菌属这三种球菌菌属具有抑制作用。李永军等研究白藜芦醇对葡萄球菌的体外抗菌活性，实验通过白藜芦醇对各种细菌的最小抑菌浓度（minimum inhibitory concentration，MIC）测定，验证了白藜芦醇对耐甲氧西林的金黄色葡萄球菌及凝固酶阴性的葡萄球菌均有较强的抑菌效果。而苏军华等对白藜芦醇抗肠球菌的体外抑制作用进行了研究，通过白藜芦醇对粪肠球菌和屎肠球菌的 MIC 测定，同时应用扫描电镜和透射电镜观察白藜芦醇作用后肠球菌的细胞微观结构变化，证明白藜芦醇对粪肠球菌和屎肠球菌均有抑制作用。John 等应用白藜芦醇对淋病奈瑟菌临床分离株进行了体外抑菌试验，对于淋病奈瑟菌的 MIC_{50} 和 MIC_{100} 进行测定，得出白藜芦醇对其有一定抑制作用的结论。

3. **弧菌属** 白藜芦醇对弧菌属的创伤弧菌和霍乱弧菌均有抑制作用。Nimmy 等研究发现白藜芦醇可通过阻碍生物膜的形成来抑制弧菌属的霍乱肠菌。

（二）白藜芦醇对真菌的抑制作用

白藜芦醇对浅部感染真菌 – 须毛癣菌、断发毛癣菌、红色毛癣菌、絮状表皮癣菌、石膏样小孢子菌五种皮肤癣菌和白假丝酵母菌均具有抑菌效果。

（三）白藜芦醇的抗病毒作用

白藜芦醇对多种病毒具有抑制作用，目前已经被验证的病毒包括人类免疫缺陷病毒（HIV）、卡波济肉瘤相关疱疹病毒（KSHV）、呼吸道合胞体病毒（RSV）、人类巨细胞病毒和甲型流感病毒等。另外，对萨科奇病毒、Ⅰ和Ⅱ型疱疹病毒、人类T淋巴细胞病毒 –1、乙型肝炎病毒、SARS冠状病毒和巨细胞病毒等都有良好的抑制作用，但具体作用机制目前尚不明确。有研究发现，白藜芦醇可以抑制病毒的复制，在体外可以抑制HIV反转录酶，阻止HIV病毒复制，增强抗病毒药物的敏感性。白藜芦醇还能有效降低被感染细胞中ERK1/2的活性和EGR1基因的表达，从而阻碍KSHV从潜伏状态到活化状态的转化。Xie等发现白藜芦醇能够抑制RSV的复制和与TLR3信号通路相关的蛋白的表达，下调了宿主气管上皮细胞中的信号分子TRIF的表达水平，从而对RSV起抑制作用。此外，白藜芦醇还可以诱导感染乙型肝炎病毒的细胞凋亡而发挥其抗病毒活性。

近些年来，由于抗生素的不合理使用导致了大量耐药性细菌和病毒的出现，降低了现有抗生素的使用效率，严重地威胁着人类的生命健康。可见，研发各种抗菌、抗病毒的天然药物对解决耐药菌株的产生具有重要意义。白藜芦醇的来源广泛，价格相对低廉，具有副作用小、不易产生耐药性的优势。结合目前的研究状况，今后还应对白藜芦醇的体外抗菌作用进行更为全面深入的研究，并应系统地选择病原性细菌，与临床实验相结合，进一步探讨白藜芦醇对各类病原菌的具体抑菌机制，以期研制出适用于防治各类感染性疾病的白藜芦醇制剂。

五、白藜芦醇的抗炎作用

白藜芦醇是一种炎性抑制因子，可直接抑制炎症反应过程。前列腺素（PGE_2）的合成是由环氧酶COX-2催化而来，它在炎症的发生、发展过程中起着关键作用。有研究已经证明，白藜芦醇能减少PGE_2合成，通过调节环氧酶COX-2的转录和表达，抑制其活性。而在脂肪组织中，白藜芦醇可以下调单核细胞趋化因子（MCP-1）的转录，并抑制TNF-α诱导的MCP-1的表达。在肝脏损伤过程中，白藜芦醇可逆转TNF-α诱导的IL-6、PAL-1和动脉粥样硬化因子的分泌，抑制炎性反应，改善损伤程度。此外，有文献报道白藜芦醇可通过抑制NF-KB的表达而发挥其抗炎作用。除此之外，白藜芦醇还能抑制另一种促炎转录因子激活蛋白（AP-1）的表达，从而抑制炎性因子释放。可见，白藜芦醇可通过多种途径发挥其抗炎作用。

六、白藜芦醇的抗氧化作用

近年来的研究发现，多酚类物质大多具有显著的抗氧化、抗自由基作用。而化学结构分析发现白藜芦醇含有多酚结构，因此它具有较强的抗氧化作用，能通过抑制二硫化谷胱甘肽和羟自由基的形成，清除自由基，保护DNA免受自由基的损伤。随着氧自由基引发氧化损伤研究的深入，证实了疾病的主要病理机制之一就是氧化应激，氧化应激导致了氧自由基在体内和细胞内的蓄积，从而引起氧化损伤。白藜芦醇发挥保健作用的一个主要途径就是抗氧化和抗自由基作用。1~100μmol/L 浓度的白藜芦醇可有效抑制细胞内氧自由基的产生。许丹等人在白藜芦醇对衰老小鼠肝脏抗氧化损伤能力影响的研究中发现，低、中、高剂量组的白藜芦醇对小鼠清除氧自由基和抗氧化能力均有提高作用，从而延缓小鼠衰老。进一步研究发现，白藜芦醇通过活化沉默信息调节因子 1（SIRT1）抑制胞内的氧化应激，即抑制胞内 O_2、H_2O_2 的增加，当通过微小 RNA（siRNA）干扰或基因敲除手段下调 SIRT1 水平后，白藜芦醇抑制氧化应激的功能丧失；此外，当 SIRT1 过表达时，胞内的氧化应激水平明显降低。

七、白藜芦醇的免疫调节作用

研究已经证实，白藜芦醇的应用可极大地减少肝癌、肝移植术后排斥反应的发生。白藜芦醇可对免疫缺陷或免疫功能低下的小鼠发挥正向免疫调节作用，在不同剂量白藜芦醇的作用下，巨噬细胞吞噬率、血清半数溶血值、淋巴细胞转化率和形成抗体的细胞数量等指标均明显提高。在由环磷酰胺所导致的免疫功能低下的小鼠中，白藜芦醇可促进其腹腔巨噬细胞的吞噬能力，恢复吞噬指数和吞噬率，增加抗体生成，这都表明白藜芦醇在非特异性或特异性免疫功能方面均可发挥调节作用。

八、白藜芦醇对皮肤光老化的保护作用

皮肤衰老通常可分为内源性衰老和外源性老化。Wood 等的研究表明，白藜芦醇在抗衰老方面的作用广泛而显著，可能是极具潜质的抗衰老药物之一，但此方面的研究却较少。我们知道，皮肤在急性或长期反复暴露于紫外线的情况下可以引起多种损害，紫外线反复照射造成曝光部位皮肤增厚、粗糙、皱纹增大、甚至癌变等现象，称为皮肤光老化，它是紫外线照射介导的内在损伤的重叠反应。由于紫外线的穿透能力强，有 35%~50% 能够到达真皮引起皮肤损伤，即胶原成分减少和异常弹力纤维沉积，因此紫外线被认为是引起皮肤光老化的罪魁祸首。皮肤光老化不仅损害人体的容貌，而且与皮肤癌有一定关系，因此，研究皮肤光老化的发生机制及如何防治光老化已成为当今研究的热点。

紫外线作用于皮肤中的各种光敏物质或色基，可诱导产生大量的自由基，破坏皮肤自身的抗氧化体系，使抗氧化酶活性降低并造成脂质过氧化产物的堆积。同时，自由基促使 DNA 形成嘧啶二聚物，使 DNA 氧化损伤，进而 DNA 链断裂和碱基氧化，最终引起皮肤光老化现象。况晓东等的研究提出，在大鼠光老化模型基础上，利用白藜芦醇作光防护剂，分组观察口服不同剂量的白藜芦醇对实验模型皮肤组织形态学和 MDA、SOD、羟脯氨酸（Hyp）等酶含量变化的影响，结果表明：白藜芦醇能够延缓甚至防止出现光老化模型大鼠的损伤性改变，其皮肤的外观、颜色及弹性均接近正常。其中，MDA 是自由基脂质过氧化的分解产物，其水平的变化间接反映了组织中自由基的变化；清除自由基的酶类主要有 SOD、CAT、以 GSH-Px 为代表的过氧化物酶以及谷胱甘肽硫转移酶（G-ST）等；胶原蛋白的主要成分是 Hyp，当机体衰老时，皮肤内部成纤维细胞供氧不足，Hyp 合成减少，进而皮肤内的蛋白质含量也降低。所以，通过测定 Hyp 的含量即可判断受试动物皮肤的衰老程度。紫外线长期照射后，大鼠皮肤中 SOD、Hyp 含量显著下降，而 MDA 显著上升；白藜芦醇高剂量治疗组则明显抑制了紫外线所致大鼠皮肤中酶含量的改变。以上结果

表明，白藜芦醇可通过提高光老化皮肤的抗氧化物酶活性，改变氧化产物含量，以对抗紫外线照射带来的皮肤衰老问题。

九、白藜芦醇的雌激素样作用

美国的 Gehm.B 博士等于 1997 年发现白藜芦醇的化学结构与一种雌性激素 – 二乙基己烯雌酚非常相像，可以竞争其受体的结合空间，对受体进行活化，起雌性激素的信号转导作用。女性在绝经期后，因为体内雌激素分泌不足，从而产生骨质疏松，子宫及乳腺癌等疾病发病率也随之升高。基于上述，将白藜芦醇作为一种植物雌性激素添加剂添加到药物或食品中，可以防止女性在绝经期后因体内雌性激素分泌不足而引起的一系列疾病。

十、白藜芦醇对眼部疾病的防治作用

近年来，白藜芦醇对眼部疾病的保护作用逐渐受到重视，多项研究结果显示白藜芦醇对眼部常见疾病具有潜在功效。2010 年 WHO 列出的最主要的导致视力丧失的眼部疾病依次为：白内障 48%、青光眼 21%、年龄相关性黄斑变性 9%，糖尿病视网膜病变 5%，研究表明白藜芦醇对上述眼病均有一定的治疗效果。下面我们以白藜芦醇对糖尿病视网膜病变的防治作用为例做一简要说明。

世界卫生组织估计，到 2030 年全世界将有 3.66 亿糖尿病患者，其中相当一部分人会因其并发症而有某种形式的严重眼部疾病。糖尿病视网膜病变被认为是最常见的糖尿病眼部并发症，它通常累及双眼并且是主要的致盲眼病。患糖尿病时间越长患糖尿病视网膜病变的风险就越大，糖尿病病程在 10 年以上的患者几乎 60% 会发生糖尿病视网膜病变，病程 25 年以上者则高达 97%。慢性高血糖水平是视网膜病变的重要危险因素，因为即使血糖已经控制，长期细胞水平的破坏性变化使得血糖控制之前的负面影响仍然存在。并且，糖尿病容易导致高血压和胆固醇水平异常，这两者也是视网膜病变的主要危险因素。研究显示，白藜芦醇的抗炎、抗氧化特性能帮助阻止或降低糖尿病眼部症状或视功能的损害。也有动物实验表明，白藜芦醇能够帮助降低糖尿病模型的血糖，改善糖代谢，这可能是帮助抵消导致眼部疾病和视力丧失的潜在条件。白藜芦醇对糖尿病视网膜病变可能的保护机制如下：①通过抑制过度炎症反应、刺激 SIRT1 基因活性，减少眼部由细菌引起的炎症；②改善视网膜血流量；③防止高血糖水平视网膜细胞损伤和（或）死亡；④防止和消除黄斑部异常的血管和肿胀。

随着对白藜芦醇生物学效应的不断发现与阐明，有关其作用于眼部疾病的基础研究及临床试验资料将会日益丰富，其用于眼部疾病特别是眼底疾病的防治将被更多地重视，随之的深度开发也势在必行。同时，随着更多高效、低毒并具有良好药动学特点的白藜芦醇类药物的发现和药效学评价模型的出现，将有更多更好的白藜芦醇制剂用于眼部疾病的防治。

十一、关于白藜芦醇的问题与展望

白藜芦醇早在 1924 年便被人们发现，但直到 2000 年左右才被重视而得以广泛研究应用。一项小规模人群研究表明，红酒中的白藜芦醇可有效改善肥胖男性的肥胖症状。白藜芦醇治疗 2 型糖尿病的专利药物（SRT501）已经进行了 I 期临床试验，结果证实药物有效，耐受良好，可剂量依赖性降低血糖。需要我们注意的是，白藜芦醇的化学结构与植物雌激素类似，具有雌激素样作用，提示孕妇有使用禁忌。作为多种中药治疗炎症、脂类代谢和心脏疾病等的有效成分，对于白藜芦醇生物学效应的研究还在不断地深入，其作用于心血管系统疾病、肿瘤和炎症等的临床研究及基础研究的资料也在日益丰富，其药理学作用正逐步得到重视，有望成为防治相关疾病的新型药物，其临床应用前景十分广阔。

第四节　白藜芦醇的临床应用前景

一、概述

在前面的章节中我们已经提到，白藜芦醇存在于诸多植物中，化学合成方法也相对成熟，而且具有多方面有益于人类健康的生理作用和药理活性，被广泛应用于医药、保健品、化妆品和食品添加剂等领域，剂型主要有片剂、胶囊、软胶囊、颗粒剂、冲剂、口服液等形式。

目前国内已将含有白藜芦醇的植物提取物制成抗癌、降脂、减肥、美容的天然保健食品，还将其添加到各种酒中，配制出对心脑血管疾病具有良好防治作用的低醇、高白藜芦醇的新型保健佐餐酒。而在美国、加拿大、日本等国，含白藜芦醇的保健食品也早已被消费者广泛接受，美国的 Paradise Her Resveratml 以及加拿大的 Natrol Resveratrol 均为含白藜芦醇的保健品，早在 2000 年美国拉斯维加斯举行的国际健康食物增补剂会议上，白藜芦醇已被列为健康食物增补剂，它还被美国《抗衰老圣典》列为 "100 种最有效的抗衰老药物之一"，并将其做成膳食补充剂，成人每日推荐剂量为 4mg，日本则将其作为食品添加剂。近些年，国内也出现了一些白藜芦醇产品，如四川的 "天狮活力胶囊"、西安的 "紫金胶囊"和 "纳贝益生胶囊" 等。

白藜芦醇还被喻为继紫杉醇之后的又一新型绿色抗癌药物，作为一种天然的具有多种生物学功能的植物化合物，它具有保护心脑血管、抗癌、保肝、降脂、抗氧化、抗衰老、免疫调节及雌激素样作用等多种功效，随着研究的不断深入，有望将其开发成为可防治多种疾病的新型复合药物，具有广泛的临床应用前景。大力开发白藜芦醇以及含白藜芦醇的天然植物资源，还可以带动种植业的发展并促进资源综合利用，并帮助农民脱贫致富、促进地方经济发展，具有良好的社会效益和经济效益。

总之，白藜芦醇作为一种低毒的天然药物，具有多种生物活性和药理作用，但现有的研究大多局限于细胞水平和分子水平，对其临床应用的研究较少，对其临床应用前景、安全性及有效性的研究也相对滞后。在今后的研究中，临床应用研究将会成为一个重点。在本章节中，我们就对白藜芦醇的临床应用前景做一简要总结。

二、白藜芦醇在医药及保健品方面的应用前景

白藜芦醇具有抗血小板聚集、抑制动脉粥样硬化以及血栓形成、保护心脑血管、抗氧化、抗自由基、降血脂、降压、抗癌、抗诱变等作用，被广泛用于治疗心脑血管疾病、动脉粥样硬化、高脂血症、恶性肿瘤等。临床研究表明，经常服用富含白藜芦醇的食品，可以有效降低心脑血管疾病发生的可能，同时减少总胆固醇水平。在日本，白藜芦醇已作为

食品添加剂，用于减少人体的血清脂质、加速肝脏的代谢活动。白藜芦醇作为抗氧化剂还具有血管扩张功能，可有效抑制血管细胞中组织因子和细胞质的异常表达，从而防止心血管疾病的发生。同时，白藜芦醇具有非常好的消炎、抗菌及抗病毒功效，能够有效治疗过敏性皮肤病和病毒性肝炎等。近年来，美国天然药物研究所（CNN）研究发现，白藜芦醇还具有抗艾滋病的作用。目前，以白藜芦醇为原料生产的各种医药、保健品在国际市场上都十分走俏，需求量很大。据统计，现已批准上市的白藜芦醇高端药物制剂已近 1000 种，全球使用者约 2 亿人，并以平均每年 5000 万人的速度增长，白藜芦醇制剂在未来数年内将形成巨大的产业，下面我们就白藜芦醇在医药及保健品方面的应用前景展开介绍：

（一）白藜芦醇在心脑血管防护方面的临床应用前景

白藜芦醇对心脑血管的保护作用主要是通过抑制血小板聚集、调节血脂这两方面机制来实现的。首先，过量或不适当的血小板聚集，可导致血栓形成，进而导致缺血性疾病的发生（如心肌梗死、缺血性脑血管病、缺血性视神经病变等）。白藜芦醇能够抑制血栓素 B_2（TXB_2）的形成，从而抑制二磷酸腺苷（ADP）、花生四烯酸（AA）、凝血酶和胶原引起的血小板聚集。其次，白藜芦醇可以增加血液中高密度脂蛋白（HDL）的浓度，调节低密度脂蛋白（LDL）的比例，显著降低血清胆固醇及三酰甘油（TG）的含量，具有降低血脂、防止动脉粥样硬化的作用。此外，白藜芦醇还具有抗氧化和清除自由基的功能。姜淑芳等的实验观察提示，白藜芦醇对冠状动脉结扎诱发的心肌缺血再灌注损伤的大鼠具有保护作用，结果显示：白藜芦醇能舒张血管，降低大鼠心肌冠脉结扎后抬高的 ST 段，降低乳酸脱氢酶（LDH）和丙二醛（MDA）水平，升高内源性抗氧化酶超氧化物歧化酶（SOD）、谷胱甘肽过氧化物酶（GSH-Px）的水平，抑制 bax 而增强 bc1-2 的表达，从而减少心肌细胞凋亡。上述结果表明白藜芦醇对心肌缺血再灌注损伤的保护作用与其具有抗氧化、清除自由基以及增加一氧化氮（NO）合成等作用密切相关。白藜芦醇还具有明显舒张血管的作用，生理浓度（0.1μmol/L）的白藜芦醇即能够使血管舒张，从而能够降低血压和心脑血管疾病的风险。同时也有研究表明，白藜芦醇是一种有效且有前途的预防心脏功能紊乱的分子。因此，我们应当充分利用白藜芦醇的心脑血管保护作用，研发出具有多重功效的心脑血管保护药物，使其成为中老年人防治心脑血管疾病的福音，而对白藜芦醇的研究也必将成为心脑血管防护药物的研究及发展趋势，临床应用前景十分广阔。

（二）白藜芦醇在抗肿瘤作用方面的临床应用前景

经过众多临床研究，白藜芦醇在肿瘤的起始、增殖及发展三个阶段均有抑制甚至逆转作用，即通过抗氧化、抗突变、诱导 Ⅱ 期药代酶的作用，发挥抗起始活性；通过抗炎、抑制环加氧酶和氢过氧化物的活性，在肿瘤的增殖阶段起抑制作用；诱导人早幼粒白血病细胞株 HL-60 的分化而抑制肿瘤的发展。关于白藜芦醇的抗肿瘤作用机制已逐步成为研究热点，其抗肿瘤机制主要包括以下几个方面：

1. 抗氧化及抗自由基作用 机体内氧化水平异常升高与癌症发生关系密切，尤其是活性氧自由基的过度表达，除可引起机体 DNA 氧化损伤而导致原癌基因活化和抑癌基因失活以外，还可以干扰细胞内细胞因子、代谢酶等的正常表达和活性，这些均具有促癌作用。而白藜芦醇具有较强的抗氧化活性，可清除氧自由基，有实验发现白藜芦醇能抑制黑色素瘤细胞氧自由基的合成并抑制肿瘤细胞的增殖。

2. 抑制细胞色素酶及环氧化物酶

（1）对细胞色素酶的抑制作用：白藜芦醇是细胞色素 P450 的抑制剂，能通过抑制 AHR 介导的 CYR 基因反式激活以及通过抑制自由基的产生控制肿瘤始发突变；在体内外很多器官，肿瘤细胞内的 CYP1B1 均可通过催化白藜芦醇生成羟基化产物而抑制肿瘤生长；白藜芦醇呈浓度依赖性的降低 CYP1B1 mRNA 的表达下调 CYP1B1 基因的表达，发挥抑瘤作用；另外，白藜芦醇还可通过干预二恶英受体与 CYP1A1 酶活性发挥抑瘤作用。

（2）对环氧化物酶的抑制作用：环氧化物酶（COX）是花生四烯酸转变成前列腺素过程中的限速酶，它有 2 个同分异构体，即 COX-1 和 COX-2。COX-2 的表达可导致前列腺素水平增高，其中前列腺素 E_2 可通过多种机制影响肿瘤的发生、发展，包括肿瘤细胞的增殖、抑制正常的免疫监视作用等。白藜芦醇对 COX-1 和 COX-2 均有直接抑制作用，并能通过抑制蛋白激酶 C 信号转导通路抑制 COX-2 的基因表达。在食管癌动物模型研究中发现，白藜芦醇可使肿瘤组织中的 COX-1 mRNA 和 COX-2 mRNA 表达均降低，前列腺素水平明显减少，从而干预该模型食管癌的形成，相关的研究在乳腺癌和肠癌中也有类似报道。

3. 抑制 DNA 合成，阻滞细胞周期与诱导肿瘤细胞分化 大多数抗癌物质可以使细胞周期停滞在 G1、S、M 期的某一阶段，造成细胞周期的阻滞。白藜芦醇阻滞细胞周期的机制可能为：白藜芦醇通过诱导半胱氨酸蛋白酶 caspase-3 的激活，从而分解 DNA 修复酶，通过清除 RNA 还原酶的酪氨酰基来抑制 RNA 还原酶活性，降低 DNA 合成能力，达到抑制细胞增殖的作用。白藜芦醇对细胞周期发挥的作用主要是减少 G0 到 G1 期的细胞，阻滞 S 期的细胞，即 G1~S 和 S~G2 期，从而抑制肿瘤细胞的增殖。Stervbo 等通过对人白血病 HL-60 细胞的分化系统模型研究发现，白藜芦醇能引起粒细胞和巨噬细胞减少，表明白藜芦醇能诱导人早幼粒细胞白血病细胞的分化，从而证明它对肿瘤细胞的发展具有明显抑制作用。

4. 干预与细胞增殖相关的信号传导通路 白藜芦醇可以通过抑制 NF-κB、D13K/Akt、MAPK 等信号转导通路发挥抗肿瘤活性，抑制肿瘤细胞增殖。

5. 抑制端粒酶 端粒（telomere）是染色体末端由 DNA 与调节蛋白组成的特殊复合体，有维持细胞稳定性的作用，85% 的肿瘤细胞具有端粒酶的活性，从而导致肿瘤细胞永生化。目前研究表明白藜芦醇可使肿瘤细胞的端粒酶活性明显下降，且该作用随其浓度的增加而逐渐加强，最终使肿瘤细胞退出增殖周期而死亡。

6. 诱导肿瘤细胞凋亡 包括 3 种途径：①通过 P53 基因触发凋亡：P53 作为一种抑癌因子，正常情况下具有修复错误基因，使突变细胞停滞于 G1 期，诱导细胞分化和凋亡的功能，野生型 P53 蛋白在凋亡诱导中发挥着重要作用。Dong 在实验中发现白藜芦醇可以通过激活 P53 依赖性途径而诱导小鼠上皮细胞癌 JB6 细胞凋亡。②通过 Bcl-2 家族诱导肿瘤细胞凋亡：Bax 的过度表达可促进细胞死亡，而 Bcl-2 可抑制 Bax 的功能。在白藜芦醇对食管癌及胃癌细胞株的研究中均发现了 Bcl-2 表达的减少及 Bax 表达的增加，由此可见，Bcl-2/Bax 下降的途径是白藜芦醇诱导肿瘤细胞发生凋亡的重要途径。③通过线粒体介导肿瘤细胞凋亡：白藜芦醇作用于淋巴细胞性白血病，使线粒体膜损伤，从而激活 caspase-3 导致凋亡。

7. 抑制肿瘤血管形成 血管对肿瘤细胞起到营养转运的作用，新生血管的形成与肿瘤发生、发展、转移、复发关系密切。Tseng 等研究发现白藜芦醇能抑制小鼠 Lewis 肺癌的增殖和转移，并发现该作用能抑制血管内皮生长因子的表达，从而抑制肿瘤血管生成。在人乳腺癌裸鼠移植瘤实验中白藜芦醇可通过下调血管内皮生长因子的表达而抑制肿瘤血管的生成。由此可见，白藜芦醇具有抑制新生血管形成的作用，有望在预防和治疗病理性血管生成药物的开发方面发挥重要作用。

综上所述，白藜芦醇的抗肿瘤机制非常丰富，学术界尚未对其抗肿瘤活性的机制达成一致认识，这有待于更深一步的研究，通过这些机制研制出防治肿瘤的相关药物并应用于人类抗肿瘤的治疗方案中，将会成为今后的一个热点。

（三）白藜芦醇在肝脏保护方面的临床应用前景

试验表明大剂量给予雌性小鼠致肝损伤药物 CC14 和 D- 半乳糖胺（D-GaN）诱导，可以引起严重的肝细胞损害，白藜芦醇对这两种药物引起的肝损害具有明显的保护作用，表现为 AST 和 ALT 活性降低，TG 含量下降。高剂量组与低剂量组白藜芦醇均可明显降低肝组织 MDA 和 NO 含量，增加机体 SOD、GSH-P_X 的活性，上述情况表明白藜芦醇的保肝机制与其清除自由基、抗脂质过氧化损伤及抑制 NO 的产生密切相关。另外，肝纤维化发生的最终共同途径是肝星状细胞（HSC）的激活，转化为成纤维细胞，刘永刚等研究发现白藜芦醇具有抗纤维化作用，其实验结果表明白藜芦醇能明显改善 CCl_4 损伤后肝细胞的存活率，抑制 CCl_4 引起的 ALT、MDA 活性升高，并明显抑制 HSC 氧应激后 MDA 活性的升高和 SOD 活性的降低，抑制增殖和 I 型胶原的生成，具有抗纤维化的作用。孙水平等也发现白藜芦醇能明显降低谷丙转氨酶（GPT）的活性，促进肝功能恢复，改善肝脏显微结构，对成年大鼠肝脏缺血再灌注损伤具有良好的保护作用。孙中杰等的实验研究结果表明白藜芦醇对肝癌 H22 细胞的增殖具有抑制作用，能引起 H22 细胞 S 期阻滞。杜强等实验结果表明，白藜芦醇除了通过抑制细胞增殖、诱导细胞凋亡来抑制肝肿瘤生长外，还可以通过抑制肿瘤细胞的黏附力及降解基质能力两个环节来抑制肿瘤细胞侵袭，并存在一定的细胞选择性。综上所述，白藜芦醇可通过多种途径及作用机制保护肝脏功能、对抗肝细胞纤维化、抑制肝癌细胞增殖并诱导其凋亡，这些实验结果均为白藜芦醇应用于保肝、抗肝脏肿瘤的药物治疗提供了科学依据，我们应当加以继承并通过进一步深入研发使其在此方面发挥更大的临床应用潜能。

（四）白藜芦醇在抗衰老、提高机体免疫方面的临床应用前景

白藜芦醇是广泛存在于自然界的一种植物抗毒素，作为沉默信息调节因子 1（Sirtuin type 1，SIRT1）最强的激活剂，它可以模拟热量限制（CR）的抗衰老效应，参与有机生物平均生命期的调控。SIRT1 作为一种多功能转录调节因子，可以通过使多种控制代谢及内分泌信号的转录因子（如 FOXO、PGC1-α、P53、PPAR-γ 及 NF-κB）脱乙酰基而调节其活性，从而广泛参与调控哺乳动物细胞寿命的多条信号通路，并与细胞的存活和代谢过程及增殖、衰老、凋亡等生命活动密切相关。CR 是 SITR1 的强诱导剂，能增加 SIRT1 在脑、心、肠、肾、肌肉和脂肪等器官组织中的表达，已有证据表明 CR 所引起的生理变化包括延缓衰老和延长寿命，最显著者可延长 50%。白藜芦醇可竞争性抑制 cAMP 磷酸二酯酶，致 cAMP 降解受阻而提高其表达水平，从而激活 cAMP 效应蛋白 Epac1，引起 Ca^{2+} 通道开放，Ca^{2+} 内流增加，进一步激活 CamKKβ-AMPK 途径，导致 NAD^+ 及 SIRT1 活性增强，最终改善年龄相关代谢表型，这为白藜芦醇的抗衰老机制提供了理论依据。已有报道指出白藜芦醇能增加酵母、后生动物和其他动物的寿命，其抗衰老作用的细胞学和分子生物学机制也因此成为国内外学者研究的一个新热点。Rodgers 等的研究就表明 SIRT1 能通过转录其激活因子 PGC-1α 调节许多物种的衰老途径，而白藜芦醇可通过 SIRT1 的介导来行使上述功能，发挥其抗衰老作用。姚煜等研究还发现白藜芦醇具有抗衰老免疫机制，可以抵抗自由基及其代谢产物引起的脂质过氧化导致的老化，能减缓机体胸腺萎缩，从而使 T 细胞数量增加，功能增强，提高机体免疫功能，延缓机体的损伤过程，具有一定的抗衰老作用。安利峰等研究则说明白藜芦醇能提高免疫功能，抑制小鼠的细胞、体液免疫应答水平，调节细胞因子分泌，从多方面有效增强其免疫功能。综上所述，白藜芦醇在抗衰老、提高机体免疫方面具有良好的临床应用前景，可用于此类药物及保健品的研制，从而发挥其应用价值。此外，白藜芦醇的分子结构还具有捕获自由基、抗氧化、吸收紫外光的特性，这些特性让其在化妆品的应用方面也表现出卓越的功效。白藜芦醇是一种很好的天然抗氧化剂，其抗氧化剂作用在化妆品中主要扮演皮肤抗氧化角色，使皮肤延缓衰老。同时，白藜芦醇还能够有效地促进皮肤血管扩张，具有抗炎、杀菌、保湿等多种功效，适合祛除皮肤粉刺、疱疹、皱纹等，可用于保湿、晚霜、润肤类化妆品的制作，应用前景也非常广泛。

（五）白藜芦醇在抗菌、抗病毒方面的临床应用前景

1. 抗菌作用 白藜芦醇在较低的浓度下对葡萄球菌和皮肤癣菌即有很好的抑菌效果，对皮肤癣菌的抑菌作用尤为显著。白藜芦醇能够干扰葡萄球菌细胞壁的合成，同时损伤细胞膜，影响菌体正常的细胞周期，抑制胞内物质复制；对皮肤癣菌的抑制作用可能是破坏其细胞壁并进入其细胞内部，使细胞内离子平衡失调，导致 pH 值渗透压改变，损伤基质；或是两种机制共同作用的结果。可见，白藜芦醇可用于抗葡萄球菌及皮肤癣菌药物的合成，联同抗感染药物一起使用，即可达到满意的治疗效果。

2. 抗病毒作用 白藜芦醇可通过阻碍病毒复制过程中必须蛋白质（如红细胞凝集素）的生成而发挥抗流感作用，并且限制病毒 RNA 蛋白从细胞核到细胞质的运输，阻碍病毒增殖，从而发挥其抗病毒作用。另外，杨子峰等的实验发现白藜芦醇具有一定的体内抗小鼠艾滋病毒作用；近年来美国天然药物研究所（CNN）亦发现白藜芦醇具有抗艾滋病毒作用。此外，白藜芦醇还具有预防急性传染性非典型肺炎（非典）等药用价值。白藜芦醇的这些抗病毒作用均有待进一步研发，成熟后方可广泛应用于临床，作为治疗上述疾病的辅助用药。

（六）白藜芦醇在预防骨质疏松方面的临床应用前景

内源性雌激素在骨代谢过程中发挥重要作用，雌激素缺乏可导致骨代谢平衡紊乱，补充雌激素或雌激素样作用（如大豆异黄酮）则有利于防治人体内雌激素缺乏时（如妇女绝经期）的骨质疏松。美国 GEHM·B 博士等发现，白藜芦醇的化学结构与一种雌激素－二乙基己烯雌酚很相像，可以竞争其受体的结合空间，对受体进行活化，起雌激素的信号转导作用。因此，可以把白藜芦醇视为一种植物雌激素，用于治疗由于雌激素缺乏导致的骨质疏松。另外，细胞培养、动物实验和人体试验均不同程度地证实了白藜芦醇在骨代谢中的作用。Mizutani 等通过体外实验发现，浓度 $1 \times 10^{-9} \sim 1 \times 10^{-7}$ mmol/L 的白藜芦醇可明显促进 MC2T2-E1 成骨细胞 DNA 合成，浓度 $1 \times 10^{-6} \sim 1 \times 10^{-5}$ mmol/L 的白藜芦醇可使该细胞的碱性磷酸酶和脯氨酰羟化酶活性明显增加，并可抑制前列腺素 E_2 的生成，后者是抑制碱性磷酸酶和促进骨吸收的因素。动物实验发现，经口摄入 5.0mg/（kg·d）的白藜芦醇 8 周，可明显增加卵巢切除大鼠的羟脯氨酸含量，并使实验大鼠的股骨最大荷载和破坏力升高；由于股骨最大荷载可反映骨矿含量和骨蛋白含量，而股骨破坏力也可反映骨蛋白含量，因此白藜芦醇主要是通过改变骨代谢使骨蛋白含量增加，进而使骨强度增强。另有人体试验发现，每天从葡萄酒中摄入 $100\mu g$ 的白藜芦醇能够有效增加绝经期妇女的骨密度，这除了与该物质能激活碱性磷酸酶有关外，还可能与其具有雌激素样作用的白藜芦醇抑制骨吸收有关。综上所述，将白藜芦醇应用于抗骨质疏松类药物的研发也必将具有十分广阔的临床应用前景和市场前景。

三、白藜芦醇在运动医学中的应用前景

众多研究证实，大强度的负荷训练后，机体由于氧消耗量过多导致线粒体呼吸爆发、组织缺血后再灌注导致氧化损伤，以及儿茶酚胺的大量分泌等原因使自由基生成增多和脂质过氧化反应增强，引发细胞代谢和功能紊乱，肌肉工作能力下降，最终导致运动性疲劳，造成运动损伤，影响运动技能的发挥。同时，长期大强度训练可因营养物质的耗竭、机体神经内分泌功能的改变及自由基对免疫细胞膜的攻击使淋巴细胞凋亡，最终导致机体免疫功能的下降，进一步促进运动性疲劳的发生。运动性疲劳的发生是制约运动训练水平的重要因素，如何预防、缓解和消除运动性疲劳，增进机体的抗氧化能力，防止运动性损伤，提高运动竞技水平，已成为提高运动能力的关键。目前，白藜芦醇被广泛运用于药学、临床医学、营养学中的研究，已成为这些研究领域中的热点，但在运动医学领域，特别是抗疲劳作用上尚处于研究空白。基于白藜芦醇强大的抗氧化作用和免疫调节作用，进一步研究探讨白藜芦醇在抗运动性疲劳中的作用具有十分重要的意义。

从前面的章节中我们已经知道，白藜芦醇的存在形式主要有四种：顺式白藜芦醇、反式白藜芦醇、顺式白藜芦醇糖苷、反式白藜芦醇糖苷。白藜芦醇苷（piceid，PD）是在白藜芦醇的结构基础上增加一个葡萄糖基，具有与白藜芦醇相似的活性，在肠道糖苷酶的作用下可释放出白藜芦醇。白藜芦醇苷即 3，4'，5- 三羟基芪 3-O-β-D 葡萄糖苷，为羟基二苯乙烯类化合物，亦芪类化合物，具有较强的生物活性。白藜芦醇苷在植物中分布较广，含量较高，目前至少已经在 70 余种植物中发现。研究表明白藜芦醇苷对心肌细胞、血管平滑肌细胞、抗血小板聚集、改善微循环等均有显著作用，此外，它还能够减轻多种因素造成的组织器官损伤，具有抗氧化、保护肝细胞、降血脂及抗脂质过氧化等作用。

综合以上两个方面，我们就白藜芦醇苷在运动医学中的应用前景做一简要介绍。

（一）白藜芦醇苷在抗氧化方面的临床应用前景

研究认为，抗氧化剂的补充可以预防和缓解运动性自由基损伤，增进机体的抗氧化能力。机体在剧烈运动时，由于自由基产生增加，脂质过氧化反应增强，从而导致疲劳的产生。田京伟等的体外实验研究表明，白藜芦醇苷体外可清除 O^{2+} 及 OH^-，抑制 H_2O_2 诱导的大鼠红细胞氧化性溶血，抑制 OH 引起的小鼠肝微粒体过氧化脂质（LPO）和大鼠红细胞膜丙二醛（MDA）含量的升高，具有很好的清除自由基及抗脂质过氧化的作用。近年来，有关白藜芦醇苷的研究和报道越来越多，白藜芦醇苷及其制品在医药、美容、保健、食品等领域的研究也取得了丰硕的成果，但对于其临床应用前景、安全性、有效性的研究却比较滞后，而在运动医学上的研究应用就更少。基于上述白藜芦醇苷强大的抗氧化作用，进一步研究探讨白藜芦醇苷在运动医学，尤其是抗氧化方面的应用具有十分重要的意义。天

然抗氧化剂在体育领域的研究应用已成为国内外的一种趋势，但是，白藜芦醇苷的抗氧化性研究大多是在体外进行；同时，在体内、外研究的各实验中，主要是以动物为模型，动物实验不能完全推至人体，还需要依靠临床试验等方面来进一步证实。另外，人体应服用多大剂量的白藜芦醇苷才能取得最佳效果，长期服用是否具有负面效应、各种抗氧化剂之间应如何搭配，其抗氧化功效和量效之间的关系等问题都有待于进一步研究。

（二）白藜芦醇苷在防止运动性损伤方面的临床应用前景

高强度的剧烈运动是导致各脏器发生缺血 - 再灌注损伤的重要因素，而运动性损伤也是困扰运动员的一个主要难题。由于自由基反应在脑缺血损伤中起重要作用，梁荣能等通过大鼠缺血 - 再灌注模型，探讨了系列剂量的白藜芦醇苷对大鼠大脑皮层和海马部位的脑含水量、MDA、GSH 含量及超氧化物歧化酶（SOD）、过氧化氢酶（CAT）、谷胱甘肽过氧化物酶（GSH-Px）活性的影响，研究结果表明：白藜芦醇苷能不同程度地降低脑组织的过氧化脂质含量，提高 SOD、CAT 和 GSH-Px 活性，降低脑含水量，减轻自由基反应对脑组织的损害，对缺血的脑组织具有保护作用；而且，白藜芦醇苷的作用与所用剂量有明显关系，用白藜芦醇苷 12mg/kg 静脉推注时作用最明显，剂量过高或过低均可影响其对脑组织的保护作用。因此如果将白藜芦醇苷的天然抗氧化性用于运动训练，加强其对运动机体的保护作用，以取得机体最大的训练效果而避免过度疲劳发生和防止运动性损伤，提高机体的快速恢复能力，对于科学的运动训练有一定的指导意义，进一步将其运用于运动营养品、运动饮料等的开发，更是有着广阔的发展前景。

四、白藜芦醇的发展前景

白藜芦醇具有丰富的自然资源和优良的生理活性，随着对其提取、纯化技术研究的不断深入，国内外许多企业都在生产白藜芦醇或开发含有白藜芦醇的天然药物、保健品、化妆品、食品等制品。目前，在日本、美国、加拿大等国，白藜芦醇的相关保健品已被消费者所广泛接受，据报道，日本已有相关保健食品上市且销售十分火爆。但是，由于国内对白藜芦醇的研究起步较晚，人们对其众多的功能均认识不足，白藜芦醇相关的医药、保健品、化妆品、食品添加剂等领域还未能打开市场，急待进一步开发。近两年，国内已经有厂家把富含白藜芦醇的植物提取物制成具有降脂、美容、减肥、抗癌功能的胶囊，或将其添加到各种酒类食品中，发挥其保健功效。这些现象均说明药品、保健品、美容产品的变革即将来临，随着人们对白藜芦醇研究和认识的不断深入，白藜芦醇及其相关产品在不久的将来定会为国人所接受，其应用前景将会十分广阔，并且具有良好的经济效益。

参 考 文 献

[1] Carrizzo A，Forte M，Damato A，et al.Antioxidant effects of resveratrol in cardiovascular，cerebral and metabolic diseases.Food Chem Toxicol，2013，61：215-226.

[2] 高海青，李保应.葡萄多酚基础与临床.北京：人民卫生出版社，2012：6，11-12.

[3] Jeandet P，Bessis R，Gautheron B.The production of resveratro（13，5，40-trihydroxystilbene）by grape berries in different developmental stages.American Journal of Enology and Viticulture，1991，42：41-46.

[4] Ector BJ，Magee JB，Hegwood CP.Resveratrol concentration in muscadine berry，juice，pomace，purees，seeds，and wines.American Journal of Enology and Viticulture，1996，47：57-62.

[5] Jeandet P，Douillet-Breuil AC，Bessis R，et al.Phytoalexins from the Vitaceae：biosynthesis，phytoalexin gene

expression in transgenic plants,antifungal activity,and metabolism.J Agric Food Chem,2002,50:2731-2741.

[6] 陈雷,韩雅珊.葡萄不同品种和组织白藜芦醇含量的差异.园艺学报,1999,26:118-119.

[7] 李婷,李胜,张青松,等.葡萄不同组织部位白藜芦醇含量的比较.甘肃农业大学学报,2009,44:64-67.

[8] 邓建平,姜丰,杨国顺.13个葡萄品种白藜芦醇含量的研究.中国果菜,2009,3:45-46.

[9] Lamuela-Raventos RM,Romero-Perez AI,Waterhouse AL,et al.Direct HPLC analysis of cis-and trans-resveratrol and piceid isomers in Spanish Vitis vinifera wines.Journal of Agricultural and Food Chemistry, 1995,43:281-283.

[10] 王铭,秦磊,潘肃,等.吉林省4个产地酿酒葡萄浆果中白藜芦醇含量测定.吉林农业大学学报,2010, 32:268-270.

[11] Li X,Wu B,Wang L,et al.Extractable amounts of trans-resveratrol in seed and berry skin in Vitis evaluated at the germplasm level.J Agric Food Chem,2006,54:8804-8811.

[12] 黄纪念,尚遂存,方杰,等.花生中白藜芦醇研究开发现状与趋势.中国食物与营养,2006,2:20-23.

[13] Sobolev VS,Cole RJ.Trans-resveratrol content in commercial peanuts and peanut products.J Agric Food Chem,1999,47:1435-1439.

[14] Chen RS,Wu PL,Chiou RY.Peanut roots as a source of resveratrol.J Agric Food Chem,2002,50:1665-1667.

[15] 张煊,胡君萍,韩玫,等.HPLC法测定花生不同部位中白藜芦醇的含量.新疆医科大学学报,2003,26: 440-441.

[16] 曹庸,张敏,于华忠,等.不同植物、同种植物不同组织部位中白藜芦醇含量变化研究.湖南林业科技, 2003,4:32-34.

[17] Richter A,Jacobsen HJ,de Kathen A,et al.Transgenic peas(Pisum sativum)expressing polygalacturonase inhibiting protein from raspberry(Rubus idaeus)and stilbene synthase from grape(Vitis vinifera).Plant Cell Rep,2006,25:1166-1173.

[18] 苗晓燕,于树宏,沈银柱,等.利用基因转化提高虎杖毛状根中活性成分的含量.药学学报,2007,42: 995-999.

[19] Liu S,Hu Y,Wang X,et al.High content of resveratrol in lettuce transformed with a stilbene synthase gene of Parthenocissus henryana.J Agric Food Chem,2006,54:8082-8085.

[20] Decendit A,Waffo-Teguo P,Richard T,et al.Galloylated catechins and stilbene diglucosides in Vitis vinifera cell suspension cultures.Phytochemistry,2002,60:795-798.

[21] Renaud S,de Lorgeril M.Wine,alcohol,platelets,and the French paradox for coronary heart disease.Lancet, 1992,339:1523-1526.

[22] Markus MA,Morris BJ.Resveratrol in prevention and treatment of common clinical conditions of aging.Clin Interv Aging,2008,3:331-339.

[23] Zong Y,Sun L,Liu B,et al.Resveratrol inhibits LPS-induced MAPKs activation via activation of the phosphatidylinositol 3-kinase pathway in murine RAW 264.7 macrophage cells.PLoS One,2012,7:e44107.

[24] Zhong LM,Zong Y,Sun L,et al.Resveratrol inhibits inflammatory responses via the mammalian target of rapamycin signaling pathway in cultured LPS-stimulated microglial cells.PLoS One,2012,7:e32195.

[25] Thompson AM,Martin KA,Rzucidlo EM.Resveratrol induces vascular smooth muscle cell differentiation through stimulation of SirT1 and AMPK.PLoS One,2014,9:e85495.

[26] Bukarica LG,Protić D,Kanjuh V,et al.Cardiovascular effects of resveratrol.Vojnosanit Pregl,2013,70: 1145-1150.

[27] Leon-Galicia I,Diaz-Chavez J,Garcia-Villa E,et al.Resveratrol induces downregulation of DNA repair genes in MCF-7 human breast cancer cells.Eur J Cancer Prev,2013,22:11-20.

[28] Li Y,Zhu W,Li J,et al.Resveratrol suppresses the STAT3 signaling pathway and inhibits proliferation of high glucose-exposed HepG2 cells partly through SIRT1.Oncol Rep,2013,30:2820-2828.

[29] Yan Y,Yang JY,Mou YH,et al.Differences in the activities of resveratrol and ascorbic acid in protection of

ethanol-inducedoxidative DNA damage in human peripheral lymphocytes.Food Chem Toxicol,2012,50：168-174.

[30] Mohapatra P,Preet R,Choudhuri M,et al.5-fluorouracil increases the chemopreventive potentials of resveratrol through DNA damage and MAPK signaling pathway in human colorectal cancer cells.Oncol Res, 2011,19：311-321.

[31] Nakagawa H,Kiyozuka Y,Uemura Y,et al.Resveratrol inhibits humanbreast cancer cell growth and may mitigate the effect of linoleic acid,apotent breast cancer cell stimulator.J Cancer Res Clin Oncol,2001,127：258-264.

[32] Bottone FG Jr,Alston-Mills B.The dietary compounds resveratrol and genistein induce activating transcription factor 3 while suppressing inhibitor of DNA binding/differentiation-1.J Med Food,2011,14：584-593.

[33] Scicchitano MS,Dalmas DA,Bertiaux MA,et al.Preliminary comparison of quantity,quality,and microarray performance of RNA extracted from formalin-fixed,paraffin-embedded,and unfixed frozen tissue samples.J Histochem Cytochem,2006,54：1229-1237.

[34] Holme AL,Pervaiz S.Resveratrol in cell fate decisions.J Bioenerg Biomembr,2007,39：59-63.

[35] Potter GA,Patterson LH,Wanogho E,et al.The cancer preventative agent resveratrol is converted to the anticancer agent piceatannol by the cytochrome P450 enzyme CYP1B1.Br J Cancer,2002,86：774-778.

[36] Wang WB,Lai HC,Hsueh PR,et al.Inhibition of swarming and virulence factor expression in Proteus mirabilis by resveratrol.J Med Microbiol,2006,55：1313-1321.

[37] Mahady GB,Pendland SL,Chadwick LR.Resveratrol and red wine extracts inhibit the growth of CagA+ strains of helicobacter pylori in vitro.Lett Edit,2003,98：1440-1441.

[38] 李永军,李巍伟,王鑫.白藜芦醇抗葡萄球菌活性研究.中国实验诊断学,2008,12：58-60.

[39] 苏军华,郭勇,袁宁璐,等.白藜芦醇抗病毒抗菌作用的研究现状.中国美容医学,2012,21：45-46.

[40] John JD,Fu MM,Margaret T.Resveratrol selectively inhibits neisseria gonorrhoeae and neisseria meningitides. J Antimicrob Chemother,2001：243-244.

[41] Sambanthamoorthy K,Sloup RE,Parashar V.Identification of small molecules thatantagonize diguanylatecyclase enzymes to inhibit biofilm formatio.Antimicrob Agents&Chemother,2012,56：5202-5211.

[42] Nimmy A,Goelb AK,Sivakumarc KC.Resveratrol-A potentialinhibitor of biofilm formation in Vibrio cholerae. Int J Phytother Phytopharmacol,2014：286-289.

[43] Deng S,Bulmer GS,Summerbell RC,et al.Changes in frequency of agents of tinea cap itis in school children from Western China suggest slow migration rates in dermatophytes.Med Mycol,2008,46：421-427.

[44] 李永军,张瑞,王鑫,等.白藜芦醇体外抗白假丝酵母菌生物膜作用的初步研究.现代检验医学杂志, 2011,26：39-44.

[45] Dyson OF,Walker LR,Whitehouse A.Resveratrol inhibits KSHV reactivation by lowering the levels of cellular EGR-1.PLoS ONE,2012,7：e33364.

[46] Xie XH,Zang N,Li SM.Resveratrol inhibits respiratory syncytial virus-induced IL-6 production,decreases viral replication,and downregulates TRIF expression in airway epithelial cells.Inflammation,2012,35：1392-1401.

[47] 高路,袁育康,吕卓人,等.白藜芦醇的免疫调节作用.西安交通大学学报(医学版),2003,24：121-123.

[48] Kowalski J,Samojedny A,Paul M,et al.Effect of apigenin,kaempferol and resveratrol on the expression of interleukin-1beta and tumor necrosis factor-alpha genes in J774.2macrophages.Pharmacol Rep,2005,57：390-394.

[49] Zhu J,Yong W,Wu X,et al.Anti-inflammatory effect of resveratrol on TNF-alpha-induced MCP-1 expression in adipocytes.Biochem Biophys Res Commun,2008,369：471-477.

[50] Ahn J,Lee H,Kim S,et al.Resveratrol inhibits TNF-alphainduced changes of adipokines in 3T3-L1

adipocytes.Biochem Biophys Res Commun,2007,364 :972-977.

[51] El-Mowafy AM,Abou-Zeid LA,Edafiogho I.Recognition of resveratrol by the human estrogen receptor-alpha:a molecular modeling approach to understand its biological actions.Med Princ Pract,2002,11 :86-92.

[52] Nasri S,Roghani M,Baluchnejadmojarad T,et al.Vascular mechanisms of cyanidin-3-glucoside response in streptozotocin-diabetic rats.Pathophysiology,2011,18 :273-278.

[53] Petrovski G,Gurusamy N,Das DK.Resveratrol in cardiovascular health and disease.Ann N Y Acad Sci,2011, 12 :22-33.

[54] Roghani M,Baluchnejadmojarad T.Mechanisms underlying vascular effect of chronic resveratrol in streptozotocin-diabetic rats.Phytother Res,2010,24 :S148-S154.

[55] Penumathsa SV,Maulik N.Resveratrol:a promising agent in promoting cardioprotection against coronary heart disease.Can J Physiol Pharmacol,2009,87 :275-286.

[56] Falchetti R,Fuggetta MP,Lanzilli G,et al.Effects of resvera-trol on human immune cell function.Life Sci, 2001,70 :81-96.

[57] 马振华,马清涌.白藜芦醇对脂多糖诱导大鼠腹腔巨噬细胞活化的抑制作用.南方医科大学学报, 2006,26 :1393-1396.

[58] Yusuf N,Nasti TH,Meleth S,et al.Resveratrol enhances cell-mediated immune response to DMBA through TLR4 and prevents DMBA induced cutaneous carcinogenesis.Mol Carcinog,2009,48 :713-723.

[59] Wood JG,Rogina B,Lavu S,et al.Sirtuin activators mimic caloric restriction and delay ageing in metazoans. Nature,2004,430 :686-689.

[60] 安梅,周瑾,陈晓宇.白藜芦醇药理学作用的研究进展.肿瘤药学,2014,4 :242-246.

[61] Agbai ON,Buster K,Sanchez M,et al.Skin cancer and photo-protection in people of color:a review and recommendations for physicians and the public.J Am Acad Dermatol,2014,70 :748-762.

[62] Pandel R,Poljsak B,Godic A,et al.Skin photoaging and the role of antioxidants in its prevention.ISRN Dermatol,2013 :930164.

[63] 殷花,林忠宁,朱伟.皮肤光老化发生机制及预防.环境与职业医学,2014,31 :565-569.

[64] Gilchrest BA.Photoaging.J Invest Dermatol,2013,133 :E2-E6.

[65] 况晓东,漆文萍,周晓燕,等.白藜芦醇对皮肤光老化的保护作用.南昌大学学报(医学版),2015,55 : 4-6.

[66] 傅喆墩,张蓉,黄宝康,等.天然植物中活性成分白藜芦醇的作用研究进展.现代中药研究与实践, 2005,19 :62-64.

[67] Gehm BD,Mc Andrews JM,Chien PY,et al.Resveratrol,a polyphenolic compound found in and grapes wine, is an agonist for the estrogen receptor.Proc Natl Acad sci USA,1997,94 :14138-14143.

[68] Kongkaew C,Jampachaisri K,Chaturongkul CA,et al.Depression and adherence to treatment in diabetic children and adolescents:a systematic review and meta-analysis of observational studies.Eur J Pediatr,2014, 173 :203-212.

[69] Bertelsen Geir,Peto Tunde,Lindekleiv Haakon,et al.Tromso eye study:prevalence and risk factors of diabetic retinopathy,2013,91 :716-721.

[70] Ramar M,Manikandan B,Raman T,et al.Protective effect of ferulic acid and resveratrol against alloxan-induced diabetes in mice.Eur J Pharmacol,2012,690 :226-235.

[71] Bola C,Bartlett H,Eperjesi F.Resveratrol and the eye:activity and molecular mechanisms.Graefes Arch Clin Exp Ophthalmol,2014,252 :699-713.

[72] Kubota S,Kurihara T,Mochimaru H,et al.Prevention of Ocular Inflammation in Endotoxin-Induced Uveitis with Resveratrol by Inhibiting Oxidative Damage and Nuclear Factor-kappaB activation.Invest Ophthalmol Vis Sci,2009,50 :3512-3519.

[73] Losso JN,Truax RE,Richard G.Transresveratrol inhibits hyperglyceremiainduced inflammation and

connexindownregulation in retinal pigmentepithelial cells.J Agric Food Chem,2010,58：8246-8252.

［74］Kim YH,Kim YS,Kang SS,et al.Resveratrol inhibits neuronal apoptosis and elevated Ca^{2+}/calmodulin-dependent protein kinase Ⅱ activity in diabetic mouse retina.Diabetes,2010,59：1825-1835.

［75］Khan AA,Dace DS,Ryazanov AG,et al.Resveratrol regulates pathologic angiogenesis by a eukaryotic elongation factor-2 kinase-regulated pathway.Am J Pathol,2010,177：481-492.

［76］Delmas D,Jannin B,Latruffe N.Resveratrol：preventing properties against vascular alterations and ageing.Mol Nutr Food Res,2005,49：377-395.

［77］Mobasheri A,Shakibaei M.Osteogenic effects of resveratrol in vitro：potential for the prevention and treatment of osteoporosis.Ann N Y Acad Sci,2013,1290：59-66.

［78］Yenugonda VM,Kong Y,Deb TB,et al.Trans-resveratrol boronic acid exhibits enhanced anti-proliferative activity on estrogen-dependent MCF-7 breast cancer cells.Cancer Biol Ther,2012,13：925-934.

［79］Wu S L,Sun Z J.Effect of resveratrol and in combination with 5-FU on murine liver cancer.World J Gastroenterol,2004,20：3048-3052.

［80］Falchetti R,Fuggetta M P,Lanzilli G,et al.Effects of resveratrol on human immune cell function.Life Sci,2001,70：81-96.

［81］Dobrydneva Y,Williams RL,Blackmore PF.Trans-resveratrol inhibits calcium influx in thrombin-stimulated human platelets.Br J Phar-macol,2005,128：149-154.

［82］Zou JG,Huany YZ,Chen Q.Reveratrol inhibits copper ion-induced and azo compound-initiated oxidative modification of human low density lipoprotein.Biochemistry and molecular Biology international,2005,47：1089-1096.

［83］Nicholson SK,Tucker GA,Brameld JM.Effecks of dietary polyphenols on gene expression in hunman vascular endothelial cells.Proc Nutr Soc,2008,67：42-47.

［84］Mokni M,Limam F,Elkahoui S,et al.Strong cardioprotective effect of resveratrol,a red wine polyphenol,on isolated it hearts after ischemia/reperfusion injury.Arch Biochem Biophys,2007,457：1-6.

［85］Yang S,Meyskens,Fl JR.Alterations in activating protein 1 composition correlate with phenotypic disferentiation changes induced by resveratrol in human melanoma.Mol Pharmacol,2005,67：298-308.

［86］Kundu JK,Shin YK,Surh YJ.Resveratrol modulates phorbol ester-induced pro-inflammatory signal tiansduction pathways in mouse skin in vivo：NF-kB and AP-1 as prime largels.Biochem Pharmacol,2006,72：1506-1515.

［87］De La Lastra Ca,Villegas I.Resveratrol as an anti-inflammatory and ant-aning agent：mechanisms and clinical implications.Mol Nutr Food Res,2005,49：405-430.

［88］Castello L,Tessitore L.Resveratrol inhibits cell cycle progression in U937 cells.Oncol Rep,2005,13：133-137.

［89］Kim AL,Zhu Y,Zhu H,et al.Resveratrol inhibits proliferation of human epidermoid carcinoma A431 cells by modulating MEKI and AP-1 signalling pathways.Exp Dermatol,2006,15：538-546.

［90］Dong Z.Molecular mechanism of the chemopreventive effect of resveratrol.Mut Res,2003,145：523-524.

［91］Tseng SH,Lin SM,Chen JC,et al.Resveratrol suppresses the angiogenesis and tumor growth of gliomas in rats.Clin Cancer Res,2004,10：2190-2202.

［92］Garvin S,Ollinger K,Dabrosin C.Resveratrol induces apoptosis and inhibits angiogenesis in human breast cancer xenografts in vivo.Cancer Lett,2006,231：113-122.

［93］欧阳昌汉,范巧,吴基良.白藜芦醇对雌性小鼠化学性肝损伤的保护作用.时珍国医国药,2006,17：760-762.

［94］刘永刚,刘永忠,谢少玲.白藜芦醇体外抗肝纤维化实验研究.中国药房,2007,18：265-266.

［95］孙水平,孙中杰,吴胜利,等.白藜芦醇对肝脏缺血再灌注损伤的保护作用.中国普通外科杂志,2005,14：149-151.

［96］孙中杰,于良,潘承恩,等.白藜芦醇对小鼠肝癌细胞 H22 的抑制作用.陕西医学杂志,2004,33：1032-1033.

［97］杜强,陈燕凌.白藜芦醇抑制肝癌细胞侵袭能力的研究.中国实验外科杂志,2006,23：1267.

［98］Baur JA,Pearson KJ,Price NL,et al.Resveratrol improves health ang survival of mice on a high-calorie diet. Nature,2006,444：337-342.

［99］Mouchiroud L,Molin L,Dalliere N,et al.Life span extension by resveratrol,rapamycin,and metformin：The promise of dietary restriction mimetics for an healthy aging.Bio factors,2010,36：377-382.

［100］Burnett C,Valentini S,Cabreiro F,et al.Absence of effects of *Sir2* over-expression on lifespan in C.elegans and drosophila.Nature,2011,477：482-485.

［101］Canto C,Auw erx J.Caloric restriction,SIRT1 and longevity.Trends Endocrinal Metabol,2009,20：325-331.

［102］Park SJ,Ahmad F,Philp A,et al.Resveratrol ameliorates aging-related metabolic phenotypes by Inhibiting cAMP phosphodiesterases.Cell,2012,148：421-433.

［103］Valenzano DR,Terzibasi E,Genade T,et al.Resveratrol prolongs lifespan and retards the onset of age-related markers in a short-lived vertebrate.Curr Biol,2006,16：296-300.

［104］Rodgers JT,Lerin C,Haas W,et al.Nutrient control of glucose homeostasis through a complex PGC-la and SIRT1.Nature,2005,434：113-118.

［105］Yao Y,Tian T,Nan KJ.The study of Resveratrol anty-senility immunomechanism.Journal of Chinese Medicinal Materials,2006,29：464.

［106］An LF,Sheng L,He Y.The effect of Resveratrol for immunosuppressive rat.Modern Traditional Chinese Medicine,2005,25：1-2.

［107］Yang ZF,Hong ZZ,Tang MZ,et al.The experimental study of Resveratrol for rat AIDS.Journal of Guangzhou University of Traditional Chinese Medicine,2006,23：148-150.

［108］Jin SJ,Duan L,Huang M,et al.Protective effect of resveratrol and ascorbic acid on lymphocyte DNA damage in mice induced by prescriptions I and VI of Chinese material medica against SARS.C hin Tradit Herbal Drug,2003,34：114-117.

［109］Fu JT,Zhang R,Huang BK,et al.The development of the study on the function of resveratrol in natural plants.Res Pract Chin med,2005,19：62-64.

［110］Mizutani K,Ikeda K,Kawai Y,et al.Resveratrol attenuates ovariectomy-induced hypertension and bone loss in stroke-prone spontaneously hypertensive rats.J Nutr Sci Vitaminol（Tokyo）,2000,46：78-83.

［111］刘兆平,霍军生.白藜芦醇的生物学作用.国外医药学卫生学册,2002,29：146-148.

［112］张海防,窦国贵,刘晓华,等.虎杖提取物抗炎作用的实验研究.药学进展,2003,27：230-233.

［113］卢成瑛,黄早成,李翔,等.湘西虎杖抑菌成分提取及其抑菌活性研究初探.中国林副特产,2005,4：1-3.

［114］周建军.虎杖中二苯乙烯类化合物药理作用研究的进展.西北药学,2000,15：86-88.

［115］田京伟,杨建雄.白藜芦醇苷的体外抗氧化活性.中草药,2001,32：918-920.

［116］梁荣能,莫志贤.白藜芦醇苷对脑缺血损伤的抗自由基作用.中国药理学通报,1996,12：126-129.

第三章

白藜芦醇的生物药理活性

第一节　白藜芦醇及其衍生物的分子结构和理化性质

一、白藜芦醇的分子结构和理化性质

20世纪40年代，白藜芦醇首先在毛叶藜芦的根部被发现，后来人们在葡萄中也发现白藜芦醇的存在。至今为止已经在21个科、31个属如葡萄、花生、买麻藤和虎杖等72种植物中发现了白藜芦醇。

（一）白藜芦醇的分子结构

白藜芦醇，化学名为3，5，4'-三羟基二苯乙烯，是一种含有茋类结构的非黄酮类多酚化合物，分子式 $C_{14}H_{12}O_3$，相对分子量为228.25。

白藜芦醇在自然界中有两种存在形式，即顺式和反式白藜芦醇（图3-1），由于反式白藜芦醇的空间位阻小，结构稳定性强，是自然界中主要存在形式。

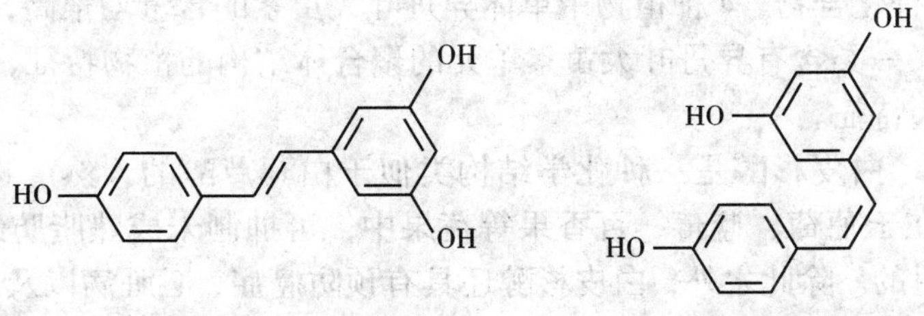

trans–resveratrol(No.1)　　　　*cis*–resveratrol(No.2)

图3-1　白藜芦醇的结构式

（二）白藜芦醇的理化性质

1. 物理性质

（1）性状：白藜芦醇为无色针状晶体（甲醇），熔点253~155℃，261℃即升华。

（2）溶解性：难溶于水，易溶于甲醇、乙醇、乙醚、氯仿、丙酮等有机试剂；0.03g/L（水）；16g/L（DMSO）；50g/L（乙醇）。

（3）紫外吸收波长：286nm（*cis*–resveratrol，in water）

304nm（*trans*–resveratrol，in water）

2. 化学性质

（1）稳定性：白藜芦醇对光不稳定，Microherb 稳定性试验显示，高纯度白藜芦醇的乙醇溶液在避光条件下也仅能稳定数天。反式白藜芦醇的稳定性和溶解度受 pH 值和温度的影响。该品在紫外光照射下能产生荧光，pH>10 时，稳定性较差。

（2）显色反应：遇三氯化铁 – 铁氰化钾溶液呈蓝色，遇氨水等碱性溶液显红色。

（3）互变异构性：白藜芦醇在自然条件下是以反式白藜芦醇存在的，在 365nm 下光照 4 小时，一半的反式白藜芦醇变成顺式白藜芦醇。

二、白藜芦醇的系列衍生物

衍生物是指母体化合物分子中的原子或原子团被其他原子或原子团取代所形成的化合物。即对一种物质而言，其衍生物和该物质有相同的母体结构，整体的结构和功能相似。目前报道的白藜芦醇衍生物主要分为自然界中存在的天然衍生物和人工合成、结构修饰获得的白藜芦醇系列衍生物。

（一）天然的白藜芦醇衍生物

1. 天然的甲基化衍生物—紫檀芪　紫檀芪（pterostilbene，图 3–2）是白藜芦醇的 3，5– 二甲基化产物（3，5– 二甲基 – 4'– 羟基二苯乙烯），是目前研究较多的天然白藜芦醇衍生物，它广泛存在于蓝莓、越橘、葡萄、广西血竭和蜂胶中，具有抗氧化剂、抗细胞增殖、降血脂、抑制 COX–1 和 COX–2、抗癌、抗真菌等多种作用。

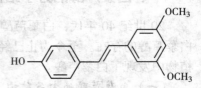

图 3–2　紫檀芪的结构（No.3）

2. 异丹叶大黄素　异丹叶大黄素是白藜芦醇的一类重要的甲基化衍生物，结构如图 3–3 所示。以异丹叶大黄素为母体的衍生物主要存在于买麻藤属植物中。自 1992 年以来陆续从买麻藤属的 4 种植物（*Gnetum parvifolium*，*G.montanum*，*G.hainanense*，*G.pendulum*）中分离得到 20 多种化合物。4 种植物中单体异丹叶大黄素的含量均很高，故形成除白藜芦醇聚合体以外，又一类含有异丹叶大黄素单元的聚合体结构的植物特征，也构成了我国买麻藤属植物的一大特征。

3. 白皮杉醇　白皮杉醇是一种化学结构类似于白藜芦醇的天然产物，结构如图 3–4 所示。它广泛存在于葡萄、蓝莓、百香果等蔬果中，可抑制未成熟脂肪细胞的生长发育，从而达到减肥的目的。除此之外，白皮杉醇还具有预防癌症、心脏病以及神经疾病的功效。2012 年 4 月初美国普渡大学在《生物化学》杂志刊登一项最新研究发现，白皮杉醇延迟新脂肪细胞的产生，并抑制未成熟的脂肪细胞生长为成熟细胞，因而可帮助控制肥胖。目前，研究得到的白皮杉醇类似物多从决明属植物的心皮中分离得到。例如 cassigerols E–G（No.5~7）的结构中含有 1 个苯骈 – 二氧六环的结构单元。

4. 白藜芦醇的糖苷化产物—虎杖苷　虎杖苷是以白藜芦醇为苷元，与葡萄糖形成的糖苷化化合物，其结构如图 3–5 所示。该化合物主要来源于蓼科植物虎杖 *Polygonum cuspidatum* Sieb. et Zucc. 的干燥根茎和根。此外在何首乌根，松科库页云杉树皮和桃金娘科桉树属植物中也有分布，具有镇咳、调血脂、降低胆固醇、抗休克的作用。以虎杖苷为主要成分的虎杖苷注射液是中国首个在美国提交临床申请研究的中药一类创新药物。

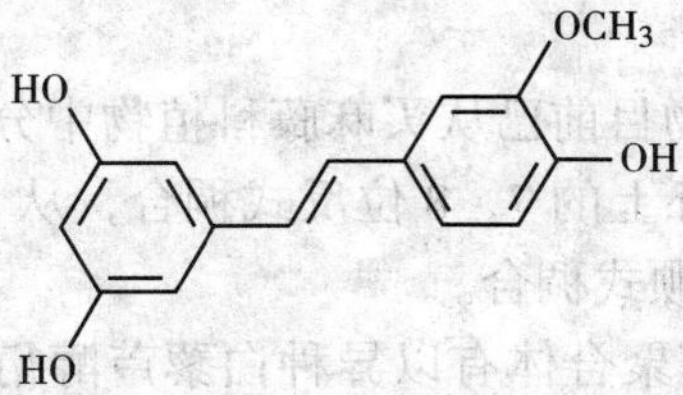

图 3-3　异丹叶大黄素的结构（No.4） 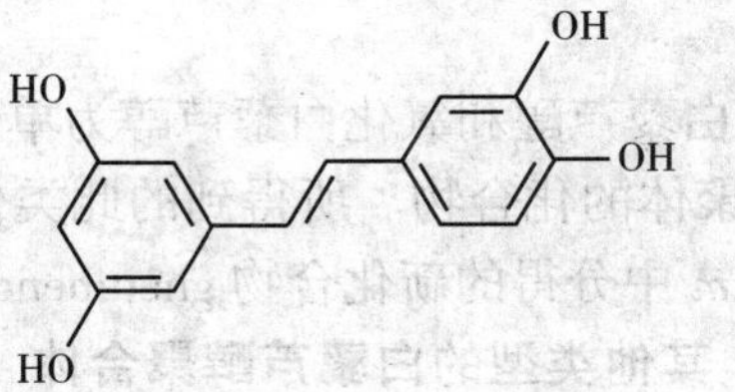　　　　图 3-4　白皮杉醇的结构（No.8）

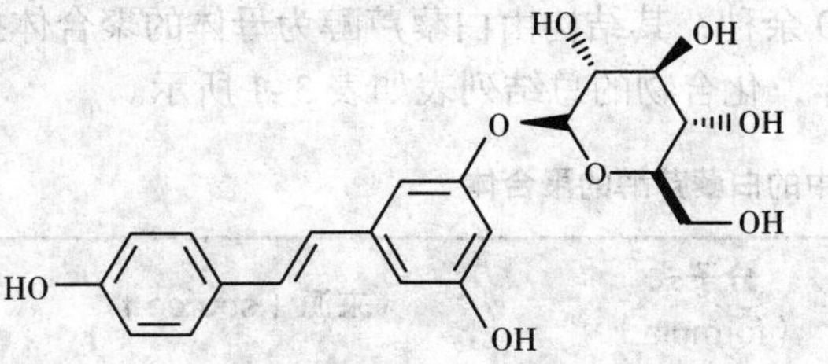

trans−polydatin(No.9) 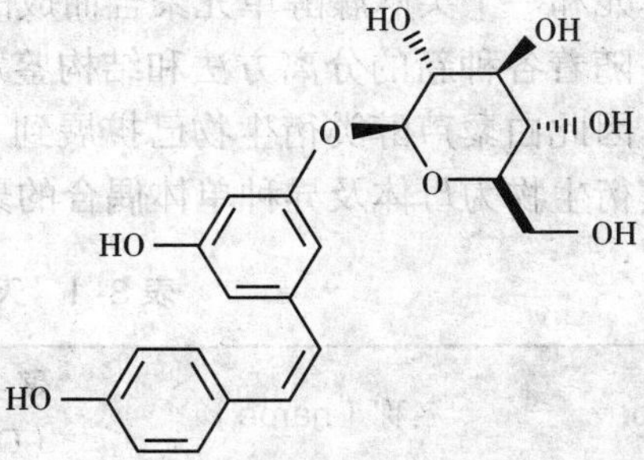　　　　　　　　　　*cis*−polydatin(No.10)

图 3-5　虎杖苷的结构（No.9~10）

5. 白藜芦醇的低聚体衍生物—葡萄素（viniferin）　Viniferin 属于芪类化合物，是葡萄和葡萄酒中的一种很重要的功能性成分，是在白藜芦醇之后新发现的源于白藜芦醇而功效又高于白藜芦醇的化合物。它是以白藜芦醇为基本单元，通过脱氢聚合反应合成的白藜芦醇聚合体。目前研究较多的主要有二聚体 ε- 葡萄素（ε–viniferin）（No.11）和 δ- 葡萄素（δ–viniferin）（No.12）以及三聚体 α- 葡萄素（α–viniferin）（No.13）的顺式和反式异构体。葡萄素类成分具有很强的抗氧化、美白等多种功效。

6. 白藜芦醇聚合体（resveratrol polymers，RP）　20 世纪 50 年代初 King 等分得第 1 个白藜芦醇的聚合物（resveratrol polymers，RP），其结构直至 1966 年才被确定为白藜芦醇四聚体（hopeaphenol）（No.14）。随后的 20 多年中，共从 5 个科的植物中陆续发现了 20 多种 RP。1993 年，Sotheeswaran 和 Pasupathy 将白藜芦醇的聚合体分为 A 和 B 两大类：A 类结构中至少含有一个氧杂环，通常为反式 2- 苯基 -2，3- 二氢苯骈呋喃环。B 类结构中不包含任何氧杂环。A 类白藜芦醇的聚合体都是经过二聚体 ε–viniferin（No.11）为中间体衍生化而成三聚、四聚等聚合物，而 B 类的低聚体类似物则由白藜芦醇单体直接通过碳碳键连接起来的，分子中没有任何反式 2- 苯基 -2，3- 二氢苯骈呋喃环。天然 RP 大部分属于 A 类，只有少数属于 B 类。近年来分离得到的白藜芦醇聚合物分别为聚合度 2~6 不等的聚合物，且结构更具多样性和复杂性。如从山葡萄根中分到 3 种具新颖骨架的化合物 amuresins D（No.15）、E（No.16）和 F（No.17），它们在聚合时，不是以头 - 尾相接，而是以头 - 头相接而成。且三者结构中均有苯骈呋喃环，而此类化合物过去仅得到 anigopreissin（No.18）一种。又如从毛茛科分得的 suffruticosols A（No.19）和 B（No.20）等，它们形成二氢苯骈呋喃环时均为顺式相联，白藜芦醇六聚体 vaticanol D（No.21）也属于此类。

以白藜芦醇和氧化白藜芦醇为单体的低聚体类似物目前已从买麻藤科植物中分离得到8个二聚体的化合物。所得到的此类化合物二氢呋喃环上的7，8位反式稠合，从 *Gnetum. pendulum* 中分得的新化合物 gnetupendin C（No.22）为顺式稠合。

7. 其他类型的白藜芦醇聚合体 其他的白藜芦醇聚合体有以异种白藜芦醇衍生物单体为单元的低聚体类似物如 gnetuhainin J（No.23），它是由一个异单叶大黄素单元和一个氧化白藜芦醇单元聚合而成的，此外还有化合物 gnetuhainin K（No.24）是由一个异单叶大黄素单元和一个买麻藤醇单元聚合而成的。

随着各种新的分离方法和结构鉴定技术的发展和应用，使该领域的研究更为深入、广泛。因此白藜芦醇类衍生物已扩展到了150余种，其结构由白藜芦醇为母体的聚合体扩展到其衍生物为母体及异种单体偶合的聚合体，化合物的总结列表如表3-1所示。

表3-1　天然物中的白藜芦醇的聚合体

No.	名称（name）	聚合度（DP）	分子式（formula）	来源（source）
11	ε-Viniferin	2	$C_{28}H_{22}O_6$	*Vitis vinifera* L.
12	δ-Viniferin	2	$C_{28}H_{22}O_6$	*Vitis heyneana* Roem. & Schult
25	ε-Viniferin diol	2	$C_{28}H_{22}O_8$	*Vitis coignetiae*
26	Amuresin H	2	$C_{28}H_{20}O_6$	*Vitis amurensis* Rupr.
27	Gnetin F	2	$C_{28}H_{24}O_6$	*Welwitschia mirabilis* J.D.Hook
28	Gnetin C	2	$C_{28}H_{22}O_6$	*Gnetum leyboldii* Tull. *Gnetum schwacheanum* Taub.
18	Anigopreissin	2	$C_{28}H_{20}O_6$	*Anigozanthos preissi* L. *Musa cavendish*
29	Resveratrol *trans*-dehydrodimer	2	$C_{28}H_{20}O_6$	*Vitis* spp.
30	Resveratrol cis-dehydrodimer	2	$C_{28}H_{20}O_6$	*Vitis* spp.
31	Gnetin G	2	$C_{28}H_{22}O_7$	*Welwitschia mirabilis* J.D.Hook
32	Betulifol A	2	$C_{28}H_{20}O_7$	*Vitis betulifolia* Diels
33	Betulifol B	2	$C_{28}H_{22}O_7$	*Vitis betulifolia* Diels
34	Balanocarpol	2	$C_{28}H_{22}O_7$	*Balanocarpus zeylanicus* Timen *Hopea jucunda* Thw.
35	Ampelopsin A	2	$C_{28}H_{22}O_7$	*Ampelopsis brevipedunculata* var. *Hancei*
36	（-）-Ampelopsin A	2	$C_{28}H_{22}O_7$	*Hopea parviflora* Bedd.
37	Ampelopsin B	2	$C_{28}H_{22}O_6$	*Ampelopsis brevipedunculata* var. *Hancei*
38	Malibatol A	2	$C_{28}H_{20}O_6$	*Hopea malibato* Foxw.

续表

No.	名称（name）	聚合度（DP）	分子式（formula）	来源（source）
39	Shoreaphenol	2	$C_{28}H_{18}O_7$	*Shorea robusta* Gaertn.
40	Restrytisol A	2	$C_{28}H_{24}O_7$	*Vitis* spp.
41	Restrytisol B	2	$C_{28}H_{24}O_7$	*Vitis* spp.
42	Tricuspidatol A	2	$C_{28}H_{24}O_7$	*Parthenocissus tricuspidata* Planch.
43	Parthenocissin A	2	$C_{28}H_{22}O_6$	*Parthenocissus quinquefolia*（L.）Planch.
44	Ampelopsin D	2	$C_{28}H_{22}O_6$	*Ampelopsis brevipedunculata* var. *Hancei*
45	Leachianol F	2	$C_{28}H_{24}O_7$	*Vitis* spp. *Sophora leachiana* Peckwere
46	Leachianol G	2	$C_{28}H_{24}O_7$	*Sophora leachiana* Peckwere
47	Cyphostemmin B	2	$C_{28}H_{22}O_6$	*Cyphostemma crotalarioides* Planch
48	Quadrangularin A	2	$C_{28}H_{22}O_6$	*Cissus quadrangularis* L.
49	Quadrangularin B	2	$C_{30}H_{28}O_7$	*Cissus quadrangularis* L.
50	Quadrangularin C	2	$C_{30}H_{28}O_7$	*Cissus quadrangularis* L.
51	Cyphostemmin A	2	$C_{28}H_{22}O_6$	*Cyphostemma crotalarioides* Planch
52	Restrytisol C	2	$C_{28}H_{22}O_6$	*Vitis* spp.
53	Pallidol	2	$C_{28}H_{22}O_6$	*Cissus pallida* *Cyphostemma crotalarioides* Planch *Parthenocissus tricuspidata* Planch *Cissus quadrangularis* L. *Ampelopsis brevipedunculata* var. *Hancei* *Vitis* spp. *Sophora leachiana* peckwere
54	Ampelopsin F	2	$C_{28}H_{22}O_6$	*Ampelopsis brevipedunculata* var. *Hancei*
55	Isoampelopsin F	2	$C_{28}H_{22}O_6$	*Parthenocissus tricuspidata* Planch.
56	Amurensin A	2	$C_{28}H_{24}O_7$	*Vitis amurensis* Rupr.
57	Gnetin B	2	$C_{28}H_{24}O_6$	*Gnetum leyboldii* Tull.
58	Shegansu B	2	$C_{30}H_{26}O_8$	*Belamcanda chinensis*（L.）DC.
59	Gnetuhainin F	2	$C_{30}H_{26}O_8$	*Gnetum hainanense* C.Y.Cheng
60	Gnetuhainin G	2	$C_{30}H_{22}O_9$	*Gnetum hainanense* C.Y.Cheng
61	Gnetuhainin H	2	$C_{30}H_{22}O_9$	*Gnetum hainanense* C.Y.Cheng
62	Gnetulin	2	$C_{30}H_{26}O_8$	*Gnetum parrifolium*（Warb.）C.Y.Cheng

续表

No.	名称（name）	聚合度（DP）	分子式（formula）	来源（source）
63	Gnetifolin C	2	$C_{30}H_{26}O_8$	*Gnetum parrifolium*（Warb.）C.Y.Cheng
64	Gnetifolin D	2	$C_{30}H_{28}O_8$	*Salacia lechmbachii*
65	Lehmbachol A	2	$C_{31}H_{30}O_9$	*Salacia lechmbachii*
66	Lehmbachol B	2	$C_{31}H_{32}O_9$	*Salacia lechmbachii*
67	Lehmbachol C	2	$C_{32}H_{32}O_9$	*Salacia lechmbachii*
68	Gnetifolin M	2	$C_{30}H_{28}O_9$	*Gnetum hainanense* C.Y.Cheng
69	Gnetifolin N	2	$C_{30}H_{28}O_9$	*Gnetum hainanense* C.Y.Cheng
70	Gnetifolin L	2	$C_{30}H_{28}O_8$	*Gnetum hainanense* C.Y.Cheng
71	Gnetifolin O	2	$C_{30}H_{28}O_9$	*Gnetum hainanense* C.Y.Cheng
72	Gnetuhainin I	2	$C_{30}H_{28}O_9$	*Gnetum hainanense* C.Y.Cheng
73	Gnetuhainin P	2	$C_{30}H_{28}O_9$	*Gnetum hainanense* C.Y.Cheng
74	Scirpsin B	2	$C_{28}H_{22}O_8$	*Scirpsiedn fluviatilia*（Torr.）A.Gray
75	Cassigarol D	2	$C_{28}H_{20}O_8$	*Cassia garrettiana* Craib.
5	Cassigarol E	2	$C_{28}H_{22}O_8$	*Cassia garrettiana* Craib.
6	Cassigarol F	2	$C_{28}H_{22}O_8$	*Cassia garrettiana* Craib.
7	Cassigarol G	2	$C_{28}H_{20}O_8$	*Cassia garrettiana* Craib.
76	Cassigarol A	2	$C_{28}H_{24}O_8$	*Cassia garrettiana* Craib.
77	Cassigarol C	2	$C_{28}H_{22}O_8$	*Cassia garrettiana* Craib.
78	Gnetin D	2	$C_{28}H_{22}O_7$	*Gnetum leyboldii* Tull.
22	Gnetupendin C	2	$C_{28}H_{22}O_7$	*Gnetum hainanense* C.Y.Cheng
79	Gnetuhainin A	2	$C_{28}H_{22}O_7$	*Gnetum hainanense* C.Y.Cheng
80	Gnetuhainin B	2	$C_{28}H_{20}O_7$	*Gnetum hainanense* C.Y.Cheng
81	Gnetuhainin C	2	$C_{28}H_{22}O_7$	*Gnetum hainanense* C.Y.Cheng
82	Gnetuhainin D	2	$C_{28}H_{24}O_8$	*Gnetum hainanense* C.Y.Cheng
83	Gnetuhainin E	2	$C_{28}H_{24}O_8$	*Gnetum hainanense* C.Y.Cheng
84	Scirpsin A	2	$C_{28}H_{22}O_7$	*Scirpus fluviatilis*（Torr.）A.Gray
85	Malibatol B	2	$C_{28}H_{20}O_8$	*Hopea malibato* Foxw.
86	Amuresin O	2	$C_{28}H_{18}O_8$	*Vitis amurensis* Rupr.
24	Gnetuhainin K	2	$C_{29}H_{24}O_8$	*Gnetum hainanense* C.Y.Cheng

No.	名称（name）	聚合度（DP）	分子式（formula）	来源（source）
87	Gnetuhainin L	2	$C_{29}H_{24}O_8$	*Gnetum hainanense* C.Y.Cheng
88	Gnetuhainin Q	2	$C_{29}H_{24}O_7$	*Gnetum hainanense* C.Y.Cheng
23	Gnetuhainin J	2	$C_{29}H_{24}O_8$	*Gnetum hainanense* C.Y.Cheng
89	Gnetuhainin M	3	$C_{43}H_{32}O_{11}$	*Gnetum hainanense* C.Y.Cheng
90	Gnetin J	3	$C_{42}H_{32}O_{10}$	*Gnetum venosum* Spruce ex Benth.
91	Gnetin K	3	$C_{43}H_{34}O_{10}$	*Gnetum venosum* Spruce ex Benth.
92	Stemonoporol	3	$C_{42}H_{32}O_9$	*Stemonoporus affinis* *Stemonoporus elegans* *Stemonoporus kanneliensis* *Stemonoporus oblongifolius* *Shorea stipularis* *Vateria copallifera*
93	Copalliferol A	3	$C_{42}H_{32}O_9$	*Hopea cordifolia* *Hopea brevipetiolaris* *Shorea stipularis* *Vateria copallifera* *Vateria copalifera*（Retz.）Alston
94	Capalliferol B	3	$C_{42}H_{32}O_9$	*Vateria copalifera*（Retz.）Alston
95	Leachianol A	3	$C_{42}H_{32}O_9$	*Sophora leachiana* Peckwere
96	Leachianol B	3	$C_{42}H_{32}O_9$	*Sophora leachiana* Peckwere
97	Gnetuhainin N	3	$C_{45}H_{38}O_{12}$	*Gnetum hainanense* C.Y.Cheng
98	Gnetuhainin O	3	$C_{45}H_{38}O_{12}$	*Gnetum ula*
99	Davidiol B	3	$C_{42}H_{32}O_9$	*Sophora davidii*（Franchet）Skeels *Sophora stenophylla* A.Gray
100	Gnetin E	3	$C_{42}H_{32}O_9$	*Gnetum leyboldii* Tull. *Gnetum schwackeanum* Taub. *Gnetum venosum* Spruce ex Benth. *Cyphostemma crotalarioides*
101	Gnetin H	3	$C_{42}H_{32}O_9$	*Welwitschia mirabilis* J.D.Hook
102	Ampelopsin E	3	$C_{42}H_{32}O_9$	*Ampelopsis brevipedunculata* var. *Hancei* *Vitis davidii* Foex *Vitis wilsonii* Veith
103	cis-Ampelopsin E	3	$C_{42}H_{32}O_9$	*Ampelopsis brevipedunculata* var. *Hancei*

No.	名称（name）	聚合度（DP）	分子式（formula）	来源（source）
104	Amuresin B	3	$C_{42}H_{32}O_9$	*Vitis amurensis* Rupr.
105	Amuresin C	3	$C_{42}H_{30}O_9$	*Vitis amurensis* Rupr.
15	Amuresin D	3	$C_{42}H_{30}O_9$	*Vitis amurensis* Rupr.
106	Parthenocissin B	3	$C_{42}H_{32}O_9$	*Parthenocissus quinquefolia*（L.）Planch.
107	Gnetin I	3	$C_{42}H_{32}O_9$	*Welwitschia mirabilis* J.D.Hook
108	Leachianol D	3	$C_{42}H_{32}O_9$	*Sophora leachiana* Peckwere
109	Leachianol E	3	$C_{42}H_{32}O_9$	*Sophora leachiana* Peckwere
110	Miyabenol C	3	$C_{42}H_{32}O_9$	*Carexfedia Nees* var. *miyabei* T.Koyama *Ampelopsis brevipedunculata* var. *Hancei* *Sophora davidii*（Franchet）Skeels *Caragana sinica* *Carexpumila* Thunb. *Carexkobomugi* Ohwi
111	Ampelopsin C	3	$C_{42}H_{32}O_9$	*Ampelopsis brevipedunculata* var. *Hancei* *Vitis davidii* Foex *Vitis betulifolia* Diels *Vitis heyneana* Roem. & Schult
112	Davidiol A	3	$C_{42}H_{32}O_9$	*Sophora davidii*（Franchet）Skeels
113	Amuresin G	3	$C_{42}H_{32}O_9$	*Vitis amurensis* Rupr.
114	Amuresin N	3	$C_{42}H_{30}O_9$	*Vitis amurensis* Rupr.
19	Suffruticosol A	3	$C_{42}H_{32}O_9$	*Paeonia suffruticosa* Andrews
20	Suffruticosol B	3	$C_{42}H_{32}O_9$	*Paeonia suffruticosa* Andrews
115	Vaticanol A	3	$C_{42}H_{32}O_9$	*Vatica rassak*（Korth.）Bl.
116	Stenophyllol B	3	$C_{42}H_{32}O_9$	*Sophora stenophylla* A.Gray
117	Distichol	3	$C_{42}H_{32}O_9$	*Shorea disticha*（Thw.）Ashton
118	Canaliculatol	3	$C_{42}H_{32}O_9$	*Stemonoporus canalilculatus*
119	Vitisin E	3	$C_{42}H_{32}O_9$	*Vitis coignetia*
13	α–Viniferin	3	$C_{42}H_{30}O_9$	*Vitis vinifera* L. *Sophora davidii*（Franchet）Skeels *Caragana sinica*
120	Ampelopsin G	3	$C_{42}H_{32}O_9$	*mpelopsis brevipedunculata* var. *Hancei*
121	Suffruticosol C	3	$C_{42}H_{32}O_9$	*Paeonia suffruticosa* Andrews

续表

No.	名称（name）	聚合度（DP）	分子式（formula）	来源（source）
122	Davidiol B	3	$C_{42}H_{32}O_9$	*Sophora davidii*（Franchet）Skeels *Sophora stenophylla* A.Gray
123	Vaticaphenol A	4	$C_{56}H_{42}O_{12}$	*Vatica diospyroides* Sym.
124	Vaticanol B	4	$C_{56}H_{42}O_{12}$	*Vatica rassak*（Korth.）Bl.
125	Sinicin A	4	$C_{56}H_{42}O_{12}$	*Ampelopsis sinica*（Miq.）W.T.Wang
126	Vatdiospyroidol	4	$C_{56}H_{42}O_{12}$	*Vatica diospyroides* Sym.
127	Davidiol C	4	$C_{56}H_{40}O_{12}$	*Sophora davidii*（Franchet）Skeeels
128	Vaticanol C	4	$C_{56}H_{42}O_{12}$	*Vatica rassak*（Korth.）Bl.
129	Kobophenol B	4	$C_{56}H_{42}O_{12}$	*Carex pumila* Thunb.
130	Leachianol C	4	$C_{56}H_{44}O_{12}$	*Sophora leachiana* Peckwere
131	Gnetuhainin R	4	$C_{60}H_{50}O_{16}$	*Gnetum hainanense* C.Y.Cheng
132	Davidol A	4	$C_{56}H_{42}O_{12}$	*Vitis davidii* Foex *Vitis betulifolia* Diels
133	（–）–Vitisin B	4	$C_{56}H_{42}O_{12}$	*Vitis coignetia* *Vitis vinifera* L.
134	（–）–cis–Vitisin B	4	$C_{56}H_{42}O_{12}$	*Vitis coignetia*
135	Heyneanol A	4	$C_{56}H_{42}O_{12}$	*Vitis heyneana* Roem. & Schult Vitis betulifolia Diels
136	Amuresin L	4	$C_{56}H_{40}O_{12}$	*Vitis amurensis* Rupr.
137	（–）–Vitisifuran B	4	$C_{56}H_{40}O_{12}$	*Vitis vinifera* L.
138	（+）–Vitisin C	4	$C_{56}H_{42}O_{12}$	*Vitis vinifera* L.
139	Miyabenol A	4	$C_{56}H_{42}O_{12}$	*Carex fedia* Nees var. *miyabei* T.Koyama *Carex pumila* Thunb.
140	Flexuosol A	4	$C_{56}H_{42}O_{12}$	*Vitis flexuosa* Thunb.
141	Amuresin J	4	$C_{56}H_{42}O_{12}$	*Vitis amurensis* Rupr.
142	Kobophenol A	4	$C_{56}H_{42}O_{12}$	*Carex kobomugi* Ohwi *Caragana sinica*
143	Amuresin M	4	$C_{56}H_{38}O_{12}$	*Vitis amurensis* Rupr.
144	Stenophyllol C	4	$C_{56}H_{42}O_{12}$	*Sophora stenophylla* A.Gray
145	Ampelopsin H	4	$C_{56}H_{42}O_{12}$	*Ampelopsis brevipedunculata* var. *Hancei*

续表

No.	名称（name）	聚合度（DP）	分子式（formula）	来源（source）
146	（+）–Vitisin A	4	$C_{56}H_{42}O_{12}$	*Vitis coignetiae* *Vitis davidii* Foex *Vitis flexusa* Thunb *Vitis wilsonii* Veith *Vitis betulifolia* Diels *Vitis flexuosa* Thunb.
147	（+）–cis–Vitisin A	4	$C_{56}H_{42}O_{12}$	*Vitis coignetiae* *Vitis davidii* Foex *Vitis flexusa* Thunb *Vitis wilsonii* Veith *Vitis betulifolia* Diels *Vitis flexuosa* Thunb
148	γ–2–Viniferin	4	$C_{56}H_{42}O_{12}$	*Vitis vinifera* L.
149	（+）–Vitisifuran A	4	$C_{56}H_{40}O_{12}$	*Vitis vinifera* L.
150	Amuresin K	4	$C_{56}H_{40}O_{13}$	*Vitis amurensis* Rupr.
14	Hopeaphenol	4	$C_{56}H_{42}O_{12}$	*Hopea odorata* *Balanocarpus heimii* *Vitis davidii* Foex *Vitis flexusa* Thunb *Vitis betulifolia* Diels *Vitis vinifera* L. *Hopea parviflora* Bedd. *Sophora stenophylla* A.Gray
151	Isohopeaphenol	4	$C_{56}H_{42}O_{12}$	*Vitis vinifera* L.
152	Amuresin I	4	$C_{56}H_{38}O_{12}$	*Vitis amurensis* Rupr.
153	Dibalanocarpol	4	$C_{56}H_{42}O_{14}$	*Hopea malibato* Foxw.
154	Stenophyllol A	4	$C_{56}H_{40}O_{12}$	*Sophora stenophylla* A.Gray
155	Vitisin D	4	$C_{56}H_{42}O_{12}$	*Vitis coignetiae*
156	Miyabenol B	4	$C_{56}H_{40}O_{12}$	*Carexfedia Nees* var. *miyabei* T.Koyama
157	Vaticaffinol	4	$C_{56}H_{42}O_{12}$	*Vatica affinis*Thw.
158	Davidol D	5	$C_{70}H_{54}O_{15}$	*Sophora davidii*（Franchet）Skeels
16	Amuresin E	5	$C_{70}H_{50}O_{15}$	*Vitis amurensis* Rupr.
17	Amuresin F	5	$C_{70}H_{54}O_{15}$	*Vitis amurensis* Rupr.
21	Vaticanol D	6	$C_{84}H_{64}O_{18}$	*Vatica rassak*（Korth.）Bl.

注：DP：degree of polymerization

（二）人工合成的白藜芦醇衍生物

白藜芦醇结构改造一般从以下四个角度入手：苯环上取代基的类型、位置和数目变化（包括羟基、甲基化、酯化等）；双键的改变与修饰；双键的修饰和苯环上的取代基的改变；聚合体。因此，对于人工合成的白藜芦醇衍生物也将从这四个方面进行阐述。

1．苯环上取代基的类型、位置和数目变化（包括羟基、甲基化、酯化等）

（1）苯环上进行羟基化的产物：目前对白藜芦醇的两个苯环（图3-6）进行羟基化改造，已经获得了14个化合物，结构列表见表3-2。

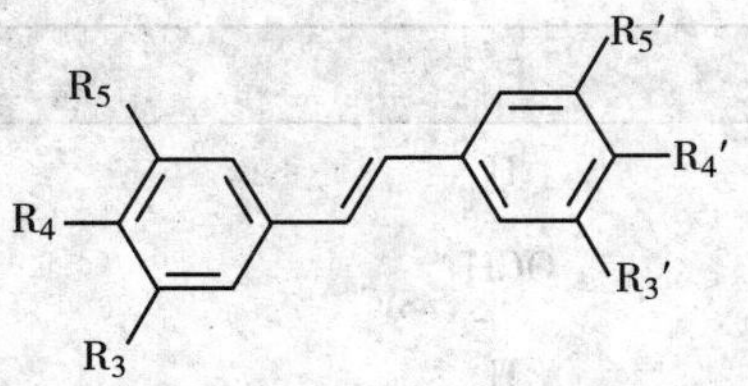

图3-6 白藜芦醇两个苯环的羟基化改造

表3-2 白藜芦醇的系列羟基化衍生物

No.	R_3	R_4	R_5	R_3'	R_4'	R_5'
159	H	H	H	H	OH	H
160	OH	H	OH	H	H	H
161	OH	OH	OH	H	OH	H
162	OH	H	OH	OH	OH	OH
163	OH	H	OH	OH	OH	H
164	OH	OH	OH	H	OH	H
165	OH	OH	HH	H	OH	OH
166	OCH_3	OH	H	H	H	H
167	OH	H	HH	H	OH	H
168	OH	OH	H	H	OH	H
169	OH	OH	H	H	H	H
170	OH	H	H	OH	OH	OH
171	OH	OH	OH	H	OH	OH
172	OH	OH	OH	OH	OH	OH

（2）苯环上进行甲基化、还原等反应获得的产物：汪秋安等以没食子酸为原料，通过甲基化、还原、溴代等反应合成了系列白藜芦醇衍生物（No.173~178），结构母核如图3-7所示，结构列表见表3-3。

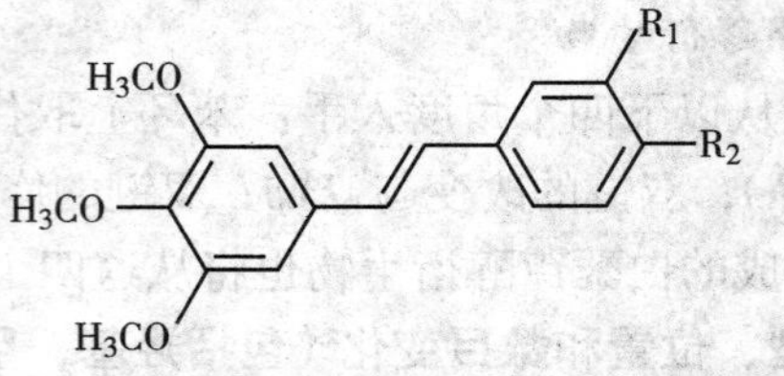

图 3-7 没食子酸苯环上进行甲基化、还原等反应

表 3-3 白藜芦醇的系列甲基化、还原反应衍生物

No.	R₁	R₂
173	H	OH
174	OCH₃	OH
175	H	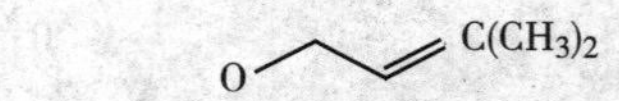 O—CH₂—CH=CH—C(CH₃)₂
176	H	O—CH₂—CH=C(CH₃)—CH₂—CH₂—CH=C(CH₃)—CH=CH—C(CH₃)₂
177	OCH₃	O—CH₂—CH=CH—C(CH₃)₂
178	OCH₃	O—CH₂—CH=C(CH₃)—CH₂—CH₂—CH=C(CH₃)—CH=CH—C(CH₃)₂

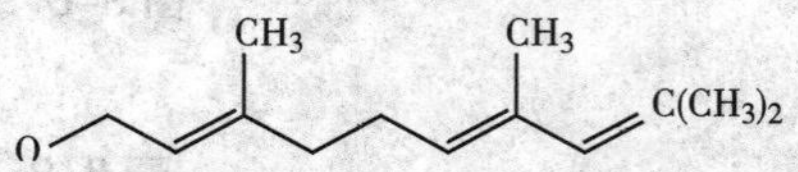

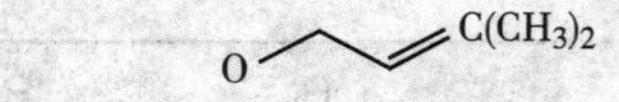

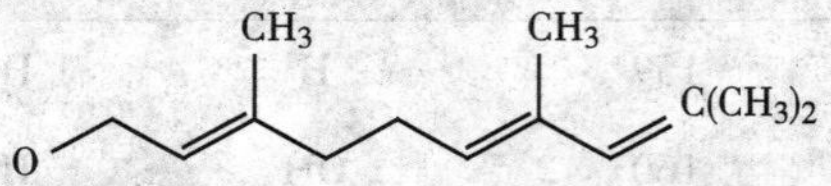

（3）苯环上引入抗氧化基团获得的产物：Yang 等将生育酚的抗氧化活性基团引入到白藜芦醇中，取代白藜芦醇中一个苯环，杂交合成一系列羟基取代的含有生育酚的抗氧化活性基团的白藜芦醇衍生物，新合成的三个化合物（No.179~181），结构母核如图 3-8 所示，结构列表见表 3-4。

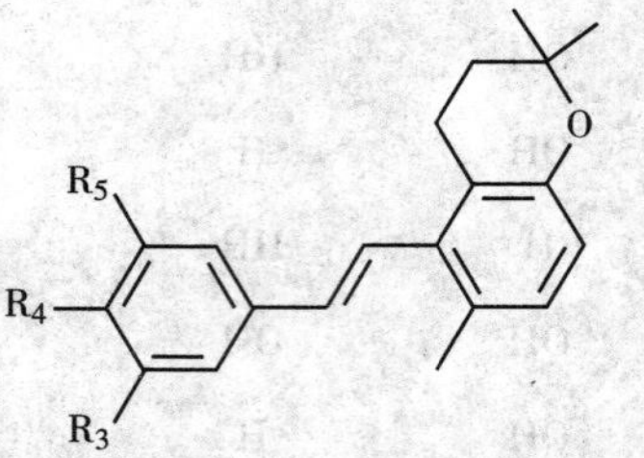

图 3-8 新合成的三个化合物结构母核

表 3-4 引入生育酚的抗氧化活性基团的白藜芦醇衍生物

No.	R₃	R₄	R₅
179	OH	H	OH
180	H	OH	H
181	OH	OH	OH

（4）通过酯化反应获得的产物：Bcrhaus 等用没食子酸和白藜芦醇反应得到化合物（No.182），结构如图 3-9 所示。

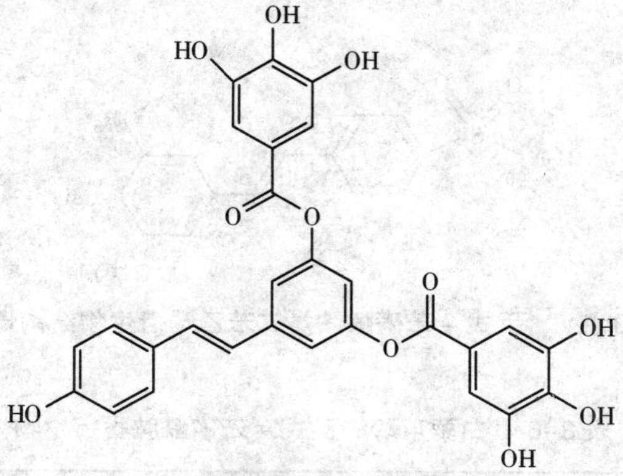

图 3-9 二没食子酸白藜芦醇酯（No.182）

（5）与香豆素结合获得的产物：Federica 等用白藜芦醇与香豆素等合成一系类化合物（No.183~192），结构如图 3-10 所示，化合物列表见表 3-5。

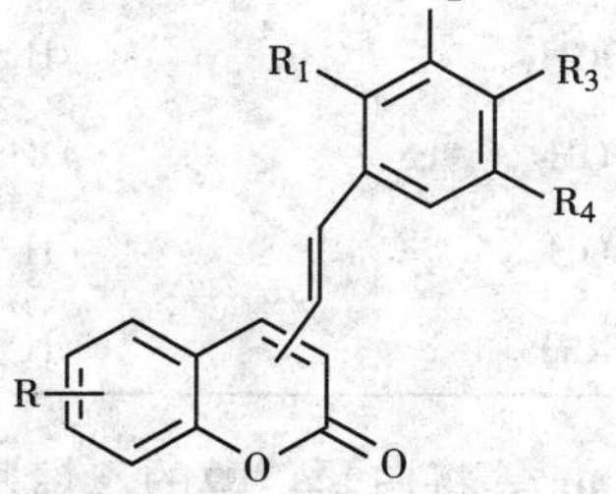

图 3-10 与香豆素结合获得的产物

表 3-5 与香豆素发生反应的白藜芦醇衍生物

No.	插入位点（inserton position）	R	R_1	R_2	R_3	R_4
183	4	H	H	OCH_3	H	OCH_3
184	4	6–OCH_3	H	OCH_3	H	OCH_3
185	4	7–OCH_3	H	OCH_3	H	OCH_3
186	4	7–OCH_3	H	OCH_3	OCH_3	OCH_3
187	4	7–OCH_3	OCH_3	OCH_3	OCH_3	H
188	4	7–OCH_3	H	CH_3	H	CH_3
189	4	7–OCH_3	H	H	OC_5H_9	H
190	4	7–OCH_3	H	OCH_3	H	H
191	3	7–OCH_3	H	OCH_3	H	OCH_3
192	4	7–OH	H	OH	H	OH

（6）引入杂原子获得的系列产物：Zou Y 利用 Wittig–Horner 反应合成的一系列反式 –
苯磺酰胺类二苯乙烯衍生物（No.193~199），其结构母核如图 3–11 所示，化合物如表 3–6
所示。

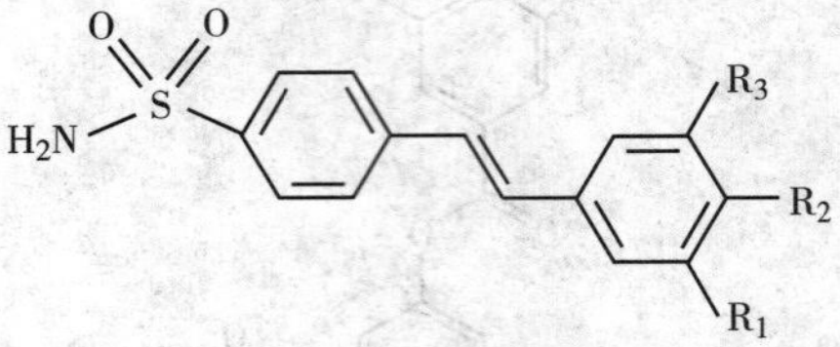

图 3–11　反式 – 苯磺酰胺类二苯乙烯衍生物结构母核

表 3–6　白藜芦醇的反式 – 苯磺酰胺类衍生物

No.	R₁	R₂	R₃
193	H	F	H
194	H	N（CH₃）₂	H
195	H	OH	H
196	OCH₃	H	H
197	OH	OH	H
198	OH	H	H
199	OCH₃	H	OCH₃

2. 双键的改变与修饰　Stivala 等将白藜芦醇的乙烯基双键还原成单键（No.200），见
图 3–12：

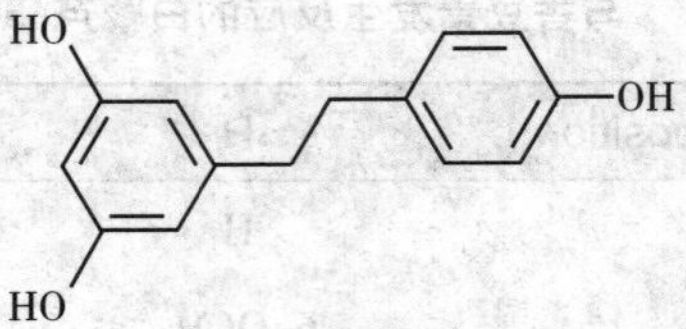

图 3–12　二氢白藜芦醇（No.200）

Ho SR 等将白藜芦醇的双键换成酰胺键合成了化合物（No.201），见图 3–13：

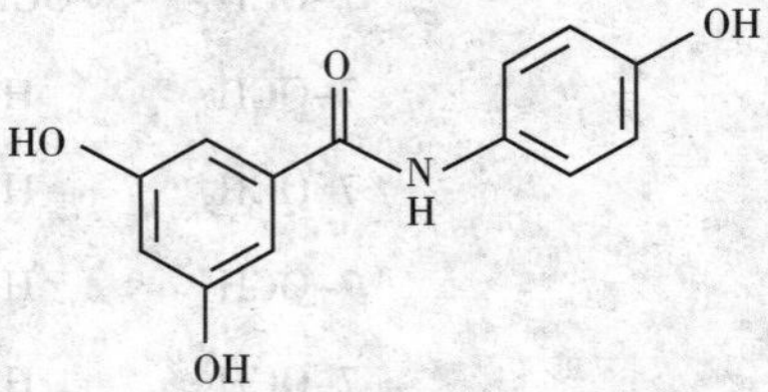

图 3–13　3，5– 二羟基 –N–（4– 羟基苯基）苯甲酰胺（No.201）

3. **双键的修饰与苯环上的取代基的改变** 吕静用芳香醛和芳香胺反应得到一系列的白藜芦醇衍生物（No.202~231），并在此基础上合成了（No.232），还原得到化合物（No.233），结构母核如图 3-14 所示，化合物列表见表 3-7。

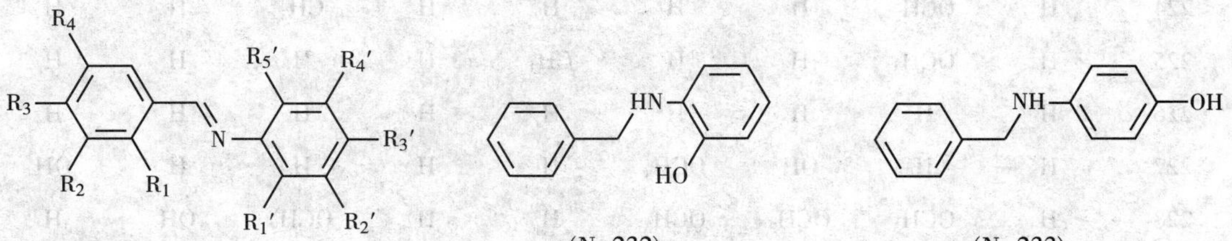

（No.232）   （No.233）

图 3-14　双键的修饰与苯环上的取代基的改变

表 3-7　白藜芦醇的亚胺类衍生物

No.	R_1	R_2	R_3	R_4	R_1'	R_2'	R_3'	R_4'	R_5'
202	H	H	H	H	OH	H	H	H	H
203	OH	H	H	H	OH	H	H	H	H
204	H	OH	H	H	OH	H	H	H	H
205	H	H	OH	H	OH	H	H	H	H
206	H	OH	OH	H	OH	H	H	H	H
207	H	OCH$_3$	H	H	OH	H	H	H	H
208	H	H	OCH$_3$	H	OH	H	H	H	H
209	OH	H	H	H	H	OH	H	H	H
210	H	H	OH	H	H	OH	H	H	H
211	H	H	H	H	H	H	OH	H	H
212	OH	H	H	H	H	H	H	H	H
213	H	H	OH	H	H	H	OH	H	H
214	H	OH	H	OH	H	OH	H	H	H
215	H	OCH$_3$	H	OCH$_3$	H	H	H	H	H
216	OH	H	H	H	H	H	H	H	H
217	H	OH	H	H	H	H	H	H	H
218	H	H	H	H	H	H	CH$_3$	H	H
219	H	H	OH	H	H	H	H	H	H
220	H	H	OH	H	H	H	OCH$_3$	H	H
221	H	H	OH	H	H	CH$_3$	H	H	H
222	H	H	OH	H	H	H	CH$_3$	H	H

续表

No.	R₁	R₂	R₃	R₄	R₁'	R₂'	R₃'	R₄'	R₅'
223	H	H	OCH₃	H	H	H	OCH₃	H	H
224	H	OCH₃	H	H	H	H	CH₃	H	H
225	H	OCH₃	H	CH₃	H	H	H	H	H
226	H	H	H	H	H	H	H	H	H
227	H	H	OH	OCH₃	H	H	H	H	OH
228	H	OCH₃	OCH₃	OCH₃	H		OCH₃	OH	H
229	H	H	OCH₃	OH	H	OCH₃	OCH₃	OCH₃	H
230	H	OCH₃	OCH₃	OCH₃	H	H	OCH₃	H	H
231	H	OCH₃	OCH₃	OCH₃	H	H	OH	H	H

  4. 增加白藜芦醇的共轭体系中双键数目　Tang 等通过增加白藜芦醇的共轭体系中双键数目合成一系列具有二烯和三烯结构的白藜芦醇类似物（No.234~238），化合物的结构式如图 3-15 所示。

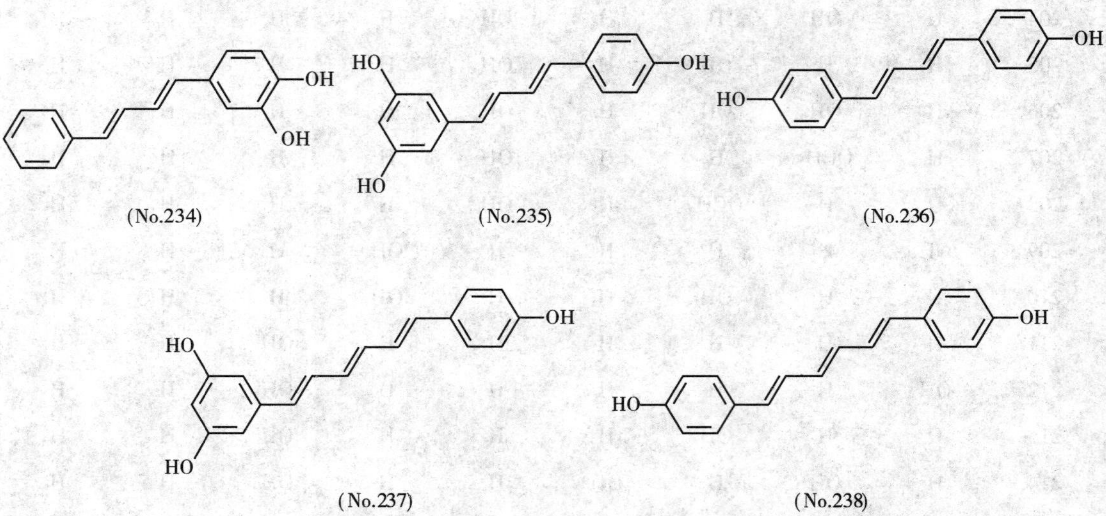

（No.234）　　　　　（No.235）　　　　　（No.236）

（No.237）　　　　　（No.238）

图 3-15　具有二烯和三烯结构的白藜芦醇类似物

第二节　白藜芦醇的制备与精制

一、白藜芦醇的制备

  近代科学研究发现，白藜芦醇对于癌症、心血管疾病和神经系统疾病等与氧化相关的疾病具有一定的治疗抵抗的作用，因此该化合物在食品、保健品及化妆品领域得到广泛的应用前景。目前，白藜芦醇的生产方法包括植物提取法、化学合成法和生物合成法。

（一）植物提取法制备白藜芦醇

白藜芦醇在很多植物中都有分布，如葡萄科的葡萄属、蛇葡萄属，豆科的落花生属、决明属、槐属，百合科的藜芦属，桃金娘科的桉属，蓼科的蓼属等。目前已经在 21 个科、31 个属、70 余种植物中发现白藜芦醇的存在，包括虎杖、决明、桑树、藜芦等药用植物以及葡萄、花生、桑葚等食物。其中，以蓼科 Polygonaceae 植物虎杖 Polygonum cuspidatum Sieb. et Zucc. 的干燥根茎和根中含量最高，可达 4.12~8.94mg/g；其次是花生中白藜芦醇的含量可以达到万分之三，而葡萄、葡萄皮中白藜芦醇的含量为 50~100mg/kg。1992 年在商业葡萄酒中首次发现白藜芦醇，国外的大量研究也证实白藜芦醇是葡萄酒（尤其是红葡萄酒）中最重要的功效成分。目前从天然产物中制备白藜芦醇主要以虎杖、花生和葡萄的枝、皮为原料，常用的方法有传统提取法和新型提取技术。

1. 传统提取方法

（1）溶剂提取法：药材中白藜芦醇的经典提取方法为溶剂提取法，该方法操作简单，提取率较高。用于提取白藜芦醇的常用溶剂有水、有机溶剂。夏海武等利用虎杖根提取白藜芦醇，确定最佳工艺为料液比 1:20，温度 60℃，提取时间 12 小时，提取率为 2.9689mg/g。由于白藜芦醇在水中溶解度较低，而易溶于有机溶剂，所以以水作溶剂提取效率较低，水提法白藜芦醇的浸出率仅是乙酸乙酯提取的 77.8%。

白藜芦醇易溶于有机溶剂，常用方法为浸提法、回流提取法、索氏提取法等，常用有机溶剂主要是乙醇、甲醇、丙酮、乙酸乙酯等。姚宝书等以葡萄皮渣为原料，根据料液比 1:40，在 80℃下浸提 40 分钟，浸提两次，利用乙酸乙酯提取白藜芦醇，提取率为 0.1144%。钟英英等以葡萄愈伤组织为原料，以甲醇为提取溶剂，采用正交试验确定最佳工艺条件为：甲醇浓度 70%，料液比 1:20，回流温度 60℃，回流时间 120 分钟，该条件下白藜芦醇提取率为 0.38%。周军等比较不同溶剂对虎杖中白藜芦醇的提取效果，提取差异较大，通过吸光度值的测定比较，丙酮提取率最高，其次是 80% 乙醇。但由于丙酮具有一定的毒性和很强的挥发性，一般不宜于选取作为提取溶剂，乙醇具有无毒、安全、易回收且价格低廉等优势，是最佳的提取溶剂。王莹等以虎杖药材为原料，确定了乙醇提取白藜芦醇的条件：乙醇的体积分数为 70%，提取温度为 70℃，料液比为 1:50（g/mL），恒温提取 2 小时，白藜芦醇一次提取率为 88.5%。梁志通过正交试验，确定乙醇提取花生根中白藜芦醇的最佳工艺条件为温度 70℃，乙醇浓度 70%，料液比 1:20，提取时间 1.5 小时，白藜芦醇的得率为 0.083%。张洁等以葡萄穗轴为原料，用 60% 的乙醇，料液比 1:20，温度 80℃，提取 2 小时，白藜芦醇的提取率为 0.083%。李秋菊等从葡萄皮中提取白藜芦醇最佳工艺条件为：在 50℃下，以 95% 的乙醇浸提 4 小时，料液比为 1:14，浸提方式为水浴静置，提取率为 56.6%。

溶剂提取法是制备白藜芦醇最常用的方法之一。水溶液尽管安全无毒，价廉易得，但白藜芦醇在水中溶解度较低，直接影响其提取率，因此较少使用。而采用有机溶剂提取，提取率大大提高，但溶剂消耗量大，提取成本增加，且有机溶剂多数有毒，存在安全隐患，造成环境污染而限制了其使用。综上所述，目前从植物中提取白藜芦醇大多采用无毒的乙醇作为溶剂进行，且具有较好的收率和效益。

（2）碱溶酸沉法：白藜芦醇是一个茋类化合物，具有多酚结构，可结合碱性盐和无机碱，以增加其溶解度，可利用弱碱性水溶液提取白藜芦醇，提取液过滤后，调节体系的酸碱度至酸性，降低白藜芦醇的溶解，使其从溶液中形成沉淀而析出，达到富集白藜芦醇的目的。苏文强等对虎杖中的白藜芦醇采用碱溶酸沉的方法进行提取，确立其最佳提取条件：溶剂用氢氧化钠调节 pH 值为 10，恒速、均匀搅拌下，加热煮沸 1 小时。滤液用 1mol/L 的盐酸调 pH 值至 3，放置沉淀，真空过滤或离心分离得粗品。在此基础上，尚文翠采用恒温磁力搅拌的提取方式，磁力搅拌能充分破碎细胞，使细胞内组分更易渗透到溶液中，进而提高提取率。该法与有机溶剂提取法相比，具有工艺简单，操作安全方便，成本低等特点。但是碱溶酸沉法的提取率也比较低，而且只能用于对 pH 不敏感物质的提取，白藜芦醇为弱酸性，提取过程中可能会稍增大白藜芦醇的损失。

2. 现代提取技术

（1）超声辅助提取法：超声波是一种振动频率极高的机械波，振动频率 20~50KHz，振动产生极强的能量，能够迅速破碎细胞，使细胞内组分渗透到溶液中，从而达到较佳的提取效果。该法也渐渐应用于白藜芦醇的提取，以提高提取率。超声提取中，提取溶剂的选择至关重要。王辉等使用 80% 的乙醇从虎杖中提取白藜芦醇，在 35℃、700W 超声波功率下，料液比 1:20（g/ml），提取时间 70 分钟，提取率为 8.356mg/g，并确定了提取过程中提取溶剂乙醇的浓度影响最显著，其他因素的影响程度如下：料液比 > 超声波功率 > 提取时间。而刘小丽也考察了从虎杖药材中提取白藜芦醇的最佳工艺条件为：乙醇浓度 80%，料液比 1:25（g/ml），超声时间 35 分钟，超声温度 50℃，其确定的提取因素的影响强度从强到弱依次为：乙醇浓度 > 料液比 > 超声温度 > 超声时间。李保利等利用 80% 乙醇提取花生红衣中的白藜芦醇，浸泡时间为 4 小时，超声波提取 40 分钟，提取温度为 30℃，萃取次数 9 次，按生药量计算，白藜芦醇粗提物得率为 0.06g/g。超声波提取技术较传统提取技术而言，具有提取效率高、温度低、时间短、简单易行等优点。

（2）微波辅助提取法：主要是利用微波能来提高提取效率的一种新型提取技术。微波是一种电磁波，频率在 300MHz~300GHz。不同物质的介电常数、比热、含水量不同，吸收微波能的程度不同，产生的热能、传递给周围环境的热能也不同，分子热运动的分子速率不同，使相同物质聚集，不同物质分离，达到提取分离的目的。在微波场中，吸收微波能力的差异使得基体物质的某些区域或萃取体系中的某些组分被选择性加热，从而使得被提取物质从基体或体系中分离，进入到介电常数较小、微波吸收能力相对较差的溶剂中。王辉等通过正交试验确定微波提取法从虎杖药材中提取白藜芦醇的最佳工艺为微波功率 700W，乙醇浓度 70%，料液比 1:20，微波时间 20 分钟，在最佳条件下进行 3 次平行实验，白藜芦醇提取率均在 2.4% 以上，提取效果较好。吴艳敏利用微波辅助法从葡萄籽中提取白藜芦醇，以乙醇为浸提剂，在微波功率 650W、提取时间 4 分钟、料液比 1:15 下进行，所得提取物中白藜芦醇的含量可达 4.11%。兰天路等选用纤维素酶 – 微波辅助联合法提取虎杖中白藜芦醇的适宜提取条件为：提取剂为 80% 的乙醇，料液比 1:20，功率 510W 下，微波时间 10 分钟，与传统乙醇提取法相比提取收率提高近 3 倍，微波辅助提取所得白藜芦醇含量较高，且该法适用范围广、提取效率高，具有节能、高效、高选择性、不破坏天然热敏物质等特点，被逐渐推广使用。

（3）超临界流体萃取：超临界流体萃取技术（supercritical fluid extraction，SFE）是一

种集提取和分离于一体，基本上不使用有机溶剂的新型提取技术，它是利用气体溶剂在超临界温度和超临界压力状态时所具有的高密度、低黏度、扩散能力较强等特性来萃取天然植物中的有效成分，并通过调节温度和压力来控制溶质的蒸汽压和亲和力，实现萃取和分离目的。随着国内外学者对白藜芦醇的研究，超临界流体技术渐渐应用于天然植物中白藜芦醇的提取分离，通常采用不易燃、性质稳定、无毒、不污染环境的 CO_2 作为超临界流体，将超临界 CO_2 与待分离的物质接触，使其选择性地把极性大小、沸点高低和分子量大小不同的成分依次萃取出来。白藜芦醇在超临界流体 CO_2 中的溶解度并不高，因此曹庸等采用超临界 CO_2 萃取技术萃取虎杖中的白藜芦醇，获得初步的萃取条件为萃取釜压力 25MPa，温度 50℃，解析釜压力 5.7MPa，温度 46℃，用无水乙醇及 CY（自制）作为改性剂，同时用 HPLC 对萃取物进行白藜芦醇的含量测定。该方法萃取的白藜芦醇提取物，其含量较高为 34.98%，该方法易于富集。方耀平等采用均匀设计方法，优化超临界 CO_2 流体萃取虎杖中白藜芦醇的最佳工艺为：萃取压力 30MPa，萃取温度 60℃，夹带剂为 95% 乙醇，夹带剂用量 100%，萃取时间 120 分钟，萃取率可达 0.0964%。L.Casas 等利用超临界 CO_2 萃取技术提取葡萄中的白藜芦醇，并优化提取条件为 400bar 下，提取温度 35℃，以 CO_2 为萃取剂，5% 乙醇为夹带剂，提高了白藜芦醇得率，得率可以达到 10.73mg/g。超临界萃取技术具有常温、无毒、安全、萃取时间短、产品质量高，适合规模化生产的优点。

（二）化学合成法制备白藜芦醇

白藜芦醇在天然植物中的含量较低，利用现代提取技术从天然植物中进行提取，提取成本较高，从而限制了其在医药、功能食品上的推广应用。利用化学方法合成白藜芦醇，原料简单，成本较低，并且促进了白藜芦醇的应用。国内外较多学者和生产商都采用化学合成的方法制备白藜芦醇。该工作国外起步较早，研究也较多。化学合成制备白藜芦醇通常采用以下几种反应进行：Perkin 反应、Wittig 和 Wittig-Horner 反应、Heck 反应等。

1. Perkin 反应 Perkin 反应是芳香醛与酸酐在同酸酐相应酸的羧酸钠盐、钾盐（或叔胺）的存在下进行缩合反应，生成 β- 芳丙烯酸类化合物的反应。1941 年，SPath 等首次以 3，5- 二甲氧基苯甲醛和对甲氧基苯乙酸钠经过 Perkin 反应缩合得到了反式 -3，4'，5- 三甲氧基二苯乙烯，但由于脱羧后无法得到结晶而不能与天然提取物相比。但经 SPath 研究，将产物脱羧后置于甲醇和盐酸的混合溶液中，静止 48 小时后可得到纯净的反式结晶体。Solladie 在 2003 年改进了 SPath 的方法，以 3，5- 二异丙氧基苯甲醛和对异丙氧基苯乙酸为原料，合成得到单一顺式构型的产物，再经异构化、脱保护基得到反式结构的白藜芦醇，其总收率高达 55.2%。

2. Wittig 和 Wittig-Horner 反应 Wittig 反应是将羰基利用磷叶立德试剂转变为烯烃的反应。Wittig-Horner 反应是 Wittig 反应的升级，利用简单易得的磷酸酯代替磷叶立德试剂来形成双键。白藜芦醇的合成需要进行 Wittig 反应、顺反异构化、去除保护基三步反应。由 Wittig-Horner 反应构成二苯乙烯分子骨架，是合成白藜芦醇的关键反应。卓广澜等通过甲基化、肼化、氧化反应得到 3，5- 二甲氧基苯甲醛。而 3，5- 二羟基苯甲酸是合成白藜芦醇的起始原料，再将其与磷酸对甲氧基苄酯进行 Wittig-Horner 缩合反应后脱除保护基，经过 5 步反应合成白藜芦醇。在此基础上，王世盛等对此反应进行了改进，以 3，5- 二羟基苯甲醇为原料经甲基化、溴代、重排反应得中间体，再与茴香醛经过 Wittig-Horner 缩合反应和脱甲基化反应得到目标产物白藜芦醇，总收率为21%。刘鹏等则以3，5-二羟基苯甲酸为起始原料，经羟基保护、还原、溴代后，与亚磷酸三乙酯反应生成3，5-二甲氧基苯甲基磷酸二乙酯，再与茴香醛进行Wittig-Horner反应，用三氯化铝脱甲基保护得到白藜芦醇，总收率达39%；李丹通过羟基保护、酯基硼氢化钠还原、羟基氯代制备氯苄，制备磷酸酯；再经Wittig-Horner反应、脱甲基反应合成E-白藜芦醇，总收率获得提高，可以达到47.6%。

3. Heck 反应 Heck反应是利用钯进行催化的烯烃芳基化和烯基化偶联反应。这是在两个芳环之间构建碳-碳双键的一个有效方法，具有高度的反式立体选择性。Heck反应条件温和、操作简单，在有机合成中应用广泛。Andrus利用3，5-二羟基苯甲酸为起始原料，以芳基酰氯替代芳基卤代物进行Heck反应合成白藜芦醇，总收率高达53%。钯催化一锅法就是把两步Heck反应先后在同一反应器中完成，既简化了反应步骤又可得到单一的反式构型产物。Jeffery等采用的钯催化一锅法合成白藜芦醇的总收率高达80%。Heck反应步骤简单，选择性高，去保护基容易，但是作为过渡金属催化剂的含钯络合物价格昂贵且毒性较大，不适合工业化大生产。

4. 利用碳负离子与羰基化合物的缩合反应 利用碳负离子与羰基进行亲核加成反应，将所得的羟基进行清除后可以形成双键，这类反应适用于白藜芦醇的合成。Alonso采用3，5-二甲氧基苄醇的硅衍生物与强碱作用形成苄基碳负离子，该碳负离子进攻茴香醛的羰基，继而二甲基亚砜脱水、去甲基化得到白藜芦醇，总产率为21%。Zhang等以对甲氧基甲醇和3，5-二甲氧基苯甲醛为原料，使用硫酸氢钾代替二甲基亚砜脱水，该法提高中间产物收率，降低成本，合成白藜芦醇的收率为81.5%。该反应条件温和、操作简便、构型选择性好，但合成路线步骤较为繁琐，亲核反应收率过低。

5. 其他合成方法 Julia-Koeienski反应是烯烃合成的重要工具，Alonso等首次将其用于合成白藜芦醇，收率和立体选择性方面都取得了满意的结果。Chang等运用钌碳烯做催化剂，使和固相连接的苯乙烯酯与苯乙烯衍生物进行烯烃置换作用合成白藜芦醇，收率高达61%，且是单一构型（反式）产物。徐雷云利用有机卤化锌试剂来合成白藜芦醇，有机卤化锌烯基化反应条件温和，无催化剂，原料易得，选择性好，产率相对较高。

（三）生物合成方法制备白藜芦醇

1. 利用植物细胞悬浮培养技术制备白藜芦醇 植物细胞悬浮培养技术是将离体的植物细胞或较小的细胞团悬浮在液体培养基中进行培养繁殖，转化的植物细胞再经过诱导分化形成植株，从而获得携带目标基因的个体。郭斌等以葡萄皮为原始材料，经组织培养形成愈伤组织，进而传代培养进行驯化，以农杆菌介导将白藜芦醇合酶基因导入驯化细胞，然后筛选高产白藜芦醇细胞系，并对此细胞系进行克隆，将克隆细胞进行大规模细胞培养或悬浮细胞培养，外加理化、生物因子诱导，大幅度提高细胞中白藜芦醇的含量到对照的3倍以上。曹庸等采用不同的虎杖外植体进行诱导实验，并测定不同部位愈伤组织中白藜芦醇的含量，愈伤组织的生长速度和白藜芦醇的含量并不呈现正相关性，在虎杖愈伤组织旺盛生长的前期和后期进行收获，可以得较高产量0.016mg/g。David Donnez等选用茉莉酸甲酯诱导41B葡萄愈伤组织细胞产生白藜芦醇，白藜芦醇通过培养细胞排泄进行优化，纯度可高达90%。

2. 利用大肠埃希菌合成白藜芦醇 白藜芦醇是一种极具药用价值的植物源芪类化合物，汪建峰等构建了由酪氨酸解氨酶，香豆酸 –CoA 合成酶和白藜芦醇合成酶组成的非天然合成途径，经三天发酵后白藜芦醇含量仅为 2.67mg/L，为改善异源途径的效率，对香豆酸 –CoA 合成酶和白藜芦醇合成酶模块采取融合表达、高拷贝表达及启动子工程改造的策略，最终使白藜芦醇产量提高 9.6 倍，达到了 25.76mg/L。Watts 首次将拟南芥中克隆的香豆酸 –CoA 合成酶基因和从花生中克隆的白藜芦醇合成酶基因分别构建表达载体，共同转化进入同一株大肠埃希菌，得到了浓度高达 100mg·L^{-1} 的白藜芦醇。

3. 利用酶解法制备白藜芦醇 对于一些白藜芦醇被细胞壁包围不易提取的植物原料可以采用酶解法提取。向海艳等利用纤维素酶提取虎杖中的白藜芦醇，得率比传统方法提高 5 倍。李婷等利用纤维素酶对葡萄皮渣中白藜芦醇提取工艺进行优化，确定最佳工艺为葡萄皮渣与纤维素酶的配比为 1000∶1，在 60℃下酶解 90 分钟，然后加入乙酸乙酯，在 30℃下浸提 0.5 小时，浸提两次，白藜芦醇得率可以达到 0.93mg/g。采用纤维素酶法提取花生红衣中的白藜芦醇，纤维素酶与花生红衣粗粉的配比为 1∶500，酶解温度 50℃，酶解 pH 5.0，酶解时间 90 分钟，提取溶剂乙醇的体积分数为 60%，白藜芦醇的得率为 1.25%，与传统醇提工艺相比，其提取率提高了 4.43 倍。在虎杖中白藜芦醇主要以白藜芦醇苷的形式存在，利用酶解法可以将白藜芦醇苷转化成白藜芦醇苷元，以提高白藜芦醇的得率。为了提高白藜芦醇的提取率，选用两种或两种以上酶结合来从虎杖中提取，提取效率明显提高。孙勇民等采用纤维素酶和阿魏酸酯酶组成的复合酶从虎杖中提取白藜芦醇，阿魏酸酯酶可切断木质素和半纤维素的交联架构，利于虎杖细胞内容物的溶出；纤维素酶则可有效地将白藜芦醇苷转化为白藜芦醇，两种酶的配合使用显著提高虎杖中白藜芦醇的提取率。Shuang 等利用食用黑曲霉及酵母菌将虎杖苷转化成白藜芦醇，最优转化条件为温度 30℃，pH 为 6.5，液料比 12∶1（ml/g），培养时间 2 天，转化率为 33.45mg/g，比未经过转化处理的原料，提取率提高了 11 倍。王林等对酶法提取虎杖中白藜芦醇的工艺条件进行优化，确定最佳工艺为料液比 1∶15（V/V），漆酶含量 0.30%，纤维素酶含量 0.50%，木聚糖酶含量 0.40%，β– 葡聚糖酶含量 0.20%，pH 为 4.4，在此条件下白藜芦醇的得率达 0.592%。

二、白藜芦醇的分离纯化

（一）利用物质的分配系数差异进行分离纯化

1. 固相微萃取法 固相微萃取技术是在固相萃取技术上发展起来的一种微萃取分离技术，是一种集采样、萃取、浓缩和进样于一体的无溶剂样品微萃取技术。栾天罡等利用固相微萃取技术和甲基硅烷化结合的样品预处理方法，提高白藜芦醇的含量，并应用 GC–MS 技术对葡萄酒中的极性有机物进行分析，测定出其中的白藜芦醇含量，结果表明该方法操作简单、快速，且灵敏度高。

2. 双水相萃取纯化 双水相萃取是指两聚合物水溶液的疏水程度有所差异，混合时就可发生相分离，形成双水相体系。物质进入双水相体系后，由于表面性质、电荷作用和各种力（如疏水键、氢键和离子键等）的存在及环境因素的影响，使其在上、下相中的浓度不同，从而达到分离目的。李梦青采用乙醇 – 硫酸 – 水这个双水相体系从虎杖中提取白藜芦醇，精制获得的白藜芦醇提取物其含量远高于采用普通的有机溶剂萃取法，其含量达到 34.29%。证明双水相技术产品纯度高、工艺简单、毒性小、成本低，可以代替有机溶剂萃取技术提纯白藜芦醇。王彩霞建立双水相体系萃取花生藤中白藜芦醇，将花生藤粗提物经过双水相体系萃取，除盐反萃取后白藜芦醇集中在上层萃取液中且回收率达到 97.5%，HPLC 法测得样品中白藜芦醇的含量与粗提物中白藜芦醇的含量相比提高了 9 倍多。双水相萃取技术用于生物活性物质分离提纯，具有操作步骤少、操作条件温和、过程易于放大、溶剂回收方便、体系黏度低、不存在有机溶剂残留等众多优点。

3. 高速逆流色谱法 高效逆流色谱是一种高效快速的液 – 液色谱分配技术。高效逆流色谱不使用固相载体做固定相，使被分离物质能够在互不相溶的两相分配分离，克服了一般的液相色谱吸附样品、损失、污染和峰形拖尾等缺点。刘树兴等采用 TBE–300 型高速逆流色谱仪对虎杖中的白藜芦醇进行分离纯化，以氯仿：甲醇：水 =4：3：2 为溶剂体系，在紫外检测波长为 280nm，流速 2.0ml/min，转速 850r/min 的条件下得到白藜芦醇纯度大于 96%，得率 0.186%。Chu 等使用高速逆流色谱技术分离纯化虎杖原料中提取的白藜芦醇，经高效液相法检测白藜芦醇的纯度超过 95%。高效逆流色谱法分离效率高，且载体对样品没有吸附和污染，具有操作条件简单和溶剂消耗量少等优点。高速逆流色谱分离效果好，产品纯度高，但高速逆流色谱的成本相对较高，且制备量小，不易实现大规模化生产。

（二）利用物质吸附性能的差异对白藜芦醇进行分离纯化

柱层析的固定相为固体吸附剂，流动相为有机溶剂或缓冲液。柱层析常用于分离纯化白藜芦醇，其固定相包括大孔树脂、硅胶和聚酰胺。而大孔吸附树脂具有吸附容量大、解析快、选择性高、容易再生等优点，广泛用于物质的分离纯化，并且在食品、天然药物领域应用广泛。向海艳等采用大孔吸附树脂法分离虎杖中的白藜芦醇，选用 NKA– Ⅱ树脂进行分离纯化，该树脂对白藜芦醇的饱和吸附量可达 31.6mg/g，解析率达 91.7%，纯化后白藜芦醇的纯度可达 31.28%，而上柱前粗提物中白藜芦醇纯度仅为 4.35%，所得白藜芦醇纯度提高了近 8 倍。田娜等筛选出 H103 树脂对白藜芦醇有较好的吸附与解吸效果，最佳纯化工艺为：粗提液中白藜芦醇的质量浓度为 0.72mg/ml、上样流速 2BV/h，吸附饱和后先用 4BV 的蒸馏水进行洗脱，然后用 8BV、75% 的乙醇溶液以 1.5BV/h 的流速进行洗脱，白藜芦醇的含量可由纯化前的 12.8% 提升至 53.5%。杨菊红研究了大孔吸附树脂结合酶解法提取和纯化虎杖中白藜芦醇的方法，发现 H1020 树脂不仅吸附量高，解析容易，而且能使粗提物中白藜芦醇含量从 8.7% 上升 71.5%。陈琼玲等采用大孔树脂 – 硅胶柱层析法联用分离纯化花生根中白藜芦醇，并优化分离工艺，所得白藜芦醇纯度高达 97.01%。王辉等应用大孔树脂结合聚酰胺两步柱色谱联用，纯化白藜芦醇，产物含量达到 95.8%，总收率为 69.8%。该工艺操作简单、收率高，且大孔树脂和聚酰胺价格低廉、可再生，因此易于实现工业化生产。

（三）新型分离纯化技术

1. 膜分离技术纯化 膜分离技术能够保持有效成分的稳定性，且提取纯化工艺能耗低、选择性强，适用于工业化生产。选用超滤法能提高提取物纯度，且在生产过程中能减少废水排放，避免水污染，降低生产成本。蒋明廉等将经过逆流萃取的虎杖提取液通过截留分子质量为 400 的超滤膜进行超滤分离，滤液经减压浓缩，放置 24 小时后析出结晶，经脱色和重结晶，最后析出白藜芦醇纯品，其纯度高达 95% 以上，该工艺优于传统的分离手段。刘志昌等采用膜分离技术纯化虎杖粗提物中的白藜芦醇，使虎杖粗提物中白藜芦醇的纯度由 8.7% 提高到 30.5%，继续采用超滤膜对滤液进行浓缩分离处理，得到的白藜芦醇纯度达到了 55.8%。膜分离属于物理分离过程，无废物产生，可节约能源、提高原料利用率、降低成本，适合于工业化生产。由于膜的生产成本相对较高，适合高纯度终端产物的分离纯化。

2. 分子印迹技术 分子印迹技术是 20 世纪发展起来的一种新型的高选择性分离技术，该方法是利用具有分子识别能力的聚合物材料——分子印迹聚合物，分离和筛选纯化化合物。向海艳等采用分子印迹分离技术，选用的功能单体为丙烯酰胺，交联剂为二甲基丙烯酸乙二醇脂（EGDMA），制备以反式白藜芦醇为模板的分子印迹聚合物，通过静态平衡结合法和 Scatchard 分析法对该聚合物的结合性质和选择性能进行研究，最后用于分离精制虎杖提取物中白藜芦醇，可得到高纯度目标物。分子印迹技术应用于天然产物中高纯度白藜芦醇的分离精制，为天然产物活性成分的分离纯化开辟了一条新途径。该技术具有特异识别性、强选择性、制备简单和广泛实用性等特点。

第三节　白藜芦醇的药代动力学研究现状

为了确定白藜芦醇的吸收、分布、代谢、排泄等药代动力学特点，自 2000 年开始，国内外学者陆续通过体外细胞实验，离体小肠模型实验以及动物和人体内实验对白藜芦醇的药代动力学进行了较为深入的研究。

一、白藜芦醇的吸收与代谢

（一）在肠道中的吸收与代谢

1. 利用离体肠灌流模型研究白藜芦醇在肠道中的吸收与代谢 2000 年，Anlauer 等采用大鼠离体小肠灌流模型对白藜芦醇在肠道的吸收进行了研究。在该离体实验中，采用 28、34 和 57mmol/l 的白藜芦醇溶液对小肠进行灌流，使用白藜芦醇的量（837~1704nmol）与人们日常摄取的量相对应。在单向扩散实验中，腔内给予的白藜芦醇有 46% 被小肠吸收，21% 出现在血管侧，另外还有 2% 出现在肠道组织中。腔体流出液中，40% 为白藜芦醇原形，11% 是葡萄糖醛酸化的白藜芦醇，3% 是硫酸酯化的白藜芦醇。另有实验结果显示，白藜芦醇被吸收的主要形式中有 16.8% 是其与葡萄糖醛酸结合形成的葡萄糖醛酸化产物，这些结合物优先被吸收进入血管。血管中吸收的白藜芦醇 80% 以上都是以结合物的形式存在的，其余部分被分泌到肠腔，另有 3% 的硫酸酯化的白藜芦醇吸收进入肠腔。

Kuhnle 等建立了一个相似的模型，研究白藜芦醇在空肠和回肠中的吸收代谢情况。实验结果显示，在空肠上皮细胞的浆膜侧检测到了白藜芦醇，但浓度非常低，只有 0.03nmol/cm。采用 HPLC 方法分析浆膜液样品时发现，有一种与白藜芦醇光谱性质相似的极性更大的产物，其量相对较大为 1.19nmol/cm。用 β- 葡萄糖醛酸酶孵育样品的方法研究葡萄糖醛酸结合物，提示这种结合产物会通过空肠。回肠灌流后，浆膜液中白藜芦醇葡萄糖醛酸结合产物的量只是转运通过空肠的白藜芦醇量的 38%，被吸收回到肠道浆膜侧的白藜芦醇大约 99% 都是以葡萄糖醛酸结合产物形式存在的。

通过离体小肠灌流模型实验研究发现用药后肠腔内的白藜芦醇进入静脉血中，因此确定白藜芦醇能够被小肠吸收且主要以葡萄糖醛酸化产物的形式被吸收。另外，白藜芦醇也可以以葡萄糖醛酸结合产物的形式被空肠和回肠吸收，吸收量由高到低依次为小肠、空肠、回肠。白藜芦醇在肠道吸收时经葡萄糖醛酸转移酶进行葡萄糖醛酸化作用的过程也得到了证实，检测到两个主要代谢产物见图3-16。

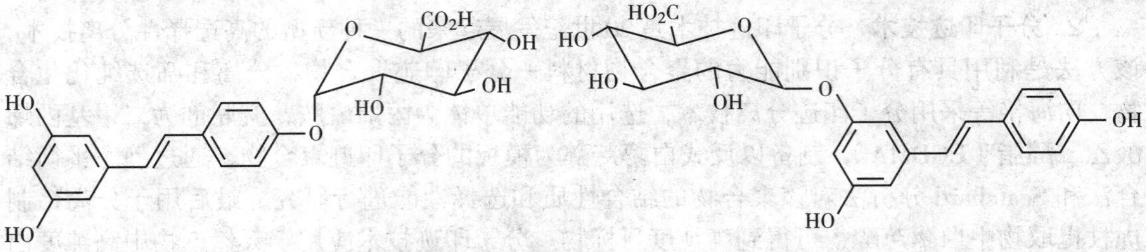

图3-16　白藜芦醇的葡萄糖醛酸结合产物

2. 利用 Caco-2 人肠细胞系模型研究白藜芦醇在肠道中的吸收与代谢　近年来，更多的学者采用 Caco-2 人肠细胞系对白藜芦醇在肠道的吸收和转运机制以及其代谢产物进行研究。采用 Caco-2 人肠细胞系对不同浓度的白藜芦醇跨细胞的吸收情况进行研究发现：Caco-2 人肠细胞系对白藜芦醇的吸收具有浓度依赖性，且大量白藜芦醇都被 Caco-2 细胞代谢。运用相似的方法研究不同浓度（5~250μM）白藜芦醇的转运机制，发现白藜芦醇从顶侧到基底侧、从基底侧到顶侧的渗透性没有显著区别，说明白藜芦醇通过 Caco-2 单细胞层的转运机制可能是被动转运以及非浓度依赖的扩散。进一步实验发现 P- 糖蛋白和多药耐药相关蛋白（MRPs）没有参与白藜芦醇的转运过程。A.Amri 等综合分析渗透性实验与流出抑制实验结果，发现白藜芦醇能迅速通过 Caco-2 单细胞层，且其扩散呈非方向依赖的方式，即白藜芦醇的跨细胞转运是一种快速被动的直接 - 独立扩散机制。随着时间的推移白藜芦醇的转运呈现有限的线性关系，表明在 Caco-2 人肠细胞中白藜芦醇可以被广泛的代谢。

白藜芦醇通过 Ⅱ 相生物转化系统的酶，如 UDP- 葡萄糖苷酸转移酶或硫转移酶产生代谢产物，已经成为人们进一步研究白藜芦醇代谢的热点问题。但目前尚未有文献报道白藜芦醇在代谢过程中发生氧化、还原或水解等Ⅰ相反应。Kaldas 等采用 HPLC-UV（λ=305nm）检测 Caco-2 人肠细胞中白藜芦醇的代谢产物，仅发现 3- 位硫酸酯化和 3- 位葡萄糖醛酸化两种代谢产物，均为Ⅱ相生物转化产物，没有检测到Ⅰ相生物转化产物，其中产生 3-位硫酸酯化产物是白藜芦醇在 Caco-2 人肠细胞中的主要代谢途径。进一步研究发现，白藜芦醇在 Caco-2 人肠细胞中的代谢具有浓度依赖性，主要的硫酸酯化产物出现在顶侧和基底侧，低浓度时大部分白藜芦醇硫酸酯化产物流向顶侧，随着浓度增大白藜芦醇硫酸酯化产物逐渐流向基底侧。相比之下，葡萄糖醛酸化产物的量很少（少于产物总量的5%）且进入了顶侧。随着时间推移，Caco-2 人肠细胞中白藜芦醇代谢产物的浓度逐渐增加。孵育 4 小时后，在顶侧加入的白藜芦醇中有 53% 进入基底侧，而 32% 仍留在顶侧，4% 在细胞中。9% 的白藜芦醇代谢为 3- 硫酸酯化白藜芦醇，4% 代谢为 3- 葡萄糖醛酸化白藜芦醇。

通过大量 Caco-2 人肠细胞系实验证实，白藜芦醇通过 Caco-2 单细胞层的转运机制是被动转运以及非浓度依赖的扩散。在 Caco-2 人肠细胞中白藜芦醇可以被广泛的代谢，其代谢产物主要为 3- 位硫酸酯化产物和 3- 位葡萄糖醛酸化产物两种代谢产物。另外白藜芦醇能够在 Caco-2 人肠细胞中累积说明肠上皮细胞可能是白藜芦醇发挥药理活性的主要生物靶位。

3. 利用啮齿类动物模型研究白藜芦醇在肠道中的吸收与代谢 1996 年，Bertelli's 小组首次采用啮齿类动物模型对白藜芦醇在肠道中的吸收与代谢进行了研究。在该实验中利用白藜芦醇含量为 6.5mg/L 的红酒研究了白藜芦醇在大鼠体内的吸收。实验结果表明红酒中的白藜芦醇很快被吸收，大约在灌胃 60 分钟后达到峰浓度，灌胃 30 分钟后达到起始浓度。另有研究发现最早在灌胃 15 分钟后即可以在血清中检测到较高浓度的白藜芦醇，30分钟后达到最高血药浓度。

二十一世纪以来，学者们进行了大量关于白藜芦醇在啮齿类动物模型中的吸收代谢研究，使人们对白藜芦醇的代谢有了更为深入的了解。2001 年，Soleas 等将氚标记的白藜芦醇分别加入到 10%（V/V）乙醇溶液、经过加工的蔬菜鸡尾酒和白葡萄汁三种基质中后给予雄性 Wistar 大鼠灌胃，通过所用药物的放射量与粪便中的放射量之间的差异来测定白藜芦醇在大鼠体内的吸收情况。实验结果显示 77%~80% 的白藜芦醇可能被大鼠肠道吸收，且所用三种基质之间没有区别。在尿液中检测到 49%~61% 的氚标记白藜芦醇，说明白藜芦醇大部分通过尿液排泄。

利用大鼠动物模型对白藜芦醇的代谢产物进行研究发现，反式白藜芦醇 -3-O- 葡萄糖醛酸和反式白藜芦醇 -3- 硫酸酯是其最大量的两种代谢产物，在大鼠的尿液或血清样本中未检测到白藜芦醇的原型。

综上所述，白藜芦醇在啮齿类动物模型中易于吸收，在血浆中白藜芦醇 30 分钟就能达到最高血药浓度。白藜芦醇主要以葡萄糖醛酸化和硫酸酯化结合物的形式存在于血液循环中，血浆中能长期检测到低水平白藜芦醇代谢物，这一结果表明白藜芦醇主要在小肠代谢，然后分布到各组织，并且主要以结合物形式存在。

4. 白藜芦醇在人体中的吸收与代谢 2001 年，Soleas 等首次采用人体模型对白藜芦醇的吸收和代谢情况进行研究，实验结果显示白藜芦醇在人体中可以被快速吸收，在血浆中大部分白藜芦醇代谢为葡萄糖醛酸化和硫酸酯化结合物，以游离形式存在的白藜芦醇浓度仅在 1~5ng/ml 范围内。

2004 年，Walled 等通过口服和静脉注射方式给予志愿者 [14]C 标记的白藜芦醇用于检测白藜芦醇的吸收和代谢情况。口服给药后大约 70% 白藜芦醇可以被快速吸收，主要代谢产物为硫酸盐结合物和葡萄糖醛酸结合物；在静脉注射给药后 30 分钟内白藜芦醇转化为硫酸盐结合物。在尿液的代谢产物中总硫酸盐结合物占 37%，总葡萄糖醛酸结合物占19%，其余大部分为未知代谢产物。口服给予 25mg 白藜芦醇后在血液中仅能检测到微量（低于 5ng/ml）的白藜芦醇原型。当口服给予白藜芦醇的剂量达到 5g 后，在血浆中游离白藜芦醇的浓度可达到 539ng/ml。在 2 天内连续给药 13 次，每次 150mg 可以促使白藜芦醇的最大血药浓度高于 64ng/ml。

Goldberg 等选择 12 个健康男性口服白藜芦醇、儿茶素和槲皮素，评估各样品的吸收和生物利用度。实验结果显示，给药 30 分钟后白藜芦醇和白藜芦醇苷的总血药浓度达到峰值，4 小时内降到基线值。在总白藜芦醇血药浓度中游离白藜芦醇的浓度占到很小的一部分，仅有 1.7%~1.9%，据此 Goldberg 得出结论，若白藜芦醇是以结合物的形式被吸收，那么大量文献报道在体外实验中白藜芦醇表现的强大抗癌和抗炎作用和游离白藜芦醇是不相干的。

白藜芦醇口服和静脉注射均易被人体吸收，并被快速、广泛的代谢。白藜芦醇主要代谢为葡萄糖醛酸化和硫酸酯化结合物，由于白藜芦醇的快速代谢从而显著降低了白藜芦醇的细胞渗透性和生物利用度。但由此我们可以大胆地推测白藜芦醇优越的体外活性可能是由其代谢产物产生的。另外，白藜芦醇的吸收和代谢过程存在显著的个体差异。

体外离体大鼠肠灌流实验、Caco-2 人肠细胞实验以及啮齿类动物和人体实验结果表明，白藜芦醇很容易通过快速的被动扩散被肠上皮细胞吸收，分布到不同的器官中，代谢为葡萄糖醛酸化和硫酸酯化结合物。在血浆中，白藜芦醇 30 分钟就能达到峰浓度。白藜芦醇主要以葡萄糖醛酸化和硫酸酯化结合物的形式存在于血液循环中，血浆中能长期检测到低水平白藜芦醇代谢物，这一结果表明，白藜芦醇主要在小肠代谢，并分布各组织，且主要以结合物形式存在。很多不同的离体和体内、体外模型实验结果支持白藜芦醇的这个系统前代谢理论，证明白藜芦醇在肠道发生 II 相结合反应，这可能是限制白藜芦醇体内生物利用度的重要因素。

（二）在肝脏中的吸收与代谢

Lancon 等通过对白藜芦醇抗增殖作用敏感的肝癌细胞系 -HepG2 细胞和正常人肝细胞两种不同的细胞系模型研究白藜芦醇在肝脏的吸收情况，目的是比较正常肝细胞和肝癌细胞中白藜芦醇的摄取情况。实验结果显示，经白藜芦醇处理的肝细胞荧光强度明显增加，说明药物被细胞摄取，正常肝细胞与 HepG2 细胞对白藜芦醇摄取的时间过程相似。进一步实验研究载体介导［^{3}H］白藜芦醇转运的可能性，结果显示白藜芦醇很有可能通过被动扩散和载体介导转运的过程被肝细胞摄取。生理条件下，白藜芦醇与血清蛋白尤其是白蛋白结合，这一过程使得白藜芦醇能够在外周血液循环中有效地被肝脏细胞吸收。遗憾的是，这一研究中没有提供任何有关白藜芦醇的代谢以及可能的代谢产物的数据。之后有学者研究了血清蛋白对白藜芦醇生物利用度的影响，实验结果显示随着牛血清白蛋白浓度的增加，氚标记的白藜芦醇的摄取量减少，进一步实验发现随着吸收率的增加，白藜芦醇 - 白蛋白结合物逐渐形成。这些结果均证实了白藜芦醇与白蛋白之间的存在很明显的相互作用。

2000 年，De Santi 等建立了体外人肝脏模型来研究白藜芦醇的硫酸酯化以及葡萄糖醛酸化作用。实验结果显示，白藜芦醇是一种很好的人肝脏硫酸转移酶的底物，白藜芦醇通过人体肝脏磺基转移酶发生硫酸酯化反应的过程已经得到证实，并且检测出了三个代谢产物，其结构见图 3-17。此外，在肝脏中白藜芦醇还可以进行葡萄糖醛酸化代谢。白藜芦醇（0.1mM）与人肝细胞孵育 4 小时后，采用 LC-UV-MS/MS 方法测出样本的三个白藜芦醇葡萄糖醛酸化产物，分别为 4'- 葡萄糖醛酸化白藜芦醇、3- 葡萄糖醛酸化白藜芦醇和顺式 4'- 葡萄糖醛酸化白藜芦醇，而硫酸酯化白藜芦醇较少。与人肝细胞样本不同的是，大鼠肝细胞样本中存在的代谢物大都是硫酸酯化白藜芦醇。大鼠腹腔注射 20mg/kg 白藜芦醇，其肝细胞样本中出现两个主要的色谱峰，分别为 3- 葡萄糖醛酸化白藜芦醇和 3- 硫酸酯化白藜芦醇。

另据报道，槲皮素等黄酮类物质可以抑制白藜芦醇在肝脏中的硫酸酯化和葡萄糖醛酸化，这是由于存在酶竞争性代谢，从而抑制白藜芦醇结合产物的生成。另据 Aumont 等研究发现，反式与顺式白藜芦醇都能有效地被肝微粒体葡萄糖醛酸化，葡萄糖醛酸化产物为两种单取代葡萄糖醛酸化产物：3- 和4'葡萄糖醛酸化白藜芦醇，在此过程具有立体选择性，同时两种单取代产物的形成速率也不尽相同。

近年来，学者们通过体外实验和啮齿类动物模型对白藜芦醇在肝脏的吸收和代谢进行了较为深入的研究。体外实验结果显示，肝细胞对白藜芦醇吸收活跃，效率较高，其吸收过程可能是通过被动扩散与载体介导的扩散实现的。通过啮齿类动物实验发现肝脏是白藜芦醇及其代谢产物累积的主要器官。但目前尚不清楚造成白藜芦醇代谢产物在肝脏累积的原因，可能是由于白藜芦醇在小肠代谢后又被吸收，或者是由于其在原位发生了代谢。

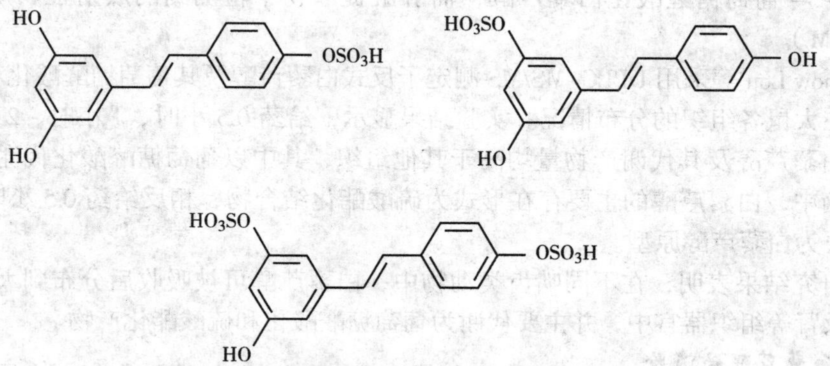

图 3-17　白藜芦醇单硫酸酯化和双硫酸酯化代谢产物

二、白藜芦醇的分布与消除

（一）白藜芦醇的分布

1. 白藜芦醇在血浆中的分布　药物的疗效通常取决于其与转运蛋白的结合力。白藜芦醇水溶性差，因此要通过与血浆蛋白结合使其分布并发挥作用。在白藜芦醇转运过程中，其与脂蛋白、血红蛋白、白蛋白等血清蛋白结合，从而促进白藜芦醇通过细胞膜然后被动扩散通过浆膜。

Bertelli 等通过有效的开放式一室或二室模型对反式白藜芦醇在大鼠体内的血浆药代动力学特征进行了研究。实验结果显示，在给予白藜芦醇 6 小时后可以观察到第二个血药浓度峰，表明白藜芦醇的共轭代谢产物经肠道水解后可被机体肠道循环吸收。另据 Burkon 和 Somoza 报道，超过 90% 的游离白藜芦醇分布在人体血浆中，而这其中 50% 的反式白藜芦醇 -3- 硫酸盐、反式白藜芦醇硫酸氢盐和反式白藜芦醇 - 二葡萄糖苷酸与蛋白质结合，可以确定白藜芦醇与白蛋白之间存在相互作用。Lu 等对白藜芦醇与人体血清白蛋白和血红蛋白等结合的特性进行了研究，证实形成这两种结合物是进行了自发的放热过程。白藜芦醇与血清白蛋白的结合常数大于与血红蛋白的结合常数，说明白藜芦醇与血清白蛋白更具亲和力。白藜芦醇与血清白蛋白疏水区域之间的疏水作用力对二者结合起主要作用，而白藜芦醇与血红蛋白的结合主要靠氢键与血红蛋白中心区域的结合，另外范德华力也会促进两种蛋白结合物的生成。

2. 白藜芦醇在各组织器官中的分布　Vitrac 等人给小鼠口服 [14]C 标记的白藜芦醇，

以研究白藜芦醇在各组织器官的分布情况。实验结果显示，在用药 1.5 小时后尿液和胆汁中的放射性物质很高，直到 6 小时后实验结束，胆汁中放射性一直维持在相同的水平，而尿液中的放射性物质则随着时间慢慢增加。在用药后 3 小时，不同的器官都发现有放射性物质存在，其中以十二指肠中最高，其次是肾，再次是肺和肝。为了证实 ^{14}C 标记的白藜芦醇是否进入组织中，用药后 3 小时处死小鼠，取出肝脏和肾，用显微放射自显影术检测其放射性。发现肾的放射性物质主要集中在皮质，肝的放射性物质则主要集中在实质，说明放射性白藜芦醇更容易进入肝细胞。高效液相色谱法分析肾和肝的提取物，证实肾提取物中的主要放射性物质是白藜芦醇还存在少量白藜芦醇的代谢产物 –3– 葡萄糖醛酸化白藜芦醇，而肝脏提取物中检测到的放射性物质只有白藜芦醇（25μM）。

Bih–Show Lou 等采用 UPLC–MS/MS 测定了反式白藜芦醇及其葡萄糖醛酸化和硫酸酯化代谢产物在大鼠各组织的分布情况。实验结果显示，给药 0.5 小时、1 小时、2 小时、4 小时肾脏中白藜芦醇及其代谢产物量均高于其他组织，其中以葡萄糖醛酸化代谢产物居多；在肝脏和脑中，白藜芦醇的主要存在形式为硫酸酯化结合物，相反给药 0.5 小时后在心脏组织中主要为白藜芦醇原型。

上述研究结果表明，在不同啮齿类动物中，白藜芦醇可被吸收后分布到大脑、心脏、肺、肝以及肾等组织器官中，并主要代谢为葡萄糖醛酸化和硫酸酯化产物。

（二）白藜芦醇的消除

消除是药代动力学的最后一个过程，在这个过程中白藜芦醇的所有代谢产物将通过尿液和粪便从有机体内消除。单次口服白藜芦醇后，原型药物以及所有代谢物将在 72 小时内完全排出体外。口服白藜芦醇后，在人体尿液和粪便中，白藜芦醇的葡萄糖醛酸结合物和白藜芦醇的硫酸酯结合物总回收率达到了 71%~98%，若是注射白藜芦醇，则该回收率为 54%~91%，而白藜芦醇原型几乎为零。该实验结果进一步证实，白藜芦醇在体内代谢循环中的存在形式主要是修饰过的代谢物，而不是原型药物。

在大鼠小肠灌注模型中，未被吸收的白藜芦醇有 40% 是以原型形式存在，11% 是以葡萄糖醛酸化结合物形式存在，另有 3% 是以硫酸酯化结合物形式排泄。肾脏排泄是人体和动物进行白藜芦醇排泄的重要途径，实验证实肾脏排泄率将随给药剂量的加大而变小，当给药剂量依次为 1、0.5 和 0.03mg/kg 时尿液的排泄率分别为 26%、34% 和 52%，随粪便排出率为 3.3%~35% 不等。

另据报道，口服白藜芦醇 12 小时内，可以在尿液中检测到两种同分异构体的白藜芦醇葡萄糖醛酸结合物和一种白藜芦醇硫酸盐结合物，分别占到代谢产物量的 22%~44% 和 31~63%。人和大鼠尿中白藜芦醇、白藜芦醇葡萄醛酸化结合物和白藜芦醇硫酸酯化结合物浓度较高，而在大鼠肾脏中白藜芦醇的含量随着时间降低可以说明肾脏排泄是白藜芦醇体内清除的主要途径之一。近来研究还发现，肠道内菌群也有降解白藜芦醇的作用，可用于解释极性较大的白藜芦醇代谢产物在肠内的进一步降解和重吸收。

三、白藜芦醇口服后的体内代谢过程

综合体外细胞实验、离体小肠模型实验以及动物和人类的体内实验结果，将白藜芦醇口服进入体内后的整个药代动力学过程总结见图 3–18。

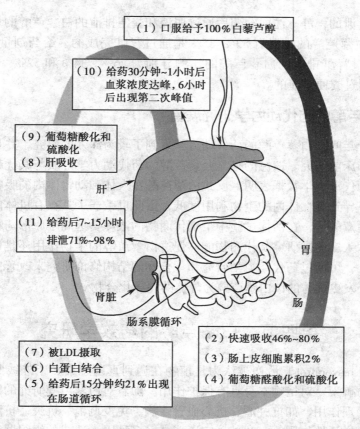

（1）口服给予100%白藜芦醇

（10）给药30分钟~1小时后血浆浓度达峰，6小时后出现第二次峰值

（9）葡萄糖酸化和硫酸化
（8）肝吸收

肝

（11）给药后7~15小时排泄71%~98%

胃

肾脏

肠

肠系膜循环

（7）被LDL摄取
（6）白蛋白结合
（5）给药后15分钟约21%出现在肠道循环

（2）快速吸收46%~80%
（3）肠上皮细胞累积2%
（4）葡萄糖醛酸化和硫酸化

图 3-18　白藜芦醇口服后的体内药代动力学过程示意图

白藜芦醇经口服后通过被动转运以及非浓度依赖的扩散方式快速被肠道吸收，如在离体小肠灌流模型中 46% 的白藜芦醇被小肠吸收，在大鼠体内 77%~80% 的白藜芦醇被小肠吸收，人体中至少有 70% 的白藜芦醇被小肠吸收。其中，在大鼠小肠上皮细胞中累积的白藜芦醇的量占到吸收总量的 2%，在大鼠小肠上皮细胞中白藜芦醇代谢为白藜芦醇的葡萄醛酸化结合物和白藜芦醇硫酸酯化结合物，并以这两种代谢产物的形式吸收进入血管或在管腔内排泄。在人十二指肠样品和 Caco-2 肠细胞系中白藜芦醇也发生硫酸酯化和葡萄糖醛酸化。在生理条件下，肝细胞通过被动扩散和载体介导的转运过程快速摄取外周循环血中的白藜芦醇。但由于白藜芦醇与白蛋白存在相互作用且可被人体低密度脂蛋白摄取使得肝脏对白藜芦醇的摄取量减少。在人体肝脏样品中检出的白藜芦醇的代谢产物为白藜芦醇的葡萄醛酸化和硫酸酯化结合物。

白藜芦醇在体内的分布特点：在啮齿类动物体内，给药 30 分钟后血药浓度达到最高，3 小时后可以检测到白藜芦醇的代谢产物。在人体内，血浆和血清中检测到的白藜芦醇原型的含量低于总白藜芦醇的 2%。在给药 30 分钟或 1 小时后可以检测到最高的血药浓度为 $2\mu M$（包括白藜芦醇原型和代谢产物）；在给药 6 小时后可以观察到第二个血药浓度峰值说明白藜芦醇的共轭代谢产物经肠道水解后被机体肠道循环吸收。白藜芦醇原型的最高血药浓度出现在给药 30 分钟后，其浓度小于 22nM。

肾脏排泄是动物和人类排泄的主要途径。人体口服给药后 71%~98% 的白藜芦醇是通过尿液和粪便排泄的；静脉注射给药后通过尿液和粪便排泄的白藜芦醇的量为 54%~91%。健康志愿者对白藜芦醇的排泄有 53%~85% 是通过肾脏完成的，给药剂量分别为 1、0.5、0.03mg/kg 时通过肾脏排泄的白藜芦醇的比例分别为 26%、34% 和 52%，另有 3.3%~35% 的白藜芦醇是通过粪便排泄的。

四、白藜芦醇的药代动力学研究展望

在过去二十年间，白藜芦醇的药代动力学得到了较为深入的研究，并且已经在人体模型上做了一些临床前研究。遗憾的是，白藜芦醇的药代动力学性质与其优越的药理活性相比并不理想。药代动力学数据表明，反式白藜芦醇在人体和动物体内的吸收、代谢、消除速度均很迅速，导致其在体内的生物利用度低，由此也减弱了其在有机体内的生物和药理活性。但值得注意的是，在活体试验中个别代谢物的浓度要远高于原形药物的浓度，因此还需要进行更深入实验来研究是代谢物能够促进白藜芦醇的生物作用还是代谢物自身具有生物活性。另外，可通过药代动力学研究和化合物的结构修饰研究来改善白藜芦醇的生物利用度，从而开发更优秀的以白藜芦醇为母体的先导化合物。

第四节　白藜芦醇的药效学研究

白藜芦醇（resveratrol）最初被认为是植物在遇到真菌感染、紫外线照射等不利条件时产生的植物防御素，对植物本身具有保护作用。随着对白藜芦醇研究的深入，人们发现它具有广泛的药理作用，如抗肿瘤、抗心血管疾病、免疫调节、抗炎、抗衰老、抗菌、抗病毒及类雌激素样活性作用等。此外，它还能减轻多种因素造成的组织器官损伤，具有保护肝细胞的作用。本节主要叙述白藜芦醇的药理作用和分子作用机制，为白藜芦醇临床应用的科学性和合理性提供理论指导。

一、抗肿瘤作用

抗肿瘤作用是白藜芦醇最引人注目的药理作用，表现为对肿瘤的起始、促进和发展 3 个阶段均有不同程度的抑制作用。研究发现，白藜芦醇可以通过多种机制对人类肝癌、乳腺癌、胃癌、肺癌、直肠癌、前列腺癌、白血病等多种肿瘤细胞产生不同程度的拮抗作用，其抗肿瘤作用的机制主要表现为以下五个方面。

（一）抑制肿瘤细胞增殖

白藜芦醇对小鼠肥大细胞瘤 P815 细胞株和人髓性白血病 K562 细胞株的 DNA 合成都有很强的抑制能力，其可能的机制是白藜芦醇通过清除小蛋白 RNA 还原酶的酪氨酰基来抑制 RNA 还原酶的活性，从而降低了肿瘤细胞的 DNA 合成。白藜芦醇还能通过抑制 DNA 聚合酶降低 DNA 的合成能力，从而达到抑制肿瘤细胞增殖的作用。研究还发现白藜芦醇能阻止肿瘤细胞进入有丝分裂期，使肿瘤细胞停滞于 S 期和 G2/M 期，因而认为白藜芦醇可能是通过干扰细胞周期来抑制细胞增殖。进一步研究发现，白藜芦醇能以剂量和时间依赖的方式诱导细胞周期素依赖的蛋白激酶抑制蛋白 p21 的产生，并能减少细胞周期素（Cyclin）D1、D2、E 和细胞周期素依赖的蛋白激酶（CDK）2、4、6 的蛋白表达，进而造成人表皮癌 A431 细胞的 G1 期停顿，使细胞不能完成从 G1 期至 S 期的转化，最终导致细

胞凋亡。

白藜芦醇还可通过抑制生长调节因子及其相应受体的表达来抑制细胞增殖。Serrero 研究表明，白藜芦醇抑制雌二醇介导的 ER- 阳性乳腺癌 MCF-7 细胞生长，是由于白藜芦醇剂量依赖性地拮抗 MCF-7 细胞生长刺激效应，此种效应是由 MCF-7 细胞中的雌二醇报告基因和孕酮受体基因表达所致。

（二）促进肿瘤细胞凋亡

细胞凋亡是细胞自身调节的主动性死亡过程，它不引起炎症反应，机体不会因此发生不良反应，是肿瘤治疗研究的一个重要领域。白藜芦醇以诱导肿瘤细胞凋亡的方式抗肿瘤无疑显示了其在肿瘤治疗中的潜在应用价值。

1998 年 Clement 等首先报道了白藜芦醇能通过 CD95-CD95L 途径（即 Fas-FasL 途径，Fas 与 FasL 及相关调控因子组成 Fas 系统，在传递细胞凋亡信号、发挥免疫监控中起重要作用）诱导 HL-60 细胞株和人乳腺癌细胞株 T47D 发生凋亡，而对正常人外周血淋巴细胞则无此作用。此后通过对人髓细胞性白血病细胞株 THP-1 的研究，认为白藜芦醇引起的凋亡与 Fas 途径无关。而在另一项以人急性淋巴细胞性白血病细胞株为对象的研究中，则发现其可能通过诱导线粒体膜电位的渐进性丢失（即去极化），增加半胱氨酸天冬氨酸蛋白酶（caspase）-9 的活性而诱导细胞凋亡，与 caspase-8 无关，与 Fas-FasL 途径亦无关。但 Delmas 等则指出，白藜芦醇不影响 Fas 和 FasL 的表达，但可引起 Fas 受体在细胞膜上重新分布，改变了相关死亡功能域和 caspase-8 分布，进而触发凋亡过程，且这种作用不受 Fas 或 FasL 拮抗剂的抑制。唐旭东等报道白藜芦醇诱导鼻咽癌细胞 CNE-2Z 凋亡过程中伴有 caspase-3 的活化。用不同浓度的白藜芦醇处理 CNE-2Z 细胞，Western-blot 检测到 caspase-3 的酶原有所减少，半定量 RT-PCR 发现 caspase-3 的活性和 mRNA 水平均呈浓度依赖性的升高（$P<0.01$）。

近年来发现线粒体在白藜芦醇诱导的细胞凋亡过程中亦发挥重要作用。白藜芦醇能通过增加线粒体、促进线粒体细胞色素 C（Cytc）释放、改变线粒体通透性，引发线粒体膜的去极化和活化 caspase-9 等多种途径导致肿瘤细胞凋亡，还能通过线粒体途径诱导 CEM-CTH$_2$ 细胞凋亡。此外，白藜芦醇还可通过 p53 依赖、NF-κB 等其他途径诱导细胞凋亡。

（三）抗氧化、抗自由基作用

氧化应激反应和自由基损伤被公认为是引起细胞 DNA 损伤进而导致细胞恶变的重要机制之一。最近研究表明白藜芦醇能剂量依赖地减轻由铬离子和 H_2O_2 引起的 DNA 氧化损伤，并指出这一保护作用与其直接清除羟自由基的能力有关。

朱振勤等以离体 HeLa 细胞为材料，利用细胞培养法研究了白藜芦醇抗肿瘤活性的效果，以及产生这种效果的途径，旨在从生物学角度进一步揭示白藜芦醇活性的机制。噻唑蓝法及流式细胞仪分析结果表明，白藜芦醇能强烈抑制 HeLa 细胞增殖并阻断 HeLa 细胞由 S 期向 G2 期转变。HeLa 细胞内源性活性氧（ROS）及 HeLa 细胞内部氧化还原态的实验结果表明，白藜芦醇对细胞自分泌的总 ROS 有一定的抑制作用；同时白藜芦醇能够明显提高 HeLa 细胞内源 SOD 的活性以及还原型谷胱甘肽（GSH）的水平，可使过氧化氢酶（CAT）的活性显著下降，提示白藜芦醇能显著改变细胞内部的氧化还原态。

（四）诱导解毒酶

解毒酶包括谷胱甘肽-S转移酶、醌氧化还原酶和鸟嘧啶-双磷酸葡萄糖醛酸基转移酶等。白藜芦醇能诱导解毒酶，把致癌性的异生素共轭成无活性的化合物，从而通过新陈代谢将其排除。Kensler等研究表明，白藜芦醇能诱导鼠肝癌细胞中的醌氧化还原酶（药物代谢酶）将致癌物BaP转化为一种醌而解毒。

（五）其他

白藜芦醇控制肿瘤的作用本质上是抗异生素的致癌活性。异生素是指非生物性来源的化学物质，如工业污染物、杀虫剂等易致癌物质。白藜芦醇能通过抑制二噁英受体（AhR）介导的CYP基因反式激活及自由基的产生来控制肿瘤始发突变。Potter等发现，白藜芦醇在细胞色素P450酶CYP1B1的作用下转化为一种羟基化产物，此产物已被证明是一种抗白血病因子，提示肿瘤内的CYP1B1能通过催化白藜芦醇生成羟基化产物而抑制肿瘤生长，而CYP1B1则发挥肿瘤抑制酶的作用。Revel等的研究表明，白藜芦醇实际上也是AhR的竞争物，能在体外和体内的很多器官里有效阻断CYP1A1的表达。这些研究发现对白藜芦醇在癌症防治方面的应用提供了新思路。

此外，白藜芦醇和某些抗癌药物联合应用对恶性肿瘤的治疗也有积极意义。白藜芦醇、姜黄素联合使用可增强SMMC-7721细胞凋亡，白藜芦醇、姜黄素单独给药组及联合用药组肿瘤细胞凋亡率分别为（17.39±1.41）%，（14.96±2.23）%，（25.36±2.68）%；且联合用药组能提高SMMC-7721细胞caspase-3，caspase-8及caspase-9活性，促使PARP蛋白剪辑。白藜芦醇与姜黄素合用可显著增强对SMMC-7721细胞增殖的抑制，提示白藜芦醇联合姜黄素具有一定协同或增强抗肝癌作用，其可能与caspase-8，caspase-9/caspase-3/PARP信号通路介导细胞凋亡相关。林国伟研究表明，白藜芦醇单独作用或与顺铂联合使用，多药耐药相关蛋白MRP、蛋白P糖蛋白、mTOR mRNA及蛋白的表达量均降低，而LC3的mRNA及蛋白的表达量增高。白藜芦醇与顺铂联合用药对LC3、mTOR、多药耐药相关蛋白、蛋白P糖蛋白的mRNA和蛋白表达的影响均高于单独用药组，各组间的差异具有统计学意义（$P<0.05$）。白藜芦醇和顺铂联合作用可增强对前列腺癌PC-3细胞增殖的抑制作用，并与二者的用药方式有关，其相关作用机制与白藜芦醇通过增强细胞自噬、影响细胞周期分布、诱导细胞凋亡及调节耐药相关蛋白有关。

二、心血管保护作用

大量研究表明，白藜芦醇具有很强的心血管保护作用，主要通过清除自由基、抗氧化、调节脂质代谢、抑制血小板聚集等机制发挥疗效。

（一）调节血管作用

1. 舒张血管 白藜芦醇对血管有广泛的舒张效应。研究证实白藜芦醇能够抑制内皮完整的离体大鼠动脉对去甲肾上腺素的收缩反应性。30μmol/L的白藜芦醇可舒张由去氧肾上腺素引起的动脉收缩，以上效应可被一氧化氮（NO）合酶抑制剂N-G-硝基-L-精氨酸所阻断。另外，高浓度（60μmol/L）白藜芦醇可使内皮剥脱的动脉环舒张，且N-G-硝基-L-精氨酸不能阻断该效应，显示白藜芦醇舒张血管的效应与NO密切相关，其对阻力动脉的舒张作用强于传导动脉。白藜芦醇对肠系膜（阻力）动脉的舒张效应强于子宫（传导）动脉，提示舒血管效应不是通过前列腺素系统进行，而是NO起主要作用。进一步研究表明，白藜芦醇对内皮功能完整的动物，主要经 NO 起作用，而内皮功能受损的动物则不是由该途径发挥作用。不论内皮功能完整，其舒血管的效应基本一致。

2. 抑制血管平滑肌细胞增殖　平滑肌细胞增殖是斑块趋于成熟的一个重要环节。Poussier 等发现白藜芦醇可剂量依赖性的抑制血管平滑肌细胞的增殖并诱导其凋亡，进一步的实验研究发现这种抑制效应与细胞外信号调节激酶通路相关，另外白藜芦醇还可下调基质金属蛋白酶 –9（MMP-9）和细胞周期蛋白依赖激酶的表达，上调 p21/WAF1 的表达，从而阻断细胞 DNA 的合成。Chao 等证实，血管紧张素 Ⅱ 可诱导平滑肌细胞增生，使内皮素 –1（endothelin-1，ET-1）的表达以及细胞外信号调节激酶（extracellular signal-regulated kinase，ERK）磷酸化水平显著提高，白藜芦醇可抑制该作用。

（二）抗动脉粥样硬化（AS）作用

脂质代谢紊乱、血小板聚集、血管内皮损伤及平滑肌细胞增殖等都可促使动脉粥样硬化的形成及进展，冠状动脉粥样硬化性心脏病主要由冠状动脉粥样硬化引起，研究表明，白藜芦醇能通过以下几种机制发挥抗动脉粥样硬化，从而防治冠状动脉粥样硬化性心脏病。

1. 降低脂质水平及抗脂质过氧化　脂代谢紊乱是动脉粥样硬化的危险因子，脂蛋白的氧化是动脉粥样硬化的起始步骤。朱立贤等用白藜芦醇处理经高脂饮食喂养的大鼠，发现其能明显降低大鼠体内胆固醇、三酰甘油、低密度脂蛋白（low density lipoprotein，LDL）和一氧化氮浓度，使动脉硬化指数降低。降低氧化低密度脂蛋白（oxidized LDL，ox-LDL）的产生是防止 AS 发生发展的一个重要措施，白藜芦醇可以减少 ox-LDL 引起的细胞毒性作用，能有效清除羟基、超氧化物等基团，因此对细胞膜脂质过氧化和活性氧导致的 DNA 损伤起保护作用。

2. 抗血栓形成作用　在动脉粥样硬化发生的早期，局部有血小板黏附，同时有纤维蛋白及其降解产物存在，提示血栓与 AS 之间有密切关系。有研究证实白藜芦醇可以通过抑制凝血酶激活的人血小板 Ca^{2+} 通道及钙内流来抑制血小板的聚集，也可通过抑制过氧化亚硝酸盐对血小板表面蛋白疏基的损伤来控制血小板的聚集和释放。另有研究表明白藜芦醇还能通过抑制过氧化物酶介导的时间和浓度依赖的可逆的环氧合酶 –1（cycloxygenase-1，COX-1）的活性，减少由 COX-1 介导的血栓素的合成，从而起到抑制血栓形成的作用。Chen 等研究表明，白藜芦醇能够通过降低内皮细胞中一氧化氮合酶（NOS）的活性抑制 ox-LDL 诱导的血小板聚集。

此外，血小板激活因子（platelet-activating factor，PAF）也参与斑块的形成，在引起血小板聚集的同时伴随血栓素 A_2（thromboxane A_2，TXA$_2$）的释放。PAF 可促进单核细胞的聚集，白藜芦醇可抑制血小板激活因子引起的血小板聚集及其促炎症反应。研究发现低浓度（$2\sim5\mu mol/L$）的白藜芦醇可明显抑制由胶原诱导所引起的血栓素 A_2 的形成、磷酸肌醇的降解及蛋白激酶 C 的激活，并显著提高 NO/cGMP 的水平，证实这种抗血栓形成的效应与抑制 p38MAPK 通路相关。

3. 调节细胞信号通路的功效　大量研究已经证实白藜芦醇具有良好的心血管保护作用，其作用机制可通过抑制 NF-κB 信号转导途径的激活而抑制有害生物活性物质的合成与释放，也可通过抑制丝裂原激活蛋白激酶（mitogen-activated protein kinase，MAPK）信号转导通路来抑制细胞增殖。Das 等认为白藜芦醇心血管保护作用与 iNOS-VEGF-KDReNOS 的适宜上调有关。而 John 等研究发现白藜芦醇可以抑制单核细胞 THP-1 中单核细胞趋化蛋白 -1 受体（CCR2）的结合活性及其蛋白与基因的表达，但基因表达的抑制与 NO、MAPK、磷酸肌醇 3 激酶（phosphoinositide 3-kinase，PI3K）均无关，而与雌激素受体相关。因此，对 CCR2 的调节也可能是白藜芦醇具有抗动脉粥样硬化作用的潜在机制之一。而对于不同的细胞类型，白藜芦醇既能激活又能抑制 MAPK 途径。有研究报道白藜芦醇可提高内皮细胞中 ERK1/2 的磷酸化水平，且这种效应有部分是依赖于雌激素受体（estrogen receptor，ER）的作用，显示白藜芦醇抗 AS 作用可能与 ER 信号激活有关。此外，白藜芦醇还可明显抑制 PI3K 的活性，并呈浓度依赖性的阻断 ROS 的产生，从而抑制血小板的聚集。

合理的联合用药对于增加动脉粥样硬化治疗疗效、减少不良反应有着很大的积极作用。他汀类调血脂药和阿司匹林、氯吡格雷等抗血小板药物均具有抗 AS 作用，两者合用既有降脂，又有改善内皮功能和抗血栓作用，还有减缓动脉硬化、稳定缩减斑块的作用，是目前临床治疗动脉粥样硬化的主要策略。

他汀类药物能竞争性抑制体内胆固醇合成过程中限速酶羟甲基戊二酰辅酶 A（HMG-CoA）还原酶的活性，使细胞内游离胆固醇减少，通过反馈调节作用，上调细胞表面低密度脂蛋白（LDL）受体的数目，加速分解代谢血浆中的 LDL，继而调节机体血脂水平。抗血小板药物可通过不同的途径或针对不同的靶点降低血小板的黏附和聚集功能，从而减少血栓发生，有助于预防动脉粥样硬化。结合白藜芦醇抗动脉粥样硬化分子机制，可以推测其在药物联合应用治疗 AS 中也将发挥积极作用。

三、抗炎作用

炎症是在致炎因子作用下，由炎症细胞及其释放的炎症介质参与引起的一系列病理生理过程。在炎症反应中，致炎因子引起毛细血管扩张，通透性增加，中性粒细胞趋化、游走至炎症反应灶，释放炎症介质参与炎症反应。

白藜芦醇通过抑制 NF-κB 表现出抗炎活性。核因子 NF-κB 能激活许多炎症因子，包括 TNF-α、IL-6 和 COX-2 等。在脂肪细胞的研究中证实，白藜芦醇能抑制 I-κB 的降解和 NF-κB 核转位，阻断 NF-κB 信号转导通路，从而减少 TNF-α、IL-6、COX-2 等炎性因子的表达。另有报道，白藜芦醇能够显著抑制脂多糖诱导的巨噬细胞生成 NO，降低胞浆内 iNOS mRNA 和蛋白表达水平，从而表现出抗炎活性。白藜芦醇可以抑制 MAPK（P38 和 ERK1/2）炎症通路。在神经小胶质细胞的研究中表明，白藜芦醇能够抑制脂多糖诱导的 p38 MAPK 的磷酸化，从而抑制神经毒性介质 NO、TNF-α 的产生，最终遏制了炎症级联反应的发生。另发现白藜芦醇通过降低 ERK 活性，从而抑制亚油酸刺激的人脂肪细胞 IL-6、IL-8 的基因表达。在牛磺胆酸钠逆行胰胆管注射诱发重症急性胰腺炎大鼠模型上发现，白藜芦醇（30mg/kg）能减轻重症急性胰腺炎大鼠胰腺的病理损伤，抑制核因子 κB 的激活，降低血浆的 TNF-α 和 IL-8 水平。白藜芦醇抗炎主要机制可能是通过减少细胞因子生成量，从而抑制炎症的发生或减轻炎症程度、缩短炎症持续时间。

Tao 等研究表明白藜芦醇在非细胞毒性的浓度下可抑制吞噬细胞对一些趋化因子的趋化反应以及钙离子释放。微摩尔浓度的白藜芦醇能够显著抑制吞噬细胞对甲酰化肽受体 FPR 配体的反应，降低超氧化物阴离子的产生，并抑制 FPR 激动剂引起的 ERK1/2 磷酸化和 NF-κB 的激活。这些结果显示对趋化因子受体功能的影响可能是白藜芦醇抗炎作用的机制之一。因此，对于趋化因子受体激活介导的一些免疫性疾病，白藜芦醇具有潜在的治疗效果。Shakibaei 等用白藜芦醇处理体外培养的人软骨原代细胞，发现其可降低 IL-1β 引起的软骨特异性 Ⅱ 型胶原和信号转导受体 beta1-integrin 的表达抑制作用，且呈时间依赖性。白藜芦醇可以抑制促炎症细胞因 IL-1β 刺激引起的人软骨细胞 VEGF、MMP-3、MMP-9 以及 COX-2 的表达。这些基因都受到 NF-κB 调控，进一步研究白藜芦醇对 NF-κB 信号通路的影响，发现其能抑制蛋白酶体的活性，阻碍了 IκBα（NF-κB 抑制剂）的降解，从而抑制 p65 的磷酸化和进核，但不影响 IκBα 的磷酸化和泛素化。NF-κB 介导的 caspase-3 激活和 PARP 的剪切也同样被抑制。

白藜芦醇对正常淋巴细胞无毒性，仅抑制其细胞增殖，而对白血病细胞等不正常淋巴细胞具有显著的促凋亡效果。

四、抗菌、抗病毒作用

（一）抗细菌作用

苏军华等观察白藜芦醇对肠球菌的体外抑制作用，经过 0.256g/ml 白藜芦醇作用后，通过电镜观察和透射电镜超薄切片观察肠球菌，显示细胞大小不一致，形态变得不规则，细胞壁出现皱褶，部分菌体细胞拉长或发生破裂，菌体细胞结构明显被破坏，细胞间界限模糊，细胞器结构模糊，细胞质内含物大多消失，出现大量空泡，证实了白藜芦醇对肠球菌的破坏作用。初步推断白藜芦醇对肠球菌的抑菌作用是通过干扰细胞壁的合成，破坏菌体的细胞结构，使菌体扭曲变形，致使细胞破裂，释放胞内成分，直至成为空壳或分解。

白藜芦醇能够抑制细菌的迁移和致病因子的表达。Wang 等研究发现，白藜芦醇通过 RsbA（proteus mirabilis，PMI 的一种负调节蛋白）介导的途径抑制致病因子表达，抑制 PMI 群集、分化和细胞入侵能力。另外，白藜芦醇能削弱奇异变形杆菌侵袭人类膀胱上皮的能力。提示白藜芦醇具有作为抗微生物剂治疗奇异变形杆菌感染的潜能。

弧菌属霍乱肠菌生物被膜的形成能提高其对抗菌剂的耐受能力，并处于易侵染状态。Nimmy 等研究发现，白藜芦醇通过阻碍生物膜的形成来抑制弧菌属霍乱肠菌，使得细菌的耐药性降低，同时阻碍细菌毒性因子的作用，进而发挥抑菌作用。

（二）抗真菌作用

长期以来，皮肤癣菌感染导致的浅部真菌病是人类最常见的疾病之一，特别是在气候炎热的热带地区，严重影响患者的生活质量。Chan 根据临床实验室标准化委员会（CLSI）的产孢丝状真菌抗真菌药物敏感试验方案（M38-A），测定白藜芦醇对浅部感染真菌 - 皮肤癣菌中的须毛癣菌（*Trichophyton mentagrophytes*，T.m）、断发毛癣菌（*Trichophyton tonsurans*，T.t）、红色毛癣菌（*Tirchophyton rubrum*，T.r）、絮状表皮癣菌（*Epidermophyton floccosum*，E.f）、石膏样小孢子菌（*Microsporum gypseum*，M.g）的最低抑菌浓度，其菌株的来源分别为标准株（T.m：ATCC18748，T.t：ATCC28942，T.r：ATCC18762，E.f：ATCC52066，M.g：ATCC14683）以及各自的临床分离株 1 株。结果表明，白藜芦醇对上述五种常见的皮肤癣菌均有明显的抑制作用，抑制浓度的范围为 0.025~0.050mg/ml。白藜芦醇干扰皮肤癣菌是通过干扰细胞壁的合成，再经破损的细胞壁进入细胞内部，在破坏细胞壁的同时亦可损伤细胞膜，通过与麦角甾醇结合或干扰麦角甾醇的合成，导致细胞内的重要物质外漏，破坏细胞膜结构的完整性以及膜内的正常代谢；透过细胞膜进入菌体后，通过干扰核酸、蛋白质等阻碍细胞器的合成，影响线粒体和核膜，出现细胞器的完全破坏以及细胞膜的溶解，进而影响菌体生长代谢，实现抑菌的作用。

（三）抗病毒作用

目前已经验证能够被白藜芦醇抑制的病毒包括人类免疫缺陷病毒（HIV）、卡波济肉瘤相关疱疹病毒（KSHV）、呼吸道合胞体病毒（RSV）、人类巨细胞病毒和甲型流感病毒等。另外，白藜芦醇对萨科奇病毒、Ⅰ和Ⅱ型疱疹病毒、人类T淋巴细胞病毒-1、乙肝炎病毒、SARS冠状病毒和巨细胞病毒等都有良好的抑制作用，但作用机制尚不明确。

体外实验显示，白藜芦醇可以抑制HIV反转录酶，阻止HIV病毒复制，增强抗病毒药物的敏感性。若将白藜芦醇与其他抗病毒药物联合使用可更有效地抑制病毒复制，减少甚至消灭潜伏的病毒。通过研究白藜芦醇对模型小鼠的脾、胸腺及外周血T淋巴细胞亚群等变化的体内实验，发现白藜芦醇也具有一定的体内抗小鼠艾滋病毒的作用。Wang等发现白藜芦醇的代谢产物白藜芦醇葡萄糖苷具有增加核苷类似物Didanosine抗HIV活性的作用。

王玉涛等研究表明，白藜芦醇在细胞中有一定的抗肠道病毒的活性，在25µg/ml浓度下，对EV71、COXB3、COXA10的病变抑制率均达到96%以上，具有一定的广谱性，尤其是在目前缺乏抗肠道病毒药物的条件下，白藜芦醇可作为候选药物用于抗肠道病毒旳研究。Evers等研究发现白藜芦醇具有抑制人类巨细胞病毒DNA的复制和封闭病毒诱导的细胞信号的作用，因而假设白藜芦醇的第一作用靶点可能是封闭表皮生长因子感受器的激活及其下游的受动器。

此外，白藜芦醇与主要用于免疫缺陷病毒（HIV）感染治疗的齐多夫定联用有一定协同作用，对免疫抑制型动物T细胞亚群、免疫器官质量指数、免疫器官损害后的重建均有较好的调节，可以对免疫抑制动物模型进行有效免疫重建。

五、其他功效

白藜芦醇还具有雌激素样活性、抗衰老、减轻多种因素造成的组织器官损伤及保护肝细胞等多种药理作用。在白藜芦醇对雌激素依赖的人乳腺癌细胞株及人卵巢癌的作用研究中发现，其既可作为雌激素拮抗剂，同时也具有内在拟雌激素活性，抑制人乳腺癌的生长。白藜芦醇能抑制MCF-7细胞中17β-雌二醇诱导的肿瘤生长和孕激素受体的表达，并能调节多种自分泌生长调节因子和（或）它们的受体（如转化生长因子α和转化生长因子β，胰岛素样生长因子Ⅰ受体等）在乳腺癌细胞中的表达。研究发现白藜芦醇通过激活长寿基因SIRT1而发挥抗衰老作用。

综上所述，天然产物白藜芦醇在疾病防治中有着广阔的应用前景，有望成为一种可防治多种疾病的新型药物。

第五节　白藜芦醇的安全性

在过去的十年中，白藜芦醇已经得到了国内外学者的广泛的关注。现代药理研究表明，白藜芦醇具有抗衰老、抗癌、抗炎、抗氧化等多种功效，在心血管疾病、肿瘤疾病、消化道疾病和糖尿病等多种疾病治疗中发挥着预防制剂的作用。在研究白藜芦醇的生物活性、药物治疗效果和机制研究、药代动力学的同时，白藜芦醇的用药安全性也备受关注。药物安全性评价包括非临床药物安全性评价和临床用药的安全性评价，非临床药物安全性评价指通过实验室研究和动物对治疗药物的安全性进行评估，是新药进入临床试验和批准前的必要程序和重要步骤；临床用药的安全性评价则是在新药进入临床实验后获取的临床使用的安全评价数据，从而综合评价药物的安全性。本节将从非临床药物安全性评价和临床用药的安全性评价两个方面综述近年来关于白藜芦醇的安全性研究进展。

一、非临床药物安全性评价

（一）白藜芦醇的急性毒性实验研究

1. 最大耐受量实验 侯震等利用小鼠口服灌胃给药，测定了白藜芦醇的急性经口实验的最大耐受量。实验结果显示，雌雄各半的昆明种小鼠灌胃给予 15g/kg 剂量的白藜芦醇后未见明显中毒症状，观察 14 天无死亡。说明白藜芦醇对小鼠的急性经口毒性试验最大耐受剂量大于 15g/kg，属于无毒级。

Zeng JG 等进行的小鼠口服毒性实验也显示反式白藜芦醇没有急性毒性，且在人体测试剂量范围内对人体无毒害作用，是可供人类食用的安全产品。同时 I 期临床研究发现白藜芦醇日口服用量小于等于 5g 安全。

2. 亚急性毒性实验评价 Sangeetha MK 等研究了白藜芦醇及含有白藜芦醇的保健品 longevinex 的亚急性毒性实验。结果显示，SD 大鼠在给予白藜芦醇和含有白藜芦醇的保健品 28 天中，各组小鼠在食物和水的摄入方面没有显著性差异。每天进行两次行为学观察，给药组的 SD 大鼠在神经抽搐、行为失调、眼球突出、流泪、口腔分泌物、鼻腔分泌物、行动摇晃程度、毛发的粗糙、亮度、竖毛以及是否多尿等方面与空白对照组均没有显著性差异。给药 14 天进行生化指标血清谷草转氨酶（AST）、血清谷丙转氨酶（ALT）、γ- 谷氨酰转移酶（GGT）、酰基载体蛋白（ACP）、碱性磷酸酶（ALP）和乳酸脱氢酶（LDH）的检测，给药 28 天进行血红蛋白、中性粒细胞、淋巴细胞、嗜酸性细胞和单核细胞的检测，结果给药组与空白组未见显著性差异。通过各试验组动物器官称重和组织切片观察，各试验组动物器官组织切片未见显著性差异，说明在该给药剂量下白藜芦醇的使用是安全的。

3. 大鼠急性肾毒性实验研究 James A.Crowell 等研究选用 SD 大鼠进行白藜芦醇毒性实验。结果显示，SD 大鼠大剂量 1000 和 3000mg/kg 体重给药组的体重与空白组比较显著降低，且 3000mg/kg 体重给药组动物的食物摄入量也大幅度减少。此外 0（空白组），300，1000 三个剂量组未见其他毒性表现。在 3000mg/kg 剂量组，出现两只雄性大鼠死亡（10 天、24 天）和一只大鼠濒临死亡（24 天）。解剖后发现大鼠肾小管扩张，发生乳头状坏死，且伴有急性盆腔炎症，增加了肾病发生率。这个剂量组中有七只雄性和十只雌性出现脱水、竖毛，有五只雄性大鼠出现红色的物质尿液。3000mg/kg 体重给药组随着给药天数的增加，临床毒性症状相应增加。血尿素氮，肌酐，碱性磷酸酶，谷丙转氨酶，总胆红素和白蛋白增加；血红蛋白，红细胞压积，红细胞数减少；白细胞数增加。同时增加肾脏重量和临床上显著的肾脏病变，包括增加肾脏的发病率。

将大鼠的 3000mg/kg 体重折算成 60kg 成人的每天服药剂量为 28.8g，远大于 I 期临床研究白藜芦醇日口服用量小于等于 5g 的安全用量。

（二）白藜芦醇的长期毒性实验研究

1. 在大鼠体内进行亚慢性毒性实验研究　Johnson WD 等研究结果显示，CD 大鼠每日灌胃给药，持续 91 天，各剂量组无一例死亡，无眼科毒性。白藜芦醇在剂量为 400 和 1000mg/（kg·d）两组动物的体重增加与空白组的 158g 增加相比较，总体重分别平均增加 140g 和 132g，具有显著性的体重差异。CD 大鼠在给予 1000mg/（kg·d）白藜芦醇的剂量时，胆红素水平显著增加。病理研究结果显示，白藜芦醇的长期毒性实验未见生物学毒性的显著证据。进一步的研究发现 CD 大鼠给予高剂量的白藜芦醇可以降低心肌病的发病率。

2. 犬体内心血管安全性用药研究　五月龄的雌雄纯种比格犬，连续 91 天每日灌胃给予白藜芦醇 200，600 或 1200mg/（kg·d），未见死亡和性别毒性的临床表现。通过统计学分析，高剂量组的动物体重出现了明显的下降，雄性动物出现在给药后的第五周，雌性动物出现在给药后的第六周。研究结束雄性犬和雌性犬的平均体重分别低于空白组平均体重的 15% 和 17%。眼科检查、病理学测量和心电图评价没有提供任何白藜芦醇毒性的实验证据。尸检大体病理学和组织病理学评价研究也没有提供证据表明白藜芦醇毒性；但在膀胱和肾脏中表现出了有限的炎性浸润变化（表 3-8）。

综上所述，大鼠和犬的亚慢性毒性实验结果显示，仅高剂量组实验动物的体重有变化。此外，高剂量组实验大鼠的总胆红素的含量也略有增加。其他方面未检测到白藜芦醇的毒性表现。

（三）白藜芦醇的遗传毒性实验研究

侯震等学者利用 Ames 实验、微核试验和精子畸形实验组合，观测到白藜芦醇的遗传毒性。Ames 实验选取鼠伤寒沙门菌组氨基酸缺陷型 TA97、TA98、TA100 和 TA02 四株菌株进行实验，通过观察白藜芦醇能否纠正和补偿测试菌株的突变改变，在基因水平上反映遗传物质受损情况，从而评价化合物的遗传毒性，实验结果显示白藜芦醇的各剂量组回变菌落数均未超过自发回变菌落数的 2 倍，且无量效关系，说明白藜芦醇诱变实验反应阴性。微核试验主要检测 DNA 断裂和非整倍体诱变，通过小鼠骨髓嗜多染红细胞微核试验，白藜芦醇各剂量组与阴性对照组比较无显著性差异。小鼠精子畸形实验通过观察精子形态、检测白藜芦醇对精子生成、发育有关的基因及蛋白质产物的影响。白藜芦醇各给药剂量组与对照组比较，精子畸变率无显著性差异。三项实验从体内、体外全面地反映白藜芦醇对原核细胞和真核细胞、体细胞和生殖细胞的遗传毒性。实验结果显示白藜芦醇未显示遗传毒性。

方海秦等利用胚胎干细胞（embryonic stem cell，ESC）生物模型评价了白藜芦醇的胚胎发育毒性。胚胎干细胞具有向心肌细胞分化的能力，利用其建立体外分化发育毒性评价模型，用于评价白藜芦醇的胚胎发育毒性。研究结果显示，5-FU 为强胚胎发育毒性，青霉素（penicillin，PN）为无胚胎发育毒性，而结果利用建立的 EST 模型对 5-FU 和 PN 的发育毒性进行评价，结果为白藜芦醇对小鼠胚胎成纤维细胞（3T3）活力的半数抑制浓度 IC_{50} 为 27.93μg/ml，对 D3 细胞活力的半数抑制浓度 IC_{50} 为 28.02μg/ml，对 D3 细胞的半数分化抑制浓度 ID_{50} 为 158.97μg/ml，经 EST 模型的判断公式计算得出白藜芦醇为无发育毒性化合物。

二、临床药物安全性评价

根据世界卫生组织（WHO）报道，目前全世界人 60 岁以上的人口比 1980 年已翻了一番，预计到 2050 年将达到 20 亿。代谢紊乱、癌症、心血管和神经退行性疾病在老年人群中发病率增加，导致生活质量下降。白藜芦醇不仅能增加热量代谢，限制热量吸收，延长寿命；同时具有抗癌、治疗心血管疾病、抗氧化、抗炎和抗缺血－再灌注，以及治疗神经退行性疾病和代谢性疾病等功效。2009 年之前，关于白藜芦醇的研究多集中在生物利用度、代谢和毒性等方面。近几年发表了一些关于白藜芦醇的临床研究报告，而且重点集中在白藜芦醇的生物有效性和临床毒性方面。本节就近几年白藜芦醇的临床不良反应方面进行综述。

近几年发表的关于白藜芦醇的不良反应的研究情况都汇总在表 3-8 所示。结果显示，尽管有一项研究出现了不良反应，但其出现比例与空白对照组一致，经过分析确认其出现不良反应与服用白藜芦醇无关。研究中首次出现大剂量 0.5g 或者 1g 的给药，由于只持续服药 8 天未见不良反应，而给药 1g 服用 1 个月的研究中出现了一些不良反应。在 7 项关于白藜芦醇的临床研究报道中，给药剂量不低于 0.5g 的研究共涉及受试者 136 例，其中出现腹泻 25 例，腹痛 8 例，恶心 7 例，胃肠胀气 5 例。除了消化系统的不良反应外，仅有一项关于服用 1g 白藜芦醇会诱发胆红素的升高报道。此外，根据全球的研究报道，白藜芦醇的耐受性良好，且即使发生了不良反应，这些现象也会自发得到缓解，无后遗症。目前大剂量服用白藜芦醇的研究也仅限于一个月的周期，需要进一步的研究来评估长期服用白藜芦醇的安全性。

表 3-8　白藜芦醇的不良反应研究汇总

药物来源	服药个体	周期	剂量	可能出现的不良反应
植物来源白藜芦醇	8	14 天	0.073，0.114，3.886 和 15.54mg	无不良反应
葡萄提取物中的白藜芦醇	25	1 年	8mg（6 个月）+16mg（6 个月）	无不良反应
白藜芦醇纯品	15	3 个月	75mg	白藜芦醇给药组和对照组同样比例的不良反应报道，通过分析确定与服用白藜芦醇无关
虎杖中含有的白藜芦醇	20	3 个月	10 或 100mg	极少的不良反应报道，主要是一个实验个体之前就有肠易激综合征而退出实验
白藜芦醇	11	1 个月	150mg	无不良事件。心电图、临床化学，血液学，凝血分析无改变
白藜芦醇	24	4 天	200mg	出现轻微的不良反应，心电图和临床化学检测无变化
白藜芦醇	20	8 天	0.5 或 1g	无不良反应事件

续表

药物来源	服药个体	周期	剂量	可能出现的不良反应
白藜芦醇	40	1个月	1g	腹泻（4），心痛（3），增加食欲（2），情绪改变（2），月经改变（2），多梦（1），失眠（1），潮热（1），胃口不好（1），胀气（1），恶心（1），腹痛（1），尿气味重（1）
白藜芦醇	12	1个月	1.5g	所有不良反应进行了分级，胀气（1）*，反流（2）*，皮疹（1）
白藜芦醇	10	1个月	1, 1.5, 2g	无严重不良事件。轻度腹泻（1），潮热（2）（妇女），无生物安全性的变化
白藜芦醇	8	2 个 8 天周期	4g	轻度腹泻（6），短暂性头痛（1）。统计学意义显著，但无临床相关的钾和总胆红素的变化。血液学参数无变化
微生物转化的白藜芦醇	61	14 天	5g	出现轻度的不良反应，主要表现为胃肠道性质，包括腹泻（5）*，肛门瘙痒（1），恶心（1），其他不良事件为神经系统疾病（1）*，周围神经病变（1）、皮疹（1）、皮肤刺激（1）、血管疾病（1）、面红耳赤（1）。所有的不良反应治疗后均无后遗症
白藜芦醇	40	1个月	0.5, 1.0, 2.5, 5g	临床检测结合生化或血液学分析无严重不良反应，1，2.5 和 5g 剂量组引起的轻度至中度胃肠道症状包括腹泻腹泻（9），>5 例为 1 级，3 例为 2 级，1 例为 3 级），腹痛（7），恶心（5），胀气（3），排便不畅（1），痤疮，抽筋，乏力、瘙痒、胸痛、头晕、口干、目赤，尿色变化（1）。1 和 0.5g 剂量组能够提高总胆红素（1），皮肤变色（1）、膀胱炎（1）

注：该研究根据白藜芦醇的给药剂量进行排序，虚线以上为无不良反应的报道，*代表这些现象在空白组也出现

三、白藜芦醇临床制剂的安全性评价

随着白藜芦醇的抗氧化、清除体内自由基，抗炎、促进 NO 的产生、抗癌和降低心血管疾病的发病率等多种生物功效被报道，以及其生物利用度和安全性评价的深入研究，近年来也有一些关于白藜芦醇的制剂产品的临床应用的安全性评价报道。

（一）白藜芦醇外用软膏的安全性评价

1. **多次皮肤刺激实验** 取白兔 3 只，将 1.0g 白藜芦醇软膏涂抹在兔背右侧去毛区，左侧涂赋形剂作对照。结果显示，连续涂抹 7 天后，白藜芦醇软膏给药组及赋形剂组均未出现皮肤红斑及水肿反应，实验后进行的病理检查可见个别动物棘层细胞轻度增生，未见其他病理变化。

2. **多次眼刺激试验** 取白兔 4 只，将白藜芦醇软膏涂抹在白兔右眼结膜囊内，5 秒后用生理盐水洗净，以左眼为对照组，连续给药 7 天，观察白藜芦醇软膏对眼部的刺激反

应，实验结束后再观察 7 天。结果显示，实验期内白兔的眼睛角膜、虹膜及结膜未见红肿等反应，说明白藜芦醇软膏无明显的眼部刺激毒性。

3. 皮肤光毒实验　取白兔 4 只，脊柱两侧对称去毛四个区，按相同顺序给每只白兔四个去毛区分别编号为 1、2、3、4。各区均涂 0.1g 白藜芦醇软膏，选择性紫外线照射。连续 10 天观察皮肤反应。实验结果显示，涂抹白藜芦醇软膏未见皮肤出现改变，可见无皮肤光毒性。

4. 皮肤变态反应试验　选择豚鼠作为实验动物进行研究。实验结果显示，阳性对照组皮肤均出现红肿等现象，致敏率为 100%。而阴性对照组及白藜芦醇软膏实验组的动物皮肤无红肿出现，致敏率为 0%，证明白藜芦醇无致敏性。

5. 人体斑贴实验　实验结果显示，去除受试物后 24、48、72 小时均未见受试者皮肤出现红肿等现象。

综上所述，白藜芦醇软膏属于微毒类物质，对动物及人的皮肤无刺激性、光毒作用及致敏作用，对动物的眼睛无刺激作用。

(二) 白藜芦醇作为外用美白产品在人体脸部使用的安全性评价

招募仅面部老化的女性受试者，随机分为治疗组及对照组，分别涂抹白藜芦醇或基质，连续 12 周。实验结果显示，受试者涂抹 12 周白藜芦醇护肤品，无瘙痒、刺痛、脱屑、红斑、水肿、色素沉着及脱失等不良反应发生。试验期间，受试者的正常工作及生活未受影响。说明白藜芦醇作为护肤品未见毒副作用。

(三) 白藜芦醇制剂在临床上使用的安全性反馈

最初，人获取白藜芦醇的途径一般是通过摄入富含白藜芦醇的食物或饮料。由于环境和食物种类的差异，白藜芦醇的含量各不相同，且与其他常量营养素相比含量相对偏低，如在红酒中的含量仅为 7.2mg/L。随着白藜芦醇抗氧化、抗炎、抗肿瘤等多种功效的深入研究，其体内代谢和动物体内安全性等被评价后，高剂量的白藜芦醇制剂开始在临床上使用。主要采用胶囊剂、片剂两种剂型服用，低剂量则多服用葡萄酒。临床研究多数是研究健康的男性、女性人群服用白藜芦醇胶囊或片剂的生物利用度，测定血浆中血药浓度变化情况。除此之外，Brasnyo 等采用白藜芦醇给予糖尿病男性患者，每天给药两次，每次 5mg，连续服用 4 周，结果显示可以降低血糖，减少餐后胰岛素的耐受，提高 Akt 磷酸化。Ghanim 等选用健康男性连续服用白藜芦醇 6 周，观察氧化应激反应和炎症反应，发现白藜芦醇可以降低炎症和各种疾病发生的风险；同时又选用健康男性和女性分别服用高脂高糖饮食和高脂高糖食物结合白藜芦醇的饮食，观察白藜芦醇的作用，结果显示白藜芦醇能够增加 NRF-2 结合活性，餐后会增加 NQQ-1 和 GST-1 基因的 mRNA 表达，白藜芦醇能抑制餐后 CD14 和 IL-1β 的 mRNA 上升，同时降低血浆内毒素。Kennedy 等学者选用健康年轻男性和女性人群双盲法每天服用一次，连续三天研究白藜芦醇（250mg 和 500mg）胶囊对心血管系统的影响，结果显示白藜芦醇能够增加血流量和血红蛋白，该效应呈剂量依赖性。Patel 等按照每天 1g 的剂量给予前列腺癌和结肠癌患者白藜芦醇，发现在前列腺组织和结肠组织中均可检测到白藜芦醇代谢物。在上述临床应用中，白藜芦醇的人均日服用剂量最高不超过 1g，未见任何不良反应的报道。临床研究证明白藜芦醇日口服用量小于等于 5g 是安全的。

参 考 文 献

［1］侯震，胡向科.白藜芦醇对小鼠的急性经口毒性和遗传毒性实验研究.癌变·畸变·突变,2011,23：213－215.

［2］Zeng JG,HU YX,Zhang XQ.Toxicological Assessment of Trans－resveratrol.Chinese Herbal Medicines,2010,2：30－40.

［3］Boocock DJ,Faust GES,Patel KR,et al.Phase I dose escalation pharmacokinetic study in healthy volunteers of resveratrol,a potential cancer chemopreventive agent.Cancer Epidemiology,Biomarkers&Prevention,2007,16：1246－1252.

［4］M.K.Sangeetha,D.Eazhisai Vallabi,Veeresh Kumar Sali,et al.Sub－acute toxicity profile of a modified resveratrol supplement.Food and Chemical Toxicology,2013,59：492－500.

［5］James A.Crowell,Peter J.Korytko,Robert L.Morrissey,et al.Resveratrol－Associated Renal Toxicity.Food and Chemical Toxicology,2004,49：3319－3327.

［6］Johnson WD,Morrissey RL,Usborne AL,et al.Subchronic oral toxicity and cardiovascular safety pharmacology studies of resveratrol,a naturally occurring polyphenol with cancer preventive activity.Food and Chemical Toxicology,2011,49：3319－3327.

［7］方海琴,于洲,杨嵘,等.胚胎干细胞试验模型用于白藜芦醇胚胎发育毒性的评价.毒理学杂志,2013,27：89－94.

［8］Cottart CH,Antoine V N Beaudeux J L.Review of recent data on the metabolism,biological effects,and toxicity of resveratrol in humans.Mol.Nutr.Food Res,2014,58：7－21.

［9］Nguyen AV,Martinez M,Stamos M J,et al.Results of a phase I pilot clinical trial examining the effect of plant－derived resveratrol and grape powder on Wnt pathway target gene expression in colonic mucosa and colon cancer.Cancer Manag Res,2009,1：25－37.

［10］Tome－Carneiro J,Gonzalvez M,Larrosa M,et al.Consumption of a grape extract supplement containing resveratrol decreases oxidized LDL and ApoB in patients undergoing primary prevention of cardiovascular disease：a triple－blind,6－month follow－up,placebo controlled,randomized trial.Mol.Nutr Food Res,2012,56：810－821.

［11］Tome－Carneiro J,Gonzalvez M,Larrosa M,et al.One－year consumption of a grape nutraceutical containing resveratrol improves the inflammatory and fibrinolytic status of patients in primary prevention of cardiovascular disease.Am J Cardiol,2012,110：356－363.

［12］Yoshino J,Conte C,Fontana L,et al.Resveratrol supplementation does not improve metabolic function in nonobese womenwith normal glucose tolerance.Cell Metab,2012,16：658－664.

［13］Zhu W,Qin W,Zhang K,et al.Transresveratrol alters mammary promoter hypermethylation in women at increased risk for breast cancer.Nutr Cancer,2012,64：393－400.

［14］Timmers S,Konings E,Bilet L,et al.Calorie restriction－like effects of 30 days of resveratrol supplementation on energy metabolism and metabolic profile in obese humans.Cell Metab,2011,14：612－622.

［15］Nunes T,Almeida L,Rocha JF,et al.Pharmacokinetics of trans－resveratrol following repeated administration in healthy elderly and young subjects.J Clin Pharmacol,2009,49：1477－1482.

［16］Patel KR,Brown VA,Jones DJ,et al.Clinical pharmacology of resveratrol and its metabolites in colorectal cancer patients.Cancer Res,2010,70：7392－7399.

［17］Chow HH,Garland LL,Hsu CH,et al.Resveratrol modulates drug－and carcinogen－metabolizing enzymes in a healthy volunteer study.Cancer Prev Res（Phila）,2010,3：1168－1175.

［18］Poulsen MM,Vestergaard PF,Clasen BF,et al.High－dose resveratrol supplementation in obese men：an investigator－initiated,randomized,placebo－controlled clinical trial of substrate metabolism,insulin sensitivity,and body composition.Diabetes,2013,4：1186－1195.

［19］Crandall JP，Oram V，Trandafirescu G，et al.Pilot study of resveratrol in older adults with impaired glucose tolerance.J Gerontol A Biol Sci Med Sci，2012，67：1307-1312.

［20］la Porte C，Voduc N，Zhang G，et al.Steadystate pharmacokinetics and tolerability of trans-resveratrol 2000mg twice daily with food，quercetin and alcohol（ethanol）in healthy human subjects.Clin Pharmacokinet，2010，49：449-454.

［21］Howells LM，Berry DP，Elliott PJ，et al.Phase I randomized，double-blind pilot study of micronized resveratrol （SRT501）in patients with hepatic metastases-safety，pharmacokinetics，and pharmacodynamics.Cancer Prev. Res（Phila），2011，4：1419-1425.

［22］Brown VA，Patel KR，Viskaduraki M，et al.Repeat dose study of the cancer chemopreventive agent resveratrol in healthy volunteers：safety，pharmacokinetics and effect on the insulin-like growth factor axis.Cancer Res，2010，70：9003-9011.

［23］贾丽丽，李远宏，吴严，等．白藜芦醇外涂美白功效及安全性的临床观察．中国美容医学，2012，21：1340-1342.

［24］James M Smoliga，Joseph A Baur，Heather A.Hausenblas.Resveratrol and health-A comprehensive review of human clinical trials.Mol Nutr Food Res，2011，55：1129-1141.

［25］Brasnyo P，Molnar GA，Mohas M，et al.Resveratrol improves insulin sensitivity，reduces oxidative stress and activates the Akt pathway in type 2 diabetic patients.Br J Nutr，2011，1-7.

［26］ Ghanim H，Sia CL，Abuaysheh S，et al.An antiinflammatory and reactive oxygen species suppressive effects of an extract of polygonum cuspidatum containing resveratrol.J Clin Endocrinol Metab，2010，95：E1-E8.

［27］Ghanim H，Sia CL，Korzeniewski K，et al.A resveratrol and polyphenol preparation suppresses oxidative and inflammatory stress response to a high-fat，high-carbohydrate meal.J Clin Endocrinol Metab，2011，96：1409-1414.

［28］Kennedy DO，Wightman EL，Reay JL，et al.Effects of resveratrol on cerebral blood flow variables and cognitive performance in humans：a double-blind，placebocontrolled，crossover investigation.Am J Clin Nutr，2010，91：1590-1597.

［29］Patel KR，Brown VA，Jones DJ，et al.Clinical pharmacology of resveratrol and its metabolites in colorectal cancer patients.Cancer Res，2010，70：7392-7399.

第四章

新技术在白藜芦醇研发中的应用

第一节 基因组学技术与白藜芦醇

一、基因组学技术

基因组学（genomics）是指对生物体内所有基因进行基因组作图（包括物理图谱、遗传图谱、转录本图谱）、核苷酸序列分析、基因定位和基因功能分析的一门科学。根据研究目的的不同，基因组学分为以全基因组测序为目标的结构基因组学、对已知基因和基因组结构进行比较以了解基因功能表达机制及物种进化的比较基因组学和以基因功能鉴定为目标的功能基因组学。目前应用于基因组学研究的方法主要有 DNA 芯片技术、生物标记物、mRNA 差异显示技术等。从遗传因子到 DNA 双螺旋结构，从基因图和基因组全序列到功能基因组，基因组学的产生和发展是生命科学研究的必然选择，已成为生物技术发展、新药创制以及医疗、保健产业的重要环节，关系到人类生存与健康的各个方面。

（一）基因组学的研究内容

基因组学根据研究内容的不同，分为药物基因组学、疾病基因组学、毒理基因组学、环境基因组学和营养基因组学。

1. **药物基因组学** 药物基因组学利用基因组信息和研究方法，从整个基因组水平研究药物代谢和反应的遗传学本质，通过应用个体的遗传背景，预测该个体对特定药物吸收、分布、代谢、排泄和反应的特点，并根据不同人群及不同个体的遗传特点设计、开发和研制新的药物，从而真正达到"个体化"合理用药的目的。药物基因组学将药物和遗传结合起来，将基因组技术如基因测序、统计遗传学、基因表达分析等用于药物的研究开发及更合理的应用。基因检测等技术的发展已经给鉴定遗传变异对药物作用的影响提供了前提条件。用高效的测定手段如凝胶电泳技术，包括聚合酶链反应、等位基因特异的扩增技术、荧光染色高通量基因检测技术，来检测一些与药物作用的靶点或与控制药物作用、分布、排泄相关的基因变异。随着人类基因组多样性计划、DNA 阵列技术、高通量筛选系统及生物信息学的发展，为药物基因组学研究提供了多种手段和思路。

药物基因组学的研究对象主要集中在药物代谢和药物转运蛋白上。迄今为止，科学家发现人类的药物代谢酶谱系有 30 多个，并且多数遗传变异可导致被编码蛋白的功能改变。对于最易发生显著性个体差异的细胞色素 P450（CYP450）酶系来说，目前，已经有 53 个 CYP 基因和 24 个假基因被发现，还发现了若干遗传多态性酶。这些基因的差异会导致体内药物代谢的差异，从而导致药物的疗效和不良反应出现个体差异。基因组学技术在研究药物转运蛋白上也得到了很好的应用，在药物的吸收、分布、排泄的调节方面，转运蛋白的作用至关重要，研究最广泛的涉及药物特性和疗效的转运蛋白是膜转运蛋白中腺苷三磷酸结合序列盒谱系的成员，其中的 P– 糖蛋白便是由人类 *ABCB1* 基因进行编码的。

　　药物基因组学主要应用在新药开发和临床合理用药等方面。药物基因组学中，先进的生物信息学和 DNA 芯片技术、高通量筛选技术，使新药的开发速度显著提高。通过研究药物基因组学，更多、更有效的药物靶标为新药的研制提供了更多的新化学实体。另外在选择临床受试对象时以基因特性为依据，筛选出对一些原认为无效的药物敏感性高的人群为受试对象，使这些药物重新成为临床试验的对象，而那些由于毒性反应较大而被淘汰或减少的药物也会根据不同的基因而重新使用，还可以避免使受试者服用低效、无效甚至有毒的药物，使临床试验的风险得到了极大的降低。目前，药物基因组学已广泛应用于传染性疾病比如结核、艾滋病、丙型病毒性肝炎等疾病的抗病毒药物的开发和研究及个体化用药方面，均取得了具有重大意义的研究成果。未来制药业发展的一个方向是研发药物的个性化，在进行药物设计时以基因特性为依据进行划分，甚至是针对每一个人，从而真正体现药物作用的专一性。

　　由于高通量、高灵敏度、高特异性的基因检测技术的应用，使临床合理用药不再局限于以药动学原理和患者的生理参数指标来制订个体化的治疗方案，因为药物相关基因的多态性和患者个体基因的差异会导致药物有效血药浓度和治疗效果的不同。在基于药物基因组学的药物靶向治疗中，根据患者的个体特点进行给药，不仅最大限度地增加了药物的有效性，最大限度地降低了药物的不良反应，而且最大限度地节约了医疗资源。

　　2. 疾病基因组学　　研究疾病组织的功能基因组称为疾病基因组学。基因在生命活动中起了决定性的作用，除外伤外，人类所有疾病或健康状态都是与基因直接或间接相关，每种疾病都有其相应的致病基因或易感基因存在，8000 多种单基因遗传病和多种大面积危害人类健康的多基因疾病（如肿瘤、心血管疾病、代谢性疾病、神经疾病、精神疾病、免疫性疾病）的致病基因和疾病相关基因占人类基因组中相当大的一部分。

　　以人类基因组为大背景研究疾病的状态和发病过程中基因型变化规律将是揭示基因组功能奥秘的最佳突破途径，可由此率先建立疾病基因组学理论和技术体系。另一方面，疾病发生过程则是相关基因与内外环境相互作用导致基因表达异常的结果，因此也包括基因表达调控及功能基因的内容。概括地讲，疾病基因组学研究包括人类疾病相关基因的识别和鉴定、克隆疾病相关基因、疾病相关基因的结构与功能、人类基因突变体的系统鉴定、与疾病防治相关的基因表达的调控、基因相互作用网络图的编制。

　　疾病的分类将首先从单基因病、多基因病、获得性基因病来考虑，在疾病发生机制的研究中，多种分子生物学手段将被采用。20 世纪 90 年代之前，绝大多数人类遗传性疾病的生化基础尚不清楚，无法用表型 – 蛋白质 – 基因的途径进行研究。在 "人类基因组计划"（human genome project，HGP）的遗传和物理作图带领下，90 年代初出现了 "定位克隆法" 的新思路，其关键内容是：应用细胞遗传学定位和家系遗传连锁分析方法，首先将疾病基因定位于染色体的特定位置，然后通过进一步的遗传和物理作图，使相关区域压缩至 1Mb 之内，此时即可构建酵母人工染色体（yeast artificial chromosomes，YAC）、细菌人工染色体（bacterial artificial chromosomes，BAC）、P1 派生人工染色体（P1 phage artificial chromosomes，PAC）、哺乳动物人工染色体（mammals artificial chromosomes，MAC）和人类游离人工染色体（human free artificial chromosomes，HAEC）或黏粒等克隆重叠样，从中分离基因，并在正常人和患者的 DNA 中进行结构比较，最终识别出疾病基因。包括囊性纤维化、亨廷顿舞蹈症、遗传性结肠癌、乳腺癌等一大批重要疾病的基因就是通过"定位克隆"发现的，从而为这些疾病的基因诊断和未来的基因治疗奠定基础。

随着人类基因图谱的日臻完善，一旦某个疾病位点被定位，即可从局部的基因图中遴选出结构、功能相关的基因进行分析，将大大提高疾病基因发现的效率。目前，人类疾病的基因组学研究已深入到多基因疾病这一难点。多基因疾病难以用一般的家系遗传连锁分析取得突破，需要在人群和遗传标志的选择、数字模型的建立、统计学方法的改进等方面进行不断的探索。

3. 毒理基因组学 毒理基因组学是从基因组全局研究外来化合物对基因物质和基因产物的影响及相互作用的科学，是结合基因组学和毒理学的一门新兴的交叉学科。它充分利用基因组的信息与技术在分子水平上研究化合物的毒性及其毒性作用机制，将基因组学、转录组学、蛋白质组学以及代谢组学等组学技术应用于毒理学研究领域。从广义上讲，毒理基因组学整合了多个领域的信息，包括利用微阵列技术进行基因组规模的转录表达谱分析，细胞或组织范围的蛋白表达谱分析，遗传多态性分析及计算机模型的蛋白表达谱分析，遗传多态性分析及计算机模型的建立等。

毒理基因组学能够快速全面地检测出化合物和生物体相互作用后全基因组表达的变化，再通过生物信息学的方法对化合物的毒性进行定性分析。它可以为传统毒理学检测筛选更多的生物学标记物，解释有毒物质的致毒机制，降低风险评价的不确定性。与传统的毒理学相比，毒理基因组学研究有毒物质不再以出现病理表现型为检测点，而是在全基因组水平，以基因表达水平的改变为检测点。因此，毒理基因组学的毒性检测具有其他检测手段无法比拟的全面性和高效性。理论上，毒理基因组学目前最主要的应用是对新药物的潜在毒性进行临床前期的筛选以及对环境污染物进行风险评价。

4. 环境基因组学 环境基因组学作为功能基因组学的另一个主要研究内容，是由基因组学和环境科学交叉融合而成的新型边缘学科，是基因组学技术和成果在环境保护、污染控制和生态风险评价中的应用。环境基因组学研究的目的是研究环境的改变对机体遗传变异的影响，包括发掘可对环境刺激进行应答的基因的多态性，并探究这些多态性基因的功能及其与患病风险的关系。此外，研究目的还包括利用 DNA 芯片等基因组学技术，在基因组水平上筛选鉴定降解污染物的菌株、检测环境污染与生物修复的关系。目前，环境基因组学应用最多的研究技术主要有 3 种：DNA 芯片技术、差异显示反转录 PCR 技术和基因表达序列分析。此外，蛋白质组学技术在环境基因组学研究中也有应用。

5. 营养基因组学 营养基因组学是在人类基因组计划完成后发展起来的新学科，它实现了营养学、基因组学、蛋白质组学和代谢组学等学科的交叉。营养基因组学的概念最早由 Della Penna 在 1999 年提出，根据 2002 年、2003 年国际营养基因组会议上各国专家达成的共识，营养基因组学概括为研究营养素和植物化学物质对人体基因的转录、翻译表达的调控以及代谢机制的科学，是利用基因组学研究成果及方法技术来发现与营养的合成、积累、吸收、转运及代谢等有关基因的综合性方法。营养基因组学是高通量基因组技术在日粮营养素与基因组相互作用及其与健康关系研究中的应用，是研究营养素和食物化学物质在机体中的分子生物学过程以及产生的效应，对机体基因的转录、翻译表达以及代谢的调控机制。它利用机体中进化代谢具有统一性这一观念，通过数据库、蛋白质及 DNA 同源性研究，以及在计算机中的研究等，充分利用特定的模式系统（例如全测序的基因组、信号途径突变体、功能互补突变体等）研究目标机体中单个途径及酶反应，以鉴定生物合成的直系同源基因（不同物种间有共同的祖先和同样功能的基因）等。

营养基因组学从分子水平和人群水平研究膳食与基因的交互作用及其对人类健康的影响，提出更具个体化的营养政策，进而使营养学研究的成果能够更有效地应用于疾病的预防，促进人类健康。营养通常指的是膳食营养，作为一种环境因素，它既可以作为身体结构及其代谢网的组分，也可作为基因表达的调控者。营养成分如氨基酸、脂肪酸和糖等，都会影响基因的表达，他们通过控制基因构型或通过代谢产物或代谢状态（如激素水平、细胞氧化还原状况等），继而导致 mRNA 水平和（或）蛋白质水平以及功能的改变。人类对某种营养的需要量及可承受的量由一个人的基因背景决定，膳食营养素摄入不足和不平衡会对健康造成危害，另外食物中的抗营养因素、过敏物质（如某种食品中的过敏蛋白）以及有毒物质也是对健康不利的因素。因此，要实现人类营养健康，必须解决营养来源及营养摄入最适度的问题。体内的营养代谢过程取决于细胞或器官众多 mRNA 分子表达和众多编码蛋白质的相互作用。mRNA 水平的改变，可导致蛋白质的相应变化，但有时二者的改变并不平行。因此，在营养学研究中，应用基因组学和蛋白质组学技术，从细胞、动物和人类层面进行研究，寻找和鉴定出对某些营养素或食物有良好反应的药物候选靶位。近年来，基因组学和生物信息学在生物技术领域的研究获得了飞速发展，为在营养学领域研究营养素与基因的交互作用打下了良好的基础。

（二）基因组学的常用技术

主要的基因组学技术有基因芯片技术和 mRNA 差异显示技术。

1. **基因芯片技术** 基因芯片是基因突变分析、基因测序、基因表达研究中的高效手段之一。基因芯片可以检测整个基因组内所有基因在 mRNA 表达水平的变化，通过分析两种或两种以上不同细胞或组织来源的 mRNA 转录丰度的差异，计算杂交信号的比值和统计学分析，可以获得差异表达基因的信息，同时还可以用聚类分析算法研究在功能或表达调控上具有相关性的基因，最终为研究基因功能和基因遗传网络提供有力手段。根据这一特点，基因芯片被广泛地用于疾病诊断、药物作用靶点以及药物作用机制和药物筛选的研究。此外，利用基因芯片大规模的筛选单核苷酸多态性（single nucleotide polymorphism，SNPs），最终实现个性化医疗，也是目前研究的一个热点。

基因芯片可以同时分析成千上万种 mRNA 的表达水平，为研究极为复杂的营养对基因表达与健康的关系提供了有效的工具。其原理是根据 DNA 碱基的配对和互补原则，把 DNA 或 RNA 分解为一系列碱基数固定交错且重叠的寡核苷酸并进行测序，测出序列，并据此重新组建出原序列，就可以同时测出多种基因或一种基因的多个片段，再进行序列拼接。其主要流程包括将待测基因酶切成不同长度的片段，荧光定位标记，然后与 DNA 芯片杂交，应用激光共聚焦荧光显微镜扫描芯片。由于生物标记受激光激发后发出荧光，并且其强度与杂交程度有关，因此可以获知杂交的程度和分布情况。根据探针的位置和序列就可确定靶基因的相应序列或表达以及突变情况。

2. mRNA 差异显示技术 mRNA 差异显示技术的基本原理是将具有可比性的细胞在某一条件下可表达的 mRNA 群体通过反转录方法变成相应的 cDNA 群体，以此为模板，利用一对特殊引物，即 3′-anchor 引物和 5′-arbitrary 引物，在一定条件下进行 PCR 扩增，得到与 mRNA 相对应的"标签"（tag），然后用变性聚丙烯酰胺测序胶分析其差别，将有差别的基因克隆，进一步分析其结构与功能。

（三）基因组学技术的应用前景

1. 在疾病诊断中的应用 自身基因的突变可引起各种遗传性疾病、肿瘤和自身免疫性疾病，病原体携带外来基因入侵可引发各种传染性疾病。随着基因组学与现代信息学技术的发展，可以从基因水平对各种疾病进行早期诊断，检测疾病引发的各种基因的改变，并对相关数据进行分析，从而在分子水平进行精确诊断。随着人类基因组计划的完成，加快了基因诊断在医学中的应用，特别是在肿瘤、遗传性疾病等方面的应用。肿瘤全基因组关联研究（GWAS）就是在基因组范围内根据连锁不平衡原理，通过高通量的基因分型平台，同时选择几十万个标签位点进行检测，从而研究肿瘤遗传易感基因的基因组学方法。国内外研究学者运用肿瘤全基因组关联研究方法发现了前列腺癌、乳腺癌、直肠癌和支气管肺癌等多种肿瘤的基因易感位点或区域。通过对肿瘤的基因组学研究，不仅可以建立各种肿瘤的临床基因早期诊断模型，而且可以为临床构建一种以分子特征为基础的新的肿瘤分型方法。

2. 在疾病治疗中的应用 基因治疗（gene therapy）是指应用基因工程和细胞生物学技术，将正常基因转移到体内，以期通过导入外源目的基因，补充缺失或失去正常功能的蛋白质或细胞因子，或者抑制体内某些基因过盛表达而达到治疗疾病的一类方法。基因治疗通常采用 4 种措施：①基因置换，是用有功能的正常基因置换致病基因，达到彻底治愈的目的；②基因修正，将突变碱基序列修正，正常序列保留，恢复其正常功能；③基因修饰，是将目的基因导入缺陷细胞或其他细胞，目的基因的表达产物可修饰和改变缺陷细胞的功能或使原有功能加强；④基因失活，就是运用反义技术特异封闭某些基因的表达，以达到抑制某些有害基因表达的目的。

基因的最终破译带来了肿瘤研究的根本性转变，分子生物学时代将进入基因生物学时代，肿瘤的本质将被揭示，特异的靶基因将被鉴定，基因治疗将成为各种肿瘤和遗传性疾病的新的治疗手段。

3. 在预防医学中的应用 随着基因组学研究的不断深入发展，基因组预防医学将逐渐成为主流医学。医务工作者将基因组图所提供的全套生命信息与当时当地的环境、社会、心理状况结合起来，对疾病作出综合评估，以保障每个人做到无病时预防，有病时有针对性地、有效地治疗。基因组图信息还可用于医药咨询、社区医疗和保健、电子医疗和远程医疗，促进预防医学基因组信息产业的建立和发展。

预防医学领域中关于基因多态性的研究既包括基因多态性与病因未知的疾病关系的研究，又包括对已知特定环境因素致病的易感基因的筛检，涉及的疾病有肿瘤、神经系统、生长发育、循环系统和骨骼疾病等。通过基因组学技术对易感基因和易感性生物标记物进行系统的分析，将某些携带敏感基因型的人甄别出来，采取针对性预防措施，将提高预防职业性危害工作的效率。另外，环境基因组学在劳动卫生与环境卫生学研究中有着独特的重要地位。环境基因组学的研究不是基于完整基因的世代结构图，而是基于基因组的单核苷酸多态性。也就是说，环境基因组学的主要研究目标是促进环境反应基因的多态性研究，并在疾病病因学中探索基因－环境的交互作用。

4. 在中药研发中的应用 近年来，随着化学药品毒副作用的不断增加，人们把视线逐步转向天然药物，这为中药的发展创造了一个很好的机遇。进行中药的现代化研究，最终目的是要为中药的药学及医学研究建立国际化标准，弘扬我国传统中药。目前中药在国际上还没获得普遍的认同和接受，其原因是：①由于中药的作用机制仅有传统的中医药理论基础，无法用现代科学理论解释；②中药化学成分复杂，有效成分不清且定性定量仍有困难，个体差异大，缺乏现代科学理论的支持。中药和天然药物现代化是我国传统医药发展的必然趋势。

基因组学作为一门新型学科，是生命科学最活跃的领域之一，其研究的特点是整体性、动态性、时空性、复杂性。基因组学技术以高通量、多因素、微型化和快速灵敏的特点见长，能够针对中药的多成分、多途径、多系统、多靶点的作用特点进行系统深入的研究。中药作用机制，特别是复方配伍多靶点作用机制的研究，瞬时、快速、同位置的靶点分析至为重要，但同时进行靶点反应的差异性比较一直是个困难的问题。中药进入人体内发挥作用的基本环节是药物分子与细胞之间的直接或间接的相互作用，中药中所含的化学成分非常复杂，基于以往的分析技术，进行多组分同时分离筛选存在很多困难，采用有效部位加以描述，难以准确确定其中的有效成分。因此，基因组学的方法和技术在中药现代化的研究中具有巨大的、潜在的经济和社会效益，它不仅有助于治疗手段的提高，还可以促进新药的开发和利用。通过了解经典复方不同配伍组方与相应基因表达的差异性，进而了解不同组方的分子作用机制，可从中发现治疗相关疾病的定性定量的复方新药，此外还有助于药物毒性分析及药物疗效的评价。

5. 在临床合理用药中的应用 药物基因组学将在临床合理用药中得到广泛应用。合理用药的核心是个体化给药，基因多态性决定了患者对药物的不同反应，依据患者基因组特征优化给药方案，真正做到因人而异，实现由"对症下药"到"对人下药"，取得最佳治疗效果。

药物基因组学主要是基于药物反应的遗传多态性提出的，属于遗传药理学范畴。药物遗传多态性表现为药物代谢酶、药物转运体、药物受体和药物靶标的多态性等，这些多态性可能导致许多药物治疗中药效和毒副作用的个体间差异。主要研究内容是：研究药物代谢酶基因的多态性、药物受体基因的多态性、药物转运蛋白基因的多态性与药效学、药动学、药物安全性之间的关系，阐明不同个体的药物反应（主要指药效和毒性）差异，针对不同个体基因型指导个体化用药。

将药物基因组学应用到临床合理用药中，研究基因的变异与药物效应的关系，从基因水平揭示了在许多药物治疗中药效和不良反应的个体差异，并从基因入手设计药物治疗方案，在理论上可以达到根治而无不良反应的效果，弥补了在临床用药中只根据血药浓度进行个体给药的不足。药物基因组学将为特定人群设计最为有效的药物，为每一个患者设计最为理想的用药方案，真正做到因人而异，充分体现个体化给药的优越性。总之，药物基因组学作为一门发展迅速，充满生机和希望的新兴学科，将在临床合理用药中发挥极为重要的指导作用。

二、基因组学技术在白藜芦醇研究中的应用

（一）应用基因组学技术检测白藜芦醇对皮肤基因组学的改变

白藜芦醇作为一种天然多酚，在植物界中分布广泛，富含白藜芦醇的一些植物比如虎杖，自古就被广泛应用于中国和日本的草药学。但是关于白藜芦醇生物活性的研究，则是得益于现代先进的科学技术。大量的科研结果表明，白藜芦醇具有强大的抗氧化、抗脂质氧化修饰、抗血小板聚集、抗炎、抗过敏、调节凋亡等作用，动物模型实验证明白藜芦醇具有明显的心脏保护、神经保护、抗微生物及抗衰老等作用。1997 年，Jang 等首次发现白藜芦醇具有抗肿瘤作用，可以作为化学预防剂，研究表明白藜芦醇可以抑制皮肤肿瘤形成的全部过程。

Bastianetto 等发现，在体外培养的人角质细胞（HaCaT）中，白藜芦醇可以结合细胞膜上特异的多酚受体，阻断一氧化氮异常释放，减轻活性氧损伤和异常凋亡引起的表皮细胞死亡。另外，应用基因芯片技术分析皮肤基因差异表达得知，与空白对照组相比，硝普钠处理的人角质细胞中有 10 个上调基因（白细胞介素 –8、一氧化氮合酶 3、NADPH 脱氢酶、Jun 原癌基因、苯醌 1 等），6 个下调基因（如过氧化氢酶、谷胱甘肽过氧化物酶等），白藜芦醇处理可以回调这些差异基因的表达。另外和空白对照组相比，白藜芦醇上调谷胱甘肽过氧化物酶、角蛋白、抗氧化性能基因的表达，下调核糖体蛋白 L13a 的基因表达。本研究表明，白藜芦醇结合细胞膜上特异的多酚类受体，可以调节 NO 信号通路中相关分子的基因表达，抑制表皮细胞的凋亡，从而延缓皮肤衰老。

Gruber J 等人应用白藜芦醇处理正常人真皮层成纤维细胞和正常人真皮层角质细胞 24 小时，应用含有约 205 个主要与皮肤相关基因的芯片来检测处理组和未处理组基因表达的变化，结果显示，与未处理组相比，白藜芦醇处理 24 小时后，人真皮层成纤维细胞和角质细胞内 5 个基因的表达显著上调，分别是 ATP- 柠檬酸裂解酶（ATP–citrate Lyase，ACLY）、水通道蛋白 3（aquaporin 3，AQP3）、环氧酶 1（cyclo–oxygen–ase 1，COX–1）、一氧化氮合酶 3（nitric oxide synthase 3，NOS3）和人前胶原赖氨酸 –2– 酮戊二酸 –5– 双加氧酶 3（procollagen lysine–2–oxoglutarate–5–dioxygenase 3，PLOD3），同时检测出一个下调基因 PGR。

Yusuf N 等的研究表明，白藜芦醇通过活化 TOLL 样受体 4（toll–like receptor 4，TLR4），增强机体对二羟甲基丁酸 [dimethylbenz（a）anthracene，DMBA] 的细胞免疫，从而预防 DMBA 引起的皮肤癌。在这项实验中，Yusuf N 等人对比了白藜芦醇处理后 TLR4 缺陷小鼠和 TLR4 正常小鼠组的肿瘤发生率、瘤体的大小以及体外存活率，结果表明白藜芦醇处理后的 TLR4 缺陷小鼠肿瘤发生率比正常组低，而且肿瘤较小，存活时间较久。在 TLR4 的协同作用下，白藜芦醇可以明显抑制肿瘤血管形成。另外定量 RT-PCR 检测，干扰素 –γ 和白介素 –12 在白藜芦醇处理的 TLR4 正常小鼠组表达明显增高。本实验说明，白藜芦醇通过活化 TLR4 信号通路，发挥对皮肤癌的化学预防作用。

（二）基因组学技术在研究白藜芦醇预防前列腺癌中的应用

有不少研究表明，在预防及抑制前列腺癌的发生发展中，白藜芦醇同样具有较强的生物活性。Seeni A 等人通过病毒转染构建前列腺癌模型大鼠，分别用不同浓度的白藜芦醇

（50、100、200μg/ml）和正常饮用水处理 7 周。结果表明：低浓度的白藜芦醇也可显著抑制大鼠前列腺癌的进展，与空白对照组相比，白藜芦醇处理组的大鼠牵累腺癌细胞的凋亡细胞数明显增加。PT-PCR 结果表明，白藜芦醇可以下调雄激素受体及雄激素反应基因 GK11 的表达。本实验在前列腺癌大鼠体内证实了上述 PT-PCR 的结果，证实白藜芦醇能抑制前列腺癌的发生发展。

Jones SB 等人采用 DNA 芯片技术分析体外培养的人前列腺癌细胞 LNCaP 经白藜芦醇、人工合成的雄激素类似物 R1881 和二氢睾酮处理后，其基因转录水平的差异，结果显示，共有 567 个雄激素敏感基因出现显著的差异表达，其中 517 个基因的表达在白藜芦醇处理组有明显变化。而在雄激素处理后表达上调的 412 个基因中，有 210 个基因的表达可以被白藜芦醇回调。这些基因参与多种生物过程，比如细胞增殖、凋亡，多胺类的合成及雄激素信号通路。他们采用基因芯片技术，发现白藜芦醇可以通过改变前列腺癌细胞的基因表达，抑制前列腺癌的发生发展。

Wang TT 等人为了进一步探讨白藜芦醇对前列腺癌化学预防作用的分子机制，采用 DNA 芯片技术来分析体外培养的人前列腺癌细胞 LNCaP 经过不同浓度的白藜芦醇处理后，与二甲亚砜（dimethyl sulfoxide，DMSO）对照组相比，细胞内全部基因的差异表达。结果显示，与 DMSO 对照组相比，白藜芦醇处理组差异表达的基因种类随着白藜芦醇浓度的增加而增加，共有 1656 个转录子的表达出现明显差异，其中 612 个基因的表达上调，1044 个基因被白藜芦醇抑制。这些基因包括与前列腺癌密切相关的前列腺特有抗原（PSA）和雄激素受体（AR）基因，参与雄激素信号通路，细胞增殖和凋亡等。他们还发现白藜芦醇下调参与细胞周期调控和增殖的特异基因，通过抑制这些基因的表达来负性调控细胞增殖，使处于细胞周期 G1 和 S 期的细胞聚集，从而抑制细胞增殖。他们利用基因芯片技术进一步阐述了白藜芦醇预防和抑制前列腺癌的分子机制。

另外一项关于白藜芦醇抑制前列腺癌的实验表明，在体外培养的人前列腺癌细胞中，白藜芦醇呈剂量依赖性地抑制癌细胞的生长，主要通过抑制雄激素和雌激素信号转导。在雄激素和 17β- 雌二醇诱导的前列腺癌中，白藜芦醇起抑癌作用的最低浓度分别是 1μmol/L 和 5μmol/L。应用基因芯片技术和 RT-PCR 技术分析不同浓度白藜芦醇处理组和未处理组之间的差异基因表达，结果表明：白藜芦醇回调雄激素下调的基因（如 BCHE）。与蛋白激酶 B 信号通路相关的 mRNA，如胰岛素样生长因子 -1 受体，磷脂酰肌醇 -3- 激酶，FRAP/mTOR 和 FOX3A 在白藜芦醇处理组和未处理组均有明显的差异表达；白藜芦醇下调 PSA 和 STK39 基因的表达。另外基因芯片结果还显示，中、高浓度白藜芦醇可以诱导 CDKN1A 基因的表达，CDKN1A 是一种由 p53 基因调控的细胞周期蛋白抑制剂，参与调控细胞周期和凋亡的肿瘤抑制蛋白。本实验通过基因芯片技术，进一步阐明了白藜芦醇抑制前列腺癌的分子基础，不仅证实了前列腺癌发病相关的传统分子通路，还发现了 CDKN1A 也参与前列腺癌的发病，为前列腺癌的诊断和治疗提供了新靶向。

（三）基因组学技术研究白藜芦醇降糖、改善胰岛素抵抗的分子机制

关于白藜芦醇的药理作用，研究较多的是它的抗氧化、抗炎、抗过敏、抗肿瘤以及抗衰老作用，近几年的研究发现，白藜芦醇除了以上作用外，还可以抑制葡萄糖的摄取和转运，从而有效降低血糖水平，并且减轻由氧化应激引起的糖基化终末产物和凋亡对胰岛 B 细胞的损伤。

Werner 综合征是一种罕见的人类常染色体隐性遗传疾病，由 DNA 解旋酶突变引起的，基因定位在 8p12~p11。该病为全身性疾病，糖尿病可以是该病的一个组成部分，主要临床表现有身材矮小，发育停顿，寿命缩短，皮肤呈老人外貌，毛发灰白和脱落，青年白内障，心血管系统主要表现为血管钙化，多数患者的血糖、胆固醇、β- 脂蛋白和三酰甘油升高，尿肌酐、氨基酸升高，目前尚无特效的治疗方案。鉴于白藜芦醇有效的抗衰老、抗氧化、降糖、保护胰岛的作用，Labbé A 等利用解旋酶缺陷小鼠模型，研究白藜芦醇是否可以改善 Werner 综合征。结果显示，补充白藜芦醇的治疗组和对照组相比，高血糖症和胰岛素抵抗均有显著改善，另外，肝脂肪变性、脂质过氧化也有明显改善。然而，白藜芦醇没有明显改善高三酰甘油血症及炎症反应，也没有明显延长寿命。Labbé A 等人应用基因芯片技术进一步分析肝脏组织基因的差异表达发现，白藜芦醇下调参与脂代谢的相关基因，上调参与谷胱甘肽代谢和胰岛素信号转导的相关基因。研究表明，白藜芦醇可以通过改变代谢和胰岛素信号转导的相关基因表达来发挥降糖作用和改善胰岛素抵抗作用。

（四）基因组学技术研究白藜芦醇抗衰老的分子机制

白藜芦醇是活性较强的一种天然多酚，在葡萄皮和红酒中含量丰富，它也被看作是一种植物雌激素，也是一种植物抗毒素，具有多种药理作用。白藜芦醇因为具有明显的抗氧化、抗自由基的作用而被作为抗衰老药物。流行病学和动物实验表明，作为红酒中的一种有效成分，白藜芦醇可以有效延长人的寿命。另有实验证明，白藜芦醇可以激活长寿基因 Sirtuins（SirTs），延长哺乳类动物的寿命。

Wong YT 等研究发现：胸腺的退化、第二淋巴器官的萎缩以及持续的炎症状态都引起寿命的缩短。他们给予衰老模型小鼠长期低剂量的白藜芦醇，检测其免疫标记物的变化。结果发现：白藜芦醇组可以逆转老化细胞的细胞表型，增加脾细胞表面的 CD4$^+$ 和 CD8$^+$ 分子的表达，增加 CD8$^+$ 和 CD44$^+$ 细胞的数量。并且，白藜芦醇减缓了因衰老引起的促炎症因子的释放。应用基因芯片技术分析差异基因的表达，发现 CD72 基因的表达在白藜芦醇组明显下调。本研究说明，长期低剂量的白藜芦醇通过影响免疫系统，而不是改变免疫细胞免疫标识物的基因表达来发挥抗衰老作用。

第二节　蛋白质组学技术与白藜芦醇

一、蛋白质组学技术

随着大量生物体全基因组序列的揭示，特别是人类基因组序列图测定的完成，人们发现仅从基因组序列的角度根本无法完整、系统地阐明生物体的功能。要想真正揭开生命现象的奥秘，需要系统地认识基因组的产物—蛋白质组。蛋白质是生命存在和运动的物质基础，是细胞增殖、分化、衰老和凋亡等重大生命活动的执行者，生理功能的产生以及病理性的变化往往由蛋白质的群体甚至整体共同完成。因此，对蛋白质群体尤其是蛋白质组的系统研究，将显著加深人们对生命现象与本质的认识和理解。蛋白质组学（proteomics）是研究在特定时间或环境下某个细胞或某种组织的基因组表达的全部蛋白质的组成、结构及其自身特有的活动规律。蛋白质组学的真正含义在于：它不是按照传统的方式孤立地研究某种蛋白质分子的功能，而是在生物体或其细胞的整体蛋白质水平上进行的研究，它是从一个机体或一个细胞的蛋白质整体活动的角度来揭示和阐明生命活动的基本规律。

（一）蛋白质组学的研究内容

从整体上看，蛋白质组研究包括两方面，一方面是对蛋白质表达模式的研究，即蛋白质组组成的研究，另一方面是对蛋白质组功能模式（目前主要集中在蛋白质组相互作用网络关系）的研究。蛋白质翻译后修饰研究已成为蛋白质组研究中的重要部分和巨大挑战。蛋白质－蛋白质间的相互作用研究也已被纳入蛋白质组学的研究范畴。随着学科的发展，蛋白质组学的研究内容也在不断完善和扩充。

1. 组成蛋白质组学研究（结构蛋白质组学） 这是一种针对有基因组或转录组数据库的生物体、组织或细胞，建立其蛋白质或亚蛋白质组（或蛋白质表达谱）及其蛋白质组连锁群的一种全景式的蛋白质组学研究，从而获得对有机体生命活动的全景式认识。全基因组研究的发源和升温，是由大规模基因组测序技术的实现和其后高通量基因芯片技术的发展所推动的。而蛋白质组迄今还不具备相应的技术基础，且大规模的高通量 DNA 研究是建立在 4 种碱基及其配对性质的相对单一和简单的原则基础上的，而对蛋白质的识别和鉴定的原则却要复杂得多。随着对蛋白质组学的深入理解和具体工作的开展，人们逐渐认识到，在短时间内建立人类蛋白质组学"完整的"数据库和实现网络资源共享的条件尚未成熟。在没有弄清楚具体蛋白质的结构、功能、表达调控和亚细胞定位之前，其应用前景也不是十分明确和直接，其可操作性也因此大打折扣。

2. 比较蛋白质组学研究（差异蛋白质组学、功能蛋白质组学） 以重要生命过程或人类重大疾病为对象，进行重要生理、病理体系过程的比较蛋白质组学研究，是比较蛋白质组学研究的核心。以分子生物学为代表的生命科学的不断发展与相应技术的不断进步是分不开的，可以说目前生命科学每一步重大突破都是基于相应技术的突破。虽然蛋白质组学研究的支撑技术（双向凝胶电泳、质谱技术、生物信息学技术等）已经取得了巨大的进步，并在蛋白质组学研究中发挥着决定性的作用，但不可否认：①蛋白分离技术对低丰度蛋白、碱性蛋白、疏水性蛋白的检测力低；②酵母双杂交系统缺乏快速、高效的手段获取复杂蛋白质相互作用的多维信息；③蛋白质的生物信息学研究的应用范围与准确率需要进一步的提高，各种数据整理和算法需要规范，对更复杂的信息综合能力，对蛋白质相互作用的准确分析，界定相互作用连锁群等方面，都需要新的突破性技术的进一步开发。虽然在微生物中，基因组、转录组基础上的蛋白质全谱研究已有成功的报道，但在高等生物尤其是哺乳动物中未见报道，人类组织或细胞的蛋白质组全谱基本未涉及。比照基因组测序式的对人类"完全"蛋白质组进行扫描和建档的研究途径，优先开展筛选特定情况（疾病、农业新品种等）下的蛋白质组中特殊标志蛋白与关键蛋白的研究（"差异蛋白质组学"），并迅速运用到满足我国有重大需求的实际应用中去，是一种更符合中国国情的切实可行的研究途径。可以说差异蛋白质组学是功能蛋白质组学研究的一个分支，通过参与不同生理病理过程蛋白质种类和数量的比较，寻找重要生理过程中的关键蛋白和导致疾病发生的标志性蛋白的研究，现在正获得国内外众多蛋白质组学研究者日益增多的关注。中国的科学工作者就此提出了一种全新的研究策略—功能蛋白质组学，它是位于对个别蛋白质的传统蛋白质研究和以全部蛋白质为研究对象的蛋白质组研究之间的一个中间层次概念，只研究特定时间、特定环境和实验条件下基因组所表达的蛋白质。

（二）蛋白质组学的研究方法

蛋白质组学的研究方法包括蛋白质的分离、质谱分析鉴定和特殊蛋白质的检测，双向电泳（two-dimensional electrophoresis，2-DE）、质谱（mass spectrometry，MS）和生物信息学是蛋白质组学研究的三大支柱技术。以 2-DE 和 MS 技术为支撑平台，用于蛋白质的分离、鉴定和特殊蛋白质的检测，以生物信息学为桥梁，用计算机系统和软件进行大规模的数据处理，对蛋白质表达和蛋白质组功能模式进行研究。

1. 蛋白质分离技术 最基本的方法是 20 世纪 70 年代建立的 2-DE。首先利用等电聚焦的方法分离等电点不同的蛋白质，再通过十二烷基硫酸钠 - 聚丙烯酰胺凝胶电泳（SDS-polyacrylamide gel electrophresis，SDS-PAGE）将分子量不同的蛋白质在二维平面上分开，经过 2 次分离的蛋白质不再是带而是点。适用于相对分子质量在 10~150KD 蛋白质的分离。两性电解质胶管在两性电解质胶管中进行，存在操作复杂、聚焦时间长、pH 值不稳定、阴性漂移等缺陷。固相 pH 梯度（immobilized pH gradient，IPG）取代了两性电解质胶管，提高了实验的重复性及分辨率，不仅用于蛋白质的精细分离，也用于蛋白质的纯化，一块凝胶能分离到 1000~10 000 个以上的蛋白质样点。差异凝胶电泳（differential in-gel electrophoresis，DIGF）将待比较的两个样品蛋白质分别用两种不同的荧光染料进行标记，然后等量混合并进行 2-DE，由于荧光染料的发光波长不同，使同一块凝胶上两个样品蛋白质分离，并能准确测出其含量的差异。与传统的 2-DE 相比，DIGF 减少了 2-DE 操作过程中的误差，对感兴趣的差异蛋白质点能进行精确的定量分析，显著提高了 2-DE 的重复性。用荧光标记的流式细胞术（FCM）和激光捕获显微切割术（laser capture microdissection，LCM）可提高蛋白质样品的均一性，使 2-DE 广泛用于分离大量蛋白质的研究。将 2-DE 分离的蛋白质点扫到电脑中，再用 PDQues 或 Image Master 图像软件分析，可检测到生理或病理状态下差异的蛋白质。LCM 能降低 2-DE 分析样品中组织的异质性，避免其他蛋白成分对 2-DE 结果的影响，提高分辨率，有助于比较正常组织与肿瘤组织蛋白表达的差异，LCM 与 2-DE 结合是当前应用最普遍的肿瘤蛋白质组学研究方法之一。

2. 蛋白质鉴定技术 MS 为蛋白质的鉴定提供了先进的平台。其原理是将样品离子化后，根据各离子间质荷比（m/z）的差异分离蛋白质，并确定其相对分子质量（Mr），能快速、准确地鉴定蛋白质组分，并准确测定肽和蛋白质的相对分子质量、氨基酸序列和翻译后的修饰，具有高通量、灵敏度和准确度高、易于自动化等特点，成为蛋白质组学最主要的鉴定技术。依据蛋白质鉴定质谱电离源的不同分为两种：基质辅助激光解吸飞行时间质谱（matrix assisted laser-desorption ionization time of flight mass spectrometry，MALDI-TOF-MS）和电喷雾离子串联质谱（electrospray ionization tandem mass spectrometry，ESI-MS-MS）。前者利用吸收激光的能量使固相的多肽样品离子化，得到酶解肽段的分子量，获得蛋白质的肽质量指纹图谱（peptide mass fingerprint，PMF），通过相应的数据库鉴定蛋白质，特别适用于分析多肽和蛋白质的混合物；后者则在喷射过程中利用电场，使液相的多肽样品离子化，采用串联质谱的方法，进行肽的测序，不仅能获得肽段质量，而且能获得肽段氨基酸序列信息。与液相色谱（liquid chromatography/tandem mass spectrometry，LC-MS/MS）联用，可鉴定复杂样品中低丰度的蛋白质，具有快速、敏感、分辨率高和检测范围大等优点，可用于临床大规模蛋白质组分析。

3. 蛋白质生物信息学技术 蛋白质具有"整体性"和"动态性"的特点，其研究对象数量大、种类多，数据复杂。因此，数据库、计算机网络和软件工具用于这些数据的存储、管理和分析，是蛋白质组学研究不可缺少的组成部分。生物信息学的核心是蛋白质数据库的建立和完善。通过对生物学实验数据的获取、加工、存储、检索与分析，解释数据所蕴含的生物学意义，同时为蛋白质的鉴定、结构分析和功能预测提供依据。将针对蛋白质组学服务的生物信息学，定义为蛋白质组信息学。具体研究内容包括：对 2-DE 胶图的图像分析，质谱数据的处理和搜索，蛋白质组数据库的建立，目标蛋白质一级、二级、三级结构分析，蛋白质其他性质（如等电点、分子量、信号肽、跨膜区、抗原决定簇、可溶性等）的预测等。

（1）主要的蛋白质数据库：ExPASY（expert protein analysis system，http：//www.expasy.org）是一个优秀的蛋白质组数据库资源，专门分析蛋白质序列、结构、功能和蛋白质 2D-PAGE 图谱。通过 ExPASY，可以访问各种与蛋白质组学相关的数据库，包括蛋白质序列数据库 SWISS-PROT 和 TrEMBL、蛋白质家族和结构域数据库 PROSITE、二维和三维聚丙烯酰胺凝胶电泳数据库 SWISS-2DPAGE 与 SWISS-3DIMAGE、蛋白质结构模型数据库 SWISS-MODEL Repository、酶学数据库 ENZYME、临床分子数据库 CD40Lbase 以及序列分析目录 SeqAnalRef 等。所有的数据库之间都建立了交叉索引，另外 ExPASY 还提供了多种蛋白质组实用的分析工具，主要有相似搜索、模式搜索、一级结构分析、二级结构预测、2D-PAGE 分析等工具。ExPASY 还有一系列的软件工具，用于存取和显示数据库系统中的数据，分析蛋白质序列，处理有关蛋白质的实验数据。

PDB（protein data bank，http：//www.pdb.bnl.gov）是目前最著名的蛋白质三级结构数据库，也是蛋白质功能预测的重要数据库，包括原子标记，蛋白质一、二、三级结构，晶体结构及核磁共振等信息。

GO（gene ontology，http：//geneontology.org）是目前应用最广泛的基因分类数据库，有 3 大独立的 ontology 被建立起来，包括：生物过程（biological process）、分子功能（cellular function）和细胞组分（cellular component）。这 3 个分类层次下面又可以独立出不同的亚层次，层层向下构成一个树型分支结构，可以说 GO 是生物学的统一化工具。一个蛋白质在注解的过程中，首先考虑在构成细胞内的组分或元件（cellular component），其次就是此组分或元件在分子水平上所行使的功能（cellular function），最后能够呈现出该分子功能所直接参与的生物过程（biological process）。这是一种存在反馈机制的注释过程，并且整个系统是动态开放、实时更新的。

KEGG（kyoto encyclopedia of genes and genomes，http：//www.genome.jp/kegg）是目前信息最全、引用最为广泛的代谢信息数据库，提供了代谢途径、信号通路的图形化展现。含有如下子库：基因和蛋白质子库（GENES）、化学反应物子库（LIGAND）、生物通路子库（PATHWAY）、基因信息分类子库（BRITE）、基因直系同源子库（ORTHOLOGY）、疾病子库（DISEASE）、药物子库（DRUG）。其中主要的 GENES 子库包含完整和部分测序的基因组序列信息；LIGAND 子库包含关于化学物质、酶分子、酶反应等信息；PATHWAY 子库包括图解的细胞生化过程，如代谢、膜转运、信号传递、细胞周期及同源保守的子通路等信息。KEGG 不仅清晰展示了各物种目前已知的代谢途径、信号通路，且对催化各步反应的酶、通路蛋白进行了注解，整合了相关反应、代谢物、直系同源蛋白等信息，是进行生物代谢网络研究的强有力工具。

（2）常用的生物信息学软件：BLAST（basic local alignment search tool）是一套在蛋白质数据库或 DNA 数据库中进行序列相似性比较的分析工具。BLAST 程序能迅速与公开数据库进行相似性序列比较，利用比较结果中的得分对序列相似性进行说明。BLAST 可以对一条或多条序列（可以是任何形式的序列）在一个或多个核酸或蛋白序列库中进行比对，并且从最初的 BLAST 发展到现在 NCBI 提供的 BLAST 2.0。BLAST 可以处理任何数量的序列，包括蛋白序列和核酸序列，也可以选择多个数据库，由于 BLAST 功能强大，检索速度快，BLAST 工具流行于世界上几乎所有的生物信息中心。

蛋白质直系同源簇（clusters of orthologous groups of proteins，COG）数据库是 NCBI 对细菌、藻类和真核生物完整基因组的编码蛋白，根据系统进化关系分类构建而成，可用于蛋白质功能域搜索和功能预测。利用 COGNITOR 程序（http：//www.ncbi.nlm.nih.gov/COG/old/xognitor.html），可将查询蛋白质与 COG 库中的蛋白质直系同源簇进行比对，并把它归入适当的 COG 簇。通过 NCBI 提供的 Search Conserved Domains–BLAST 程序，也可实现对COG 数据库的搜索。

通路分析软件（ingenuity pathway analysis，IPA）是一款分析基因和蛋白质功能通道的软件，其作为 Ingenuity 公司的核心产品，基于后台高度结构化的 Ingenuity Knowledge Base，包括人工阅读提取的 260 多万条公开发表的科研成果和报告，可用于分析、整合、理解来自于基因表达、microRNA、SNP 微阵列的数据，代谢组学和蛋白质组学的实验数据和一些可产生基因、化学品列表的小规模实验的数据。通过 IPA 能够搜索到有关基因、蛋白质、化学品和药物的信息，并能建立起实验系统的交互模型。IPA 强大的数据分析和搜索能力能很好地理解数据、具体靶标或者更大规模生物、化学系统下的候选生物标记。其应用范围包括靶标的发现及验证、代谢组学研究、先导化合物的验证及作用机制研究、毒性及安全性评估、生物网络模拟及分析、生物标记物研究等。

SEQUEST 是一款基于串联质谱数据（MS/MS）的搜索软件。它将串联质谱数据与蛋白质数据库序列相联系，使研究者从质谱数据蛋白质鉴定的工作中解放出来。SEQUEST 使用未经解释的肽谱信息来查询数据库，即查询数据库的信息来自于整个质谱图谱。它采用一种称之为交叉关联（cross–correlation）的方法来计算所测到的质谱数据与数据库中蛋白质序列的关系，并对数据库的蛋白质序列进行排序，整个过程不需要人工干预。SEQUEST软件很适合混合蛋白质的质谱鉴定。

4. 蛋白质组学研究的新技术 蛋白质组学经典技术中的 2–DE 和 MS 的联合应用，使20 世纪 90 年代中期全球范围内蛋白质组学的研究发生飞跃，但 2–DE 分离蛋白质仍存在一些固有问题和限制，主要是对低丰度蛋白质、疏水性蛋白、极度酸性或碱性蛋白和极高或极低相对分子质量的蛋白质不能进行有效分离。新近发展了许多蛋白质分离和鉴定的方法，尤其液相色谱技术与质谱联合应用，具有高分辨率，可直接用于高复杂性蛋白质混合物的分离，对低丰度蛋白质的检测能力超过了 2–DE。

（1）多维液相色谱：多维液相色谱（multiple dimension liquid chromatography，MDLC）在蛋白质组学领域大有代替传统的蛋白质分离核心技术—2–DE 分离蛋白质的趋势。MDLC基本过程是：首先将蛋白抽提物变性，然后用酪氨酸蛋白酶水解并酸化，使 pH<3；酸化后蛋白水解产物通过强阳离子交换柱，根据各肽段的电荷差异进行分离；各洗脱峰直接进入反相层析柱，各组分再根据疏水性的差异进行分离，同时脱盐；最后洗脱的各组分直接

进入电喷雾离子化质谱仪中鉴定。这一过程反复进行，从而得到由样品产生的多肽混合物中各肽段的肽指纹图谱，结合数据库搜索而得到样品的蛋白组成。对感兴趣的肽段，还可以在通过源后裂解（post source decay，PSD）或碰撞裂解直接得出序列信息，实现分离和鉴定一次完成，达到对复杂多肽和蛋白样本的有效分析和在线检测。其分析速度快、自动化程度高，可获得完整蛋白质高精度分子质量，所得的图谱远优于 2-DE 图谱，而且通过图谱可以研究蛋白质表达量的变化及详细结构上的变化，甚至可以检测翻译后修饰，是多维液相色谱应用越来越多的原因。多维液相色谱技术能够增进低丰度蛋白、膜蛋白或疏水性蛋白、分子量特别大和特别小蛋白的分离和检测能力，并且重现性好，回收率高，可保持蛋白质完整性和活性。

（2）同位素亲和标签（isotope coded-affinity tags，ICAT）：将两种不同的 ICAT 试剂与等量的两种样品混合并发生反应，经水解、纯化、亲和层析柱分离，结合串联质谱分析差异蛋白，并进行鉴定。该技术可直接检测混合样品，快速进行定性和定量鉴定低丰度蛋白质，尤其是膜蛋白等疏水性蛋白质。ICAT 具有兼容分析各种体液、组织和细胞的绝大部分蛋白质及精确分析微量蛋白等优点。

（3）放射性核素标记相对和绝对定量技术（isobaric tags for relative and absolute quantitation，iTRAQ）：是一种新的、功能强大的、可同时对 4 种不同来源的样品进行绝对和相对定量研究的方法。iTRAQ 试剂是可与氨基酸 N 端及赖氨酸侧链连接的胺标记同重元素。在质谱图中，任何一种 iTRAQ 试剂标记的不同样本中的同一蛋白质表现为相同的质荷比，而在串联质谱中，信号离子表现为不同质荷比（114~117）的峰，因此根据波峰的高度及面积，可以得到蛋白质的定量信息。iTRAQ 作为一种新的蛋白质绝对和相对定量技术，具有很好的精确性和重复性，迅速被广大学者接受。

（4）蛋白质芯片（protein chips）技术：是 20 世纪 90 年代继基因芯片之后发展起来的一种新的蛋白质芯片技术，它将蛋白质芯片与各种质谱技术如表面增强激光解析电离质谱（surface-enhanced laser desorption ionization mass spectrometry，SELDI-MS）结合，形成一种新型蛋白质芯片系统（简称 SELDI-MS 蛋白芯片系统）。从细胞和体液中提取的蛋白质混合物与一系列不同性质的蛋白质芯片结合，将蛋白质分离，它综合了芯片微阵列技术与质谱两者的优点，提高了对蛋白质的鉴定能力，可用于生物标记物的发现、鉴定和蛋白质谱分析。这种方法可获得重复、统一的蛋白质图谱，进行定量蛋白质组学研究。表面增强激光解析电离飞行时间质谱（surface-enhanced laser desorption ionization time of flight mass spectrometry，SELDI-TOF-MS）和蛋白芯片技术，集蛋白芯片质谱技术于一身，其结果是样品中能吸附于芯片表面的蛋白质谱图，具有简便、快速，自动化、高通量和所需样本少等特点，可直接检测血液、尿液、脑脊液等各种体液，是目前应用最广泛的肿瘤蛋白质组学研究工具。

（5）蛋白指纹图谱技术：由蛋白芯片和 SELDI-TOF-MS 分析仪器两部分组成。SELDI-TOF-MS 是 2002 年诺贝尔化学奖的主要应用技术，适用于识别与判断各种疾病的特异性蛋白指纹图谱。SELDI 是以色谱原理设计的蛋白芯片，有特定的软件，能快速处理、分析大量的信息，其蛋白峰质谱图的横坐标表示蛋白类型，纵坐标表示蛋白质的强度和丰度，进行定量测定。蛋白指纹图谱技术有可能揭开肿瘤的发生机制，是对早期无症状肿瘤的新型低创、灵敏特异、高通量、大规模的疾病筛选方法，将会成为防治肿瘤的有利武器。

（三）蛋白质组学的应用

由于人有着大量的组织、细胞类型和发育阶段，对人类蛋白组的研究主要聚焦在特异的组织、细胞和疾病上。现在肺结核杆菌的基因全序列已测定，心肌肥大症的蛋白质组研究也已启动；人的各种体液（血液、淋巴、脊髓、乳汁和尿等）被用于研究与某些疾病的关系。对于各种肿瘤组织与正常组织之间蛋白质谱差异的研究，已经找到了一些肿瘤特异性的蛋白分子，可能会对揭示肿瘤发生的机制有帮助，目前已应用于肝癌、膀胱癌、前列腺癌等研究中。与此同时，已经展开细菌、酵母、线虫、果蝇以及某些植物（玉米、水稻和拟南芥）的蛋白质组的研究。此外，蛋白质组学还广泛应用于生命起源研究、生物的进化历程，以及开发新的蛋白质等领域。

1. 蛋白质组学在疾病研究中的应用 蛋白质组学在疾病研究中的应用主要是发现新的疾病标记物，鉴定疾病相关蛋白质作为早期临床诊断的工具，以及探索疾病的发病机制和治疗途径。人类的许多疾病已经从蛋白质组学方向展开研究，并取得了一定的进展。Lei等通过2-DE和基质辅助激光解析电离飞行时间质谱等蛋白质组学相关技术对膀胱癌患者的尿蛋白进行分离鉴定，获得14个差异表达的蛋白质，这些差异表达的蛋白可能是诊断和检测膀胱癌的潜在标记物。McKinney等应用亚细胞蛋白质组学方法对原发性和转移性的4个胰腺癌细胞差异表达的蛋白质进行鉴定，有540个蛋白质是原发性癌细胞特异性的，487个具有转移部位癌细胞特异性，通过统计学分析鉴定出134个显著性差异表达的蛋白质，可用于进一步研究以确定其在肿瘤发生和转移过程中的作用。Tetaz等应用尿蛋白组学方法对肾移植后3个月获得的29个尿样进行分析，鉴定出18个预测慢性移植肾功能障碍（CAD）的生物标记物，其中8.860kD的蛋白标记物在预测CAD方面具有最高的诊断性能。这些生物标记物在肾移植后3个月即可检测出，最长可以鉴定出在移植后4年可能发生CAD的病人。Brea等应用2-DE联合质谱技术，对12例心源性脑栓塞症患者和12例粥样硬化血栓性梗死患者的血清蛋白进行差异比较，发现触珠蛋白相关蛋白和淀粉样蛋白A等蛋白质在粥样硬化血栓性梗死患者中的血清水平显著升高。Wen等对人类美洲锥虫病患者的血清蛋白质组学进行了研究，以探索其潜在的病理生理学机制，通过MALDI-TOF MS/MS对高丰度和低丰度锥虫病患者的血清蛋白进行分析，分别获得80和14个差异表达的蛋白质，检测出的心脏相关蛋白和黏着斑蛋白与血纤维蛋白溶酶原的表达水平的增加为临床人类美洲锥虫病心肌损伤和发展的研究提供了一组比较全面的生物标记物。Kikuchi等首次应用标准的散弹蛋白质组学分析方法对非小细胞肺癌的两种主要亚型和正常肺组织进行了深入蛋白质组学分析，鉴定出许多新的可作为潜在诊断和治疗的分子标记物的差异表达蛋白。

2. 蛋白质组学在遗传病学研究中的应用 蛋白质组学在遗传病学中的应用主要是为了探索遗传病的发病机制，寻找用于遗传病的早期诊断的生物标记和特异性的药物靶点等。常见的遗传病主要包括：单基因遗传病，多基因遗传病，线粒体遗传病及体细胞遗传病等。Polprasert等应用蛋白质组学方法对遗传性球形红细胞增多症（hereditaryspherocytosis，HS），单基因遗传病）的红细胞膜蛋白变化进行研究，分离鉴定出56个差异表达的蛋白质，通过蛋白质网络分析出包括细胞死亡、细胞循环及遗传性和血液性紊乱3个HS相关的重要网络，为进一步研究和了解HS相关的发病机制提供了参考。Yang等对阿尔茨海默病（多基因遗传病）模型大鼠的脑突触体进行了蛋白质组学分析，得到14种差异表达的蛋白质，通过 MALDI-TOF MS 鉴定出 α-2- 珠蛋白链和与细胞凋亡和信号转导有关的肽基脯氨酸反式异构酶 A 与丝切蛋白 -1 三种蛋白，这些差异表达的蛋白有助于对阿尔茨海默病发病机制的了解。Rabilloud 等研究了线粒体 tRNA 基因的点突变对线粒体蛋白结构的影响，通过双向凝胶电泳和质谱技术对健康人和病态下的线粒体蛋白的表达进行研究发现，核编码的细胞色素 C 氧化酶的亚单位蛋白的表达水平明显降低，表明线粒体 tRNA 基因的点突变会影响核编码蛋白的稳态水平。

3. 蛋白质组学在药物研究中的应用　随着蛋白质组学的快速发展，相关的研究技术在药物研究领域的应用也越来越多，为快速，特异，高通量的药物研究提供了有力的技术支持。Huang 等应用蛋白质组学方法对奥利司他抗肿瘤药物处理过的人卵巢癌细胞 SKOV3 的蛋白质表达变化进行了研究，鉴定出 71 个差异表达的蛋白质，其中与肿瘤发生有关的关键酶 PKM1/2 在经过奥利司他处理后表达显著下调，证明奥利司他是一种潜在的卵巢癌抑制剂，并可以作为新的抗肿瘤辅助药物。Lin 等应用蛋白质组学技术对阿霉素处理的人子宫癌细胞的蛋白表达变化进行研究发现，有 37 种差异表达的蛋白质，为阿霉素抗性的子宫癌细胞的治疗提供了诊断和治疗标记物。Li 等利用双向电泳联合质谱技术对蓝藻细菌衍生的微囊藻素 - 亮氨酸 - 精氨酸（MCLR）诱导的神经毒性相关的蛋白进行鉴定发现，MCLR 处理的海马区与神经变性疾病、氧化应激及能量代谢相关蛋白的表达发生变化，且 MCLR 能够诱导抑制蛋白磷酸化和神经微管相关蛋白 tau 的异常高度磷酸化，证明 MCLR 可以诱导神经中毒效应，导致记忆损伤及神经退行性病变等。Bauer 等对紫杉醇类药物治疗乳腺癌复发的患者应用蛋白质组学方法进行分析，在其组织中发现 α- 防卫素过度表达，大量研究表明 α- 防卫素可以作为预测紫杉醇类药物对乳腺癌治疗作用的生物学标记物。O'Connell 等应用液相色谱 - 质谱联用技术对 DU145，22RV1 和 PC-3 三种前列腺癌细胞系与相应的多西他赛抗性的子代细胞系间差异表达的蛋白进行鉴定，鉴定出的差异表达的蛋白质有助于进一步了解细胞抗性的潜在生化机制，对提高临床疗效有着至关重要的作用。

4. 蛋白质组学在植物学研究中的应用　利用蛋白质组学在植物领域进行研究的报道已经很多，如对农作物的不同组织、器官和亚细胞水平的蛋白组的研究，植物突变体差异表达蛋白的鉴定，环境胁迫条件下蛋白表达水平变化的研究等。Khatoon 等利用蛋白质组学方法对大豆幼苗在低氧和水胁迫条件下的应答机制进行了研究分析，对根部的蛋白进行分离鉴定出 27 个差异表达的蛋白斑点，其中与代谢和能量相关的蛋白表达增加，而存储相关的蛋白表达水平降低。与低氧胁迫条件相比，水胁迫条件下存储蛋白和疾病 / 防御蛋白的表达下调，对大豆幼苗的生长产生更大的抑制作用。Aghaei 等通过 2-DE 电泳技术对盐胁迫下大豆蛋白质表达谱进行了研究分析，检测到 7 个重复性较好的差异表达的蛋白，研究表明盐度能改变一些胚轴和根部特定蛋白的表达，这些差异表达的蛋白可能与耐盐性相关。Ngara 等利用 2-DE 联合质谱技术对盐胁迫条件下高粱幼苗叶子的蛋白表达进行研究，在盐胁迫下有 118 个显著变化的蛋白，鉴定出的差异表达的蛋白可以分为 6 大类，包括已知的和推定的胁迫应答蛋白。Anne-Catherine 等应用 2D-DIGE 技术对香蕉的耐旱性进行研究，从叶子蛋白质组中鉴定出 24 种差异表达的蛋白质。通过蛋白质组学分析表明在受胁迫植物中存在一种新的平衡，其中呼吸，活性氧的代谢以及一些脱氢酶的体内平衡发挥着一个比较重要的作用。Randall 小组运用蛋白质组学方法对八倍体草莓的低温应答机制进行了研究，通过对"Jonsok"和"Frida"两种品系经过不同时间的冷处理后进行 2-DE 和定量蛋白质组学分析，鉴定出 135 种特异表达的蛋白质，并鉴定出许多耐寒性相关的生物标记分子。Zhao 等应用质谱和分子生物学技术对乳腺癌患者的糖基化磷脂酰肌醇锚定蛋白进行了蛋白质组学鉴定，发现糖基化磷脂酰肌醇锚定蛋白表达水平的增加有助于恶性乳腺癌上皮细胞的去分化，可作为乳腺癌诊断和潜在治疗靶点。

5. 蛋白质组学在食品科学研究中的应用　蛋白质组学技术的迅速发展为食品科学研究提供了新的研究思路和技术，在过敏检测、食品成分的鉴定等食品科学研究领域已经具有广泛的应用。Coscia 等应用蛋白质组学研究技术对牛奶的蛋白质和人乳的微量成分进行检测，收集了 62 个正常分娩的和 11 个早产初乳样品，通过蛋白质组学相关研究发现在人初乳中存在完整的牛 α-S1- 酪蛋白，α-1- 酪蛋白被认为是在人乳中分泌的牛乳过敏原，可能是纯母乳喂养婴儿对牛奶过敏的原因之一。Hong 等通过液相色谱联合质谱技术对古代食物残渣进行鉴定发现，食物残渣中存在牛奶成分，此研究为古代的残留物的分析及其他考古领域提供了一种新的研究方法。Pedreschi 等将鸟枪法蛋白质组学方法应用于烘烤饼干中花生过敏原的检测，通过检测花生过敏原 Arah 的 3/4 水解肽段来确定花生的存在，建立的检测方法在微量级水平即可检测出花生过敏原的存在。李明云等通过对不同裂解液配方、等电聚焦程序和上样量等条件的优化，建立了大黄鱼肝脏蛋白质组双向电泳的相关技术体系，提高了大黄鱼肝脏蛋白双向电泳图谱的分辨率，为大黄鱼肝脏蛋白质组学的进一步研究奠定了基础。Andrade 等应用比较蛋白质组学方法对预成熟的和成熟期的芒果在成熟过程中差异表达的蛋白进行鉴定，通过 2-D 凝胶电泳和液相色谱 – 质谱技术共鉴定出 47 种差异表达的蛋白质，在这些蛋白质中，与碳固定和激素的生物合成相关的蛋白在成熟过程中减少，而与分解代谢和压力应答相关的蛋白逐渐积累，为芒果成熟过程中的生物学变化提供了一个概括性的研究。

6. 蛋白质组学在微生物学研究中的应用　蛋白质组学研究技术已应用到生命科学的各种领域，在微生物学研究中，可用于病原微生物致病机制、耐药机制、病毒感染的研究以及新型疫苗的研发等。Fernandez 等对加入羧甲基纤维素的培养基培养的葡萄孢菌蛋白质通过 2-DE 分离，选择 267 个蛋白斑点用于 MALDI-TOF MS 分析鉴定发现，许多蛋白质在其致病过程中具有重要的作用。Fang 等利用 2-DE 和 MALDI-TOF MS 对草莓炭疽菌感染的草莓幼苗叶子的蛋白质组进行研究，鉴定出 49 个显著差异表达的蛋白质，在感染后期，开尔文循环和糖酵解途径相关蛋白的表达受到抑制，此研究增加了对病原抗性机制的了解。Ansong 等利用液相色谱 – 质谱联用技术对对数期、静止期和低 pH/ 低 Mn 条件下沙门氏菌（S.typhiTy2）的蛋白质组进行鉴定，共鉴定 2066 个蛋白质。研究发现 S.typhiTy2 存在一组高表达蛋白，推测这些蛋白与 S.typhiTy2 的病原性和宿主专一性有关。Zhang 等应用比较蛋白质组学方法对外膜蛋白 P5 缺陷突变菌株副猪嗜血杆菌 SC096 的蛋白质组进行研究，得到 24 种差异表达的蛋白质，主要包括碳水化合物、脂肪、氨基酸代谢相关蛋白，转录翻译因子及伴侣蛋白等。在牛乳腺炎的宿主和病原菌的应答机制的研究中，蛋白质组学分析技术被用于病原菌毒性因子、抗原蛋白的鉴定及用于分离牛乳腺炎致病菌株的特异性蛋白，为临床乳腺感染的病原菌应答机制的研究提供了较多的理论依据，通过兽类病原菌蛋白质组学分析鉴定出疫苗研发的潜在作用靶点，并阐明了在宿主环境下细菌从入侵到存活的潜在作用机制。

二、蛋白质组学技术在白藜芦醇研究中的应用

白藜芦醇（RES）被认为是芪类物质单体中最重要的生物活性物质，至少存在于 21 科 31 属 72 种植物中，其中葡萄和葡萄产品被认为是人类食品中白藜芦醇的最重要来源。越来越多的证据表明白藜芦醇具有多种生物学作用，如可抑制血小板聚集和低密度脂蛋白氧化，调节脂蛋白代谢，从而降低人体血脂，防止血栓形成，具有良好的防治心血管疾病的功效。白藜芦醇在人体生理代谢过程中具有强抗氧化和抗自由基功能，并具有抗突变的作用，能抑制环加氧酶和过氧化氢酶的活性，它在癌细胞的起始、增殖、发展 3 个主要阶段均有抑制乃至逆转作用。在白藜芦醇生物学活性的机制研究中，蛋白质组学技术是必不可少的实验手段。蛋白质组学的研究不仅有助于深入理解白藜芦醇复杂的作用机制，更为多种疾病新药的研究提供了潜在的靶点。

（一）运用蛋白质组学技术研究白藜芦醇的神经保护作用

白藜芦醇具有多种生物学特性，近年来其神经保护作用受到了越来越多的关注。但是，对于白藜芦醇神经保护作用的分子机制目前尚未完全明确。王莹等采用 2D-DIGE 结合 MS 分析方法来研究白藜芦醇处理的 SH-SY5Y 细胞的差异蛋白表达情况，为探索白藜芦醇神经保护的分子机制提供了新的线索：为了探讨不同剂量的白藜芦醇对 SH-SY5Y 细胞的影响，阐明白藜芦醇的神经保护机制，王莹等首先用不同浓度的白藜芦醇处理 SH-SY5Y 细胞，观察 SH-SY5Y 细胞的形态学变化、细胞的存活率、细胞凋亡情况；形态学观察到低剂量白藜芦醇处理的细胞形态无明显变化，而在高剂量组细胞的胞体明显变圆、树突消失，表现为凋亡细胞形态。其他实验也验证了低剂量白藜芦醇组细胞无凋亡，而高剂量组出现大量的凋亡细胞。然后他们将白藜芦醇处理后的 SH-SY5Y 细胞采用 2D-DIGE 和 MALDI-TOF MS 技术分析蛋白质表达水平的改变，共有 34 个蛋白点表现出至少 1.3 倍的丰度差异，其中 5 个差异表达蛋白质被成功鉴定出来，分别为内质网氧化还原酶 1（erol-like protein alpha，Erol-Lα）、p21 活性激酶（p21-activated kinase 1，PAK1）、外壳蛋白 I（COPI）复合物亚基（ARCN1 protein）、T- 复合体蛋白 1（T-complex protein 1）、T 细胞受体 β 链（T cell receptor beta chain）。它们在功能上分别与内质网应激、信号转导、囊泡转运、伴侣蛋白、免疫调节有关，这些结果提示氧化应激保护、囊泡分子转运调节、免疫功能调节、信号转导途径调节等可能是白藜芦醇神经保护作用的分子机制之一。应用 Western blot 方法成功地验证了 MS 鉴定出的蛋白质（Erol-Lα）的表达，这些结果为探索白藜芦醇神经保护作用机制及发现药物作用潜在靶点提供了新的线索。该研究从质谱学和免疫学两个不同的角度确定 Erol-Lα 蛋白表达，证明了质谱鉴定的可靠性。

Shah FA 等利用蛋白质组学技术研究了白藜芦醇抗脑缺血的神经保护作用。在雄性大鼠中利用大脑中动脉闭塞制备局部脑缺血模型，在模型制备前分别用白藜芦醇和安慰剂处理大鼠。中脑动脉闭塞术后 24 小时收集大脑皮层样本，采用 2-DE 电泳分离蛋白，MS 鉴定大脑皮层蛋白质。发现与对照组相比，白藜芦醇组大脑皮层有多个蛋白表达差异，其中，安慰剂组的过氧化物还原酶 -5、异柠檬酸脱氢酶、载脂蛋白 A-I 以及泛素羧基末端水解酶 L1 的表达下调，而白藜芦醇可以纠正这些蛋白的表达异常，减轻缺血导致的蛋白表达降低。而折叠反应介导蛋白 -2 在安慰剂组的表达上调，白藜芦醇可以阻断该蛋白的表达上调。这些发现提示在局限性脑缺血过程中，白藜芦醇可以调节氧化应激和能量代谢相关

的多种蛋白的表达。

（二）运用蛋白质组学技术研究白藜芦醇的抗肿瘤作用

近年来的研究表明白藜芦醇对多种肿瘤细胞具有诱导凋亡的作用，并对凋亡过程中的多个环节发挥作用，如：抑制 iNOS 表达，抑制细胞色素 P450 1A1 的转录，PKC 磷酸化；直接以剂量和时间依赖的方式阻断肿瘤坏死因子（TNF）诱导的核转录因子 NF-κB 的活化；由细胞外信号调节的蛋白激酶（ERK）和 p38 激酶使 p53 蛋白第 15 位上的丝氨酸磷酸化而诱导的 p53 活化和凋亡等。但迄今为止，对其抗癌作用及其诱导细胞凋亡的分子机制还有许多待揭示之处。

线粒体曾一度被认为是细胞的"能量工厂"，其主要功能是为细胞提供各种功能活动所需要的能量。除此以外，近年来人们认识到线粒体还具有其他一些重要的功能，其中线粒体在细胞凋亡中的关键作用已成为研究热点。细胞凋亡过程中许多重要事件的发生都与线粒体密切相关，包括半胱天冬酶激活因子的释放，细胞色素 C（cytochrome c，Cyt c）、电子传递链的改变，线粒体膜电位（$\triangle\Psi m$）的丧失，细胞内氧化还原状态的改变，Bcl-2 家族促进和抑制凋亡蛋白的参与等。不同信号的传导最终都集中到线粒体上来启动或抑制这些事件及其效应的产生。研究发现，凋亡早期线粒体结构保持完整，而坏死细胞的线粒体则发生肿胀，因此将其作为凋亡与坏死的一个重要区别。马晓冬等以人肝癌细胞系 HepG2 为研究对象，采用噻唑蓝（MTT）和流式细胞技术，观察不同浓度的白藜芦醇对 HepG2 细胞的生长抑制作用及其对细胞生长周期的影响，并利用蛋白质组学技术分析线粒体差异表达蛋白。结果处理组和对照组线粒体中大约有（860±60）个蛋白点可被检测。实验初步分析鉴定了 4 个显著性差异蛋白，其中，白藜芦醇处理组有 3 个蛋白点表达降低，1 个蛋白点升高。进行质谱鉴定，4 个蛋白质点分别为：A1（驱动蛋白）、A2（线粒体核糖体蛋白 L7/L12）、A3（着丝粒蛋白质，CENP-E）、A4（肽酶 β）。由此得到如下结论：白藜芦醇以浓度 – 时间依赖性方式抑制 HepG2 细胞的生长增殖，并能诱导 HepG2 细胞在 S 期停滞，抑制细胞 DNA 的合成。此外，它还可以诱导 HepG2 细胞凋亡。实验初步分析鉴定了 4 个显著性差异蛋白，为深入研究白藜芦醇的作用机制起到了重要的提示作用。

使用天然药物的化学抑制作用逐渐成为癌症治疗的新方向，白藜芦醇是水果、蔬菜和药用植物中提取的食用性多酚，具有化学保护作用和抗肿瘤作用。Diaz-Chavez J 等利用蛋白质组学分析寻找白藜芦醇处理的 MCF-7 乳腺癌细胞中的差异表达蛋白，以发现具有潜在抗肿瘤作用的蛋白质。利用 2-DE 电泳技术，发现白藜芦醇处理的 MCF-7 乳腺癌细胞中有 16 个蛋白的表达明显改变。再利用 ESI-MS/MS 技术鉴定所得蛋白，其中 6 个蛋白表达下调，分别为热休克蛋白 27（heat shock protein 27，HSP-27）、翻译调控肿瘤蛋白、过氧化物还原酶 –6、应激诱导的磷蛋白 –1、吡哆醇 –5'– 磷酸盐氧化酶 –1 以及次黄嘌呤 – 鸟嘌呤磷酸核酸转换酶，一个上调的蛋白为磷酸丙糖异构酶。需要注意的是，HSP27 的过表达与凋亡抑制和人肿瘤细胞抗药性有关。而白藜芦醇通过抑制 HSP27 的表达而诱导 MCF-7 细胞的凋亡，机制研究标明白藜芦醇诱导的凋亡与线粒体通透性增加、细胞色素 C 向胞质的释放以及 caspases-3 和 caspases-9 依赖的细胞死亡有关。此外，体外实验评估了白藜芦醇结合阿奇霉素的化疗增敏效应，发现白藜芦醇有效地增加了 MCF-7 细胞对细胞毒药物治疗的敏感性，并且这一效应与白藜芦醇抑制 HSP27 有关。

Vergara D 等利用蛋白质组学技术研究白藜芦醇对卵巢癌细胞的作用。研究发现白藜芦醇下调 cyclin D1 蛋白的表达，并且下调 Akt 和 GSK-3beta 蛋白的磷酸化水平。同时发现白藜芦醇可以下调 ERK 1/2 的磷酸化水平，而 PI3K 和 ERK 的化学抑制剂均可以增强白藜芦醇的体外治疗作用。此外，在培养的卵巢癌患者腹水细胞中，白藜芦醇对 AKT 的磷酸化具有抑制作用。由此可知，在人类卵巢癌细胞系中，白藜芦醇具有抗肿瘤作用，经过蛋白质组学鉴定，该抗肿瘤作用与细胞增殖和耐药性相关蛋白质的表达有关。

髓母细胞瘤（medulloblastoma，MB）和胶质母细胞瘤（glioblastoma，GB）分别是好发于儿童和成人的原发性颅内恶性肿瘤。早期研究证实，白藜芦醇以剂量依赖的方式和 Fas 非依赖性途径抑制髓母细胞（UW228-1、-2、-3 及 Med-3）生长并诱导细胞分化和凋亡，其作用与调节或改变髓母细胞瘤多个信号传导网络的状态有关。由此可见，白藜芦醇有可能成为临床治疗髓母细胞瘤的理想药物。同时白藜芦醇能够诱导人胶质瘤细胞系 U251 细胞凋亡。舒晓宏等以白藜芦醇处理前后的髓母细胞瘤 UW228-3 细胞和胶质母细胞瘤细胞系 LN-18 这两个成熟可靠的对白藜芦醇敏感程度迥异的体外实验模型为中心，采用高效液相色谱（HPLC）及液质联用技术对白藜芦醇在细胞中的代谢产物及代谢特点加以分析，从而为白藜芦醇在髓母细胞瘤 UW228-3 细胞和胶质母细胞瘤细胞系 LN-18 中的代谢活性形式及相关代谢酶的评估提供实验依据。研究发现白藜芦醇能促进髓母细胞瘤 UW228-3 细胞分化并诱导其凋亡，抑制其生长；髓母细胞瘤 UW228-3 细胞中的白藜芦醇主要代谢产物为单硫酸酯。白藜芦醇在 UW228-3 细胞中的代谢产物经 HPLC 及 LC-MS/MS 分析，所得 TIC 图谱对应的 3 个色谱峰分别为：M1，反式白藜芦醇；M2，顺式白藜芦醇；M3，白藜芦醇单硫酸酯。代谢产物进一步通过高分辨质谱（HRMS，阴离子模式）分析得到精确的分子质量 227.0695、227.0697 和 307.0261，进一步验证白藜芦醇在 UW228-3 中代谢产物的类型。其中反式白藜芦醇不稳定，在自然光下即可产生其异构体顺式白藜芦醇，故 M2 不是真正意义上的代谢产物。而白藜芦醇处理后的胶质母细胞瘤 LN-18 细胞无生长抑制和凋亡征象；白藜芦醇在胶质母细胞瘤 LN-18 细胞中代谢产物也为白藜芦醇单硫酸酯，与髓母细胞瘤 UW228-3 基本相似。进一步研究发现白藜芦醇能够有效地抑制髓母细胞瘤的 STAT3 信号通路并影响 STAT3 上下游基因的表达，诱导 UW228-3 细胞凋亡；相反，白藜芦醇对胶质母细胞瘤的 STAT3 信号通路无抑制作用，LN-18 细胞经白藜芦醇处理后无明显凋亡指征。这提示，STAT3 对白藜芦醇的反应性因肿瘤细胞的类型而异并与化学敏感性有关。由此可见，蛋白质组学在研究白藜芦醇代谢上是个极其有利的工具。

（三）利用蛋白质组学技术研究白藜芦醇对心肌的保护作用

最近有研究报道白藜芦醇对糖尿病患者的心脏起到保护作用。为了验证这一保护作用并深入研究其机制，Dekkers 等运用蛋白质组学技术比较白藜芦醇处理后正常大鼠和糖尿病大鼠心脏蛋白谱的差异表达。他们将正常大鼠和糖尿病大鼠均喂以 7 天的白藜芦醇，然后处死大鼠，部分大鼠取出左心室心肌组织，分离出胞浆片段，进行蛋白组分析。部分大鼠分离心脏作为离体缺血 – 再灌注模型。缺血 30 分钟后进行再灌注 2 小时，观察到糖尿病大鼠的心脏心肌梗死的面积明显大于正常大鼠，心肌细胞凋亡也明显多于正常大鼠。而白藜芦醇虽然可以对两组大鼠心脏都起到保护作用，但是糖尿病组心肌梗死面积和细胞凋亡仍然较正常大鼠心脏严重。大鼠左心室心肌细胞的胞浆蛋白运用 2D-DIGE 进行分离，然后将差异表达蛋白用 LC-MS/MS 进行分析。结果显示白藜芦醇对两组大鼠蛋白的调控是不一致的，比如一些与能量代谢有关的蛋白，其中几个蛋白已经被鉴定为线粒体蛋白。值得注意的是，与伴侣蛋白、氧化应激和氧化还原相关的蛋白，包括 Hsc70、HSP60、GRP75、过氧化还原酶 1 和 3 的变化：糖尿病大鼠心脏中这几个蛋白的表达均有不同程度的增加，而白藜芦醇可以逆转这种改变。他们又进一步用 Western blot 验证了这几个蛋白的表达差异。这些结果说明白藜芦醇调控应激蛋白的表达，可能是其对糖尿病心血管病变起到保护作用的机制。

研究发现白藜芦醇可以改善慢性缺血性损伤后心脏的灌注和心室功能。Sabe AA 等利用蛋白质组学技术研究了代谢综合征和慢性心肌缺血模型中白藜芦醇的心脏保护作用以及其潜在机制。根据饮食将约克郡猪分为两组：高胆固醇组和高胆固醇 + 白藜芦醇组。四周后，所有动物实施左回旋支缩窄器植入术以制备心肌缺血模型。继续目前饮食七周后将缺血心肌取出行蛋白质组学分析，鉴定得到 669 个蛋白，其中 76 个蛋白在两组中的表达具有显著差异。信号通路分析显示白藜芦醇组多种蛋白的表达下调，它们涉及线粒体功能紊乱、细胞死亡以及心肌重构，另外部分涉及自由基清除的蛋白表达上调。由此表明白藜芦醇显著改变了慢性缺血性心肌中多个关键蛋白的表达，对这些蛋白的进一步研究将有助于揭示白藜芦醇心肌保护作用的机制。

（四）利用蛋白质组学技术研究白藜芦醇改善氧化应激的作用

Bakker 等用包括白藜芦醇在内的饮食干预 36 名超重的男性，5 周后发现白藜芦醇能够调控脂肪组织的炎症过程，提高内皮功能，改善氧化应激。用 IPA 软件进行功能分析，结果显示鉴定的差异蛋白的生物功能主要涉及免疫反应、活性氧产生以及脂质增多，表明白藜芦醇干预超重人群的差异标记物参与了这些生物过程。Antosh 等研究了白藜芦醇延长寿命的作用机制，认为 Sir2、p53 介导的信号通路参与了白藜芦醇延年益寿的过程。

由慢性炎症环境所致的主动脉壁硬化常常与动脉疾病相关，这是导致西方心血管病致死致残的首要原因。Mattison JA 等利用蛋白质组学技术研究了白藜芦醇在高脂 / 高糖饮食诱导的主动脉壁炎症和硬化中的作用及机制。在猕猴中，给予两年的高脂高糖饮食，不仅增加体重和胆固醇，而且导致显著的主动脉壁硬化、脉搏波速度增加，以及加重血管炎症。蛋白质组学和基因组学研究发现，内皮细胞完整性的破坏，脂质和巨噬细胞浸润以及动脉壁的钙化由氧化应激和炎症所致。白藜芦醇减轻了高脂高糖饮食诱导的动脉壁炎症以及其伴随的脉搏波速度的增加。

（五）利用蛋白质组学技术研究白藜芦醇的抗致畸保护作用

Chen 等运用蛋白质组学技术观察白藜芦醇的抗致畸保护作用以及该过程中肌肉蛋白谱的差异表达。丙戊酸是一种抗癫痫药物，之前的研究证实其能下调鸡胚模型中视黄醇结合蛋白的表达量，从而具有严重的致畸作用。Chen 等随机选取 36 个鸡胚给予 60μmol/L 的丙戊酸，同时给予白藜芦醇和维生素 E。然后待小鸡出生后 1 天时处死，取出颈部肌肉，分离出胞浆片段，进行蛋白组分析：首先运用 2-DE 电泳进行蛋白分离，然后将差异表达蛋白用 LC/MS/MS 进行分析，并进一步采用 RT-PCR 和 qPCR 技术验证差异蛋白质的基因表达水平。结果显示在胚胎早期阶段，丙戊酸使重组人磷脂酰乙醇胺结合蛋白 1（recombinant human phosphatidylethanolamine binding protein 1，PEBP1）和甜菜碱高半胱氨酸甲基转移酶（betaine-homocysteine methyltransferase，BHMT）基因水平下调，同时使肌球蛋白轻链 1（myosin light chain 1，MYL1）和细丝蛋白 C（Filamin C，FLNC）基因的表达水平上调，而此种蛋白表达的异常可以被白藜芦醇及维生素 E 所纠正。PEBP1、BHMT、MYL1、ALB 和

FLNC 与代谢性肌病、肌细胞生成、白蛋白基因表达以及溶血性贫血有关，丙戊酸通过诱导它们表达的异常，干扰依赖叶酸的再甲基化通路，从而导致鸡胚发育畸形，白藜芦醇及维生素 E 则通过纠正上述蛋白的表达而发挥抗致畸作用。

（六）利用蛋白质组学技术研究白藜芦醇对脂肪肝的预防作用

白藜芦醇能够改善脂肪肝，Nishikawa K 等利用蛋白质组学技术研究了白藜芦醇对高脂饮食诱导的脂肪肝的预防作用以及肝脏巨噬细胞在其中的作用。C57BL/6 小鼠被分为三组，分别接受对照组饮食、高脂饮食以及高脂 + 白藜芦醇饮食，共 8 周时间。与高脂饮食组相比，白藜芦醇组脂肪肝明显减轻，肝细胞中的脂滴数量明显减少。蛋白质组学结果显示白藜芦醇组肝脏中下调最显著的蛋白是脂肪分化相关蛋白，该蛋白是脂滴的主要组成成分，其反映了细胞中脂质堆积的情况。白藜芦醇组肝脏中 CD68（+）Kupffer 细胞的数量明显增加，并且其吞噬活性增强。免疫组化显示白藜芦醇组 CD68（+）Kupffer 细胞与脂肪分化相关蛋白共定位。另外，与高脂组相比，白藜芦醇组 TNF-α 的产生明显下降。总之，白藜芦醇减轻脂肪肝，增加 CD68（+）Kupffer 细胞的数量，减少脂肪分化相关蛋白的表达。

第三节 代谢组学技术与白藜芦醇

一、代谢组学技术

（一）代谢组学概述

代谢组学是一种研究生物体内所有小分子代谢物的系统生物学方法，它利用气相色谱质谱联用（GC-MS），液相色谱质谱联用（LC-MS），核磁共振波谱（NMR）等先进的分析技术来检测各种生物样品中代谢物组的信息并结合模式识别等分析计算方法对所得代谢组学数据进行处理，最后综合解析这些数据以用于评价药物疗效、检测药物毒性、诊断疾病、分析疾病状态。基因组学和蛋白质组学分别从基因和蛋白质层面探寻生命的活动，而实际上细胞内许多生命活动是发生在代谢物层面的，如细胞信号释放、能量传递、细胞间通信等都是受代谢物调控的。基因与蛋白质的表达紧密相连，而代谢物则更多地反映了细胞所处的环境，这又与细胞的营养状态，药物和环境污染物的作用及其他外界因素的影响密切相关。代谢组学可以认为是基因组学、转录组学、蛋白质组学的延伸。随着生物技术的发展，代谢组学越来越多地应用于各个领域，如临床疾病诊断、病理生理研究、药物开发及安全性评价、药物体内代谢途径研究、中药研究等。事实上，代谢组学研究已经能诊断出一些代谢类疾病，如糖尿病、肥胖症、代谢综合征等，它已经渗入到生命科学研究的方方面面，并日益彰显出其强有力的科学潜能。

（二）代谢组学研究流程

代谢组学研究流程一般包括生物样品的采集，样品预处理，数据的采集、分析和解释等，分析技术和数据处理方法构成其主要研究平台。

1. **生物样品采集**　代谢组学的研究对象通常是生物样本，一般有生物体液（如血液、尿液、唾液和脑脊液等）、细胞提取物、细胞培养液、组织提取液以及粪便等。实验设计中应充分考虑样品收集的种类、部位、时间、样本群体等因素。在研究人类样本时，还需要考虑组间性别、种族、年龄、体重、饮食习惯和地域等因素。在处理生物样本时要避免样本受残留酶活性或氧化还原反应等的影响，一般需要对所收集的样品进行快速淬灭，如采集之后立即进行液氮冷冻、酸处理等。

2. 生物样品预处理 生物样品预处理应该根据不同的化合物选择不同的提取方法，并对提取条件进行优化，除去干扰杂质，将样品转化为适合测定的物质形式，以提高仪器检测时的灵敏度和选择性。常用的预处理方法有固相萃取、固相微萃取、亲和色谱等。代谢组学研究在提取和预处理样品的操作过程中，应尽可能保留和体现样品中代谢物组分的完整信息。

3. 数据采集 目前代谢组学研究中数据采集最常用的分析技术包括核磁共振（NMR）、气质联用（GC-MS）和液质联用（LC-MS），并且多种分析技术联用进行代谢组学研究已成为当今的研究趋势。

4. 数据信息处理 代谢组学数据信息处理与分析是代谢组学研究的关键环节，一般包括数据预处理、模式识别与模型评价、生物标记物筛选与鉴定、代谢物生物功能解释和代谢通路分析等步骤。

（1）数据预处理：原始数据需要经过预处理，以保留与分类有关的信息，消除实验过程和分析过程中多余干扰因素的影响。不同分析技术有各自不同的数据预处理方式。色谱-质谱联用技术的原始数据信息主要是离子的保留时间、质核比和峰面积，这些原始数据需要经过归一化、标度化、滤噪和色谱峰对齐等步骤。这些操作可采用 XCMS、Markerlynx 等软件完成。针对 NMR 数据的预处理主要包括消除噪声和谱峰化学位移漂移、分段积分、归一化、标度化等步骤，用于预处理 NMR 数据的软件主要有 MestreNova、Xwin NMR、Automics 和 MDAS 等。

（2）模式识别：模式识别是将数据采集得到的多元性、复杂性的数据进行简化降维，对预处理后的数据进行聚类分析，对样品情况进行分组，将样品信息与时间及生物样本的内外干扰因素的作用联系起来。代谢组学中常用的模式识别方法有非监督的分类，如主成分分析（PCA）、层次化聚类分析（HA）；有监督的分类，如偏最小二乘法-判别分析（PLS-DA）、正交偏最小二乘法-判别分析（OPLS-DA）以及人工神经网络（ANN）等。其中，非监督分类只有一组数据，在该组数据集内寻找规律；有监督分类则是在训练集中寻找规律，使用此规律对测试样本进行判断。

（3）生物标记物筛选与鉴定：医药学研究中代谢组学常常需要对疾病发病机制或药物治疗相关的代谢标记物进行研究，常用的分析方法有 PCA 等模式识别方法、t 检验和方差分析等。以上多元统计分析和单变量统计分析相结合，可以提高筛选差异变量的准确性和可信度。筛选出的差异变量需要经过结构鉴定，代谢物数据库提高了代谢物鉴定效率，但是目前代谢组学研究尚无功能完备的数据库。对 LC-MS 分析获得的生物标记物的定性方法还主要依靠与标准品的比对来判定；NMR 和 GC-MS 分析需要经过各自相关的数据库匹配，如 Chenomx NMR Suite、NIST、Fiehn GC-MS Database；现阶段，对以上分析手段也常用一些生化数据库或者相关的文献报道进行未知代谢物的结构鉴定。

（4）代谢物生物功能解释和代谢通路分析：一些生化数据库可以用于已知代谢物的生物功能解释，如京都基因与基因组百科全书（KEGG）、METLIN、人体代谢组数据库（HMDB）等。通过 Metaboanalyst 等软件可以得到目标代谢通路，阐述病理生理、药物作用等相关机制。与基因组学和蛋白质组学已有较完善的数据库供搜索使用相比，目前代谢组学研究尚无类似的功能完备的数据库，一些生化数据库可供未知代谢物的结构鉴定。目前的代谢组学数据库主要用于各种生物样本中代谢物的结构鉴定。理想的代谢组学数据库还应包括各种生物体的代谢物组信息以及包含代谢物的定量数据，如人类代谢组数据库（HMD，http：//www.hmdb.ca）包含了人类体液中超过 1400 种的代谢产物，数据库中每种代谢产物都有其相应的化学、临床、分子生物学和生化数据。

5. 代谢组学与其他组学的数据整合　代谢组学单独使用不能全面地反映系统生物学的信息，将其与基因组学、转录组学、蛋白质组学的结果整合在一起，才能更全面深刻地阐明生物网络的复杂性。Maier 等将代谢组学分析和定量的基因组学及蛋白组学相结合对肺炎支原体进行研究，发现肺炎支原体的代谢途径是通过功能单元来调控的。尽管存在技术、样品复杂性及缺乏配套的数据处理等限制，此研究是组学间的整合思想的成功应用。Connor 等对 2 型糖尿病进行研究时，对 db/db 小鼠尿液采用 NMR 技术进行代谢组学研究，对其肝脏、脂肪和肌肉进行转录组学研究，将代谢和基因表达的变化综合分析后发现在糖尿病模型中有 24 个不同的途径被改变，其对 2 型糖尿病的临床研究和临床诊断及筛选治疗药物方面具有重要意义。

（三）代谢组学的分析技术

预处理后，样品中的代谢产物需要通过合适的方法进行测定。主要的分析技术如 NMR、色谱、MS 等分离分析技术及多种分析平台的联用在代谢组学研究中都得到了广泛应用。

1. 核磁共振技术　NMR 方法有如下优点：预处理简单；样品用量少，无损伤性；可测出的信息量大，对所有化合物的灵敏度是一样的。尤其是 NMR 的氢谱对含氢化合物都有响应，可以检测到大多数的化合物，得到丰富的样品信息。但是在 NMR 方法中由于代谢物的分子小，内源性物质多，许多化合物的峰相互重叠、干扰，使生物标记物常常受到不相干物质的干扰，测量的动态范围窄，同时，谱线展宽造成灵敏度相对较低。高分辨率的 NMR 可以解决灵敏度低的缺陷，使图谱容易解析。Rai 等采用高分辨率 NMR 分析正常人、急性呼吸窘迫综合征和急性肺损伤患者的支气管肺泡灌洗液，用 PCA 和 PLS-DA 鉴别 3 组肺泡灌洗液的代谢谱和肺损伤相关的生物标记物，描述人类肺损伤的程度。碳谱及各种二维 NMR 技术相配合也可以提供大量的结构信息，降低了不相干物质造成的干扰。新的脉冲实验技术也可以提高 NMR 的分辨率和灵敏度。魔角旋转核磁技术（MAS）消除了由于偶极耦合引起的谱线展宽和化学位移的各向异性。近年来新发展的高分辨魔角旋转（HR-MAS）NMR 技术，又使得样品可以不进行预处理而进行直接测定。Jiménez 等采用 1H HR-MASNMR 光谱分析了直肠癌的肿瘤组织及其相连的肠黏膜，确定了改变它们代谢的共同特征及可以用于诊断、肿瘤分期的生物标记物，并且发现和肿瘤相连的肠黏膜的代谢改变状况比肿瘤组织有更强预测能力，帮助生成新的诊断和判断预后的方法。NMR 技术的成熟和发展拓宽了其应用领域，广泛应用于药物毒性、生理病理过程机制研究、疾病的临床诊断。

2. 色谱－质谱联用技术　与 NMR 相比，色谱－质谱联用技术具有检测分离模式多样、变量与代谢物直接相关等优势，逐渐成为代谢组学研究中最主要的分析工具之一。

（1）GC-MS 技术：气相色谱（GC）是一项成熟的分析技术，GC 的高效分离结合 MS 的结构鉴定功能，使 GC-MS 具有高精密度、高灵敏度及高耐用性，成为代谢组学研究的重要平台之一。它与 LC-MS 相比，优势在于可从标准谱图库中获得化合物结构信息，易对代谢物进行定性。不足之处为对于不挥发性组分如生物体系中极性比较大的糖类、氨基酸等成分的分析，需要进行衍生化才能得到较多的代谢组分信息。Zeng 等采用 GC-MS 来检测正常体重、超重和肥胖儿童的血浆样本，通过分析代谢指纹图谱发现这 3 组样本的代谢模式是不同的，经过更进一步的非相关线性判别分析和典型相关分析发现了与肥胖相关的潜在生物标记物。在微生物代谢组学研究中，Kondo 等使用 GC-TOF/MS 并结合 PCA 和 OPLS-DA 方法对检测到的酵母菌代谢物进行分析，进而区分酵母菌在不同生长阶段的代谢变化。在分析有干扰的复杂样品时，全二维气相色谱峰容量高、专一性强、分离效果好，其高灵敏度和聚焦效果能显著增加代谢物的检出量。全二维气相色谱-飞行时间质谱（GC×GC-TOF/MS）在代谢组学中应用前景广阔，适合于复杂样品的分离分析。Hantao 等运用 GC×GC-TOF/MS 对先天性新陈代谢异常患者尿液中的有机酸进行了分析，结果发现某些特定的有机酸（如巴豆酰甘氨酸等），可以作为这种疾病诊断的标记物，并且证明了 GC×GC-TOF/MS 用来定量分析的有效性。Li 等采用 GC×GC-TOF/MS 并结合模式识别方法分析了糖尿病患者和健康人的血浆样本，最终鉴定了葡萄糖、2-羟基异丁酸、亚油酸、棕榈酸和磷酸 5 个潜在的生物标记物，表明了 GC×GC-TOF/MS 技术在代谢组学研究中的实用性和优越性。

（2）LC-MS 技术：高效液相色谱（HPLC）对待测组分的挥发性和热稳定性没有要求，不需繁琐的衍生化步骤，样品前处理简单，检测温度低，分离物质快速、高效，与 MS 高灵敏度、高专属性的优点结合，具有提纯和制备单一物质的能力，是目前代谢组学研究中最常用的分析技术。HPLC 有正相（NP）、反相（RP）、亲水性相互作用（HILIC）和离子交换（IEC）等多种色谱分离模式。根据化合物的不同极性，选择相应的 HPLC 操作模式，可以提高对样品的灵敏度和选择性。如广泛应用于代谢组学研究中的 HILIC 适用于分析复杂样品中的极性物质。Gika 等利用超高效液相色谱-质谱（ultra-performance liquid chromatography MS，UPLC-MS）和亲水作用色谱-质谱（hydrophilic interaction chromatography MS，HILIC-MS）技术对 26 例脂肪肝患者的肝组织进行代谢组学分析，利用多元统计分析对数据进行分析，发现了和脂肪肝相关的生物标记物，反映了脂肪肝患者肝组织的综合代谢轮廓以及导致肝损伤的代谢改变。LC-MS 技术主要应用于临床疾病诊断，部分疾病的生物标记物的发现等研究，它具有高通量筛选功能，通过对代谢物结构的鉴定，可以对样本进行针对性和细致的分析。LC-MS 虽然缺少可以参考的标准谱图数据库，但可以通过它获得代谢物精确的分子质量数，在通过数据库进行检测确定分子的结构信息。LC-MS 分析的缺点是共流出峰间的离子抑制/诱导作用、基质效应等问题。随着液相和质谱技术的发展，UPLC-MS 技术、LC-MS/MS 等技术也被应用到代谢组学研究上。

① UPLC-MS 技术：UPLC 是一种新型 LC 技术，具有高通量、高分离能力、高灵敏度和专属性高等优势，和质谱联用时基质干扰减少，能够改善极端复杂的样品的分离状况，已经在代谢组学的各领域得到广泛应用。Gika 等使用 UPLC-TOF/MS 分别分析酒精处理的大鼠和小鼠与对照动物的血浆和尿液样本，研究酒精中毒导致的显著肝损伤水平，采用主成分分析的方法找到了相关的差异代谢。Lu 等基于 UPLC-MS 方法和 PCA 研究骨碎补对"肾阳虚证"大鼠随时间变化的恢复效果，鉴定出一些有显著性差异的代谢物，这有助于进一步了解"肾阳虚证"和骨碎补对其的治疗机制。

② LC-MS/MS 技术：经分离检测的代谢物需要进一步定性定量，LC-MS/MS 分析可以满足一般定量的分析精度要求，具有良好的重现性和线性范围。高选择性、高灵敏度的 MS/MS 可以通过 MS1 及 MS2 对目标化合物进行中性碎片扫描，发现并突出目标化合物，显著提高信噪比。这些特性使 LC-MS/MS 在代谢组学研究中获得了广泛使用。Gonzalez 等基于 UPLC-TOF MS/MS 研究大鼠血清样本，鉴定了与肝功能损害相关的生物标记物，定量分析了肝损伤程度，与组织病理分析结果一致。Fernandez 等基于固相萃取液相色谱 - 多级质谱（SPELC-MS/MS）分析冠心病患者血清中的类花生酸类物质，该方法具有高度选择性和高灵敏度，取得显著成效。

（3）毛细管电泳质谱（CE-MS）：CE-MS 将毛细管电泳（CE）的快速、高效、分辨率高、高溶解性、重复性好等优点和 MS 分析的灵敏度高、速度快等优点相结合。在一次分析中可同时得到迁移时间、分子量和碎片特征信息。在生物样品研究中，微生物等生物体的代谢物很多是极性物质，CE-MS 常用于分析其中的离子性化合物。CE-MS 的接口技术是影响整个检测的关键因素之一，随着接口技术的发展，CE-MS 成为化学药物研究、临床诊断以及法医学等的有力工具。Naz 等利用毛细管电泳 - 飞行时间质谱（CE-TOF/MS）分析经超滤法预处理的大鼠血清样本，发现并证实了一些代谢标记物，这种识别生物标记物的方法可能会用于临床重症指标的监测。Leon 等用 CE-TOF/MS 结合傅里叶变换离子回旋共振质谱（FT-ICR-MS）对 6 个不同品种的玉米进行了代谢组学分析，发现了转基因玉米与野生玉米间特定代谢产物的差异。

3. 多种分析平台的联合应用 目前，每种分析平台都存在自身的局限性，诸如定性过程复杂，难实现全部代谢物的定量分析以及准确性不足等许多关键问题仍然有待解决。将多种分析技术的代谢组学数据进行整合，既可提供更全面的代谢物轮廓信息，使结果更完善，也使不同分析技术的结果得到互相验证，达到分析平台优势互补。在这方面，当今许多研究者做出了不同的尝试和探索。Ibanez 等采用 CE，RP/UPLC 与 TOF/MS 结合的多平台分析技术研究膳食多酚对人类结肠癌细胞的抗增殖作用，发现多酚类代谢产物呈现显著差异，为代谢组学研究提供重要信息，这些结果可能为将来对此病预防或治疗提供参考依据。Jung 等采用 NMR 和 UPLC-MS 相结合的分析方法分别测定了 2 种不同处理方式的黄芪根样本，结果显示去皮根的某些主要代谢物显著损失，表明该技术能对中药材采收后处理中评估分析有效成分提供有力的工具。Naz 等采用多平台分析技术对大鼠血清样本进行了代谢组学的研究，找到了相关标记物。应用多个分析技术互补的代谢组学研究思路，还成功地应用于大鼠肺癌样本的分析，取得了显著的成效。

（四）代谢组学的应用

代谢组学自出现以来，引起了各国科学家的极大兴趣，广泛地应用于各个领域，如疾病诊断、药物研究、微生物代谢组学、植物代谢组学、中医药研究等方面。

1. 代谢组学在正常生理代谢机制中的研究 生物体是一个完整的系统，机体组织及其调控水平相互关联和相互依赖并受环境等外界因素的影响，生命活动的任何变化均可以引起生物体代谢物的变化。因此，代谢组学通过分析生物体液和组织的代谢产物，来研究生化类型体系和整个生物体的调控特点。生物体液中的代谢物与细胞和组织中的代谢物处于动态平衡，生物体中细胞功能异常一定会反映在生物体成分的变化之中。建立生理条件下对代谢谱的正确认识，是研究各种病理条件或刺激干预产生的疾病机制的前提。Bollard

等利用氢谱（^{1}H-NMR）分析 B6C3F1 小鼠和 SD 大鼠的尿液，前者的尿酸、甲酸、肌酐、延胡索酸、2- 酮戊二酸、枸橼酸明显增加，而牛磺酸、内铵盐则较低。Lenz 等结合化学计量学分析对 12 位健康人的血浆和尿液代谢小分子物质的核磁图谱进行分析比较证实，代谢组学技术应用于临床人类体液代谢研究，在不影响机体正常代谢过程的情况下可以较好地呈现出人体的代谢指纹图，而且基于饮食、人种等差异可形成不同的代谢指纹图。

2. 代谢组学在疾病中的应用 近年来，代谢组学技术已广泛应用于心血管疾病、糖尿病、癌症等疾病的诊断和研究。在心血管疾病方面，Brindle 利用基于 ^{1}H-NMR 的代谢组学技术对冠心病患者的血清代谢组进行了分析，结果显示疾病组与正常组代谢组图谱存在明显差异，研究认为代谢组学技术不仅能快速、准确地诊断冠心病还能区分疾病的严重程度。Martin 运用代谢组学技术研究了不同饮食对动脉粥样硬化形成的影响，结果发现极低密度脂蛋白（VLDL）、胆固醇（cholesterol）、N- 乙酰基糖蛋白（N-acetylgly-coproteins）与动脉粥样硬化的形成呈正相关，白蛋白赖氨酰残基（albu-min lysyl residues）、氧化三甲胺（trimethylamine-N-oxide）与之呈负相关，此外，在预测动脉粥样硬化变性方面代谢组学数据可达 89%，而常规方法只有 60%，研究认为代谢组学技术不仅能区分不同饮食诱导的动脉粥样硬化的生物反应（尤其是多参数代谢反应），还能发现新的与疾病进程呈正相关或负相关的潜在标记物，从而帮助人们更好地认识疾病发病的危险因素。在糖尿病方面，Hodavance 认为代谢组学技术是研究 2 型糖尿病和胰岛素抵抗的有力工具，它能够识别那些常规方法无法识别的代谢产物。Yang 对比分析 2 型糖尿病患者和正常人血清代谢组图谱发现 2 型糖尿病患者的血清脂肪酸代谢谱与正常人存在差异，研究认为利用代谢组学方法检测血清脂肪酸代谢状况可快速诊断 2 型糖尿病。Yuan 等对 2 型糖尿病人尿液进行代谢组学分析并发现了马来酸（maleic acid）、氧基乙酸（oxyl acetic acid）、4- 氨基苯甲酸（4-aminobenzoic acid）等与 2 型糖尿病有关的潜在生物标记物。在癌症方面，Whitehead 认为代谢组学技术不仅能分析水溶性和脂溶性的癌组织提取物，还能发现和鉴定在疾病不同阶段的特征性代谢产物，是研究和诊断癌症的有力工具。Yang 等利用代谢组学技术对比分析了肝癌、肝炎、肝硬化患者及正常对照者的尿液代谢组信息，结果显示各组患者尿液代谢组信息存在明显差异，研究认为代谢组学技术不仅能清楚地区分患者和正常人，还能诊断出患者是患肝炎、肝硬化还是肝癌，这对降低误诊率意义重大。研究还指出通过代谢组学技术鉴定出的尿液核苷在癌症诊断方面优于传统的肿瘤标记物甲胎蛋白（alpha-fetoprotein，AFP）。代谢组学不仅在上述影响人类健康的重大疾病中有广泛的应用，目前还应用于泌尿系统疾病、神经系统疾病、高血压、先天性代谢缺陷等疾病的研究和诊断。这些研究均表明代谢组学是疾病研究和诊断的有力工具，它的应用为疾病研究和诊断开辟了新的领域。

3. 代谢组学在药学和毒理学研究中的应用 目前，代谢组学在药物安全性评价、新药开发、毒性标记物的筛选等方面应用广泛。Nicholls 运用代谢组学技术对药物引起磷脂质病的机制进行了研究，结果发现大鼠给药后不同时段尿液代谢组图谱发生变化，代谢组学技术能为药物引起磷脂质病微小生化改变的检测提供强有力的工具。Slim 利用代谢组学方法研究了地塞米松对磷酸二酯酶抑制剂诱导的大鼠脉管炎的治疗作用，发现大鼠尿液代谢组图谱与组织病理变化基本一致，研究认为尿液代谢组图谱的变化可反映主要的病理变化，代谢组学技术可非侵害地检测血管变化。在动物实验和临床试验中利用高通量的技术手段筛选和检测潜在的毒性物质是新药安全性评价的重要环节，因为大多数药物通过广泛的生物转化作用可成为毒性明显不同的代谢物，当毒物与细胞或组织相互作用时会引起机体关键代谢过程中内源性物质的比例和浓度发生变化，所以只有对这些代谢物的变化信息进行全面的分析研究才能更好地评价药物的安全性。大量研究表明代谢组学技术能快速获得这些信息，它可检测生物体在给药后整体的代谢反应过程，能综合考察药物的药效和毒性，能全面分析代谢产物的变化特点和规律，从而系统地评价药物的价值和开发前景。在毒理学研究中，代谢组学技术在研究毒物作用机制、预测药物毒性、鉴定对临床有用的生物标记物等方面发挥着重要作用。Warne 利用代谢组学技术研究 3- 三氟甲基 - 苯胺的毒理反应，成功鉴定出了与毒性反应有关的潜在生物标记物。Azmi 等利用代谢组学技术研究了 1- 萘异硫氰酸酯（1-naphthylisothiocyanate，ANIT）的肝毒性作用，研究认为代谢组学技术能够在器官、亚器官等不同水平上认识不同的毒理学机制。鉴于代谢组学技术在药学和毒理学研究中的巨大贡献，英国帝国理工学院已与六家医药公司联合成立了名为毒理代谢组学（the Consortium for Metabonomic Toxicology，COMET）的研究组织，该组织旨在从方法学上建立一套毒理代谢组学研究体系和通用的标准评价方法，采用 ^{1}H NMR 技术分析尿液和血液代谢组信息以用于候选药物临床前的毒性检测。

4. 代谢组学在微生物代谢研究中的应用　与植物和动物代谢组学相比，由于微生物在生长培养基中浓度较低，低浓度代谢物难以检测以及胞内和胞外代谢物不易分离等特点，使微生物代谢组学的发展受到一定的限制。而与高等生物相比，微生物具有系统简单、基因组数据丰富，以及基因调节、代谢网络和生理特性了解全面等优势，代谢组学研究在微生物生物技术领域意义更为重要。通过样品的预处理、代谢产物的化学分析与数据处理分析等得到一系列数据，进而系统地描绘出微生物的代谢途径图，有助于更好地理解代谢物之间的相互关系，也能够与基因表达数据相联系，进行功能基因组学研究。目前微生物代谢组学已经成功地应用于微生物表型分类、突变体筛选与分类、代谢途径及微生物代谢工程、发酵工艺的监控、微生物降解环境污染物以及肠道微生物与宿主的代谢表型、病理关系等方面。

5. 代谢组学在植物、中药代谢研究中的应用　植物代谢组学是对植物的某一组织或细胞在一特定生理时期内所有低分子量代谢产物同时进行定性和定量分析的一门学科。代谢组学可以较为全面地研究植物复杂代谢过程及其产物，从而为分析植物次生代谢网络结构、限速步骤，解析细胞活动过程及寻找植物间的亲缘关系等提供可能，同时也为阐明中草药"黑箱体"，更好地评价中药配伍处方的安全性及有效性并为人类所用提供了一个良好的平台。此外，代谢组学能够对一种证候所体现在机体内部代谢物各组分的共性加以识别、分析，建立更符合中医证候的模型，方便医生更好地理解证候特征并进行"辨证施治"，实现个体化医疗。

6. 代谢组学在营养学中的应用　代谢组学的方法可以帮助识别与常量营养物的最终摄入效应密切相关的代谢物，并且有助于定义各种常量营养物的正常摄入范围。从长远来看，代谢组学的研究可以帮助理解当单一的养分（如氨基酸等）摄入过多或者过少时整个机体的新陈代谢会发生怎样的改变。除此之外，这也是一个在考虑到代谢复杂性的基础上合乎科学地建立常量营养物合理摄入范围的评估策略。

二、代谢组学技术在白藜芦醇研究中的应用

（一）代谢组学技术研究白藜芦醇在结直肠癌前病变中的作用

白藜芦醇是在红葡萄皮以及其他植物中发现的一种抗氧化剂，这一多酚化合物最近被报道参与癌症的化学抑制作用，可以阻滞肿瘤的进展，然而，具体的抗肿瘤机制仍不明确。Liao W 等研究了氧化偶氮甲烷（azoxymethane，AOM）诱导的结直肠癌前病变模型大鼠中白藜芦醇的化学保护作用。他们利用气相色谱分析飞行时间质谱仪研究 AOM 所诱导的模型大鼠尿液、血清以及结肠组织中的代谢改变以及白藜芦醇相应的保护作用，发现 AOM 组的尿液、血清以及结肠组织的代谢产物发生明显变化，这一改变可以被白藜芦醇所纠正，同时发现白藜芦醇组的大肠组织病理学明显改善，其异常隐窝病灶明显减少。代谢组学发现的典型代谢物改变包括结肠组织中减少的葡萄糖、β- 羟丁酸（酮体）、次黄嘌呤、支链氨基酸（异亮氨酸和缬氨酸）和色氨酸，血清中升高的氨基氧乙酸以及尿液中升高的对羟基苯乙酸甲酯和黄尿酸。这些代谢物改变提示白藜芦醇预防癌症的作用与其纠正 AOM 大鼠结肠组织中的糖脂代谢异常以及抑制蛋白分解有关。研究同时显示白藜芦醇诱导的代谢组学改变并非完全与 AOM 所诱导的改变有关。与 AOM 组相比，白藜芦醇干预组鉴定所得的明显改变的代谢物有花生四烯酸、亚油酸盐、谷氨酸盐、二十二碳六烯酸、十六碳烯酸钠、2- 氨基丁酸、焦谷氨酸盐以及羟丁氨酸，所有这些代谢物均与炎症和氧化过程有关。这些结果提示白藜芦醇在结直肠癌前病变过程中发挥化学保护作用，这一作用借助抗炎症和抗氧化机制来发挥。

（二）代谢组学技术研究白藜芦醇对乳腺癌细胞的影响

国外学者 Jäger 等人应用代谢组学技术（LC-MS/MS）探讨了不同剂量的白藜芦醇对乳腺癌细胞系（MCF-7 和 MDA-MB-231）生长抑制作用的分子机制。研究发现：白藜芦醇（5~100μmol/L）呈剂量依赖性地显著抑制两种乳腺癌细胞的生长，这个剂量浓度相当于每天从红酒或饮食补充白藜芦醇（5~100mg）。进一步通过 LC-MS/MS 分析，发现白藜芦醇在较高剂量显著诱发了 21 个氨基酸的合成。白藜芦醇在两种乳腺癌细胞中也显著调节聚胺的生物合成，色氨酸、5- 羟色胺和犬尿氨酸在白藜芦醇作用后显著增加，并且腐胺和亚精胺合成也显著增加。此外，高剂量白藜芦醇能够显著增加细胞外花生四烯酸和其代谢产物 12（S）- 羟廿碳四烯酸（12S-HETE），并能够减少前列腺素 E_2（PGE_2）表达。本研究应用代谢组学技术深入揭示了白藜芦醇抗肿瘤作用的分子机制，并且进一步分析了白藜芦醇对两种乳腺癌细胞的代谢差异。

（三）代谢组学技术研究白藜芦醇对肝癌细胞的影响

白藜芦醇对肿瘤细胞具有显著的抑制作用。大量研究证实：白藜芦醇能够调节多种不同的代谢途径，主要由于器官或细胞类型、细胞状态不同及治疗时间和剂量的差异所致。同时，已经证明白藜芦醇有很多细胞内靶点，影响多种转录因子 / 辅助因子的表达和活性，从而起到调节代谢平衡和多种效应的作用。在白藜芦醇对多种代谢影响中，"卡路里限制拟态"已经引起学者的广泛兴趣，许多相关的细胞培养研究已经进行，通过在培养基中增加或减少营养物质来达到喂养或禁食的状态。

国外学者 Massimi 等人利用基于 ^{1}H-NMR 的代谢组学技术分析了白藜芦醇作用于人肝癌细胞（HepG2）后所引起的代谢改变谱。研究发现：白藜芦醇治疗后诱发了肝癌细胞代

谢谱的改变，主要引起能量产生和合成为主的氨基酸和糖的利用减少，增加琥珀酸的利用，减少乳酸的释放；同时，增加 SIRT1 的表达，使细胞停滞于 S 期。通过代谢组学研究，揭示了白藜芦醇对肝癌细胞从氨基酸和糖到脂肪酸利用的代谢转变，并且与 SIRT1 通路的激活有关。

（四）代谢组学与转录组学技术结合研究白藜芦醇在高脂饮食小鼠中的作用

食用性槲皮素和白藜芦醇经常用于治疗各种疾病，但是其潜在机制尚不明确。Zhou M 等将转录组学与代谢组学技术相结合，研究发现：槲皮素与白藜芦醇在高脂饮食诱导的代谢综合征小鼠中具有协同作用，可以降低高脂饮食小鼠血清中的胆固醇、空腹血糖以及糖化血红蛋白水平。可以明显改善糖脂代谢、肝脏功能、心血管系统以及炎症/免疫相关的一系列基因表达。代谢组学和转录组学数据的结合表明槲皮素与白藜芦醇的协同作用可以增强糖酵解和脂肪酸氧化过程，并抑制糖异生作用。这些改变同时发生在转录组学和代谢组学两个层面，这更加强调了组学技术间的结合对于阐述通路的机制的重要性。

第四节　芯片技术与白藜芦醇

一、芯片技术

随着"人类基因组计划"（human genome project，HGP）的发展，生物芯片（biochip）技术逐渐成为生命科学研究领域中一项具有战略意义的前沿高新技术。生物芯片是将大量的生物大分子如核苷酸片段、多肽分子，组织切片和细胞等生物样品制成探针，有序地、高密度地排列在玻片或纤维膜等固体载体上，构成二维分子阵列，然后与荧光标记的待测生物样品的靶分子杂交，通过检测每个探针分子的杂交信号强度，进而获取样品分子的数量和序列信息，以实现对细胞、蛋白质、基因及其他生物组分的准确、快速、大信息量的检测。因为在制作过程中常用玻片/硅片等材料作为固相支持物，且模拟了计算机芯片的制备技术，所以称为生物芯片技术。生物芯片技术融微电子、微机械、化学、物理技术、计算机技术等于一体，是生物学技术与其他学科相互交叉和渗透的产物。它使生命科学研究中所涉及的不连续的分析过程（样品制备、化学反应和分析检测）变得连续化、集成化、微型化，可一次检测大量的目标分子，从而具有快速、高效、大规模、高通量、高度并行性以及高度特异性、高敏感性和可重复性高的特点。

根据点在芯片上的探针分子的不同、研究对象的差异和制作工艺的发展，生物芯片可以分为以下几种：基因芯片（gene-chip）、蛋白质芯片（protein-chip）、细胞芯片（cell-chip）组织芯片（tissue-chip）和芯片实验室等。

（一）基因芯片技术

基因芯片，是平面载体（如硅片、玻璃片、尼龙膜等）和载体上按照某种预先设计的位置高密度有序排列的成千上万核酸探针（如 DNA，寡核苷酸或基因片段）的称谓，也称 DNA 芯片或 DNA 微阵列。基因芯片技术融合了生命科学、化学、微电子学、计算机科学、统计学和生物信息学等诸多学科领域的成就，具有高通量、高集成、微型化、平行化、多样化和自动化等特点。该技术的出现为生命科学、医学、化学等领域的研究提供了一个强有力的工具。

1. 基因芯片的基本类型 基因芯片有不同的分类方法：按其片基不同可分为无机片基芯片和有机合成片基芯片；按其应用不同，可分为表达谱芯片、诊断芯片、检测芯片；按其制备方法不同可分为原位合成芯片和合成后交联芯片（合成后点样芯片）；最常用的还是按载体上所点探针的长度分为 cDNA 芯片和寡核苷酸芯片两种。cDNA 芯片由 Schena 建立，将特定的 cDNA 经 PCR 扩增后借助机械手直接点到基片上。寡核苷酸芯片由 Fodor 首先报道，用照相平板印刷术和固相合成技术在基片上生成寡核苷酸，分为长寡核苷酸芯片和短寡核苷酸芯片，与 cDNA 芯片制作的一个主要不同点是多一步转录获得 cDNA 的过程。

2. 基因芯片技术的基本原理与方法 基因芯片是生物芯片技术中发展最成熟和最先实现商品化的产品，是基于核酸探针互补杂交技术原理而研制的。核酸探针是指将一段人工合成的碱基序列，在探针上连接一些可检测的物质，根据碱基互补的原理，利用基因探针到基因混合物中识别特定基因。基因芯片技术主要包括四个基本技术环节：①芯片制备：主要采用表面化学的方法或组合化学的方法来处理固相基质如玻璃片或硅片，然后使 DNA 片段或蛋白质分子按特定顺序排列在片基上。目前正在制备包含 100 万个 DNA 探针的人类基因芯片。②生物样品的制备和处理：生物样品往往是非常复杂的生物分子混合体，除少数特殊样品外，一般不能直接与芯片进行反应。要将样品进行特定的生物处理，获取其中的蛋白质或 DNA、RNA 等信息分子并加以标记，以提高检测的灵敏度。③生物分子与芯片进行反应：芯片上的生物分子之间的反应是芯片检测的关键一步。通过选择合适的反应条件使生物分子间反应处于最佳状况中，减少生物分子之间的错配比率，从而获取最能反映生物本质的信号。④芯片信号检测和分析：目前最常用的芯片信号检测方法是将芯片置入芯片扫描仪中，通过采集各反应点的荧光强弱和荧光位置，经相关软件分析图像，即可以获得有关生物信息。

3. 基因芯片的应用 基因芯片技术以一种全新、系统的科研思维方式研究生物体，使揭示早期发育、分化、衰老、癌变等一系列复杂生命现象成为可能。基因芯片在生命科学研究领域中的应用几乎是全方位的，已经广泛应用于 DNA 测序、基因表达分析、检测基因突变和基因组的多态性、基因诊断、药学研究和环境保护及其他领域。

（1）DNA 测序：基因芯片的思想是在基因测序的早期提出来的，主要是因为当时传统的 Sanger-Coulson 及 Maxam-Gilbert 测序速度不够快，不足以解决人类基因组的大量工作。因此，基因芯片早期主要用来研究基因结构，适应于这种目的的主要是寡核苷酸芯片。参照已知基因的序列，在载体上设计、合成成千上万种寡核苷酸探针，与生物样品的靶序列进行分子杂交，从而产生杂交图谱，并排列出靶 DNA 的序列。将已经荧光标记的待测 DNA 样品与设计在基因芯片上的成千上万已知序列片段杂交，若二者完全配对，则杂交信号较强；若有单个或多个碱基不配对，则信号较弱。目前基因芯片主要用于已知序列的重测序（resequencing），重测序是指人类基因组计划中的基因测序完成后，由于个体基因组的序列之间存在差异，需要对个别群体或个人进行再测序。由于序列已知，由基因芯片进行重测序将大大提高效率。

（2）基因表达分析：基因表达分析是目前基因芯片应用最多的一个方面，自动化和快速是它的主要优势。基因表达是根据基因的 DNA 模板进行 mRNA 和蛋白质合成的过程，基因表达分析直接涉及基因的功能。自 Stanford 大学的 Schena M 等首次发表了用 DNA 微阵列研究基因表达的论文后，基因芯片用于研究基因表达已成为近年来研究的热门课题。在人类基因组中只有大约 5% 的序列表达，通过直接测序等手段来了解功能基因相当费时、费力，而应用基因芯片进行的基因表达水平检测，可自动、快速地检测出成千上万种基因的表达状况，大大提高了基因表达研究的效率，为疾病的诊断和治疗提供了有益的保障。在利用基因芯片技术检测表达水平的时候看家基因的选择极其重要，是否选择了一个突变率低、表达稳定的基因作为看家基因将决定试验的成败。基因芯片检测表达水平一般采用平行对比的方法，至今已在细菌、酵母菌、植物、哺乳动物等方面进行了研究。现在这种方法已经成功地被用于进化研究，以及药物、毒物或各种因素对机体的影响等方面的研究。在 HGP 完成之后，用于检测在不同生理、病理条件下的人类所有基因表达变化的基因组芯片已为期不远。

（3）检测基因突变和基因组的多态性：有关实验结果已经表明 DNA 芯片技术可快速、准确地研究大量患者样品中特定基因所有可能的杂合变异。Hacia 等用含 96 000 个寡核苷酸探针的基因芯片来检测遗传性乳腺癌和卵巢癌基因 BRCA1 第 11 个外显子 3.45kb 长度内的所有可能的杂合性突变（LOH），其准确率达 99%。Kurg 等以寡核苷酸阵列为基础，将地中海贫血病患者的 DNA 的 5' 端固定在玻片上，经 PCR 扩增，加入四种荧光素标记的双脱氧核苷酸，通过颜色的改变检测突变取得成功，并提出该法可以高可信度检测杂交突变，用于 DNA 的突变分析和多态性分析。田振军等应用 cDNA 基因芯片对安静对照组和运动性心肌肥大组小鼠心肌组织的基因表达差异进行筛选，结果证明具有显著性表达差异的基因有 71 条，其中上调表达的基因有 37 条，下调表达的基因有 34 条，证实了运动性心肌肥大相关基因的多样性。林嘉颖等以 10 例肺腺癌组织标本为材料，与含有 13824 个寡核苷酸探针的基因芯片进行杂交，发现了 119 条与肺腺癌发生发展有关的基因，这些基因可作为肺腺癌药物靶点的候选基因。随着遗传病与癌症相关基因发现数量的增加，检测基因突变和基因组的多态性对于疾病的早期发现与防治具有重要意义。

（4）基因诊断：从正常人的基因组中分离 DNA 并与 DNA 芯片上的方阵杂交，就可得到标准图谱，从病人基因组中分离出 DNA 并与方阵杂交就可得到病变图谱。比较、分析这两种图谱就能得出病变的 DNA 信息并进行治疗。以往诊断疾病主要依据患者的临床表现和既往史，但这不能区分一些重要的亚型。利用基因芯片的特点，检测病变组织中特征性基因的变化，为疾病的早期诊断和分型开辟了一个新的领域。这种基因芯片诊断技术以其快速、高效、敏感、经济、平行化、自动化等特点，将成为现代化的诊断新技术。例如膀胱癌，就缺乏一种理想的免疫组织学或分子标记物来区分亚型。丹麦的 Dyrskjot 等用基因芯片检测了 40 例膀胱癌组织，将其分为三期：Ta 期、T1 期和 T2~4 期。并选出 32 个基因，可以明确地区分良性膀胱癌和肌肉侵入性膀胱癌，和病理学分期密切相关。美国 Affymetrix 公司生产的检测反转录酶基因的 HIV 芯片，可以判断被检查者是否携带艾滋病毒，还有诊断有无药物代谢缺乏症的细胞色素 P450 芯片，以及检测核磷蛋白基因（p53）是否突变来判断癌症的芯片。许多疾病（传染病、遗传病、肿瘤、心血管疾病等）都与基因突变有关，利用基因芯片，可以快速检测这些突变，从而实现对疾病快速、简便、高效的诊断。现在，肝炎病毒检测诊断芯片、结核杆菌耐药性检测芯片、多种恶性肿瘤相关病毒基因芯片等一系列诊断芯片逐步开始进入市场。基因诊断现已成为基因芯片中最具有商业价值的领域。

（5）药学研究：基因芯片所具有的高集成度与组合化学相结合，使得其在药学研究中具有重大意义，其作用主要表现在以下几个方面：①寻找药物作用靶位点：基因芯片技术可对生物体整个基因组的基因表达进行测定，有助于识别药物相应的靶序列，分析整个基因组药物作用，监视药物治疗反应中的基因表达改变，并检查药效，从而在蛋白质或核酸中找出最佳的药物作用靶点。②进行药物作用机制的研究：用于药理学研究。药物与细胞相互作用，将引起细胞外部形态及内部正常代谢过程的一系列变化。其内部生理活动的变化可集中表现在其基因表达的变化上，基因芯片能够确定靶组织的基因表达模式，可将药物作用的所有靶基因全部显示出来，从而提供了在全基因组的基础上了解药物作用机制的线索。由基因芯片所获得的大量信息也可以用来阐述直接药效下的药物反应个体差异，从基因组的高度，在分子水平上解释药物作用的原理。③药物筛选与新药设计：传统的新药研究是以体外培养的人体细胞及动物模型为对象，但两者均不同于正常人体内条件，利用基因芯片技术可以了解组织细胞在正常状态和病理情况下的基因表达变化。用基因芯片大规模平行分析基因表达情况，从而进行新药的研究与开发可以节省大量的动物试验甚至临床试验，而且还可以进一步分析药物对靶细胞及非靶细胞的毒性作用，确定药物临床应用的可行性及最佳的用药剂量，从而为新药的开发提供一种高速度、高灵敏度的安全指标，降低了用药风险。

（6）环境保护及其他领域：在环境保护方面，基因芯片也有广泛的用途。一方面可以快速检测污染微生物或有机化合物对环境、人体、动植物的污染和危害，同时也可以采用毒物检测芯片对环境中众多的化学物质对人类基因的潜在毒性进行筛选，探查毒物开启或关闭哪些基因，制备防治危害的基因工程药品，或寻找到能够治理污染源的基因产品。此外，基因芯片技术在病毒检测、劳动卫生学、食品卫生学研究以及农、林、畜、牧业等领域也正发挥着越来越大的作用。

（二）蛋白质芯片

蛋白质芯片，也叫蛋白质微阵列（protein microarray），是将大量蛋白质有规则地固定到某种介质载体上，利用蛋白质与蛋白质、酶与底物、蛋白质与其他小分子之间的相互作用，检测分析蛋白质的一项技术。

1. 蛋白质芯片的类型 蛋白质芯片有多种类型，根据不同的分类方法，可分为以下几种：

（1）根据研究目的分类：分为蛋白质功能性芯片和检测性芯片。①蛋白质功能性芯片：主要用于研究蛋白质的功能，如酶活性、蛋白质与蛋白质相互作用、蛋白质与DNA分子相互作用和药物靶标蛋白筛选等。这类芯片通常将天然蛋白、酶或酶底物点加在温和的芯片片基上，以保持蛋白质的空间构象和生物活性。②蛋白质检测性芯片：检测性芯片的主要目的是检测复杂样品中感兴趣蛋白质分子的有无或者丰度的差异。将具有高度亲和特异性的探针分子固定在载体上，用以识别复杂生物样品中的目标多肽、蛋白、抗原等。根据检测方法不同，蛋白质检测性芯片又可进一步分为正相蛋白质检测性芯片和反相蛋白质检测性芯片。如果目的是检测样品中抗原的变化，则将特异的抗体点在芯片上制成抗体芯片，通过与待测样品，如血清、组织提取物、尿液等进行反应，从而对待测样品中抗原进行定性和定量分析。反之，如果研究的目的是检测样品中抗体的变化，则需要将待测抗体对应的抗原点在芯片上，通过与待测样品反应，提取信号来判断抗体的有无及其含量的多少。

（2）根据芯片表面化学成分分类：分为化学表面芯片和生物表面芯片。①化学表面芯片：又可分为疏水、亲水、弱阳离子交换、强阴离子交换和金属螯合芯片等，用于检测未知蛋白，获取指纹图谱做进一步的分析。②生物表面芯片：分为抗体、抗原、受体、配体和 DNA- 蛋白质芯片等。

（3）根据载体分类：分为普通玻璃载体芯片、多孔凝胶覆盖芯片及微孔芯片。另外还有借助 DNA 芯片技术的蛋白质芯片技术，如通过特异性 DNA 结构域在 DNA 芯片表面制成的蛋白质芯片，通过 mRNA- 蛋白质共价交联融合技术制成的蛋白质芯片和利用无细胞表达体系与 DNA 固定技术，将蛋白质即时、原位表达并固定在芯片制成的自组装蛋白质芯片。

（4）根据点样蛋白质有无活性功能分类：分为无活性和有活性的芯片。①无活性的芯片：是将已经合成好的蛋白质点在芯片上，其制作方式主要分为原位合成、点合成、光蚀刻术等 3 类。②有活性的芯片：是指点在芯片上的样品是活的生物体（如细菌），在芯片上原位表达蛋白质。相对于无活性的芯片，有活性的芯片可以提供模拟的机体内环境，对于蛋白质功能分析更为有利。

（5）根据探针的特点分类：分为抗原芯片和抗体芯片。①抗原芯片：抗原芯片是将抗原分子高密度地点在芯片上，制成抗原芯片。抗原包括纯化的抗原（如重组抗原、天然抗原），也包括复杂的抗原（如组织蛋白提取物、血清等）。抗原芯片广泛应用在病毒或细菌感染的诊断、自身免疫疾病、肿瘤标记物的筛选和蛋白功能的研究。②抗体芯片：抗体芯片能将与不同抗原特异性结合的多种抗体高密度地固定到玻片或其他载体上，使待测样品通过芯片表面，经过洗脱把非特异性结合的蛋白洗掉，从而对特异性地结合在上面的抗原进行检测。用于捕捉靶标蛋白的抗体，主要有免疫动物产生的单抗和多抗。抗体芯片主要应用于研究蛋白质表达谱变化、蛋白质翻译后修饰、疾病诊断等领域。

2. 蛋白质芯片的原理　蛋白质芯片的原理是将已知蛋白点印在固定于不同种类支持介质上，制成由高密度的蛋白质或多肽分子的微阵列组成的蛋白微阵列，其中每个分子的位置及序列为已知，并将待测蛋白质与该芯片进行孵育反应，再将荧光标记的蛋白质与芯片 – 蛋白质复合物反应，当荧光标记的靶分子与芯片上的分子结合后，可通过激光扫描系统（laser–scanner–bases system）或电荷偶联照像系统（CCD，charge–coupled device camera）对荧光信号的强度进行检测，进一步对杂交结果进行量化分析，检测蛋白质的存在情况。蛋白质芯片的制作原理有多种，片基也可采用尼龙膜、聚丙烯酰胺凝胶、玻片、硅片和金片等。基因芯片的制备方法，如光引导聚合法、合成点样等，也可应用于蛋白（肽）芯片的制备。

3. 蛋白质芯片的制备

（1）载体的制备：制作蛋白质芯片的载体分两类：一类是膜载体，一类是载玻片载体。膜载体主要指 PVDF（polyvinylidene difluoride）膜。使用时先将膜切割成所需尺寸，然后用 95% 的乙醇浸泡，直至浸透，再用蒸馏水洗净乙醇。载玻片载体是指经过特殊化学修饰或加工的载玻片。通常用含乙醛的硅烷试剂处理载玻片，使载玻片表面的醛基与蛋白质的氨基反应，形成西佛碱，从而将蛋白质固定，这种方法适合固定较大的蛋白质分子。对于固定较小的蛋白质分子或肽，则用 BSA–NHS（BSA–N–hydroxy succinimide）修饰载玻片，具体方法为：先在载玻片上吸附上一层 BSA（bovine serum albumin）分子，然后用 N，N'–

disuccinimidyl carbonate 激活 BSA 分子，使 BSA 上活化的 Lys、Asp、Glu 与待固定蛋白质氨基或羧基发生反应，形成共价连接。

（2）蛋白质的预处理：通常用来制备芯片的蛋白质最好具有较高的纯度和完好的生物活性，所以点样前必须选择合适的缓冲液将蛋白质溶解，一般是采用含 40% 甘氨酸的 PBS 缓冲液，这可以防止溶液蒸发，使蛋白质在芯片的整个制作过程中保持水合状态，防止蛋白质变性。蛋白质溶好后即可加入样品槽中进行点印。

（3）芯片的点印：目前点印蛋白质芯片采用的方法是利用机械带动的点样头进行，点样头为不锈钢针头，与 DNA 芯片的点样仪相似。点样时将载体固定到点样仪平台上，点样用的针头要用乙醇洗净风干后使用。使用时既可用一个针头逐一点样，又可多个针头同时进行，但同一个针头点完一种样品后必须洗净，风干后方可再用，以防止交叉污染。为了防止芯片表面水分蒸发，造成点印不均匀或使蛋白质变性，点样应于密闭且保持一定湿度的空间进行。样品点的大小可以通过与点样头相连的导管或点样头蘸取的样品量来控制。样品点的直径从 100~450μm 不等，每个点的样品量最少可以为 5μl，而且随着仪器设备的不断优化，样品点的直径和所需的样品量还在逐渐减少。

（4）蛋白质的固定：以膜为载体的芯片固定时放入湿盒中，37℃恒温 1 小时即可，以乙醛基或 BSA–NHS 修饰的载玻片为载体的芯片，其固定原理在载体的制备中已说明。而以聚丙烯酰胺凝胶修饰的载玻片为载体的芯片，可用戊二醛将凝胶激活从而与蛋白质形成连接。对于糖蛋白，则可用酰肼代替酰胺将凝胶激活后与蛋白质上的多糖基团结合达到固定蛋白质的目的。

（5）芯片的封阻：蛋白质固定后要将载体上其他无蛋白质样品区域封阻，以防止待测样品中的蛋白质与之结合，形成假阳性。针对上述几种载体，封阻所用的试剂主要有 BSA 和 Gly 两种。封阻后，用 PBST（含 0.1%Tween 20 的 PBS）反复洗涤芯片，将多余的封阻剂洗去。

4. 蛋白质芯片的应用　蛋白质芯片技术的研究对象是蛋白质，而在机体内执行着大量生物功能的正是蛋白质，所以蛋白质芯片有其独特的优点和应用前景。

（1）用于基因表达的筛选：Angelika L. 等人从人胎儿脑的 cDNA 文库中选出 92 个克隆的粗提物制成蛋白质芯片，用特异性的抗体对其进行检测，结果的准确率在 87% 以上，而用传统的原位滤膜技术准确率只达到 63%。与原位滤膜相比，用蛋白质芯片技术在同样面积上可容纳更多的克隆，灵敏度可达到 pg 级，这大大减少了实验的次数，提高了实验的灵敏度。

（2）用于特异性抗原抗体的检测：在 Cavin 等的实验中，蛋白质芯片上的抗原抗体反应体现出很好的特异性，在一块蛋白质芯片上 10 800 个点中，根据抗原抗体的特异性结合检测到唯一的 1 个阳性位点。Cavin 指出，这种特异性的抗原抗体反应一旦确立，就可以利用这项技术来度量整个细胞或组织中的蛋白质的丰富程度和修饰程度。其次利用蛋白质芯片技术，根据与某一蛋白质的多种组分亲和的特征，可以筛选某一抗原的未知抗体，从而将常规的免疫分析微缩到芯片上进行，使免疫检测更加方便快捷。

（3）用于蛋白质的筛选及功能研究：常规筛选蛋白质主要是在基因水平上进行，基因水平的筛选虽已被运用到任意的 cDNA 文库，但这种文库多以噬菌体为载体，通过噬菌斑转印技术（plaque lift procedure）在一张膜上表达蛋白质。这种方法是有效的，但由于许多蛋白质不是全长基因编码，而且真核基因在细菌中往往不能产生正确折叠的蛋白质，况且噬菌斑转移不能缩小到毫米范围进行，所以这种方法往往具有很大的局限性，而蛋白质芯片恰好弥补了这些不足。酶作为一种特殊的蛋白质，可以用蛋白质芯片来研究酶的底物、激活剂、抑制剂等。Zhu 等已用蛋白质芯片对酵母蛋白酶的生物活性进行了分析。另外还可以根据同源蛋白质上的特异残基，用蛋白质芯片区分同源蛋白质。

（4）用于新药的研制开发：在许多新药的开发过程中，往往到了临床检验阶段才发现其具有很大的副作用而无法成为新药，这对前期的研究工作造成很大浪费。利用蛋白质芯片在药物研制初期就可检验该药物是否只与某一蛋白质结合而不与其他蛋白质结合，从而确定该药是否有副作用。这便于及早发现问题，有利于开发无副作用的新药。

（5）用于疾病研究：用蛋白质芯片可以绘制正常人和疾病患者体内的蛋白质图谱，通过对两者的比较找到在疾病中特异表达的蛋白质，然后将这些疾病中特异表达的蛋白质制成芯片，为癌症和其他传染性疾病等的诊断提供一种方法。Fung 等已将蛋白质芯片用于对癌症的研究。蛋白质芯片还可以对引起疾病的蛋白质在组织中进行定位，找到疾病发生的根源，为疾病的治疗提供进一步的线索，这一点在 Angelika 等人的实验中已得到证明。

（三）细胞芯片技术

1. 细胞芯片的概念　随着后基因组时代人类对生命科学尤其是细胞生物学的深入研究，以活细胞为研究对象的细胞芯片技术应运而生。它利用一系列几何学、电磁学、力学等原理，充分运用显微技术或纳米技术，在芯片上完成对细胞的捕获、固定、平衡、运输、刺激及培养的精确控制，并通过微型化的化学分析方法，达到对细胞样品的高通量、多参数、连续原位信号检测和细胞组分的理化分析等研究目的。作为细胞研究领域的新技术，细胞芯片技术是一种高通量的基因反向转染技术，其既保持传统细胞研究方法的优点（如原位检测等），又满足了高通量获取活细胞信息等方面的要求。细胞芯片有以下功能：在芯片上实现对细胞的精确控制与运输；在芯片上完成对细胞的特征化修饰；在芯片上实现细胞与内外环境的交流和联系。

2. 细胞芯片的主要类型

（1）细胞免疫芯片：细胞免疫芯片是在蛋白质芯片的基础上结合免疫学原理发展起来的一种新型的细胞芯片技术。它利用免疫学原理和微型化操作方法，实现对活细胞样品的快速检测和分析。细胞免疫芯片的免疫学基础是抗原或抗体的固相化、抗原抗体特异性反应及抗原或抗体的检测方法（如荧光标记、酶标记及放射标记等）。在芯片上固定保持原有的免疫学活性的抗体或抗原，预先标记的受检标本（一般为细胞表面的抗体或抗原）与芯片固相载体表面的抗原或抗体进行杂交，通过免疫学特异性反应捕获目标细胞，然后根据标记与否以及标记物的不同选择不同的检测方法。细胞免疫芯片可以快速完成对活细胞的检测，并且可以对细胞进行免疫化学测定等后续研究。

（2）微量电穿孔细胞芯片：当细胞受到一定的阈电压刺激时，细胞膜的通透性便发生改变，具有短暂的强渗透性，一些生物大分子比如核苷酸、蛋白质、多肽、药物试剂等可以进出细胞膜。利用细胞膜的这种特性，在电刺激下将外源 DNA、RNA、蛋白质、多肽、氨基酸和药物试剂等精确地转导入靶细胞的技术称为电穿孔技术。微量电穿孔细胞芯片正是将电穿孔技术与细胞芯片技术相结合的产物，是细胞操作调控微型化的一种手段。

（3）整合的微流体细胞芯片：整合的微流体细胞芯片是一种高度平行化、自动化的集成微型芯片装置，对细胞样品具有预处理和分析的能力，又称微全分析系统（integrated micro total analysis system，IMTAS）。不同类型的微流体细胞芯片的原理不尽相同，总结来说都是通过在芯片上构建各种微流路通道体系，并通过不同的方式在流体通道体系中准确控制细胞的传输、平衡与定位，进而实现对细胞样品进行药物刺激等实验过程的原位监测和细胞组分的分析等研究。其具有以下特点：高度平行化：通过流体通道体系，可以同时原位检测细胞对一系列药物浓度的反应；高度自动化：芯片装置设计好以后可以对细胞样品进行预处理和分析，可以根据流体通道体系的特点控制给药的浓度；应用广泛：微流体芯片可用于细胞的固定培养、鉴定筛选、分化刺激、原位检测、药物开发筛选和组分分析等各方面。构建微流路通道体系和控制细胞传输、平衡及定位的方法多种多样。

（4）压电细胞芯片：压电细胞芯片（piezoelectric cell-based chip，PCC）是将活细胞作为研究对象或敏感元件，以压电生物芯片检测技术为基础，结合体外细胞培养技术，构建出的一种能实时动态监测细胞行为的多参数检测体系。该技术利用压电生物芯片对细胞的敏感响应，通过检测细胞生长过程中的频率变化 Δf、能耗因子变化 ΔD、阻抗变化 ΔZ 等组合参数值，反映黏附细胞的数量、性质、行为和在生活环境中的化学、生物以及生理的变化。因为大多数哺乳动物细胞是贴壁细胞，贴在培养器皿的壁上生长，因此，利用细胞的生长过程对应于器壁的质量增加、细胞贴壁所导致的表面黏度等参数的变化，经压电生物芯片的检测，可以实现对细胞生长过程的监测。总之，压电细胞芯片通过检测细胞生长过程中频率、黏性、电导率、能损因子等组合参数，多方位实时反映细胞微运动等行为。压电细胞芯片结合了压电生物芯片技术和细胞体外培养技术，可以对体外培养的细胞进行实时联系的检测，具有以下特点：灵敏度高：压电细胞芯片可以在液相介质中对液体的黏度、密度、电导率和介电常数的变化给出相当灵敏的响应；实时动态检测：压电细胞芯片的检测可以连续原位检测到纳米级细胞微运动和纳克的敷层质量变化，从而对细胞的生长过程进行检测；应用前景广阔：尤其是在药物筛选和临床诊断方面，可通过对细胞生理和行为信息的检测来识别促进和抑制细胞生长的药物，实现高通量的药物评价和筛选。

3. 细胞芯片的主要制作方法 细胞芯片的制备是细胞芯片技术的核心，但由于细胞芯片的类型不同，其制作的方法也不同，可以根据个人研究目的的不同加以改进。下面重点介绍应用较多的细胞免疫芯片的主要步骤以及应用组织芯片技术制备细胞芯片的方法。

（1）标本的制备：根据研究目的，选择目的细胞进行体外培养。

（2）芯片制备：芯片的制备是关键步骤。首先以玻片为基底，对玻片表面进行化学修饰，以使生物分子固定后仍保持原有的生物活性。玻片表面的化学修饰有多种方式，三维修饰如琼脂糖、聚丙烯酰胺凝胶等修饰；二维修饰如醛基、氨基等修饰。琼脂糖修饰由于具有操作简便、对生物分子的固定能力较强等特点而应用较多。然后进行点样，将所需要的抗体（多是单克隆抗体）或抗原样品按一定的排布方式点样到经过修饰的玻片上，形成微阵列芯片。制备好的芯片放在4℃保存备用。

（3）标记：为了方便观察，一般要对检测细胞悬液进行荧光标记，多使用吖啶橙荧光染料对细胞进行标记。

（4）孵育和洗脱：经过荧光标记或者非标记的被检测细胞悬液平铺在微阵列芯片上进行孵育结合，洗去未结合的细胞，则被检测的细胞被捕获在芯片表面。

（5）检测：可以直接在芯片上检测，也可以将目标细胞洗脱后培养，进行间接检测。

直接检测快捷简单，对于荧光标记的细胞免疫芯片，用激光扫描细胞仪进行扫描，然后通过计算机分析出每个点的平均荧光强度。对于酶标记的细胞免疫芯片，只需显色后将检测细胞放在光镜下观察，用 CCD 照相机进行拍摄，记录结果即可，将信号通过计算机处理得到每个点的灰度。间接检测根据对样品的要求不同而采用不同的方法。

4. 细胞芯片的应用　细胞芯片技术通过应用免疫细胞化学、原位分子杂交等原理，对细胞基因、蛋白表达水平进行原位检测等研究，已经在基因检测、基因表达、组分多态性分析、药物开发筛选和疾病诊断等诸多领域显示出重要的作用；在白血病等肿瘤的分型、辅助诊断和预后判断方面也有着重要的应用价值。由于细胞芯片的类型不同，在不同领域的应用各有侧重点，主要的应用集中在以下三方面。

（1）在细胞生物学研究中的应用：细胞芯片技术是研究细胞生物学的一次革命，它使研究者可以在芯片上控制细胞的活动，原位连续检测细胞的各项生命过程，对药物刺激作出反应及组分多态性分析等。Huang 和 Rubinsky 等人应用单细胞微量电穿孔技术控制人体细胞的活动。Shin 等运用聚二甲基硅氧烷等材料构建了置有流体通道的电穿孔细胞芯片，通过指数衰变式脉冲发生器对流体通道内的细胞进行电穿孔实验，测量了细胞电穿孔时各种参数，原位观察了碘化丙啶被 SKOV3 细胞株吸收的全过程，并成功地将绿色荧光标志的蛋白基因转染了 SKOV3 细胞，监测了活细胞内 DNA 逆传的规律。Davidsson 等在微流体细胞芯片上原位监测 HeLa 细胞内已知的基因活性，并检测了这些基因表达的条件，以减少基因的不确定表达。

（2）临床疾病的诊断：细胞免疫芯片基于抗体和细胞表面抗原的高特异性反应，还具有高通量、高平行性、操作简便灵活、经济实用等特点，被应用于各个研究领域，尤其是在细胞分型、靶向免疫诊断、治疗肿瘤和其他细胞表面抗原相关疾病的诊断等方面。Belov 等根据不同的白血病在白细胞质膜上分化抗原（CD）组表达的差异，运用较高密度的抗体微阵列，进行了白血病免疫分型实验，一次测定中可以快速检测 50 种或更多的白细胞或白血病细胞的 CD 分子。

（3）药物开发研制：细胞芯片在新药物的开发筛选等方面亦将提供强有力的技术支持。利用细胞免疫芯片上的靶细胞筛选和其作用的新药物，或者根据细胞表面特定抗原是否表达，通过芯片上的抗体微阵列来筛选经过不同新药物或不同药物浓度处理过的细胞，它不仅可以提高药物开发的效率，而且实现了药物筛选的敏感性、高通量和自动化。利用整合的微流体细胞芯片，可以原位监测 HL60 细胞对系列药物浓度梯度刺激的胞内应答行为。压电细胞芯片可通过检测细胞生理和行为信息，筛选促进和抑制细胞生长的药物，实现高通量的药物评价和筛选。

（四）组织芯片技术

1. 组织芯片的概念　组织芯片又称组织微阵列（TMA），是将数十个、数百个乃至上千个小组织按预先设计的需求整齐地排列在一张载玻片上而制成的缩微组织切片。该技术利用并行化处理原则、微量化检测的优点，结合分子生物学和形态学原理，具有经济、简便快捷、信息量大的特点，能够在 DNA、RNA 和蛋白质水平检测基因表达。自 1998 年 Kononen 等首次报道并证实了其可靠性和实用价值以来，该技术备受关注，已成为分子病理学家和解剖病理学家最有前途的工具之一，已被广泛应用于肿瘤研究的许多方面，也可用于病理学的其他领域。

2. 组织芯片的主要类型 组织芯片有多种分类标准，根据不同的标准大致可以分为以下几类：

（1）按放置组织的数量：按照芯片上放置组织的多少，组织芯片分为多组织切片和单组织切片。

（2）按组织来源：按照组织样本的来源不同，组织芯片可以分为人类组织芯片、动物组织芯片、植物组织芯片。人类组织芯片又可分为人类疾病组织芯片、正常组织芯片和胚胎组织芯片。人类疾病组织芯片又可分为恶性肿瘤组织芯片、良性肿瘤组织芯片、其他非肿瘤疾病组织芯片。根据研究目的不同，恶性肿瘤组织芯片又可分为单一肿瘤、多种肿瘤、进展期肿瘤、特定病理类型肿瘤等不同的组织芯片。

（3）根据芯片制作方法的不同：根据芯片的制作方法，结合研究目的，组织芯片可以分为普通组织芯片、由细胞核制备的组织芯片和冷冻组织芯片。①普通组织芯片：制备前常规处理组织，用石蜡包埋，制成石蜡目标组织，然后制成组织微阵列。②利用细胞核制备的组织芯片：在石蜡组织中提取细胞核，然后制作细胞核阵列。这种芯片用于石蜡包埋组织的荧光原位杂交（FISH）检测，检测肿瘤或其他异常细胞的染色体缺失、扩增、断裂、重排等变异，避免由石蜡包埋组织进行 FISH 操作而造成遗传物质的丢失，检测结果更准确。由于石蜡包埋组织在制作过程中经过多次脱水及化学物质固定的作用，其 DNA 及蛋白质发生了理化性质的改变。③冷冻组织芯片：其制作组织芯片的方法与石蜡切片方法基本相似，不同之处为：支持物为最适切片温度复合物（optical cutting temperature compound，OCT，一种冷冻包埋介质）；供体（即组织）与受体（即 OCT 模块）用同一针取样或打孔；组织供体、OCT 模块、取样针或打孔针都用干冰使其保持冷冻状态。因此冷冻组织芯片更符合基因组学及蛋白质组学研究的要求。

3. 组织芯片的制作

（1）芯片的设计：在制作组织芯片之前，应根据研究目的和待检测样本的数目设计组织芯片排列模式，包括芯片上样本的数目、样本在芯片上的布点位置、芯片的方位标记等。一个常规大小（76.2mm×25.4mm）的载玻片最多可以布点 1200 个样本，如果样本排列过于密集，易导致芯片制作和/或芯片检测失败，大多数研究用组织芯片布点 300~500 个样本。在受体蜡块的边缘预留一定的空白，能避免因石蜡质量问题导致打孔时出现蜡块碎裂。将相关样本布点在一起有利于显微镜观察检测组织芯片测试结果，组织芯片的位置标记有利于方位辨识。

（2）受体蜡块打孔：受体蜡块指容纳特定小组织的空白蜡块，其蜡质必须具有合适的韧度和硬度。韧度过高，打孔时会出现滞针现象，并且在芯片制作完成以后切片时容易出现掉片、点阵移位及点阵折叠现象。硬度过强容易损伤针头，使点阵周边的石蜡出现裂纹。在国产石蜡中加入适量的硬脂酸钠或将进口石蜡和蜂蜡按一定比例混合，可以克服受体蜡块韧度和硬度不合适的问题。

（3）供体蜡块组织 HE 切片：在进行仔细的组织形态学观察的基础上准确标记定位，抽取具有良好代表性的组织柱，应避开过多间质和严重的出血坏死区。

（4）组织芯片制备：用组织芯片仪钻取靶点组织，移至载体蜡块相应的孔位上，并作好准确的记录。组织样本布点完成以后，倒置在一张玻片上，放入 37℃温箱 15 分钟，使蜡块适当软化，再轻轻将蜡块压平，使组织样本更深地进入蜡块。对制好的组织芯片蜡块切片并裱于玻片上，备用。

4. 组织芯片技术的应用　组织芯片和其他技术合并应用，能够迅速筛选新的基因分子和评估其生物学作用，并进一步在大宗样本中证实这种作用，有助于建立与诊断、治疗和预后相关的各种参数，从而构成完整的基因检测体系。这对人类基因组学的研究与发展，尤其对基因和蛋白质与疾病关系的研究，疾病相关基因的验证、新药开发与筛选、疾病的分子诊断、治疗过程的追踪和预后等方面具有实际意义和广阔的应用前景，并在形态学教学工作中具有十分重要的实用价值。

（1）在肿瘤研究中的应用：组织芯片的最大优点是可以快速原位检测出组织微阵列中所有样品某一基因或蛋白质的表达情况，因此在肿瘤研究方面有着广阔的应用前景。目前组织芯片多应用于肿瘤诊断、分类、转移、治疗以及预后等方面。

①在肿瘤诊断中的应用：目前大多数肿瘤的确诊主要依靠组织形态学的改变，往往肿瘤组织发生特征性的形态学改变时已到了肿瘤的中晚期，而错过了最佳的治疗时期。因此肿瘤的早期诊断对治疗非常重要，如何早期发现肿瘤并进行诊断，是医学研究的重点和难点。应用组织芯片技术在寻找肿瘤诊断标记物时，可将肿瘤和正常组织放在同一切片上进行比较，在同一实验条件下就有较高的可比性。

杨文彬等应用组织芯片技术研究发现，在胰腺癌早期，钙周期蛋白就有明显差异的表达，说明钙周期蛋白与胰腺癌发生、发展有密切关系，对胰腺癌的早期诊断有很大帮助。Prasad 等曾利用组织芯片技术和多抗 CITED1（一种核转录调节蛋白）抗体对甲状腺和非甲状腺肿瘤进行免疫组织化学染色，结果发现 CITED1 蛋白质只在甲状腺乳头状癌中表达，正常甲状腺、毒性甲状腺增生和间变性甲状腺肿瘤 CITED1 均为阴性。CITED1 被用于甲状腺乳头状癌与其他病变，如良性甲状腺结节、其他类型甲状腺肿瘤以及非甲状腺肿瘤的鉴别诊断，准确率分别为 93%、89% 和 94%，他们的研究结果证实 CITED1 是甲状腺乳头状癌诊断重要的肿瘤标记物。Moch 等联合应用基因芯片和组织芯片技术来研究肾癌细胞系 CRL21933 的基因表达状况。首先采用含 5148 个 cDNA 克隆的 DNA 芯片分析肾癌细胞系与正常肾组织之间差异基因的表达情况，发现 89 个差异表达的基因，其中一个编码波形蛋白的基因差异最为显著；然后利用组织芯片技术，用波形蛋白单抗作为探针，免疫组化方法检测由 532 个肾癌样本构成的组织芯片，发现波形蛋白常见于透明细胞癌和乳头状细胞癌，少见于嫌色细胞癌和大嗜酸性细胞癌，同时还发现波形蛋白与肾癌的预后不良相关，而与疾病分期和病理分化无关。

②在肿瘤分类中的应用：由于肿瘤组织学类型和肿瘤细胞功能状态及其特异性受体的不同，肿瘤有不同的分类，相应的治疗方案、疗效及预后均不同，因此对肿瘤精细正确的分类，对肿瘤的治疗和预后尤为重要。目前主要依据组织学类型分类，这种分类方式准确但是无益于早期诊断。借助于基因芯片、蛋白芯片和组织芯片的发展，人们可以对肿瘤进行早期的诊断、组织类型分类、鉴别原发癌和转移癌以及后续的治疗。Zhang 等利用组织芯片技术分析乳腺癌雌激素受体（estrogen receptor，ER）+ 和 ER- 血管内皮生长因子（vascular endothelial cell growth factor，VEGF）、环氧化酶 2、P53、血小板源性生长因子、c-erbB2 及孕激素受体（progesterone receptor，PR）等肿瘤标记物免疫组织化学表达谱，发现不同组别间 c-erbB2、环氧化酶 2 和 P53 蛋白以及肿瘤生物学行为的差异较为明显。Bubendorf 等联合应用基因芯片和组织芯片技术研究前列腺癌的抗药性时，发现胰岛素样

生长因子结合蛋白 2 在复发性前列腺癌中有 100% 的表达，而原发癌的表达率为 36%，在前列腺增生中无表达。

③在肿瘤演化中的应用：肿瘤浸润转移与肿瘤的治疗及预后密切相关，是一个多步骤、多基因调控的复杂过程，其具体分子机制尚不清楚。研究肿瘤的浸润转移可以借助于演化组织芯片。演化组织芯片是将某一组织类型肿瘤演化到各个阶段的标本汇集在一块组织微阵列中，因此，能在一张切片上同时看到一个肿瘤组织在原位浸润、转移、复发中的基因扩增情况，进而检测特定肿瘤不同发展阶段的分子病理改变，深入研究肿瘤发生、发展及浸润、转移等过程，并发现该种类型肿瘤在不同阶段所发生的特征性分子变化，筛选特异的分子标记物。Hu 等通过组织芯片技术研究发现波形蛋白的过表达与肝细胞癌的转移密切相关。利用组织芯片技术还发现 VEGF 和 E26 转录因子 1（E26 transformation specific-1，Ets-1）在促进大肠癌的血管生成、浸润转移等侵袭性生物学行为中有协同作用。大肠癌发生与周期素 D1 高表达有关，周期素 D1 高表达的肿瘤更易浸润和发展。

④在指导肿瘤治疗中的应用：组织芯片技术因其高通量、高效率原位检测能力，在研究肿瘤的发生发展、耐药机制等方面有着不可替代的优势。于建宪等利用组织芯片技术研究发现，大肠癌的生长、血管生成、浸润与诱导型一氧化氮合酶（inducible nitric oxide synthase，iNOS）和缺氧诱导因子 -1α（hypoxia inducible factor-1α，HIF-1α）的表达关系密切。因此，猜想可以通过抑制 iNOS 和 HIF-1α 在大肠癌中的表达来抑制大肠癌血管的生成，iNOS 或 HIF-1α 高表达者，术后治疗可采用抗血管生成剂及 iNOS 和 HIF-1α 抑制剂，对预防肿瘤复发、抑制肿瘤转移、改善预后有积极的意义。刘秀峰等发现肝细胞癌的发生、发展可能与癌细胞骨桥蛋白的过表达和黏结蛋白聚糖 1 的表达下调有关，骨桥蛋白可能通过下调黏结蛋白聚糖的表达，降低肿瘤细胞之间的黏附性，从而促进肿瘤的转移，因此，骨桥蛋白和黏结蛋白聚糖可能成为治疗肝细胞癌的药物靶点。

⑤在判断肿瘤预后中的应用：在判断肿瘤预后的研究中，预后组织芯片在寻找筛选预后判断标记物的过程中起重要作用。这类组织芯片是将带有可利用的临床随访资料的肿瘤标本汇集在一个组织微阵列中，来研究已知的分子改变对肿瘤预后判定的意义，联合一种或几种肿瘤标记物对特定类型的肿瘤预后更有意义。Bremnes 等利用组织芯片技术研究了钙黏蛋白 E（E-cadherin，E-Cad）及其相关分子链蛋白在非小细胞肺癌中的表达情况，免疫组化结果显示，E-Cad，α、β、γ-cateni 等在不同分期的非小细胞肺癌组织中的表达率分别为 10%、17%、8%、31% 及 61%，经单变量分析得出它们是判断预后的重要指标。利用组织微阵列技术，人们发现 VEGF 和环氧合酶 2 是评价早期鼻咽癌放射治疗预后的有用指标。

（2）在组织病理学研究和教学中的应用：制作好的组织芯片可以应用 HE 染色、组织化学、免疫组织化学、原位杂交、荧光原位杂交等技术来分析组织形态、组化特性、蛋白和 DNA 分子在组织细胞中的定位和分布。组织芯片技术可联合应用基因芯片技术进行细胞表型分析和基因表达分析。运用组织芯片对细胞进行高通量表型分析，可以寻找筛选与疾病发生发展及预后相关的生物分子标记物；进行基因表达分析，可以寻找疾病基因。另外，组织芯片在大样本病理资料回顾性研究方面也很有价值。

另外，组织芯片技术对形态学的教学也有很大帮助。组织胚胎学及病理学等形态教学是医学教学中的基础内容。但是传统制片方法复杂、费时费力，而且不同的切片对同一疾病的代表性不同，并不是每张切片上都有典型病变，对于少见病、罕见病，其组织来源也难以得到保证。因此，利用组织芯片技术，在蜡块上选取教学所需要的病变，把与教学有关的病变从整张切片中脱离出来，在教学过程中，组织芯片上各点代表的疾病病理改变一览无遗，并可以和正常组织对照学习，显著提高了教学质量。

（3）在免疫组化质量控制方面的应用：我们知道 HE 染色、组织化学、免疫组织化学、原位杂交、荧光原位杂交等技术都可用于组织芯片，通过这些方法可以了解组织细胞内生物大分子的表达情况。免疫组织化学方法在科研及病理诊断中广为应用，但是容易受其他因素的影响，不合格的染色会影响实验结果特别是病理诊断结果，甚至会导致病理结果诊断的错误。因此，免疫组织化学染色的质量控制非常重要。根据质控的需要设计不同组织芯片，可以同时对各种情况进行检测，如抗体染色是否成功、染色的强弱情况、有没有内源性生物素的干扰等。20 世纪 90 年代初，在丹麦已开始采用多组织芯片进行免疫组化染色的质量控制和标准化。

（4）在药物研究方面中的应用：组织芯片可以应用于新药靶基因的筛选、药物安全性评价和生物试剂的测试等方面。在新药研发过程中，通过检测组织中新药靶基因的表达有助于新药发现。同时，在新药临床前安全评价研究中，采用组织芯片方法可以解决实验所用的动物数量多，多种动物脏器保存的标本数量多、时间长的问题。组织芯片技术不仅可以节省大量人力、物力，减少病理技术人员的重复操作，而且可建立各种动物如大鼠、小鼠、犬、猴等病理组织和图像系统组织芯片数据库，有助于进行历史数据的分析、积累、储存，更有利于进行新药临床前安全性评价研究，加快新药的研发速度。

组织芯片技术还可以用于生物试剂的检测，尤其是用于抗体效价的评估。生产出的抗体和探针需要做特异性和敏感性测试，这种测试需要对大量不同来源的组织、阴性和阳性对照组织进行检查。采用组织芯片测试，一张组织芯片一次实验即可完成。比如筛选噬菌体展示单链抗体或针对于新的治疗目标的单克隆抗体，或筛选直接导向相同抗原不同抗原决定簇的抗体。

二、生物芯片技术在白藜芦醇研究中的应用

（一）基因芯片技术研究白藜芦醇在乳腺癌中的作用机制

白藜芦醇作为一种具有强大抗氧化、抗自由基作用的植物抗毒素，其显著的心脑血管保护作用及抗衰老作用广为人知。另外，白藜芦醇由于可以结合雌激素受体，被称为植物雌激素，然而不同的研究表明，白藜芦醇既是雌激素受体的兴奋剂，又是拮抗剂。对雌激素依赖性的肿瘤 – 乳腺癌有什么样的作用，是很多科学家关注的热点。

Lu 等研究了不同浓度的白藜芦醇对人乳腺癌细胞生长的影响。结果显示，白藜芦醇呈剂量依赖性地抑制雌激素受体阳性的人乳腺癌细胞系 MCF-7 的生长，5×10^{-6}mol/L 以上的白藜芦醇可以显著拮抗雌二醇（estradiol）引起的 MCF-7 的生长；进一步的研究表明，1×10^{-5}mol/L 的白藜芦醇可以下调黄体酮受体的基因表达，另外还可显著抑制转化生长因子 $–\alpha$（TGF-α）、胰岛素样生长因子受体 I 的 mRNA 水平，上调 TGF-β mRNA 水平。研究证实，白藜芦醇可以部分拮抗雌激素的作用，抑制人乳腺癌细胞的生长。Fukui M 等也在实验中发现，富含白藜芦醇的红酒可以显著抑制体外培养的人乳腺癌细胞系 MCF7、T47D、MDA–MB–231 的增殖。

Levenson AS 等应用基因芯片技术比较了用低浓度的白藜芦醇作为雌激素的激动剂和雌激素拮抗剂来处理人雌激素受体阴性表达的乳腺癌细胞系 MDA-MB-231，并比较基因的差异表达情况。他们应用的基因芯片包含 588 个已知功能的基因，这些基因的功能涉及原癌基因、抑癌基因、细胞周期调控基因、炎症反应、离子通道及转运、胞内信号转导、凋亡相关基因、DNA 合成及修复、转录因子、DNA 结合蛋白、受体蛋白、细胞表面抗原、细胞黏附、细胞间的相互作用等。获取细胞内的 RNA，反转录后荧光标记，杂交，再经检测仪检测荧光的强度，经软件分析后得出差异基因的表达情况。结果显示，白藜芦醇处理组的细胞有 61 个明显上调基因，涉及细胞周期的调控及转录和细胞生长等，其中包括 p21CIP1/WAF1，IL7R-α，肝癌衍生生长因子和胰岛素样生长因子结合蛋白 1 和 3，MAP kinase p38 基因。该研究表明，作为植物雌激素的白藜芦醇，低浓度时通过改变一些基因的表达促进乳腺癌细胞的存活。

（二）基因芯片技术研究白藜芦醇在预防肺癌中的作用机制

得益于基因组学技术和蛋白组学技术的发展，Bastianetto 等研究人员利用这一技术，通过比较白藜芦醇处理的细胞基因水平和蛋白水平的差异表达情况，证实了白藜芦醇对皮肤癌、前列腺癌、乳腺癌等有化学预防作用。Revel 等的研究也证实了白藜芦醇对肺癌有明确的抑制作用。为了进一步探讨白藜芦醇对肺癌预防作用的分子机制，Whyte 等采用基因芯片技术和 Western blot 技术，分析体外培养的人肺癌细胞 A549 经过不同浓度白藜芦醇处理后基因和蛋白水平的差异表达情况。结果表明，白藜芦醇可以呈剂量依赖性地抑制 A549 肺癌细胞的生长，在 25μmol/L 时便可表现出明显的抑制作用。白藜芦醇可以使 70% 的 A549 肺癌细胞停止在细胞周期的 G1 期，而对照组有 50% 的 G1 期细胞。白藜芦醇处理组和对照组之间的周期蛋白 A、细胞周期检查点激酶 1、CDC27 和 Eg5 的基因水平和蛋白水平均有明显的差异。经实时 RT-PCR 和 Western blot 证实，白藜芦醇可以上调与凋亡相关的 p53、p21 mRNA 水平和蛋白水平。用 Western blot 技术分析白藜芦醇处理组和对照组之间差异蛋白的表达水平显示，89 种蛋白的差异表达水平在 1.5 倍以上。基因芯片技术分析白藜芦醇处理组和未处理组 A549 肺癌细胞基因的差异表达水平显示，差异表达在 1.2 倍以上的有 5916 个基因，1.5 倍以上的有 946 个基因，2 倍以上的基因有 157 个。这些差异表达的基因涉及多个生物过程，比如信号转导，细胞周期的调控，凋亡，蛋白质的合成代谢，碳水化合物、氨基酸和核酸代谢，细胞黏附，免疫反应等。另外白藜芦醇处理后，与 TGF-β 信号通路有关的基因，比如 Smad2、Smad3 和 Smad4 基因 mRNA 水平明显下调，Smad7 mRNA 水平则上调。该研究通过联用基因芯片技术和 Western blot 技术，从基因水平和蛋白水平分析了白藜芦醇对肺癌的抑制作用，为肺癌的预防和治疗提供了新方向，进一步说明了白藜芦醇作为有效的化学预防剂的分子机制。

（三）基因芯片技术研究白藜芦醇抗结直肠癌的分子机制

白藜芦醇作为植物化学预防剂，可以有效地抑制某些肿瘤的发生和进展。基因组学技术尤其是 DNA 芯片技术的广泛应用，使人们认识到白藜芦醇抗肿瘤作用的分子基础是干扰细胞基因表达，从而影响细胞周期的调控、细胞生长、细胞凋亡以及物质代谢等多种生物过程。其中一个引起人们关注的是编码激活转录因子 3（activating transcription factor 3，ATF3）的基因，该基因的过表达抑制 DNA 结合抑制因子 -1（DNA binding/ differentiation-1，Id-1），Id-1 对细胞生长增殖至关重要。Bottone 等利用基因芯片技术分析白藜芦醇处理后人结直肠癌细胞的基因表达情况，结果显示有明显差异表达的基因共 64 个，经实时 RT-PCR 和 Western blot 验证，白藜芦醇可以上调 ATF3 和下调 Id-1 的 mRNA 和蛋白水平。

（四）基因芯片技术研究白藜芦醇逆转急性粒细胞白血病对多柔比星耐药性的分子机制

白藜芦醇作为一种天然的化学预防剂，对多种肿瘤有明确的预防和抑制作用，但这种天然的化学预防剂是否有助于改善日益严峻的肿瘤细胞的耐药性仍知之甚少。Kweon 等借助于基因芯片技术给出了答案。他们在体外培养了 3 种抗多柔比星的急性粒细胞白血病细胞，AML-2/DX30、AML-2/DX100、AML-2/DX300 和对照组 AML-2/WT 细胞。用 DNA 芯片技术分析组间细胞的差异基因表达，耐药组有多个基因的表达出现明显差异，其中 MRP1 基因表达显著上调。白藜芦醇可以阻滞耐药组细胞的细胞生长、诱导凋亡，下调 MRP1 基因的表达，并且显著增加耐药组细胞 AML-2/DX300 对二醋酸羧基荧光素，一种 MRP1 底物的摄取。本研究采用基因组学技术，发现白藜芦醇可能通过下调 MRP1 基因的表达来激化急性粒细胞白血病细胞摄取多柔比星，从而逆转多柔比星的耐药性。

参 考 文 献

［1］Dudda-Subramanya R，Lucchese G，Kanduc D，et al.Clinical applications of DNA microarray analysis.J Exp Ther Oncol，2003，3：297-304.

［2］舒惠国.基因和基因工程.北京：科学出版社，2003，55-58.

［3］Schena M，Shalon D，Davis RW，et al.Quantitative monitoring of gene expression patterns with a codplementary DNA microarray.Science，1995，270：267-470.

［4］林居纯，曾振灵，蒋红霞.基因芯片技术及其应用.动物医学进展，2005，26：108-110.

［5］帕提古丽，罗薇.基因芯片的应用.西南民族大学学报（自然科学版），2004，30：341-345.

［6］Kurg A，Tonisson N，Georgiou I，et al.Arrayed primer extension：solid-phase four-color DNA resequencing and mutation technology.Genetic Res，2000，4：1-7.

［7］田振军，张志琪，唐量，等.应用 cDNA 生矩阵基因芯片筛选运动性心肌肥大相关基因的初步研究.中国运动医学杂志，2002，21：122-126.

［8］林嘉颖，杨学宁.基因芯片筛选同时参与肺腺癌不同癌变进程的分子靶标.肿瘤研究与临床，2005，17：145-147.

［9］Dudda-Subramanya R，Lucchese G，Kanduc D，et al.Clinical applications of DNA microarray analysis.J Exp Ther Oncol，2003，3：297-304.

［10］Dyrskjot L，Thykjaer T，Kruhoffer M，et al.Identifying distinct lasses of blasser carcinoma using microarrays.Nat Genet，2003，33：90-96.

［11］吴水清，邹宗亮，王生启.利用基因芯片技术检测 p53 基因突变.生物工程进展，2000，20：40-43.

［12］沈继龙.基因诊断与基因芯片.安徽医科大学学报，2000，35：247-250.

［13］林炳承.微全分析系统中的微分离学极其在生命科学中的应用.现代科学仪器，2001，4：21-24.

［14］张亮，邢婉丽，程京.基因芯片技术及其在药学领域里的应用.基础医学与临床，2000，20：13-16.

［15］马旭.基因芯片技术及其研究现状和应用前景.中国医疗器械信息，2002，8：4-7.

［16］徐咏薇.生物芯片技术在预防医学检验中的应用.环境与健康杂志，2007，24：459.

［17］Angelika L，Martin H，Holger E，et al.Protein microarrays for gene expression and antibody screening. Analytical Biochemistry，1999，270：103-111.

［18］Gavin M，Stuart L，Schreiber.Printing proteins as microarrays for high-throughput function determination. Science，2000，289：1760-1763.

［19］ Zhu H,Klemic JF,Chang S,et al.Analysis of yeast protein kinases using protein chip.Nat Genet,2000,26：283-289.

［20］ Emi T,Idriss M,Chritina R.Chip interacts with diverse homeodomain proteins and potentiates Bicoid activity in vivo.PNAS,2000,97：2686-2691.

［21］ Fung ET,Thulasiraman V,Weinberger SR,et al.Protein biochip for differential profiling.Curr Opin Biotechnol,2001,12：65-69.

［22］ Huang Y,Rubinsky B.Microfabricated electroporation chip for single cell membrane permeabilization.Sensor Actuat,2001,89：242-249.

［23］ Shin YS,Cho KC,Kim JK,et al.Electrotransfection of mammalian cells using microchannel-type electroporation chip.Anal Chem,2004,76：7045-7052.

［24］ Davidsson R,Boketoft A,Bristulf J,et al.Developments toward a microfluidic system for long-term monitoring of dynamic cellular events in immobilized human cells.Anal Chem,2004,76：4715-4720.

［25］ Kononen J,Bubendorf L,Kallioniemi A,et al.Tissue microarrays for high-throughput molecular profiling of tumor specimens.Nat Med,1998,4：844-847.

［26］ Moch H,Kononen J,Kallioniemi A,et al.Tissue microarrays：what will they bring to molecular and anatomic pathology.Adv Mol Pathol,2001,8：14-20.

［27］ 杨文彬,王永恒,蔡锋等.应用组织芯片技术研究人类胰腺癌中钙周期蛋白表达的生物学意义.世界肿瘤杂志,2007,6：87-90.

［28］ Prasad ML,Pellegata NS,Kloos RT,et al.CITED1 protein expression suggests papillary thyroid carcinoma in high throughput tissue microarray-based study.Thyroid,2004,14：169-175.

［29］ Zhang DH,Salto-Tellez M,Chiu LL,et al.Tissue microarray study for classification of breast tumours.Ann Acad Med Singapore,2003,32：75-76.

［30］ Moch H,Schraml P,Bubendorf L,et al.High-throughput tissue microarray analysis to evaluate genes uncovered by cDNA microarry screening in renal cell carcinoma.J Pathol,1999,154：981-986.

［31］ Hu L,Lau SH,Tzang CH,et al.Association of vimentin overexpression and hepatocellular carcinoma metastasis.Oncogene,2004,23：298-302.

［32］ 于建宪,崔琳,张七一,等.组织芯片检测大肠癌中 NOS、HIF-1α 的表达及与血管生成的关系.诊断病理学杂志,2007,14：45-47.

［33］ 刘秀峰,施瑞华,张国新,等.OPN 和 Syndecan21 在原发性肝癌中的表达与临床病理参数之间的相关性.世界华人消化杂志,2007,15：1800-1805.

［34］ Bremnes RM,Veve R,Gabrielson E,et al.High throughput tissue microarray analysis used to evaluate biology and prognostic significance of the E-cadherin pathway in non-small-cell lung cancer.J Clin Oncol,2002,20：2417-2428.

［35］ Lu R,Serrero G.Resveratrol,a natural product derived from grape,exhibits antiestrogenic activity and inhibits the growth of human breast cancer cells.JCell Physiol,1999,179：297-304.

［36］ Fukui M,Yamabe N,Zhu BT.Resveratrol attenuates the anticancer efficacy of paclitaxel in human breast cancer cells in vitro and in vivo.Eur J Cancer,2010,46：1882-1891.

［37］ Levenson AS,Svoboda KM,Pease KM,et al.Gene expression profiles with activation of the estrogen receptor alpha-selective estrogen receptor modulator complex in breast cancer cells expressing wild-type estrogen receptor.Cancer Res,2002,62：4419-4426.

［38］ Bastianetto S,Dumont Y,Duranton A,et al.Protective action of resveratrol in human skin：possible involvement of specific receptor binding sites.PLoS One,2010,5：e12935.

［39］ Revel A,Raanani H,Younglai E,et al.Resveratrol,a natural aryl hydrocarbon receptor antagonist,protects lung from DNA damage and apoptosis caused by benzo（a）pyrene.J Appl Toxicol,2003,23：255-261.

［40］ Whyte L,Huang YY,Torres K,et al.Molecular mechanisms of resveratrol action in lung cancer cells using dual protein and microarray analyses.Cancer Res,2007,67：12007-12017.

［41］Bottone FG Jr,Alston-Mills B.The dietary compounds resveratrol and genistein induce activating transcription factor 3 while suppressing inhibitor of DNA binding/differentiation-1.J Med Food,2011,14：584-593.

［42］Kweon SH,Song JH,Kim TS.Resveratrol-mediated reversal of doxorubicin resistance in acute myeloid leukemia cells via downregulation of MRP1 expression.Biochem Biophys Res Commun,2010,395：104-110.

第五章
白藜芦醇抗衰老的基础研究

第一节 概　述

衰老（senescence，senility，aging）是指生物体整个生命周期中的一个随时间进展而表现出的形态和功能不断衰退、恶化直至死亡的过程。衰老是生物界的普遍现象，对于多细胞有机体来说，受精卵通过分裂分化出执行不同功能的细胞，而这些细胞从产生时就处在衰老的过程中，直至死亡。多细胞有机体的体细胞大致可分为两类：①干细胞：是已发生了分化但仍可产生同类型子细胞的细胞。在其个体的一生中，能保持有丝分裂能力并不断补充被消耗的细胞，如表皮生发层细胞、造血干细胞、消化道的隐窝上皮生发细胞等，这类细胞衰老缓慢。②功能细胞：是不能分裂的高度特化细胞，常执行一定细胞功能后死亡，这些细胞一般不再分裂，但在受到某种刺激或再生时，可恢复分裂能力，如上皮细胞、红细胞等，这类细胞在执行功能过程中可明显地表现出衰老的征象。细胞衰老是细胞结构和功能的改变积累至一定程度的结果。功能上，表现为氧化磷酸化减少，呼吸速率减慢，受体蛋白及酶活性降低，导致细胞功能降低，细胞的增殖出现抑制，生长停滞在细胞 G1 期，不能进入 S 期，或停滞在有丝分裂后期。形态上，表现为出现不规则的和不正常分叶核、多形性空泡状线粒体、内质网减少，高尔基体变形，色素、钙、各种惰性物质沉积，常有细胞膜性结构改变，如膜脂过氧化。近年的研究还发现，某些衰老的细胞有异常染色体、染色体端粒缩短及基因组的改变。细胞早衰现象也可见于一些遗传性疾病，表明细胞衰老是基因变化的结果。

（一）细胞衰老的特点

细胞衰老（cell senescence）是指细胞在正常环境条件下发生的细胞的生理功能和增殖能力减弱以及细胞形态发生改变、并趋向死亡的现象。细胞衰老是有机体的衰老和老年病的发病基础。细胞衰老是一个过程，这一过程的长短随组织以及细胞种类的差异而有所区别。同时，体内细胞和体外培养细胞的衰老现象，也各有特点：

1. **体内细胞的衰老随类型不同而不同**　体内细胞类型不同，其增殖状况也各不相同。如神经元和心肌细胞在个体发育早期即停止分裂，成为有丝分裂后期细胞（G0 期细胞），然后逐渐衰老、死亡。而肝细胞、软骨细胞属于可恢复性分裂期细胞，这些细胞通常不分裂，但终生保留分裂能力。例如部分切除肝脏组织后，剩余的肝细胞还能进行旺盛的分裂，以修补缺损部分。骨髓细胞、上皮增生细胞属于终生保持分裂能力的细胞，但同样也存在不可逆转的衰老过程。表现为细胞的分裂周期变长，分裂能力随着个体年龄的增长而下降。人体正常细胞一般分裂次数平均为 50 次。但是某些细胞如男性的生殖细胞也可以分裂上千次，并没有明显的分裂次数的限制。另外，机体内的正常细胞变异为癌细胞后，就不受分裂次数的限制，只要有适当的营养，它们便可以无限制的分裂下去。

2. 体外培养细胞分裂到一定次数后便出现衰老现象　高等动物，包括人类的体细胞，在体外培养情况下都受分裂次数的限制，一旦达到这一期限，细胞将逐渐走向衰老和死亡。20 世纪 60 年代，Hayflick 观察到，人的正常二倍体成纤维细胞在体外培养条件下具有接触抑制特性，一般可传代 50±10 次，然后即停止分裂增殖，进入培养危机期。此时，细胞多停留于细胞周期 G0 或 G1 期，但仍然存活。细胞在这一过程往往表现出一系列衰老的形态学和生物化学改变，所以被称为衰老细胞。此时，细胞主要表现为形态变大、DNA 复制能力降低或停止、蛋白合成能力明显下降等一系列老化现象。由此证明细胞的增殖能力不是无限的，而是有一定的界限，这就是著名的 Hayflick 界限。从此，成纤维细胞作为细胞模型，至今仍被广泛应用于细胞衰老的研究。进一步的研究表明，细胞衰老现象不止存在于人成纤维细胞中，而是广泛存在于大多数正常的哺乳动物体细胞中。另外，正常二倍体细胞的寿命和增殖能力，与人及动物个体的年龄关系密切，如动物的胚胎细胞和幼体细胞，在体外培养环境下，其分裂和增殖能力明显强于成年人个体的细胞。

与正常的二倍体细胞不同，癌细胞所形成的子细胞，可以在体外无限传代。因为这些细胞的染色体组型与遗传性质常发生改变，多数为非整倍性或亚二倍体。而且癌细胞在体外培养时可完全失去接触抑制特性，不受 Hayflick 界限规律支配，能够在体外稳定的生长，被称为永生化细胞或细胞株。目前，全世界已建立的细胞株种类多样，应作为重要的实验材料，被广泛应用于医药、环境保护、食品卫生领域的研究。

（二）细胞衰老的形态结构及生物化学改变

细胞衰老主要表现为细胞对环境变化的适应能力下降，细胞内环境稳定性降低。这些均以细胞的形态结构和生化方面的改变为基础。

1. 细胞衰老的形态结构改变　细胞衰老过程中，细胞的形态结构如细胞膜、细胞核、细胞器和其他结构均会发生变化。细胞衰老时细胞间连接减少；另外，由于细胞膜蛋白质、脂质以及细胞骨架的改变，导致细胞膜流动性降低、细胞的兴奋性降低、离子转运效率下降；细胞核结构在衰老过程中最明显的变化是核膜内陷、分叶，尤其在神经细胞最为突出，这种内陷变化随年龄增长而增加，最后可导致核膜崩解；染色体凝集是衰老细胞另一个重要的变化，严重时可出现染色质碎裂、溶解；此外，由于细胞核内骨架成分改变，常出现核内包含物。

衰老过程中，线粒体的数量随年龄增长而逐渐减少，其体积则逐渐增大。同时，线粒体嵴明显、嵴间隙增大、排列紊乱，严重时可出现线粒体破裂等。另外，衰老细胞中还常有其他细胞器的变化，如高尔基体破碎、溶酶体的体积明显增加、溶酶体破坏、滑面和粗面内质网数量减少等。细胞衰老时细胞骨架，尤其是微丝系统的结构、成分可发生变化。细胞衰老过程中细胞内水分减少，致使细胞收缩、体积变小。细胞内包含物，如糖原颗粒减少、脂肪积聚，尤其是脂褐素增加明显。脂褐素常沉积于分裂能力低或不分裂的细胞内，如肝细胞、肌细胞和神经细胞。

2. 细胞衰老的生物化学变化　衰老细胞内的大分子的生物学功能，如 DNA 的复制、

153

RNA 的合成与糖基化以及一些酶分子活性均会发生变化。细胞衰老过程中，DNA 复制、转录和修复能力逐渐降低并停止，染色体端粒 DNA 逐渐丢失，DNA 甲基化程度逐渐降低。自由基和其他有害物质的作用可导致 DNA 链发生断裂、染色体缺失等。细胞衰老时，不仅 mRNA 合成能力下降，mRNA 与核糖体的结合能力也降低。而 rRNA 和 tRNA 的变化尚未发现有明显的规律。细胞衰老时，蛋白质的合成速度下降，氨基酸可发生糖基化、脱氨基反应等，导致蛋白质的稳定性、抗原性产生改变。自由基对蛋白质的损伤可造成多肽链交联或断裂，导致蛋白质变性、功能降低或丧失。衰老的细胞内，由于酶蛋白氨基酸组成比例及氧化或还原作用的变化，引起酶分子结构的改变，结果造成酶的含量降低或失活，影响细胞内蛋白质的催化作用。如大鼠肝脏中的异柠檬酸脱氢酶在 5~33 周龄动物体内活性较高，在 85 周龄动物体内活性降低。此外，衰老的神经细胞中硫胺素焦磷酸酶的活性减弱，导致高尔基体的分泌功能、囊泡运输功能下降。有研究表明，人老年时黑发变白可能与黑色素细胞内酪氨酸酶的活性下降有关。

（三）人类细胞衰老会引起器官老化以及老年性疾病

人体是由各种各样的细胞构成的，细胞衰老可反映机体的衰老。细胞衰老导致器官老化及老年性疾病。一般来说，随着年龄的增长，胸腺萎缩，血清胸腺素水平逐渐降低；T 细胞数减少，功能减弱，终至细胞免疫功能降低。因此老年人易患感染性疾病，易发生肿瘤。

随着年龄的增长下丘脑分泌的促生长激素、促性腺激素逐渐减少，从而导致垂体、靶腺的内分泌激素的分泌减少。同时，细胞的激素受体也减少，结合能力随之降低，导致内分泌功能不足，推动衰老的发展过程。再如，动脉粥样硬化、高血压病、糖尿病、阿尔茨海默病、帕金森病、老年性白内障、骨质疏松等疾病均与细胞衰老关系密切。

衰老变化起始于细胞，最后表现在组织结构发生改变，器官的功能状态出现问题。以下分别说明各系统的衰老表现。

1. 神经系统的改变 由于神经细胞（神经元）不可再生，一旦死亡，胶质细胞便增生填充。衰老的神经细胞树突变短，神经网络减少，其上有色素沉积；同时脑动脉血管出现粥样硬化，所以老年人经常脑供血不足；神经递质是由突触释放的传导信息物质，约有 200 多种，这些递质共存说明信息传递的复杂性，由于递质间出现不平衡，引起神经系统功能衰老，传导速度下降。由于大量神经细胞死亡使大脑萎缩，出现重量减轻、脑膜变厚、脑回变窄，大脑萎缩主要在额叶。有研究表明，70 岁时脑重量是青壮年的 95%，80 岁时为 80%。大脑皮层表面积减少 10%，大脑皮层独特的生物电活动也发生改变，脑电波中 α-波出现的频率减少。而大脑功能减退主要表现在：记忆力减退、近期的事易忘、注意力不集中、知觉迟钝、随意肌活动减慢、动作协调性差、生理性睡眠时间缩短等等。此外，脊椎神经和周围神经也发生相应的改变。

2. 心血管系统的改变 最主要表现是冠状动脉发生硬化。心脏功能是推动全身血液循环，如同"血泵"，衰老时心肌收缩和舒张效力降低，搏出血量少，使主要内脏因缺氧和营养而受到损伤。随着增龄，心排血量逐年减少，80 岁是 25 岁的一半。血管老化是引起高血压、心肌梗死及脑血管阻塞等老年病的直接原因。

3. 呼吸系统的改变 老化表现首先是肺组织弹性下降、体积萎缩；肺泡比例减少，20 岁时占肺部 60%~70%，60 岁后只占 50%。肺活量从 24 岁后随增龄减低，65 岁以上肺活量只有年轻时的 80%。

4. 消化系统的改变 主要消化器官胃的结构与功能改变，表现为胃黏膜萎缩，胃液分泌减少，消化功能下降。肝细胞再生能力差、肝细胞数减少导致肝脏也萎缩，重量变轻、解毒功能下降、胆汁和胰腺分泌减少。肠道的肌层萎缩，肠黏膜分泌减少，肠蠕动功能变弱，所以老年人消化吸收能力越来越差。

5. 泌尿系统的改变 肾脏的衰老比较明显，肾脏体积缩小、重量变轻，肾小球数目减少，肾血管硬化，肾功能降低，70 岁时肾功能只有年轻时的 1/2。膀胱也由于萎缩而容量减少，易发生尿频现象。男性前列腺增生，引起排尿障碍。

6. 内分泌系统的改变 人体有各种内分泌腺与神经系统共同调节生长、发育与衰老。内分泌腺衰老表现在：腺体萎缩、重量减轻、纤维化，内分泌素减少。例如老年人垂体分泌促性腺的细胞萎缩，储存的激素下降，包括：生长素、催乳素、抗利尿激素和催产素等。肾上腺激素在调节代谢、维持内环境稳定方面至关重要，甲状腺素调控人体的正常代谢。这些腺体的萎缩和退化，使体内的平衡与稳定被打破，对环境变化的应激能力下降，是衰老的关键问题。老年期激素水平普遍下降，特别明显的是睾丸、卵巢及有关的性器官萎缩。

7. 免疫系统的变化 免疫系统包括胸腺、脾脏、骨髓，以及淋巴结等。衰老中这些腺体均萎缩、组织纤维化、重量减轻。老年人外周血中淋巴细胞数目减少，主要是 T 细胞减少，杀伤细胞 NK 活力下降，所以老年人容易患感染性疾病。另一方面，老年人体内的自身免疫抗体增多，不仅易患自身免疫性疾病，而且肿瘤发生率也增高。

8. 血液组成细胞的改变 骨髓是制造血细胞的场所，随着年龄增加，脂肪细胞增多，红骨髓减少，不能及时补充血液中损失的红细胞，所以老年人有贫血的倾向；由于血清中白蛋白减少，血液中总蛋白量及含水量减少，使血液黏稠度升高，这些都会引发心脑血管疾病。

9. 肌肉骨骼系统的改变 人的一生都在经历着骨组织的生长、破坏、修复或重建的过程。35 岁以后，与骨代谢有关的激素改变，钙的代谢不平衡，骨组织破坏大于形成，使骨密度降低，内部空隙加大，骨基质减少，骨骼变脆而薄，容易发生骨折。据统计女性 60 岁以后骨质疏松占 60%，而 80 岁以上老人 100% 骨质疏松。关节软骨退化从 20~30 岁开始，软骨变硬失去弹性、关节灵活性降低。骨骼肌的衰老表现在肌纤维萎缩、肌肉变硬失去弹性，使老年人活动受限、行动迟缓，甚至步履蹒跚，容易跌倒。

近年来，随着生物医学事业的飞速发展，人类对衰老的认识越来越深入，人均寿命逐渐延长。但随之而来社会老龄化问题也逐渐突出。因此，研究衰老的本质对于了解老年病的发病机制，以及合理解决老年人的保健问题至关重要。衰老的防治研究是医学和科技工作者所面临的重要课题。

（四）细胞衰老的特征指标与判别标准

1. 细胞周期阻滞 长期的细胞周期阻滞是衰老细胞的基本特征，也是体外鉴定细胞衰老不可或缺的指标。传统检测手段中，人们通常检测增殖指示分子 Ki-67 的表达丰度；或者通过将与胸腺嘧啶相似的溴脱氧尿嘧啶掺入到细胞培养基中，观察是否有新 DNA 的合成，以判断细胞是否跃出了细胞周期。而流式细胞术的开发与应用使人们能够清晰地观察到细胞群体中处于不同周期细胞的比例：细胞老化主要表现为 G1 期阻滞，但是在个别情况下也可以伴随 G2/M 期周期阻滞，或直接由 G2/M 期阻滞诱发形成衰老。

2. 细胞形态改变　虽然衰老细胞的细胞周期中断和 DNA 复制停止，但其中的 DNA 含量与正常细胞中类似。而研究发现，衰老细胞中 RNA 与蛋白质丰度均较正常细胞明显升高。这是因为尽管细胞进入老化阶段后蛋白质的整体合成速率降低，但是蛋白质的降解体系会受到更为明显的抑制，导致蛋白质在细胞内持续堆积。同样的情况也发生在 RNA 的合成和降解过程中。这种生物大分子的蓄积迫使衰老细胞的形态发生改变，如细胞体积增大、细胞扁平、胞核与核仁体积增加等。另外，衰老细胞中高尔基体和溶酶体数量的增多、体积的增大，导致胞质内颗粒明显增多。然而，并不是所有的细胞衰老现象都会出现上述所有类型的细胞形态改变。例如，在一些由于基因突变或表达异常导致的早发性细胞老化中，其细胞形态改变就不甚典型。对比不同组织来源的细胞，其正常形态本就千差万别，因此，目前尚无客观的、统一的标准从细胞形态判断并定义衰老细胞。

3. 衰老相关 β– 半乳糖苷酶活性染色　由于大多数指标都需要通过体外操作完成，检测细胞周期阻滞缺乏直观性，且对细胞形态判别有主观性和异质性，我们往往很难在组织机体中直接观察到衰老细胞。而衰老相关 β– 半乳糖苷酶（senescence associated β–galactosidase，SA–β–gal）活性染色在解决这个问题时具有独特的优势。β– 半乳糖苷酶主要位于溶酶体，其酶活性的最适条件为 pH4.2~4.6，而在接近中性的条件下无法检测到它的活性。当细胞发生老化时，溶酶体膨胀、增多，β– 半乳糖苷酶在溶酶体中明显蓄积，从而保证了即使在 pH6 的条件下依然可以检测到该酶的残余活性。故而人们将在 pH6 时仍活性可检的 β– 半乳糖苷酶称为 SA–β–gal。如今，SA–β–gal 染色业已成为检测细胞衰老最普遍的指标。

值得注意的是，β– 半乳糖苷酶并不是细胞衰老过程所必需的，而且，其酶活性升高也往往早于细胞衰老。但是，在细胞发生衰老后，可在 pH6 的条件下检出 β– 半乳糖苷酶的活性。另外，SA–β–gal 的着色也并非细胞衰老所特有，在一些特定条件下，例如体外培养细胞时，因接触性抑制、血清饥饿引发的细胞休眠也可出现 SA–β–gal 着色。还有，在十二指肠黏膜和发生肠化生的胃黏膜中亦可检测到明显的 SA–β–gal 着色，而在正常胃黏膜细胞中 SA–β–gal 染色却仅为弱阳性，提示 SA–β–gal 活性可能在终末分化的肠黏膜上皮细胞中升高（但目前并无充分证据证明十二指肠黏膜 SA–β–gal 染色阳性的细胞是体内衰老的细胞）。尽管如此，综合其敏感性、特异性、简便性、易操作性等优势，SA–β–gal 染色依然是目前检测细胞老化的诸多方法中应用最为广泛的一种。

4. 肿瘤抑制分子网络激活　由于 p53/p21^{CIP1} 通路和 p16INK4A/pRb（视网膜母细胞瘤蛋白，retinoblastoma）通路介导了绝大多数细胞衰老，肿瘤抑制分子网络的激活也被广泛用作细胞衰老的分子标记物，而这种信号网络的改变也恰恰对应了衰老的基本特征—细胞周期阻滞。p53 作为衰老过程中的关键因子，能够感受到细胞内众多应激压力的改变，如原癌基因的异常活化、端粒功能异常、DNA 损伤和活性氧自由基（reactive oxygen species，ROS）的累积等。p53/p21^{CIP1} 通路和 p16INK4A/pRb 通路对衰老的调控机制详见《衰老的分子调控机制》。

5. 老化相关异染色质集落（senescence–associated heterochromatin foci，SAHF）形成　除了上述检测指标以外，SAHF 形成是描述细胞衰老状态的另一特异指标。SAHF 主要表现为常染色质 DNA 凝集，聚结成为散在、致密、大小不一的异染色质颗粒，而每一个异染色质颗粒大部分来自一条单独的染色体；同时，SAHF 参与了老化过程中细胞周期调控基因的转录沉默，进而在不可逆的细胞周期阻滞中发挥重要作用。在 SAHF 中，H3 型组蛋白第 9 位赖氨酸（H3K9）三甲基化水平明显升高，并以此为锚定点吸引了各亚型异染色质蛋白 1 大量富集；同时会出现染色质上 H1 型组蛋白的剥离和高迁移率 A 族蛋白、非经典组蛋白 macroH2A 的附着沉积。这些表现与细胞中常见的发生转录抑制的异染色质（如 X 染色体莱昂化形成的巴氏小体）以及有丝分裂和细胞凋亡过程中形成的致密染色质结构虽然相同，然而不同点是在 SAHF 中并不存在 H3 型组蛋白第 10、28 位丝氨酸磷酸化（H3S10P & H3S28P）以及 H2B 型组蛋白第 14 位丝氨酸粒酸化（H2BS14P）。SAHF 对衰老的具体调控机制详见《衰老的分子调控机制》。

6. 端粒功能异常　除 SAHF 外，另一个与细胞老化息息相关的染色质结构是端粒。在染色体末端串联排列着一段 DNA 重复序列（在脊椎动物中均为 TTAGGG），它们与结合在上面的核蛋白复合物共同构成了端粒结构。这种结构可以有效地保护染色体末端，避免它们暴露及同相邻染色体末端发生融合。然而，由于 DNA 聚合酶无法完全复制染色体的滞后链，导致端粒 DNA 重复序列会随着复制次数的增加而不断缩短；当端粒衰减到一定程度的时候，细胞便会开启自发性老化程序。但是在干细胞或恶性肿瘤细胞中，因为高表达的端粒反转录酶（TERT）的作用使得端粒的长度不会随着 DNA 复制而缩短，所以这些细胞可获得持续分裂的能力。另有研究组发现，在发生癌基因诱导的细胞老化（oncogene-induced senescence，OIS）的细胞中可以观察到端粒"复制叉卡顿"和端粒长度随机缩短，提示端粒功能失调。研究者还发现，目前人们可以通过检测端粒序列的长度和 TERT 的酶活性来评估端粒的功能。在老化细胞中，可出现功能异常的端粒结构，这些结构常伴有（亚）端粒区 DNA 损伤灶，表现为 DNA 损伤监视蛋白质复合物的沉积，称之为老化相关 DNA 损伤灶（senescence-associated DNA damage focus，SDF）或端粒功能失调集落（telomere dysfunction induced foci，TIF）。因而，端粒功能异常也被认为是一种可作为评判细胞老化的潜在标记物。但是，这些检测方法很难成为评判细胞老化的常规标准，主要原因是无法建立统一的标准。因为不同物种之间细胞发生老化时的端粒长度不具有可比性；即便是来源于同一物种（如人细胞），OIS 中出现的端粒缩短程度也无法达到自发性老化的水平。另外，检测端粒功能异常往往与检测 DNA 损伤密切相关。

7. DNA 损伤　普遍认为，DNA 损伤广泛存在于细胞老化过程中，在老化细胞中经常可以检测到 DNA 损伤信号，故而有人提出将 DNA 损伤也作为鉴别老化的指征之一。研究人员发现，细胞发生老化或凋亡并不是由导致 DNA 损伤因素种类决定的，而很可能与 DNA 损伤程度和某些关键分子的活化与否有关。尽管 DNA 损伤是启动细胞老化进程的关键分子事件之一，但是，DNA 损伤和 DNA 损伤应答（DDR）通路的激活并不是老化细胞所特有的，故而也有些学者认为不宜将它们作为鉴别细胞老化的特异指征，具体机制详见《衰老的分子调控机制》。

第二节　衰老的分子调控机制

目前尚不清楚细胞衰老的机制。传统观点认为，细胞衰老主要与以下几方面因素有关：①基因损伤的积累效应：自由基不断作用导致基因积累的错误信息超出了机体的修复能力，引起细胞衰竭死亡。②生命钟基因控制的细胞程序衰老：生物体细胞内存在一系列基因，它们控制着细胞的生长、分化、老化和死亡的整个程序。③染色体端粒的缩短：端粒的长度随细胞的不断分裂而缩短，当 DNA 丢失到一定程度，细胞随之发生衰老和死亡。端粒酶能延长被缩短的端粒，延迟细胞的衰老，但其活性受到许多因素影响，其中包括与衰老有关的基因。④免疫衰退学说：随着年龄的增加，机体免疫系统功能下降，而且免疫系统的可靠性也下降。⑤细胞凋亡学说：细胞凋亡的发生是由于内外环境的变化或死亡信号的触发，在基因调控下所发生的一系列细胞主动死亡过程。它是机体在生长、发育和受外界刺激时，清除多余、衰老和受损伤的细胞以保持机体内环境平衡的一种自我调节机制。近年来，有关衰老机制研究热点也包括了老化相关异染色质集落（SAHF）形成、肿瘤抑制分子网络激活 DNA 损伤应答（DNA damage response，DDR）通路的激活等等。

（一）基因损伤的积累致应

一些学者认为，细胞衰老是由基因中的遗传密码逐渐积累了一些错误信息或基因的丢失，造成蛋白质合成错误而造成的。一开始，染色体中存在着密码复制错误的修复系统，可以不断地纠正复制错误，但这种修复能力随着分裂次数的增多而降低，同时修复系统本身的编码也可能发生错误，导致编码出错误的修复酶，这方面最有代表性的是衰老的自由基学说。

衰老的自由基学说由 Denham Harman 在 1956 年提出的，认为衰老过程中的退行性变化是由于细胞正常代谢过程中产生的自由基的有害作用造成的。生物体的衰老过程是机体的组织细胞不断产生的自由基积累的结果。自由基是正常代谢的中间产物，其反应能力很强，可使细胞中的多种物质发生氧化，损害生物膜。它可以引起 DNA 损伤从而导致突变，诱发肿瘤形成，还能够使蛋白质、核酸等大分子交联，影响其正常功能。

自由基高度的活泼性与极强的氧化反应能力，使其能通过氧化作用来攻击其所遇到的任何分子，使机体内大分子物质产生过氧化变性，交联或断裂，从而引起细胞结构和功能的破坏，导致机体组织损害和器官退行性变化。自由基作用于核酸类物质会引起一系列的化学变化，诸如氨基或羟基的脱除、碱基与核糖连接键的断裂、核糖的氧化和磷酸酯键的断裂等。在体内以水分为介质环境中通过电离辐射诱导自由基的研究表明，大剂量辐射可直接使 DNA 断裂，小剂量辐射可使 DNA 主链断裂。自由基可直接作用于蛋白质，也可通过脂类过氧化产物间接与蛋白质产生破坏作用。自由基通过氧化性降解使多糖断裂，如影响脑脊液中的多糖，从而影响大脑的正常功能。自由基使核糖、脱氧核糖形成脱氢自由基，导致 DNA 主链断裂或碱基破坏，还可使细胞膜寡糖链中糖分子羟基氧化生成不饱和的羰基或聚合成双聚物，从而破坏细胞膜上的多糖结构，影响细胞免疫功能的发挥。脂质中的多不饱和脂肪酸由于含有多个双键而化学性质活泼，最易受自由基的破坏发生氧化反应。磷脂是构成生物膜的重要部分，因富含多不饱和脂肪酸故极易受自由基所破坏。自由基对生物膜组织的破坏将严重影响膜的各种生理功能，引起细胞功能的紊乱。

支持该学说的证据主要来自一些体内和体外实验。包括种间比较、饮食限制、与年龄相关的氧化压力现象测定、给予动物抗氧化饮食和药物处理；体外实验主要包括对体外二倍体成纤维细胞氧压力与代谢作用的观察、氧压力与倍增能力及抗氧化剂对细胞寿命的影响等。该学说的观点可以对一些实验现象加以解释，如自由基抑制剂及抗氧化剂可以延长细胞和动物的寿命；体内自由基防御能力随年龄的增长而减弱；寿命长的脊椎动物，体内的氧自由基产率低。但是，自由基学说尚未提出自由基氧化反应及其产物是引发衰老直接原因的实验依据，也没有说明什么因子导致老年人自由基清除能力下降，为什么转化细胞可以不衰老，生殖细胞何以能世代相传维持种系存在这些问题。而且，自由基是新陈代谢的次级产物，不大可能是衰老的原发性原因。

（二）基因程序衰老

基因程序衰老理论认为每种生物体的基因里都有一个程序存在，这一程序控制着生物体的生长、发育、老化和死亡，一个活细胞在其发育、成形过程中，还可能对细胞内外信号产生响应而导致发生程序性衰老。同时，对真菌、昆虫、蠕虫等生物的研究表明，抗氧化酶类的缺乏可能是短寿命的分子基础，氧化还原酶活性随年龄增加而降低的现象亦较为常见，因此，编码超氧化物歧化酶（SOD）、过氧化氢酶（CAT）、过氧化物酶（POD）等抗氧化酶的基因可被看成是一种"长寿基因"，它们的表达产物能够清除体内的氧自由基和其他一些氧化剂，从而延缓衰老。

（三）端粒的缩短

如上一节所述，端粒是真核生物染色体 3' 末端的特殊结构，由一连串重复的富含 G（鸟嘌呤碱基）的 DNA 序列（TTAGGG）及相关蛋白组成，具有高度的保守性。其主要功能是维持染色体结构的完整性和稳定性，保护染色体末端免于被化学修饰或被核酶降解，防止染色体在复制过程中发生丢失、重排或两条染色体的端区融合。不同种类、不同组织细胞中端粒 DNA 的脱氧核苷酸的组成及其重复序列的数目各不相同。同一种细胞不同生长时期的端粒长度也不同，随着连续的细胞分裂，端粒逐步缩短，甚至完全丢失，细胞随之发生老化并丧失分裂能力而死亡。年龄不同，端粒长度也不同。随着年龄增长，端粒逐步变短，老年人端粒长度明显短于青年。

目前认为肿瘤的发生与端粒酶有着密切关系。正常情况下，胚胎细胞端粒酶的活性随着胚胎的发育而逐渐消失（生殖细胞除外）或活性很低，而肿瘤细胞则是在某些机制的作用下，启动端粒酶表达而使染色体端粒稳定地维持在一定长度，从而使肿瘤细胞得以持续增殖，获得永生化。近年的研究表明：人类肿瘤中 85% 左右的肿瘤细胞存在端粒酶活性的表达。目前也发现在某些永生化细胞中，即使细胞中端粒酶活性缺乏，染色体末端端粒长度还可以发生延长，而某些有端粒酶活性的正常体细胞随着有丝分裂的持续进行，端粒长度却会逐渐缩短。一些体细胞杂交实验也揭示，在某些情况下，端粒酶活性与细胞衰老和细胞增殖之间的关系并不是很密切。衰老的机制复杂，有关端粒、端粒酶与细胞衰老的联系仍有待进一步研究。

（四）免疫衰退学说

大量实验与临床资料表明，机体的免疫系统与衰老密切相关，并逐步形成免疫衰退学说。该学说认为，随着年龄的增加，机体免疫系统功能下降，如 T 淋巴细胞功能下降，导致机体对疾病的抵抗力减弱。而且免疫系统的可靠性也下降。在正常情况下，机体的免疫系统不会与自身的组织成分发生免疫反应，但机体在许多因素影响下，免疫系统把自身的某些组织当作抗原而发生免疫性反应。这种现象对正常机体的细胞、组织和器官产生许多有害的影响，使机体产生自身免疫性疾病，从而加速机体的衰老与死亡。例如老年人多患的神经性疾病、关节炎被认为是免疫系统自身攻击的结果。

（五）细胞凋亡学说

细胞凋亡是多细胞生物体为保持自身组织稳定、调控自身细胞的增殖和死亡之间的平衡、由基因控制的细胞主动性死亡过程。机体的生长发育及衰老均离不开细胞凋亡的调节，多种因素参与了细胞凋亡的调节过程，自由基就是其中之一。细胞凋亡可以在多细胞生物体在个体发育、生长、衰老等生命过程中清除那些受损伤而不能修复的细胞，是由基因调控的正常生理过程。细胞凋亡也是机体内的一种保护措施，用以维护机体遗传信息的稳定性，抵抗异常细胞的增殖，调节机体正常发育，维持机体平衡，因此是生命过程中的一个重要组成部分。但是，细胞凋亡也参与机体的许多重要生理、病理过程，例如，细胞凋亡可能是导致脑老化过程中神经细胞死亡的重要原因。目前人们对细胞凋亡与衰老的关系仍不十分清楚，但通常认为，细胞凋亡通过破坏重要的不可替代的细胞而对衰老发生影响，并提出细胞凋亡以两种形式对衰老起作用：①清除已经受损的和发生功能障碍的细胞（如肝细胞、成纤维细胞），并代之以纤维组织，继续保持内环境稳定；②清除不能再生的细胞（如神经元、心肌细胞），它们不能被替代，最终导致病理改变，如阿尔茨海默病、帕金森病、肌营养不良性侧索硬化症、视网膜色素沉着、脊肌营养不良及各种形式的小脑变性等。通过以上机制，细胞凋亡的结果使体细胞特别是具有重要功能的细胞如脑细胞数量减少，造成它们所组成的重要器官组织如脑皮层等发生萎缩而引发老年性进行性病理过程。

（六）肿瘤抑制分子网络激活

在各种原因诱导的老化人成纤维细胞中经常出现 $p53$ 功能活化，$p53$ 的翻译后修饰（特别是第 15 位丝氨酸磷酸化和第 382 位赖氨酸乙酰化）为细胞老化做出了重要贡献，虽然这并不总是伴随着 $p53$ 表达丰度的增加。研究者发现，在 $p53$ 的众多下游基因中，$p21^{CIP1}$ 在细胞老化中的作用最为突出。它不但可以通过抑制周期蛋白依赖性激酶 1（cyclin dependent kinase 1，CDK1）诱使细胞发生 G2/M 周期阻滞，还可以通过抑制 CDK2 和 CDK4 的活性来降低 pRb 磷酸化水平使细胞无法进入 S 期。另外，细胞老化过程中另一重要的信号结点为在 pRb，非磷酸化的 pRb 可以聚集在 E2F 上，阻止 E2F 下游促增殖靶标基因的转录，是细胞老化过程中另一重要的信号结点。除了 $p21^{CIP1}$ 外，pRb 还广泛受到细胞周期抑制分子的调节，如 $p27^{KIP1}$、$p16^{INK4A}$、$p15^{INK4B}$ 等。其中，$p16^{INK4A}$ 对 pRb 的阻遏作用在老化过程中发挥着重要作用。它不仅介导细胞周期阻滞，也对老化相关异染色质集落（SAHF）的形成至关重要。此外，其他细胞周期抑制分子也被广泛报道参与了细胞老化的调控。与 $p16^{INK4A}$、$p15^{INK4B}$ 位于同一基因座的交替读码框蛋白（ARF）也可以通过抑制 $p53$ 和 pRb 的降解调控细胞老化。然而研究者发现，虽然在老化细胞中肿瘤抑制分子网络被广泛激活，但这些分子并不会在所有老化模型中全部上调；同一种应激 – 老化模型在不同类型的细胞中也可能激活不同的老化通路。例如，在小鼠骨肉瘤细胞中下调 $c-Myc$ 的表达丰度可以广泛上调 $p53/p21^{CIP1}$、$p16^{INK4A}/pRb$ 和 $p15^{INK4B}$ 的活性；在小鼠肝癌细胞和人成纤维细胞中，相同刺激仅仅通过激活 $p16^{INK4A}$、$p15^{INK4B}$ 和 pRb 诱发细胞老化；而在小鼠淋巴瘤细胞和人胚肾细胞中，这种老化模型则主要依赖 $p53/p21^{CIP1}$ 通路的活化。另外，同一肿瘤抑制分子的活化在不同老化模型中的作用地位也不完全相同。比如在黑色素瘤和结肠腺瘤发展早期，原癌基因的异常活化均会导致高水平的细胞老化并伴随 $p16^{INK4A}$ 丰度的升高；在结肠腺上皮细胞中 $p16^{INK4A}$ 与细胞老化密不可分，但是在黑色素细胞中，$p16^{INK4A}$ 对于老化并非必要条件。随着进一步对黑色素细胞老化机制的研究显示，活跃转录因子 4（ATF4）介导的内质网应激（ER stress）通路的激活在其中发挥关键作用，而该通路的活化并不依赖 p53 和 p16^{INK4A} 的活化。这些都提示我们，除了调控细胞周期的肿瘤抑制分子网络以外，还存在其他调控细胞老化的信号传导通路。然而，目前对于其他通路知之甚少。

（七）老化相关异染色质集簇（senescence-associated heterochromatin foci，SAHF）**形成**

由于 SAHF 的特征性结构，近年来它已经作为一组全新的标记物用于鉴定细胞老化，特别是对于癌基因诱导的细胞老化（oncogene-induced senescence，OIS）的鉴定。最近，两个研究组几乎同时发表了他们的独立研究报告，结果均显示 SAHF 并非广泛存在于各种诱因介导的细胞老化模型当中，而是更偏好于 OIS（主要采用 RasV12 诱导的细胞老化模型在不同细胞系中进行验证）；而且在不同来源的细胞中也存在明显的偏好性。此外，在 RasV12 诱导细胞老化的过程中，SAHF 的形成与细胞周期阻滞并不存在必然联系。

现在普遍认为，SAHF 的形成是在 p16^{INK4A}/pRb 通路和以组蛋白抑制蛋白 A（histone repressor A，HIRA）为核心的组蛋白分子伴侣（chaperone）复合物协同作用下完成的。当 p16^{INK4A} 蛋白丰度升高时，E2F 的转录因子活性受到明显抑制，结合在 E2F 靶标基因上的组蛋白甲基化水平升高，从而为 HP1 的结合以及 SAHF 的形成提供了靶点。而在 SAHF 形成早期，HIRA 从核浆转位至 PML 核内小体（PML nuclear bodies）同样至关重要——HIRA 的失活突变致使其无法发生 PML 小体转位，以及外源表达 PML-RAR 融合蛋白导致 PML 小体丧失功能，均能阻止 SAHF 的形成。这种转位现象发生在异染色质凝集和细胞周期阻滞之前，并且在很大程度上不依赖于 p16^{INK4A}/pRb 和 p53/p21^{CIP1} 老化通路的活化。对于 HIRA 而言，PML 小体是其被转运至 SAHF 形成区染色质上的"中转站"，HIRA 复合物在此进行必要的修饰和装配；而且，HIRA 在 PML 小体的富集也极有可能促进 HP1 的转位和修饰。HIRA 作为"脚手架"，可以与抗沉默功能蛋白 1a（anti-silencing function 1a，ASF1a）、泛核蛋白 1（ubinuclein 1，UBN1）和钙调磷酸酶结合蛋白 1（calcineurin binding protein 1，CABIN1）结合后，形成组蛋白分子伴侣复合物。其中，ASF1a 可以通过与组蛋白 H3/H4 二聚体互作使核小体发生解离，而复合物中的其他分子则用组蛋白 H3.3 将常染色质核小体中的组蛋白 H3.1 置换出来。此外，研究者还发现，外源高表达 HIRA 或 ASF1a 均可以直接引起 macroH2A 取代 H2A 型组蛋白（histone H2A）进入核小体（具体机制仍不清楚）。macroH2A 利用 C 末端的非组蛋白区阻碍转录因子结合到染色质 DNA 上，妨碍基因转录激活；应当特别注意的是，macroH2A 虽然是通过 ATP 依赖的染色质重塑（ATP-dependent chromatin remodeling）机制置换到核小体当中的，但是体外实验显示该机制并不能将其从核小体中置换出来，这为解释细胞老化的不可逆性提供了一种可能机制。

以上证据都说明该分子伴侣复合物直接促成了 SAHF 形成过程中核小体的重构和染色质的凝集，而同时该复合物中的 UBN1 还具有组蛋白甲基转移酶（histone methyltransferase）的作用，可以催化 H3K9 三甲基化。在 HIRA 介导的染色质凝集过程中，并不需要 HP1 的参与，因此人们推测，HP1 并不参与 SAHF 的早期形成，而是负责 SAHF 的加固和长期维持。然而，就 HIRA 是如何在细胞老化早期发生 PML 小体转位的问题，老化早期的 Wnt 通路失活在该过程中扮演了重要角色，而糖原合成酶激酶 3β（glycogen synthase kinase 3β，GSK3β）的激活及其对 HIRA 的磷酸化更有可能为 HIRA 转位程序下达启动指令。尽管 HIRA 的 PML 转位很大程度上不依赖于 p16^{INK4A}/pRb 和 p53/p21^{CIP1} 通路的活化，但是近年的报道显示，在存在选择性端粒延长（alternativelengthening of telomeres，ALT）机制的 Li-Fraumeni 综合征细胞中，*p53* 的异常表达可以促进 HIRA 的 PML 小体转位及后续的 HP1 转位。由于 p16^{INK4A}/pRb 通路和 HIRA 复合物都是 SAHF 形成所必需的，它们之间的协调合作机制成为研究者们的兴趣所在。人们发现了两种模型：一种模型是二者分别控制 SAHF 形成的不同步骤，例如 pRb 在 E2F 靶标基因的启动子区启动异染色质的形成，而 HIRA 复合物在此基础上介导大规模的染色质凝集；而另一种模型则是二者分别作用于共同的功能底物，从而协同调控 SAHF 形成，而 DnaJ 同源蛋白 A2（DnaJ homolog A2，DNAJA2）便是候选底物之一。DNAJA2 可以与 pRb 和 HIRA 相互作用，而抑制 pRb 和 HIRA 的活性仅能够部分削弱外源 DNAJA2 表达引发的 SAHF 形成，这提示 pRb 和 HIRA 至少部分通过 DNAJA2 推动 SAHF 进程。但是现在依然缺乏直接证据证明 DNAJA2 位于 pRb 和 HIRA 的下游，且是形成 SAHF 所不可或缺的。总之，目前 p16^{INK4A}/pRb 通路和 HIRA 复合物之间的协同机制仍主要停留在人们的推测之上。除了 p16^{INK4A}/pRb 通路和 HIRA 复合物之外，细胞中一些其他蛋白也对 SAHF 形成有所贡献。例如：RasV12 诱导细胞老化的细胞模型中，DNA 复制应力（DNA replication stress）引起的共济失调血管扩张症及 Rad3 相关蛋白（ataxia telangiectasia and Rad3 related，ATR）和 NADPH 氧化酶 4（NADPH oxidase 4，NOX4）的活化（而不是 p53 蛋白）对 SAHF 的形成至关重要。另外，如前所述，在 SAHF 形成过程中会出现染色质上 H1 型组蛋白的剥离和 HMGA 家族蛋白质的附着（这一现象的分子机制尚不清楚），而且，HMGA 与 H1 型组蛋白在染色质 DNA 上的结合区域相同，且二者之间存在竞争。由此可以推测：在细胞老化过程中正是由于 HMGA 的竞争才导致 H1 型组蛋白的剥离。但是，研究者又发现，外源表达 HGMA2 并不能有效降低 H1 型组蛋白在染色质上的结合水平。因此，究竟何种原因启动了这种染色质结合蛋白谱的改变，尚需进一步探讨。

（八）DNA 损伤

DNA 损伤能够进入细胞老化研究者的视野是因为它与 *p53* 有密切联系。作为细胞老化通路上最为重要的结点分子之一，*p53* 的活化机制一直是研究者热衷的话题，而其中研究得最为透彻的莫过于 *p53* 为应对细胞 DNA 损伤而受到 DNA 损伤应答（DNA damage response，DDR）通路的激活。这一过程依赖于上游蛋白质激酶——共济失调血管扩张症突变蛋白（ataxia telangiectasia mutated，ATM）和 ATR 的活化，以及它们各自下游的级联激酶——关卡激酶 2（checkpoint kinase 2，CHK2）和关卡激酶 1（checkpoint kinase 1，CHK1）的序贯激活。这四种激酶可以使 *p53* 蛋白质上的多个氨基酸位点发生磷酸化，继而抑制 *p53* 蛋白质的降解并增强它的转录活性；而且除了直接作用外，ATM/ATR 通路的多种下游底物［53BP1（p53 binding protein 1）、MDC1（mediator of DNA-damage checkpoint 1）、STRAP、AATF 等］也可以通过不同的方式促进 *p53* 的功能，如增加其表达水平、促进其核转位、作为共转录因子增强 *p53* 对靶基因的转录活性等。

就 DNA 损伤是否是 p53/p21^{CIP1} 通路在老化细胞中被激活的主要原因，科学家们进行了深入的研究。早在 20 世纪 80 年代初，人们就已经观察到细胞内 DNA 损伤的累积水平和修复能力与物种的平均寿命以及原代细胞自个体分离的年龄密切相关；此后人们又发现利用放射线和多种致 DNA 损伤的化学物质（如博来霉素、阿霉素等）处理细胞，均可以有效诱导细胞老化的发生。这些观察进一步唤起了人们探究细胞老化与 DNA 损伤之间关系的兴趣，并试图在自发性老化和OIS（癌基因活化或抑癌基因失活引发的细胞老化）中寻找DNA损伤的踪迹。如前文所述，原代培养的细胞之所以会发生自发性老化，与端粒的逐渐缩短息息相关。起初，人们推测端粒结构破坏后暴露染色体末端，从而被细胞识别为DNA双链断裂（double-strand break，DSB），进而通过DDR激活*p53*老化通路。这一模型随后在一定程度上得到了佐证：人成纤维细胞在进入老化阶段后展现出DSB的特征分子标记，包括细胞核中出现散在的、与53BP1和MDC1等DNA损伤监视分子共定位的磷酸化H2AX型组蛋白（histone H2AX）集落，以及活化形式的CHK1/2等；而且利用基于染色质免疫共沉淀的全基因组芯片扫描（ChIP on chip）技术，发现那些磷酸化H2AX型组蛋白集落几乎全部位于（亚）端粒区。研究人员将这些DNA损伤监视蛋白质复合物命名为老化相关DNA损伤灶。

随着研究的深入，另一种模型逐渐引人关注并获得越来越多的研究结果支持，即（亚）端粒区更容易出现DNA损伤，当损伤累计达到一定的阈值后就通过DDR引发细胞老化，而不是一定要端粒解构、染色体末端暴露才能激活DDR通路。这种模型的提出源于人们观察到在早代龄的正常人成纤维细胞的端粒上会自发出现个别零散DDR反应呈阳性的端粒，随着代龄增加，这类端粒的数目逐渐增多，而在大多数DDR反应呈阳性的端粒上依然结合有端粒重复序列结合因子2（telomeric repeat binding factor 2，TERF2）等DNA末端保护蛋白；并且在利用放射线、双氧水和新制癌菌素等药物刺激细胞时，DNA损伤也更容易出现在染色体（亚）端粒区。较之端粒末端解构而言，用这一模型解释更具有合理性：一方面，如果需要端粒完全解构才能激活DDR，那么在细胞启动老化进程的同时，也可能出现相邻染色体间的末端融合，使基因组不稳定甚至发生恶性转化的几率增加，因此从逻辑上讲，在染色体末端暴露之前发生细胞老化应该更为安全；另一方面，小鼠的端粒重复序列远多于人类，但是小鼠成纤维细胞仅能分裂14~28次（低于人类细胞的50次），这与之前的猜测似有矛盾之处。然而新模型很好地解释了这一问题，因为小鼠成纤维细胞的（亚）端粒区在增殖过程中同样会发生DNA损伤的累积。

至于DNA损伤倾向于发生在（亚）端粒区的原因，目前存在两种假说：①第一种假说认为在DNA复制过程中，端粒结构不断在"闭合状态"和"开放状态"之间转换，若在DNA复制结束后端粒不能有效地从"开放状态"折叠成"闭合状态"，而停留在"中间状态"，那么就会产生轻度的DDR，随着端粒的不断缩短，越来越多的端粒无法有效闭合，使DDR水平不断增高，从而激活*p53*老化通路；②第二种假说则认为，为避免相邻染色体间的末端融合，端粒区的DNA损伤修复能力远低于基因组的其他区域，从而使损伤得以在此不断累积，而TERF2可能在其中发挥重要作用。不过这两种假说都缺乏足够证据对（亚）端粒区DNA损伤累积的机制进行更为翔实的描述和诠释。此外，对于最早的推测目前尚不能完全排除端粒完全解构诱发细胞老化的可能性。这是因为：不同染色体间端粒缩减速度的不均一性使细胞在发生老化时很有可能至少有一条染色体率先发生完全解构，然而由于检测技术的局限性，目前还无法准确地对这一情况进行评判。

尽管如此，大量证据表明，DNA损伤确实存在于自发性老化细胞的端粒区，并且在老化进程中扮演着重要角色。研究者们进一步提出了另一问题：DNA损伤是否也存在于细胞老化的另一种主要存在形式——OIS中呢？起初人们并不这样认为，而更倾向于寻找（抑）癌基因与经典老化通路间的直接分子连接，然而并不是所有OIS都可以通过如此简单的信号通路加以解释。以（原）癌基因 *c-Myc* 为例，它作为转录因子可以增强周期蛋白 D（cyclin D，*CCND*）和 *TERT* 等细胞老化抑制基因的转录，而通过与其他转录因子的相互作用还可以降低 p21^{CIP1}、p16^{INK4A} 等老化通路核心分子的表达水平。因此，*c-Myc* 可以有效地遏制细胞老化进程，这一功能在 *Ras/c-Myc* 共同诱导细胞发生恶性转化的过程中发挥重要作用。然而科学家们后来发现在细胞中大量表达 *c-Myc* 同样可以引发细胞老化。而 DNA 损伤很可能是导致 *c-Myc* 对肿瘤抑制分子网络失控的关键因素。*c-Myc* 可以结合到 DNA 上的前复制复合物（prereplicative complex）上，增强它的复制起始活性；*c-Myc* 的异常活化导致这种作用急剧放大、形成复制应力，进而导致复制过程中 DSB 的增加以及 DDR 通路的激活。不仅如此，DNA 损伤和 DDR 通路还很可能在 OIS 中发挥主导作用。例如，癌基因 *RasV12* 触发的 OIS 是该基因诱导细胞恶性转化的主要屏障，也是目前研究最为深入的 OIS 模型。一般认为 *RasV12* 通过 Ras-Raf-MEK 激酶级联反应活化转录因子——骨髓成红细胞增多症病毒 E26 同源蛋白 1/2（erythroblastosis virus E26 oncogene homolog 1/2，Ets1/2），并且通过 Ets1/2 对 *p16^{INK4A}* 的转录激活作用诱发细胞老化。而 Ras-Raf-MEK 通路同样能够显著提高细胞的增殖水平。最新研究表明，复制应力引起的 DNA 损伤而非 Ets1/2，主导了 *RasV12* 触发的 OIS。一方面，通过动态监测外源表达 *RasV12* 的人成纤维细胞的增殖水平和 DSB 信号，发现在 *RasV12* 表达之初细胞的增殖加快，而在细胞发生 DNA 损伤后，细胞增殖明显减慢，且 SA-β-gal 着色细胞明显增多；另一方面，在表达 *RasV12* 的同时抑制 DDR 通路的激活可以有效阻止 OIS 的发生，并促进 *RasV12* 诱导的细胞恶性转化。这些发现加深了人们对 Ras 影响细胞行为的认识，即 Ras 主要促进细胞增殖，但当细胞增殖过快而产生复制应力时，细胞开启老化进程。而 Ras-Ets1/2-p16^{INK4A} 通路可能无法单独诱发老化，其主要在老化表型的维持过程中发挥更为重要的作用。

综上所述，DNA 损伤广泛存在于自发性老化、OIS 和应激细胞老化（stress-induced senescence，SIS）中，而且是已知唯一的、各种细胞老化形式都共享的、肿瘤抑制分子网络上游信号通路。当细胞能够完全修复 DNA 损伤时，细胞会再次进入细胞周期；当损伤程度超出 DNA 修复能力时，便会触发细胞老化或凋亡。除此之外，人们还发现同一种导致 DNA 损伤的因素可以既触发细胞老化也诱导细胞凋亡，但是在不同剂量、不同细胞的情况下主要以一种细胞表型为主。

总之，衰老是一个涉及内外因素的复杂分子事件，衰老过程中细胞形态和功能的变化受基因和环境多种因素的影响，至今其发生机制仍未彻底搞清，在衰老及与之并行的诸多现象中，究竟何者为因、何者为果，何者为主、何者为次，还需进行进一步的研究。

第三节　MicroRNA 与衰老

microRNAs（miRNAs）是近年来发现的，一类长度约 22 个核苷酸的非编码 RNA，是一种广泛存在于真核生物中的内源性单链小分子 RNA。miRNAs 由 RNA 聚合酶 II（RNA Pol II）转录，首先生成长度约 70 个核苷酸带茎环结构的 pri-miRNA，然后 pri-miRNA 在 DROSHA（RNase III）作用下形成 pre-miRNA，pre-miRNA 在 exportin-5 的帮助下从细胞核转移到细胞质中。在细胞质中，pre-miRNA 在另外一种 RNase III—DICER 的作用下，形成 22 个核苷酸左右的成熟 miRNA，成熟的 miRNA 与 Argonaute 蛋白和靶基因一起形成转录沉默复合体（RNA-induced silencing complex，RISC）。在转录沉默复合体中，miRNA通过与靶mRNA的3′端非翻译区相结合，降解该mRNA或抑制其翻译活性，从而在转录和转录后水平实现对靶基因的表达调控。

miRNAs广泛参与了真核细胞生物的增殖、分化、发育、代谢、凋亡及肿瘤发生等多种复杂的生理和病理过程。miRNAs对衰老过程的调控最先在秀丽线虫中被发现，它通过调控线虫胰岛素信号通路和DNA损伤修复信号通路中的关键基因，对秀丽线虫的寿命发挥了重要的调控作用。接着，研究者又发现了许多在衰老过程中发生特异性差异表达的miRNAs，这些miRNAs在细胞、组织和器官水平对衰老发挥着重要的调控作用，例如：miR-71对线虫寿命的调控，miR-17、miR-19b、miR-17-92等对哺乳动物衰老的调控。阐明miRNAs参与衰老的调控机制，是当前衰老生物学研究的热点之一。

（一）线虫衰老过程中发挥调控作用的miRNAs

秀丽线虫（Caenorhabditis elegans，C.elegans）是一种生命周期短（只有3周左右）、繁殖能力强、实验室饲养简单的生物，在衰老和寿命研究上有很大优势。利用线虫进行衰老研究已有近30多年，lin-4和let-7是线虫中最早被发现的miRNAs，它们对线虫的时序性发育起着重要的调控作用。2005年Slack等发现，lin-4除了调控线虫的发育过程，在线虫的衰老过程中也发挥着重要的作用。突变的lin-4使线虫的寿命显著缩短，而过表达lin-4则会延长线虫的寿命。研究者发现lin-4对线虫寿命的调控是通过靶向转录因子lin-14实现的，lin-4、lin-14对衰老的调控又依赖于胰岛素信号通路和hsf-1。let-7是一类高度保守的miRNA，在哺乳动物干细胞分化、糖代谢、癌症等诸多生物学过程中起着重要作用。在果蝇中，let-7可以靶向胰岛素信号通路的mRNA结合蛋白lmp，调控果蝇生殖腺干细胞的维持，进而调控果蝇的衰老进程。线虫的let-7家族共有4个成员：let-7、miR-48、miR-84和miR-241。Shen等发现，当把线虫的生殖腺移除后，这4个miRNAs表达量都明显升高。并且，在miR-84；241双突变体遗传背景下，将线虫的生殖腺移除后，线虫的寿命不再延长，这说明let-7家族成员是生殖腺信号通路介导调控衰老过程所必需的。进一步研究表明，miR-84；241双突变体可以减少daf-16入核的数量，提示这两个miRNAs起到了连接胰岛素信号通路和生殖腺信号通路桥梁的作用；通过靶标筛选进一步发现，激酶pdk-1、akt-1和转录因子lin-14是let-7家族成员调控衰老过程的直接靶标。

基因芯片技术以及高通量测序技术大大推动了miRNAs在线虫衰老中的研究。2006年，Driscoll研究组首次用miRNA芯片方法研究了miRNAs在线虫衰老过程中的表达谱。2010年，de Lencastre等首次采用miRNA-seq技术，将年轻线虫（成虫后第1天）和年老线虫（成虫后第10天）的miRNAs丰度进行比较，找出了与线虫衰老相关的有显著差异的miRNAs，发现其中上调比较明显的miRNAs有miR-24、miR-71、miR-34、miR-253、miR-238和miR239，下调比较明显的有let-7、miR-41、miR-70和miR-252。经进一步的实验验证发现，其中一些随衰老过程有明显变化的miRNAs确实在衰老过程中发挥了重要的作用：miR-71、miR-238、miR-246突变体能显著缩短线虫寿命，而过表达这些miRNAs后则能延长线虫寿命。相反，miR-239突变体能延长线虫寿命，而过表达miR-239则缩短线虫寿命。在这些miRNAs中，对衰老影响最为显著的是miR-71。靶标筛选结果表明，miR-71可以直接靶向pdk-1和cdc-25.1，从而通过影响胰岛素信号通路和DNA损伤修复信号通路，发挥对衰老过程的调控作用。进一步研究发现，miR-71部分介导了线虫生殖腺缺失所引起的寿命延长，过表达 miR-71 能进一步增强生殖腺缺失线虫的寿命，miR-71 主要在线虫的神经元中发挥作用，通过远程调控肠道中 daf-16 的细胞定位和转录活性来影响线虫的衰老。另外，miR-124 最初被发现在线虫的神经发育中起着重要的作用，随后研究发现，miR-124 突变体线虫色素积累显著增多、氧自由基生产速率加快，从而导致衰老进程加快，寿命缩短。研究还发现，能量限制能使线虫的寿命延长 30%~50%，而 Vora 等的研究表明，miR-80 突变体线虫的生理状态，类似于能量限制喂食线虫的生理状态，具体表现为色素累积速度减慢，活动力增强，从而延缓衰老。miR-80 的表达量也受到节食的调控，正常喂食的线虫，miR-80 表达量较高，当进行能量限制时，miR-80 的表达量显著下降。进一步的分子机制研究表明，miR-80 介导的能量限制过程依赖于胰岛素信号通路下游的转录因子 daf-16 以及 hsf-1。同时，miR-80 可以直接靶向 cbp-1（哺乳动物 CREB-1 的同源基因），从而调控能量代谢水平。除了可以对线虫衰老过程中的 miRNAs 进行单独研究外，科学家们提出了从整体水平上对所有 miRNAs 之间的相互作用进行研究。Lehrbach 等筛选出一个温度敏感型的突变体 pash-1，pash-1 正常条件下可以帮助 miRNAs 前体加工成成熟的 miRNAs，在线虫成虫时期特异敲除 pash-1 后，线虫的平均寿命缩短了 35%~45%。这项研究表明，miRNAs 在整体水平上对维持线虫的年轻态起着重要的作用，其原因之一可能是 miRNAs 在整个生物体系中起到了重要的缓冲作用。

因此，从某种意义上说，miRNAs 可以作为衰老的生物标记物，在分子水平上预测线虫的寿命。例如：Slack 研究组在发现 miR-71、miR-246 和 miR-239 影响衰老过程的基础上，针对这三个 miRNAs，构建了启动子连接绿色荧光蛋白的线虫系，通过定量年轻时期单只线虫绿色荧光蛋白的表达量，可以预测这只线虫的寿命。当将这些寿命相关的 miRNAs 表达量与一些生理指标，如色素累积量、活动能力等结合起来时，预测线虫寿命的准确率可以达到 62%。

（二）miRNAs 在哺乳动物衰老过程中的作用

miRNAs 不仅在线虫的衰老过程中发挥了重要的调控作用，在哺乳动物组织和细胞衰老过程中，也同样发挥着重要的调控作用。最近研究发现，在小鼠、灵长类和人的不同组织衰老过程中，miRNAs 呈组织特异性的差异表达，这与衰老相关信号通路具备组织特异性发挥作用的特点恰恰相符。

1. 肝脏衰老相关的 miRNAs Maes 等发现，与 4~10 个月的年轻小鼠相比，miR-669c 和 miR-709 在 18~33 个月小鼠的肝脏组织中表达量升高，而 miR-93 和 miR-214 的表达水平在 33 个月的老龄小鼠中的表达量升高显著。并且，miR-93、miR-214 和 miR-669c 都作用于同一个靶基因—胱苷肽 S- 转移酶（*MGST1*），*MGST1* 在氧化防御反应中发挥着重要的作用，其表达量在肝脏衰老过程中下降。此外，miR-93、miR-214 和 miR-709 可同时调控线粒体功能相关基因—细胞色素 C 复合物（*UQCRC1*），*UQCRC1* 在肝脏衰老过程中表达量同样下调，这些上调表达的 miRNAs 和其下调表达的靶基因，对维护肝脏正常的生理功能发挥着重要的作用。miR-214 还可以作为一种细胞外 miRNA 存在于血管内皮细胞分泌的外来体（exosome）中，刺激血管生成，抑制毛细血管扩张性共济失调突变，发挥延缓内皮细胞衰老的作用。Li 等在大鼠肝脏的研究中发现，miR-34a 和 miR-93 的表达量随大鼠肝脏的衰老发生上调表达，它们共同作用于 *MGST1* 和 sirtuin 蛋白 *SIRT1*，这些靶基因随年龄的增长，表达量下降，在抗氧化压力反应中发挥着重要的作用。在脑垂体缺陷的

Ames 侏儒鼠中，研究者们发现其寿命比普通小鼠长 70%，进一步的鉴定发现了 10 个显著上调表达的 miRNAs，其中包括 miR-27a。这些上调表达的 miRNAs 主要作用于谷胱甘肽代谢通路、尿素循环和多胺生物合成代谢通路。鸟氨酸脱羧酶是多胺生物合成过程中的关键酶，在 Ames 侏儒鼠中，miR-27a 对鸟氨酸脱羧酶的表达抑制早于对正常鼠鸟氨酸脱羧酶的抑制，这可能是导致 Ames 侏儒鼠长寿的原因之一。另外，在核膜核纤层蛋白 A 抗原缺陷的早衰症小鼠（hutchinson-gilford progeria syndrome）中，Niederhofer 等发现其肝脏、肾脏和肌肉组织中 miR-1 的表达量明显升高。进一步研究表明，miR-1 调控 *IGF1* 基因表达，通过胰岛素信号通路发挥对早衰小鼠寿命的调控作用。在着色性干皮病 XPF 早衰小鼠模型中，肝脏 *IGF1* 表达水平同样受到抑制，这是一种由 DNA 损伤引起的常染色体隐性遗传性疾病，这说明 DNA 损伤可以诱导胰岛素信号通路从发挥生长监测的功能，向促进体细胞维护和长寿的功能方向转变。

2. **脑组织衰老相关的 miRNAs** 在小鼠脑组织衰老过程中，目前已发现了 70 个上调表达的 miRNAs，包括一些特异性上调表达的 miRNAs，例如 miR-22、miR-101a、miR-720 和 miR-721。在这 70 个上调表达的 miRNAs 中，已发现有 27 个 miRNAs 作用于线粒体电子传递链基因和 F1Fo-ATPase，而线粒体电子传递链和 F1Fo-ATPase 被认为在氧化磷酸化过程中发挥着重要的作用，并且随年龄增加表达量下降。Liang 等发现了许多 miRNAs 在 Ames 侏儒鼠和生长激素受体敲除小鼠的海马回中表达上调，其中 miR-470、miR-669b 和 miR-681 抑制 *IGF1R*、AKT 及磷酸化 AKT 的表达，导致 FOXO3 磷酸化水平下降，通过胰岛素信号通路发挥对衰老的调控作用。另外，Khanna 等发现在热量限制饮食条件下，小鼠脑组织中 miR-30、miR-34a 和 miR-181a 的表达量在小鼠衰老过程中下降，这些 miRNAs 共同作用于细胞凋亡调控基因 *BCL2*。*BCL2* 表达上调可以抑制细胞凋亡，从而延长热量限制饮食条件下小鼠神经元的寿命。相反，如果在细胞系中过表达 miR-30e、miR-34a 和 miR-181a，会导致 *BCL2* 表达量降低，诱导细胞凋亡。进一步研究在正常喂食条件下，抑制这些 miRNAs 是否会阻碍小鼠神经细胞凋亡，延长小鼠的寿命，具有十分重要的意义。

在人类大脑的衰老过程中，miRNAs 同样发挥着重要的作用。Persengiev 等发现了一些在人类、黑猩猩和恒河猴大脑皮质及小脑组织衰老过程中表达上调的 miRNAs。其中，miR-144 在上述三种物种脑组织衰老过程中表达量均升高，miR-144 靶向作用于 ataxin-1，可以抑制衰老过程中脊髓小脑共济失调症和多聚谷氨酰胺疾病的发生。除了影响哺乳动物脑组织衰老，miRNAs 在果蝇脑组织衰老过程中也发挥了重要的作用。Liu 等研究发现，果蝇 miR-34 的表达模式呈现出成年化、脑组织富集和年龄调控等特点，而 miR-34 缺失会加速果蝇脑组织的衰老。在 miR-34 功能缺失的果蝇中，呈现出脑组织衰老加速、脑退化和生存能力下降等特点；相反，过表达 miR-34 则可以延长果蝇的生存期，缓解由人类致病性多聚谷氨酰胺蛋白引起的果蝇脑组织的神经退行性病变。进一步研究发现，miR-34 的上述作用是通过调控靶基因 *Eip74EF* 实现的。该研究还表明，miRNA 依赖性信号通路对寿命的调控可以呈现出时序性的特点：即当生物体成年时才被激活，激活后抑制发育相关基因，以对抗发育基因在生物体成年时可能带来的有害影响和可能诱发的衰老相关性疾病。

3. **骨骼肌衰老相关的 miRNAs** Hamrick 等在小鼠骨骼肌衰老过程中发现了 57 个差异表达的 miRNAs：其中 miR-7、miR-468、miR-542 和 miR-698 的表达量显著升高，

miR-124a、miR-181a、miR-221、miR-382、miR-434 和 miR-455 表达量显著下降。而 miR-221 是调控肌原性前体细胞分化的重要 miRNA。Drummond 等在人类骨骼肌衰老过程中也鉴别出 18 个差异表达的 miRNAs，其中 let-7 家族 let-7b 和 let-7e 表达量升高，抑制细胞周期调控基因 CDK6、CDC25A、CDC34 和 PAX7 的表达，这些靶基因在骨骼肌卫星细胞转化和细胞增殖过程中发挥作用。

（三）miRNAs 介导的细胞衰老调控

组织和机体的衰老是由衰老细胞积累而来的，而 miRNAs 在细胞衰老过程中也发挥着重要的作用。衰老细胞的积累最终导致组织和整个机体的衰老，此外，作为一种程序性的细胞增长抑制，细胞衰老在对抗癌症发生中也发挥着重要的作用。以下将详细阐述 miRNAs 通过作用于细胞应激、肿瘤抑制和寿命调控通路，在调控细胞从增殖走向衰老，以及衰老相关性疾病的发生、发展过程中起着关键的作用。

1. 应激诱导早衰 MAP2K4 是 MAPK 信号通路的重要组分，在对分裂素应激诱导的衰老过程中发挥作用。MAP2K4 激活 JNK 和 p38，使它们在衰老的二倍体成纤维细胞中上调表达。研究发现，miR-15b、miR-24、miR-25 和 miR-141 可以共同调控 MAP2K4，并且只有当上述 miRNAs 同时下调表达时，才会使 MAP2K4 的表达量升高。另外，在应激诱导的细胞衰老中 IL-6 和 IL-8 的分泌量增加，而 miR-146a 和 miR-146b 在细胞应激性衰老的过程中表达上调，可以抑制 IL-6 和 IL-8，这在一定程度上发挥了对过度炎症反应的抑制作用。氧化应激反应是诱导早衰的另一个重要因素。在氧化应激条件下，研究者发现了 25 个在人的二倍体成纤维细胞和小梁细胞中上调表达的 miRNAs，这其中包括对调控视黄酸 γ 受体表达起重要作用的 miR-182。

2. p53 和 Rb 细胞信号通路 在不同应激条件下，细胞衰老过程受到 p53 和 Rb 蛋白的诱导与调控。许多 miRNAs 在 p53 和 Rb 细胞信号通路中发挥着转录后调控作用。在 p53 细胞信号通路中，p53、miR-34a 和 SIRT1 三者之间构成了一个正反馈环：由 p53 蛋白首先激活 miR-34a 表达，miR-34a 表达后靶向抑制 SIRT1 基因，进一步抑制了 SIRT1 介导的 p53 蛋白去乙酰化反应，从而增强了 p53 蛋白的活性。Zhao 等研究发现，miR-34a 通过抑制 SIRT1，诱导内皮祖细胞衰老，并导致乙酰化的 FOXO1 水平升高，使细胞核内 FOXO1 转录活性不再受到抑制。另一项研究发现，miR-217 可以同时抑制 SIRT1 和 FOXO1 的去乙酰化，从而诱导内皮细胞早衰。Mudhasani 等研究发现，某些成熟 miRNAs 缺失会引起 p53 和 p19 表达量升高，导致胚胎成纤维细胞早衰，敲除 p53 和 p19 基因上的 miRNAs 结合位点后，可以阻止胚胎成纤维细胞发生早衰。利用 Hutchinson-Gilford 早衰小鼠模型，Ugalde 等发现，miR-29 在早衰和正常衰老过程中上调表达，并且 miR-29 的转录依赖于 p53 和 DNA 损伤信号通路。在不同的细胞和机体衰老模型中，作为 CDK 抑制因子，p21 的转录与 miR-15、17、19b、20a、106a 和 106b 的下调表达密切相关。除影响 p53 细胞信号通路外，一些 miRNAs 也影响 Rb 肿瘤抑制信号通路。Xu 等发现，miR-22 在衰老的人成纤维细胞和上皮细胞中表达上调，并且调控 CDK6、miR-29 和 miR-30 家族在细胞衰老过程中表达量升高，且依赖于 Rb 信号通路的激活；相反，干扰 miR-29 和 miR-30，则会抑制 Rb 依赖性细胞衰老。此外，miR-29 和 miR-30 还可以抑制 MYBL2 基因，MYBL2 基因在细胞生长抑制和衰老过程中起作用，并受到其他 Rb 蛋白的调控。

3. 胰岛素信号通路和 miR-17-92 miR-17-92 基因簇和其旁系同源的 miR-106a-363、 miR-106b-25 基因簇发挥着调控细胞衰老的作用，并且在多个衰老模型中均下调表达。在衰老过程中这些 miRNAs 表达量降低，可以引起靶基因 PTEN 的表达量升高，从而发挥着抑制胰岛素信号通路的作用。目前为止，大约有 30 个 miR-17-92 簇和其旁系同源簇的靶基因被鉴定出来，包括 BCL2、IRF、JNK2、TGFβ、HIF1α、p57 和 p27 等，这些靶基因大多在细胞周期和细胞凋亡过程中发挥作用。此外，miR-17-92 基因簇中的 miR-18a、miR-19a 和 miR-19b 可以调控细胞外基质蛋白 CTGF 和 TSP1 的表达，尤其在心肌细胞衰老过程中与 CTGF 和 TSP1 表达量的升高呈正相关。此外，研究者还发现了一些可以靶向调控 PTEN 和 AKT 基因的其他 miRNAs，例如 miR-216a 和 miR-217，它们与 TGFβ 和 AKT 基因形成反馈环，与 miR-192 一起，通过抑制靶基因 PTEN 来激活 AKT，从而增强细胞的存活率。有趣的是，miR-21 可以靶向 PTEN，从而激活 AKT，相反，AKT 也可以诱导 miR-199a-5p 的下调表达，在低氧预适应诱导衰老的条件下，导致其靶基因 HIF1α 和 SIRT1 的表达量升高。在正常的人内皮细胞中过表达 miR-21，会抑制细胞增殖并促进细胞衰老，而敲除 miR-21 后，会促进细胞繁殖，延长内皮细胞的寿命。研究发现，miR-21 的这种作用是通过直接调控 NFIB（Nuclear factor 1 B-type），从而间接调控了两个细胞周期相关基因 p21CIP1 和 CDK2 实现的。

4. 线粒体活性氧自由基　Bai 等研究发现了几个与线粒体调控衰老相关的 miRNAs，例如 miR-34a 和 miR-335，它们在肾脏系膜细胞衰老过程中表达上调，可以分别作用于 TXNRD2 和 SOD2 使其表达下调，从而引起线粒体中的活性氧自由基水平升高，导致肾细胞衰老。

综上所述，在不同压力诱导的细胞衰老过程中，miRNAs 都发挥了重要的调控作用，许多不同的 miRNAs 可以协同作用于同一个衰老相关的靶基因，例如 PTEN 和 SIRT1。而且，相同的 miRNAs 也可以作用于不同的信号通路，例如 miR-34 和 miR-17-92。miRNAs 的这种作用模式丰富了细胞由复制向衰老转变的调控网络。

（四）miRNAs 与衰老相关性疾病

衰老过程中，人们罹患各种复杂疾病如心脑血管疾病、神经退行性疾病、免疫系统疾病和癌症的风险升高。许多 miRNAs 在这些衰老相关性疾病中发生表达的改变，例如 miR-29、miR-34a、miR-146 和 miR-217 等。Boon 等研究发现，miR-34a 在小鼠心脏衰老的过程中表达量升高，而敲除 miR-34a 可以减少衰老过程中的心肌细胞的死亡，提高急性心肌梗死细胞的存活率，并减少梗死后心肌细胞的纤维化。进一步研究发现，miR-34a 的这种功能是通过调控靶基因 PNUTS 实现的，而 PNUTS 在端粒缩短和 DNA 损伤修复过程中发挥着重要的作用。Choi 等研究发现，miR-34a 可以通过调控 NAMPT（NAD$^+$ 合成途径的限速酶），降低肥胖症小鼠 SIRT1 的表达，暗示 miR-34a/NAMPT 通路可以作为治疗衰老相关的脂肪变性疾病和 II 型糖尿病的新靶标。Hebert 等发现，miR-29 在阿尔茨海默症病人的大脑组织中表达量下降，导致其靶基因 BACE1 的表达量升高。此外，miR-29 可以通过作用于 ARP2/3 肌动蛋白成核复合物，影响树突棘细胞的重塑，这对大脑的结构性重构起着至关重要的作用。值得一提的是，与 miR-29 在大脑疾病中表达量下降相比，miR-29 在心血管衰老和细胞衰老的过程中表达量升高，系统性抑制 miR-29 的表达会刺激细胞纤维化和肿瘤生长。Wang 等研究发现，miR-107 在阿尔茨海默症病人的大脑组织中也发生下调表达，miR-107 除了作用于 BACE1 基因外，还可以调控颗粒蛋白前体（progranulin）发挥作用。具体机制为颗粒蛋白前体缺陷与额颞叶痴呆（一种早期发病的衰老相关性神经变性疾病）发病相关联，而 miR-107 在额颞叶痴呆中下调表达可以升高颗粒蛋白前体水平，从而延缓疾病的进展。另外，let-7 在调控发育和神经干细胞的功能等方面发挥着重要的作用。Nishino 等发现，let-7 靶向调节 Hmga2，通过调控 p16Ink4a 和 p19Arf 的表达量，促进年轻小鼠神经干细胞的自我更新，但是在高龄小鼠中，let-7 却不能发挥这个作用。let-7 另外一个重要功能是对代谢的调控，在肌肉组织中降低 lin28a 和 lin28b 的表达量，或者增加 let-7 的表达，可以引起胰岛素抵抗和糖耐量异常。此外，let-7 与癌症的关系也已被广泛研究报道。

（五）miRNAs 衰老研究展望

研究 miRNAs 在衰老过程中的作用机制是一个较新的领域，现有研究已清楚地展示出 miRNAs 对非脊椎动物和哺乳动物细胞、组织和器官衰老发挥着重要的调控作用。研究者发现了许多 miRNAs，它们在细胞衰老过程中既可以靶向经典的衰老信号通路，又可以调控肿瘤抑制信号通路，这些 miRNAs 在衰老过程中发挥的作用与它们在肿瘤中发生的作用往往相反。深入研究这些 miRNAs 的作用机制，将有助于我们从不同层面上揭示衰老的分子机制，更好地理解衰老的生物学过程，以及衰老与癌症等衰老相关性疾病发病的关系。

随着研究的深入，miRNAs 的新功能将不断被发现，也会有越来越多与衰老相关的 miRNAs 被鉴别出来。miRNAs 可以作为一种有效的衰老相关生物标记物，应用于衰老相关性疾病的预防、诊断和愈后评估，未来我们很可能仅通过检测外周血中 miRNAs 的表达量来判断每个人的衰老速率或对疾病进行诊断。就如 Pincus 等人的发现，几个 miRNAs 的表达模式可以用来预测线虫的寿命。此外，也有研究者发现人和小鼠外周血单核细胞中 miRNA 可以作为大脑衰老、神经退行性疾病和记忆缺陷的标记物。

值得注意的是，在衰老相关的 miRNAs 研究领域还有许多悬而未决的问题。衰老过程中，miRNAs 在细胞、组织和个体水平的表达谱并不完全一致。有一些 miRNAs，可能在特定的情况下发生上调或下调表达，例如：有些 miRNAs 在组织水平被全面激活，但是在细胞水平却发生特异性的上调或下调表达；有些 miRNAs 的靶基因促进长寿，而有些 miRNAs 的靶基因却在对抗长寿中发挥作用。因此，miRNAs 作为一类小分子，它们对衰老的特异性作用还不十分明显。而在特定的情况下，一些单独的 miRNA 却发挥了加速或延缓衰老的作用。

目前，我们对 miRNAs 表达调控的机制认识有限，研究者通过对 miR-17-92 和 miRNA 反馈环的研究发现，有些衰老相关因子既受到 miRNAs 的调控，同时又调控着这些 miRNAs，这些研究在阐释 miRNAs 表达调控机制方面做出了有益的尝试。在诠释 miRNAs 及其靶基因如何在衰老过程中发挥作用方面，现有研究取得了很大的进展。接下来的研究工作主要是鉴别 miRNAs 的上游调控因子，以及解释这些调控因子如何在衰老过程中调控 miRNAs 发生差异表达，也就是说 miRNAs 的表达是如何被调控的以及 miRNAs 之间又是如何相互作用的，miRNAs 与其他可能调控衰老的非编码 RNAs，例如，competitive endogenous RNAs（ceRNA）、long non-coding RNAs（lncRNAs）之间的相互关系又是怎样的。在研究 miRNAs 上游调控因子的同时，我们还可以用实验干预的手段，调控单个或多个 miRNAs 的表达量，观察是否可以影响个体的衰老进程，进而发掘 miRNAs 在个体化治疗衰老相关性疾病方面的应用潜力。

此外，也并不是所有在衰老过程中发生差异表达的 miRNAs 都在衰老过程中发挥重要的作用。利用基因敲除和过表达实验，我们可以证明相应 miRNAs 是否特异性调控衰老过程，例如，lin-4 和 miR-71 基因突变后，线虫的寿命随之发生改变。Faraonio 等发现，在年轻细胞中过表达某些在细胞衰老过程中上调的 miRNAs，会导致细胞提前出现衰老的特征。在哺乳动物模型中，持续或条件性敲除和过表达 miRNAs，将为证实由 miRNAs 介导的衰老提供更加令人信服的证据。这些研究将有助于解释 miRNAs 是如何发挥对组织衰老的调控作用，并进一步影响了整个哺乳动物的寿命。利用动物衰老模型，分析敲除和过表达 miRNAs 情况下，miRNAs 的体内加工处理过程，可以解释所有成熟 miRNAs 本质上功能的改变，是如何影响不同细胞、组织由复制向衰老进行转变的，以及又是如何最终对整个机体的寿命发生影响的。

第四节　白藜芦醇与 MicroRNA

一、概述

MicroRNA（miRNA）是一类由内源基因编码的长度约为 20~24 个核苷酸的非编码单链 RNA，由具有发夹结构的约 70~90 个碱基大小的单链 RNA 前体经过 Dicer 酶加工后生成，它们在动植物中参与转录后基因表达调控。miRNA 能够与靶特异性的碱基互补配对，引起靶 mRNA 或者抑制其翻译，从而对基因进行转录后的表达调控。miRNA 的组织特异性和时序性，决定组织和细胞的功能特异性，miRNA 在细胞生长和发育过程中具有多种重要的调节作用。每个 miRNA 可以有多个靶基因，而几个 miRNA 也可以调节同一个基因。这种复杂的调节网络既可以通过一个 miRNA 来调控多个基因的表达，也可以通过几个 miRNA 的组合来精细调控某个基因的表达。

在线虫，果蝇，小鼠和人等物种中已经发现的数百个 miRNAs 中的多数具有和其他参与调控基因表达的分子一样的特征——在不同组织、不同发育阶段中 miRNA 的水平有显著差异，这种 miRNAs 表达模式具有分化的位相性和时序性，提示 miRNAs 有可能作为参与调控基因表达的分子，因而具有重要意义。而到目前为止，只有一小部分 miRNA 的生物学功能得以确定。这些 miRNAs 参与生命过程中一系列的重要进程，包括早期发育，细胞增殖，细胞凋亡，细胞死亡，脂肪代谢和细胞分化等。白藜芦醇提取自中药虎杖，也存在于某些葡萄的果皮中，能够调节 miRNA 表达。

二、白藜芦醇与 MicroRNA 研究进展

研究显示，白藜芦醇能够上调人单核细胞白血病的 miR-663 表达水平，通过对靶基因 *JunB* 和 *JunD* 的调节，下调激活蛋白 1（AP-1）表达水平；同时通过 miR-663 能抑制 miR-155 表达，而后者在免疫应答过程具有重要作用。miRNA 微阵列分析发现，白藜芦醇治疗的前列腺癌细胞中 23 个 miRNA 下调、28 个 miRNA 明显上调，下调的有原癌基因 miR-17-92、miR-10ab 家族，上调的包括几个肿瘤抑制基因。miR-17、miR-20a、miR-20b、miR-106a 和 miR106b 的差异表达得到了 qRT-PCR 的证实，Western blot 显示这些 miRNAs 的靶基因 *PTEN* 在蛋白水平表达上调。miR-622 明显抑制人支气管上皮细胞（16HBE-T）体外形成集落、细胞增殖和 K-Ras 蛋白的表达以及体内致瘤的能力，且在白藜芦醇处理的 16HBE-T 细胞中上调，在对照组中下调。故认为 miR-622 靶向 K-Ras 蛋白

能增强白藜芦醇抗癌效果。白藜芦醇能改变肺癌 A549 细胞的 miRNA 表达谱，微阵列分析显示，与对照组比较，在白藜芦醇处理的细胞中有 264 个 miRNA 出现差异表达。60μmol/L 剂量组有 38 个 miRNA 出现高于 2 倍的表达改变，其中 30 个上调；120μmol/L 剂量组有 59 个，其中 22 个上调；两组重叠的有 26 个，15 个的上调和下调分别呈剂量依赖性，另有 10 个在不同剂量呈相似水平表达。其中 miR-299-5p、miR-194、miR-338-3p、miR-758、miR-582-3p 和 miR-92a-2 出现高于 20 倍的差异表达。miR-758 的表达与白藜芦醇剂量呈负相关，可能与低剂量白藜芦醇介导细胞反应的作用机制有关。白藜芦醇还可以调控心肌细胞多种 miRNA 的表达水平，miR-21、miR-320、let-7e 等十种 miRNA 的表达变化超过了 50%，尤以 miR-21 表达水平增高现象最为明显。在 miR-21 过表达的同时，心肌细胞的凋亡率受到显著抑制，心肌组织梗死面积缩小，缺血再灌注对心肌的损伤也获得减轻（白藜芦醇保护缺血再灌注大鼠心肌作用与 miR-21 的相关性）。

越来越多研究表明 miRNA 参与细胞衰老进程，miRNA 微阵列结果显示，哺乳动物体内 miRNA-34a 表达水平随年龄增大而升高，但作用机制尚不明确。Sirtuin 蛋白家族（SIR）是进化过程中非常保守的蛋白酶，研究显示，SIR2 通过介导基因沉默稳定基因组，并延长机体寿命。哺乳动物有 7 个 SIR2 同源基因，其中沉默交配型信息调节因子 2 同源蛋白 1（SIRT1）是与 SIR2 同源性最高的依赖烟酰胺腺嘌呤二核苷酸（NAD$^+$）的组蛋白Ⅲ类去乙酰化酶，参与细胞能量代谢、基因转录、染色质沉默及调控细胞氧化、凋亡、老化等生命进程。但目前关于白藜芦醇和衰老相关的 miRNA 之间的关系还有待进一步研究。

三、应用前景

miRNA 在细胞分化，生物发育及疾病发生发展过程中发挥巨大作用，越来越多的引起研究人员的关注。随着对于 miRNA 作用机制的进一步的深入研究，以及利用最新的例如 miRNA 芯片等高通量的技术手段对于 miRNA 和疾病之间的关系进行研究，将会使人们对于高等真核生物基因表达调控的网络理解提高到一个新的水平。白藜芦醇作用靶点多样，对 miRNAs 有广泛的调控作用，可以调控多个 miRNAs，它和 miRNAs 联合能增强抗衰老作用。开展相关基础和临床研究，一方面能够阐述白藜芦醇抗衰老的作用机制，获得白藜芦醇作用的 miRNAs 表达谱；另一方面进一步使 miRNA 可能成为诊断的新的生物标记，探索抗衰老的有效靶点，为临床相关疾病的治疗和新药研发提供新的思路，这将可能会给人类疾病的治疗提供一种新的手段。

第五节　白藜芦醇对衰老细胞的抗衰老分子机制

一、概述

随着世界范围内的社会的进步和生活水平的提高，人们在"丰衣足食"之余，更加期待长寿和高质量的生命过程。目前世界范围内很多国家正在或已经快速步入老龄化社会。到本世纪中叶，世界范围内将有一半以上的人口超过 60 岁，而 80 岁以上的人口数量将从目前的千万猛增至亿左右。因此，从新世纪开始，衰老和抗衰老就自然而然成为了科学家们关注和研究重点。

近年来，随着现代遗传学，分子生物学，细胞生物学和分子免疫学等边缘学科的飞速发展，人们对衰老的机制有了深层次的认识，对衰老的认识有了长足的进步，在大量实验证据的基础上提出了许多新的学说。其中研究较多的机制有端粒学说，自由基和氧化损伤衰老学说，细胞衰老学说等。目前为止，现代医学对衰老机制的研究尚无最后定论，但自由基氧化损伤致衰老理论为更多人所接受。

美国学者最早提出了自由基与衰老有关。自由基学说一经提出，就受到了学术界特别是衰老研究界的重视，经过半个世纪的研究验证，衰老的自由基学说现在在学术界已经成为共识。自由基是指带有未配对电子的粒子，化学性质极为活泼，易对机体产生迅速而强烈的损伤。自由基的种类繁多，其中以 O_2 和 OH 等活性氧簇自由基最为重要。由于具有极高的反应活性，所以它对生物体内大分子产生极大的危害作用。自由基攻击的主要目标是质膜，细胞内膜系统，细胞核内的以及胞内的蛋白质。自由基最易与细胞膜中的不饱和脂肪酸作用，形成脂质自由基，对生物膜类脂结构破坏性极大，自由基还可直接或间接氧化蛋白质，尤其是可与 DNA、RNA 反应，引起主链断裂、碱基降解氢键破坏，发生基因突变，细胞老化，导致机体衰老疾病的发生与发展。随年龄的增长，机体内产生自由基以及防御自由基系统之间的平衡被打破，自由基的累积增多，清除率下降，同时伴随衰老的发生。超氧化物歧化酶是体内清除自由基的最主要的抗氧化酶，它在人体的抗衰老方面发挥重要的作用。随着机体年龄的增长，超氧化物歧化酶等抗氧化酶也和组织器官一样出现增龄性变化，其合成与活性逐渐下降。超氧化物歧化酶的合成是诱导性的，少量的自由基可以诱导其合成，而大量的自由基则可以消耗掉机体的超氧化物歧化酶，并对机体产生损害。近年来的众多研究证明，自由基对健康的作用具有双重性。生物体内氧自由基有其特殊的生理意义，低浓度自由基为维持健康所必须，如自由基与细胞免疫，对于抗局部感染等具有一定的作用。过量自由基则对于不饱和脂肪酸、蛋白质分子、核酸分子、细胞外可溶性成分以及膜脂质等具有很大的破坏性作用。因此，现代抗衰老研究的目标不是将自由基彻底清除，而是将自由基维持在一个适当的低水平，维持氧化和抗氧化防御之间的平衡。

白藜芦醇自 20 世纪年代发现以来，半个多世纪的研究发现其具有抗菌消炎，抗肿瘤，抗动脉粥样硬化，保肝护肝，免疫调节等各种药理作用。近年来科学家们发现除了上述作用外，它还具有抗氧化抗衰老的作用。一般来说，多酚类物质大多具有较强的抗氧化，抗自由基作用，白藜芦醇也不例外：它不仅可抑制人体低密度脂蛋白的氧化，也能抑制膜脂的过氧化，减少过氧化物的产生等，起到抗氧化、抗自由基及影响花生四烯酸代谢的药理作用，对帕金森氏病、阿尔茨海默病等衰老相关性疾病有着较好的防治作用。研究证实白藜芦醇的抗氧化作用强于维生素 C 及维生素 E 并能清除自由基，尤其是轻自由基，使免受损伤，还可通过抑制二硫化谷胱甘肽的形成，使谷胱甘肽处于还原状态，从而抑制自由基的形成。还有研究发现，葡萄酒中白藜芦醇与类黄酮有协同抗氧化作用，这是因为酒精进入人体后主要在肝脏内被转化、降解，肝脏等器官中存在的乙醇脱氢酶和乙醛脱氢酶联合作用，使酒精转变为乙酸，乙酸进一步转变并产生大量能量，在该途径中这两种脱氢酶均以 NAD 为辅酶，故在酒精转变为乙酸时产生大量能量，白藜芦醇可随酒精进入人体，已完成抗氧化作用的类黄酮成分还原并再参与抗氧化过程，即葡萄酒中的白藜芦醇和类黄酮协调维护着辅酶的正常功能。

二、白藜芦醇的抗衰老分子机制

白藜芦醇功能的广泛性在于其作用靶标的多样性，其作用位点可包括细胞膜和细胞内受体、信号分子、各种酶类、氧化系统、DNA 修复系统和转录因子、细胞增殖、细胞周期、分化和细胞死亡等。细胞的信号转导功能将刺激转换为信号，这个过程通常经过一系列的生物化学反应，白藜芦醇具有激活或抑制一系列信号传导途径的作用。

目前的研究方法的进展上，由于不少动物细胞的体外分离培养成功，部分特定功能的细胞在体外培养也能基本保持其部分功能，能增殖和传代，且细胞体外环境因素的变化，能引起细胞的一系列生理、生化改变，从而导致细胞功能上的改变。如刺激细胞上的受体或促使离子通道结构的改变，相应地会导致细胞内离子浓度、蛋白质合成和酶的活性的变化。利用细胞培养技术控制细胞的生长条件，并结合其他技术方法，也能观察细胞形态、结构和功能变化。

白藜芦醇在各种体内外实验中都显示出具有广泛的抗氧化作用，而且与丁基羟基甲苯、槲皮苷和 $\alpha-$ 生育酚相比，白藜芦醇的抗氧化作用最强。苏丹等以邻二氮菲 $-Fe^{2+}$ 体系产生羟基自由基（$-OH$）的方法研究白藜芦醇与白藜芦醇苷清除自由基的能力，采用 H_2O_2 诱导人脐静脉血管内皮细胞（ECV304）氧化损伤模型，四甲基偶氮噻唑蓝（MTT）比色法检测两种药物对 H_2O_2 致氧化损伤细胞的保护作用。结果表明白藜芦醇与白藜芦醇苷清除 $-OH$ 的能力呈剂量依赖性，其中白藜芦醇苷的作用比白藜芦醇强，而白藜芦醇对 H_2O_2 致氧化损伤的 ECV304 细胞的保护作用强于白藜芦醇苷。朱立贤等采用亚油酸体系、H_2O_2 诱导的红细胞溶血试验研究白藜芦醇和白藜芦醇苷的体外抗氧化作用：白藜芦醇和白藜芦醇苷均可降低 H_2O_2 诱导红细胞氧化性溶血率，表明其具有抗氧化能力。氧自由基产生是引起多器官衰竭的重要机制，常可见到血和组织中抗氧化酶减少。白藜芦醇苷可降低缺血肝、肺、肾、肠、脑组织中的丙二醛（MDA）的含量，提高超氧化物歧化酶（SOD）和谷胱甘肽过氧化合物酶（GSH-Px）活性，减少谷胱甘肽（GSH）消耗，还可抑制肝中氧化氮合酶（NOS）活性，减少 NO 的生成和氧化作用，减少器官衰竭的发生。

此外，据报道现在研究发现白藜芦醇不但对人的细胞有保护作用，还可以活化长寿基因。研究者们用两年时间寻找启动 *Sirt-1* 基因的分子，发现了两个分子—槲皮素和紫杉醇，及其他 15 个结构类似的小分子。其中最有效的是葡萄汁和红葡萄酒中的白藜芦醇，可以使 Sirt-1 活性增加 13 倍。研究还发现，活化单个基因 *Sirt-2* 就可以延长大肠埃希菌的寿命。若没有这一基因，限食也不能延寿。这些小分子可以活化这一基因和人细胞的类似基因。用线虫和果蝇进行实验，发现也能活化类似基因。上述的研究结果说明白藜芦醇等天然抗氧化剂可以延长酵母菌、线虫和果蝇的寿命而不需要限食，而且也不降低动物的生殖能力。这些发现不仅可以立即应用于衰老和延寿，而且表明进化保留了在应激状态防止衰老过程的机制。

Wood 等研究认为 100μmol/l 白藜芦醇能通过激活 *SIR-2.1* 基因起到延缓野生型秀丽线虫衰老，延长线虫的平均寿命的作用，并证实白藜芦醇能够提高纯化的线虫 SIR-2.1 蛋白的去乙酰基酶活性。此外白藜芦醇并不降低线虫的生殖力和吞咽力，提示我们白藜芦醇抗衰老作用不是通过减少食物的摄入量实现的。但是对于 *SIR-2.1* 缺失的突变体线虫，白藜芦醇药效完全丧失，证明白藜芦醇的抗衰老效果需要线虫 *SIR-2.1* 基因的参与。Viswanathan 等也进一步证实了白藜芦醇延缓线虫衰老的作用有明显的量效关系，在 1mmol/l 给药浓度时延长线虫寿命 18%。

第六节　白藜芦醇对衰老动物模型的抗衰老机制

一、概述

衰老是自然界一切生命由遗传因素和内外环境互相作用下的生物学过程，这个过程从出生、发育、成长直到死亡，是机体功能退行性下降及紊乱的综合变化，具有累积性、普遍性、渐进性、内生性、危害性 5 个生理特征。在这个过程中，人们会产生一系列行为改变，包括认知、睡眠、进食活动、性活动、社会活动等方面的障碍。这些障碍可使老年人的生活质量下降，尤其是认知和睡眠障碍。而且很多物种之间，特别是哺乳动物之间在寿命决定和衰老机制上有类似的特点。

由于体内环境复杂因素的影响，并不能真实反映药物在整个机体产生的药理效应，用动物模型对阿尔茨海默病的研究能够反映整体水平的变化以及行为和记忆功能的改变。目前，动物整体模型在药物治疗效果评价中应用相当广泛。由于研究目的和内容各不相同，在动物模型的选择上亦有不同。为进一步评价药物疗效及探讨其作用机制，有必要在动物模型上进行研究。

二、白藜芦醇在衰老动物模型中的抗衰老机制

迄今为止的研究表明，白藜芦醇具有抗肿瘤、抗心血管疾病、抗炎、抗氧化、抗自由基、保肝、保护神经系统、调节雌激素及骨代谢等多种药理学作用。2003 年 K.T.Howitz 等学者发现白藜芦醇作为最强的沉默信息调节因子 1（silent information regulation 2 homolog 1，SIRT1）的激活剂，还可以模拟热量限制（calorie restriction，CR）的抗衰老效应，参与有机生物平均生命期的调控。在去乙酰化酶 Sirtuins 家族中，存在于酵母、线虫、果蝇中的 Sir2 对转录沉默、染色质稳态、DNA 损伤后修复、延长细胞周期起着重要的作用，而在哺乳动物中发现了 Sir2 的 7 个同源基因 *SIRT1-7*，其中 *SIRT1* 与 Sir2 的同源性最高。人类的 *SIRT1* 基因定位于第 10 号染色体，所编码的 SIRT1 蛋白含有 500 个氨基酸残基，分子量为 62.0kDa，具有较高的烟酰胺腺嘌呤二核苷酸（NAD^+）依赖性的脱乙酰化酶的活性，其蛋白结构保守，均含有一个由 250 个氨基酸残基构成的球状核心结构域，为去乙酰化酶结构域，该区域保守性氨基酸残基的突变会导致其催化活性消失。*SIRT1* 作为一种多功能转录调节因子，可以通过使多种控制代谢及内分泌信号的转录因子（FOXO、PGC1-α、p53、PPAR-γ 及 NF-κB）脱乙酰基而调节其活性，从而广泛参与调控哺乳动物细胞寿命的多条信号通路，并与细胞的存活和代谢过程及增殖、衰老和凋亡等生命活动密切相关。CR 是 SIRT1 的强诱导剂，能增加 SIRT1 在脑、心、肠、肾、肌肉和脂肪等器官组织中的表达，已有证据表明 CR 所引起的生理变化包括延缓衰老和延长寿命，最显著者可延长 50%。

白藜芦醇是广泛存在于自然界的一种植物抗毒素。白藜芦醇可竞争性抑制 cAMP 磷酸二酯酶，致 cAMO 降解受阻而提高其表达水平，从而激活 cAMP 效应蛋白 Epac1，引起

Ca^{2+} 通道开放，Ca^{2+} 内流增加，进一步激活 Camkkβ-AMPK 途径，导致 NAD^+ 及 SIRT 活性增强，最终改善年龄相关代谢表型。这为白藜芦醇的抗衰老机制提供了理论依据，且目前已证实摄入白藜芦醇能使酵母、线虫、果蝇和低等鱼类等的寿命延长。

（一）抗氧化、抗自由基

衰老的自由基理论认为：随着年龄的增长，自由基产生增多，而清除自由基的相关酶类活性下降，导致机体自由基生成和抗氧化失去平衡而引起细胞变性坏死或是凋亡，细胞功能丧失，最终出现整个机体的衰老。自由基及其代谢产物引起的脂质过氧化是导致衰老与老年性疾病的潜在因素，超氧化物歧化酶（SOD）是机体抗氧化过程中的关键酶，可有效反映体内清除自由基的能力；丙二醛（MDA）是自由基攻击后的降解产物，故可间接反映组织的损伤程度；脂褐素（LF）是 MDA 与游离氨基，如磷脂酰乙醇胺、蛋白质及核酸等交联形成希夫式碱形式的产物，有随年龄增加的趋势，其含量可体现机体脂质过氧化水平，反映衰老的程度；高级糖基化终产物（AGEs）可影响蛋白质、核酸的结构和功能，并随衰老过程逐渐积累于血管及组织内，因此与糖尿病、动脉粥样硬化等老年常见病的发生密切相关。

半乳糖在体内代谢过程中产生超氧阴离子自由基和 H_2O_2，可以破坏细胞膜磷脂中的高度不饱和脂肪酸、蛋白质、酶及胞核内的 DNA 等，对机体造成损伤。本研究结果也表明，由 D- 半乳糖造成的衰老大鼠血清 MDA 和脑脂褐质含量明显升高，而 SOD 及 GSH-Px 活性却显著下降。同时机体内 NO 含量也增加，也可作为一种自由基通过与 O_2 相互作用，加速机体脂质过氧化，表明氧自由基与 NO 自由基在衰老进程中具有协同效应。白藜芦醇具有酚羟基结构，具有较强的清除自由基和抗脂质过氧化效应。有试验证实，白藜芦醇可明显干预 D- 半乳糖所致的衰老大鼠氧自由基应激损伤，降低脂质过氧化水平及 NO 自由基形成，减少脑脂褐质含量，提高机体的 SOD 及 GSH-Px 等抗氧化酶活性，提示白藜芦醇可以清除体内过多的氧自由基，有效地延缓衰老过程中过氧化造成的损伤，为延缓衰老及抗衰老研究提供理论依据。在张效莉等以 D- 半乳糖注射法建立衰老模型的研究中，也证明了白藜芦醇的抗氧化作用。经白藜芦醇干预后，SOD 及与其作用类似的谷胱甘肽过氧化物酶（GSH-Px）活性均有不同程度的升高，而 MDA、LF 及直接氧化产物一氧化氮（NO）则呈现下降趋势，血清 AGEs 水平亦明显降低，表明白藜芦醇可通过清除氧自由基及脂质过氧化减轻机体的衰老程度。张效莉研究发现自然衰老小鼠皮肤组织中 GSH 和抗超氧阴离子自由基含量明显下降，而白藜芦醇可以提高 GSH 和抗超氧阴离子自由基含量，有效提高机体的抗氧化能力，达到延缓皮肤组织衰老的作用。

Wong 等的研究表明在 F2 代杂交小鼠中，白藜芦醇的干预可减少年龄依赖的氧化生物标记物的堆积，如肝脏及心脏中 DNA 的氧化损伤产物 8- 羟基 -2- 脱氧鸟苷（8-OHdG），心脏及尿液中的氧化代谢产物 8- 同型前列腺素 F2α（8-iso-PGF2α），还有肝脏及肾脏中蛋白质的氧化产物蛋白羧基内容物（PCC）。钠巴霉素的哺乳动物靶子中，mTOR/S6K1 信号传导通路为衰老的关键调节途径，尤其对血管内皮细胞的氧化损伤起了重要作用。白藜芦醇可抑制 S6K1，减少氧化应激产物于血管内皮的堆积，因此可缓解衰老诱导的内皮功能障碍，并发挥不同程度的保护功能。

（二）免疫调节

免疫系统在维护和调节机体生命活动中起着重要作用，因而免疫功能下降是衰老的主要特征之一，并可反过来加速机体的衰老过程，最突出的表现为胸腺萎缩。胸腺是产生T细胞的场所，辅助性T细胞、杀伤性T细胞等多种细胞亚型均在胸腺分化成熟。当胸腺随着年龄逐步萎缩后，T细胞数目减少，吞噬及分泌干扰素的能力受到障碍，特异性免疫功能随之下降。胸腺指数和脾脏指数在一定程度上可反映机体的衰老状况，研究结果显示，白藜芦醇可使胸腺指数升高而脾脏指数无明显改变，使CD8+T细胞数量增多而不改变CD4+T细胞数量，导致CD4+T细胞与CD8+T细胞比值降低，进一步说明白藜芦醇能够减慢机体胸腺萎缩，使得T细胞数量增加功能增强，从而提高机体的免疫功能，延缓组织的损伤过程。另有报道指出，小剂量的白藜芦醇即可导致显著的T细胞应答，且CD8+T细胞增加的数量与年龄呈正相关，提示白藜芦醇对衰老的机体具有较好的保护作用，而对免疫系统的这种影响并不引起相关基因表达的改变，包括表型和基因型。

（三）抗炎作用

炎症因子与上述两个因素的协同作用可加速整个机体的衰老进程，老年神经系统疾病、肿瘤、心血管疾病等的发生发展中均有大量炎症因子的参与。IL-6、IL-8是反映组织损伤及功能障碍的特异性细胞因子，IL-8还能趋化白细胞浸润并参与局部的炎症反应，这两种细胞因子随着衰老过程，其表达水平明显升高。白藜芦醇通过对核因子κB（nuclear factor-κB，NF-κB）和活化剂蛋白-1（activator protein-1，AP-1）的抑制作用，降低血清中IL-6、IL-8的含量，阻碍诱生型一氧化氮合酶（iNOS）和环氧化酶-2（COX-2）的合成，故能提高膜稳定性，从而影响促炎因子和炎症介质的释放。此外，白藜芦醇的干预使IFN-γ、IL-6、TNF-α的分泌也受到抑制，因此可调控内环境的稳定，延缓机体的组织老化与损伤。

研究表明：白藜芦醇对急、慢性炎症均有良好的抗炎作用，其抗炎机制可能与抑制白细胞的游走，减少渗出，清除氧自由基，抑制脂质过氧化，干扰花生四烯酸代谢，减少炎症因子的生成有关。白藜芦醇对花生四烯酸代谢的脂氧酶（LOX）和环氧酶（COX）两条代谢途径均有抑制作用，可减少其代谢产物白三烯和前列腺素的生成，对COX-2有选择性抑制作用。白藜芦醇可抑制NF-κB、AP-1的激活，减少TNF、PMA、H2O2等炎症因子的产生，从而起到抗炎，抗氧化损伤的作用。王铮等的研究表明，白藜芦醇在重症急性胰腺炎急性肺损伤中通过降低一氧化氮合酶（iNOS）、血小板内皮细胞黏附分子（PECAM-1）、转化生长因子（TGF-β1）含量，能够减少白细胞内皮细胞黏附并降低炎性细胞局部浸润，达到治疗重症急性胰腺炎急性肺损伤的目的。

（四）对神经系统的保护作用

随着增龄，人体内SOD活性下降，进而引起神经元细胞膜损伤，导致脑记忆功能下降，而藜芦醇有抗脑功能衰老的作用；同时，亦不能排除白藜芦醇是通过对神经系统的保护作用而间接导致生物体平均寿命的延长。

罗莉等实验表明，去卵巢大鼠体内的抗氧化能力减弱，脂质过氧化增强，而白藜芦醇能够抑制去卵巢大鼠心脏、肝脏、脑组织丙二醛（MDA）和脂褐质含量的升高，有效减缓超氧化物歧化酶（SOD）活力的下降，起到抗脂质过氧化的作用。实验说明白藜芦醇能对抗内源性雌激素下降引起的抗氧化能力减弱，具有抗氧化作用。白藜芦醇还能以剂量依赖方式减轻由铬离子和H_2O_2引起的DNA氧化损伤，这一保护作用可能与其直接清除羟自由基的能力有关。

三、应用前景

衰老过程中动物自身退行性变化逐渐增加，对环境的适应能力减弱。无脊椎动物的研究显示神经系统对寿命的调控发挥着重要作用，神经元特异性基因操控及神经保护药物的应用可大幅度延长蠕虫和果蝇的寿命。白藜芦醇喂养鱼类后，呈现出显著的对其后天学习能力的维护作用，并可预防年龄相关的脑功能退行性变。随着增龄，人体内SOD活性下降，神经元细胞膜易受氧化应激而损伤，导致脑记忆功能减退，甚至引发阿尔兹海默症。在小鼠实验中已证实，缺氧和负荷试验所致衰老的小鼠，自身退行性变化逐渐增加，对环境的适应能力减弱，白藜芦醇具有明显的抗缺氧和提高小鼠耐力、抗疲劳的能力。实验也证明白藜芦醇能使 D- 半乳糖所致衰老小鼠脑组织和血清中一氧化氮（NO）、丙二醛（MDA）不同程度下降，而超氧化物歧化酶SOD及谷胱甘肽过氧化物酶GSH-Px活性不同程度升高，脑组织中脂褐质（lipofuscin，LF）降低，提示白藜芦醇可通过清除氧自由基及抗脂质过氧化而抗衰老。

综上所述，由于白藜芦醇具有多方面有益于人类健康的生物药理活性，使其广泛应用于医药、保健品、化妆品和食品添加剂等领域。它不仅在肿瘤、心脑血管疾病、阿尔茨海默病、病毒性肝炎、骨质疏松、炎症与变态反应、辐射损伤等方面的治疗及预防作用越来越被人们认识，而且在防衰抗衰方面的作用也越来越被人们广泛关注。大力开发白藜芦醇和富含白藜芦醇的植物，将具有良好的经济效益和社会意义。

参 考 文 献

[1] 张丹丹,白云燕.衰老分子生物学研究进展.黑龙江医药科学,2008,31:82.

[2] 黄丹.细胞衰老的研究进展.暨南大学学报（医学版）,2001,22:36.

[3] 黄英,张宗玉,童坦君.人衰老成纤维细胞凋亡的可诱导性.中华老年医学杂志,2000,19:170.

[4] van Rensburg SJ,Daniels WM,van Zyl JM,et al.A comparative study of the effects of cholesterol,beta-sitosterol,beta-sitosterol glucoside,dehydroepiandrosterone sulphate and melatonin on in vitro lipid peroxidation.Metab Brain Dis,2000,15:257-265.

[5] Romanov SR,Kozakiewicz BK,Holst CR,et al.Normal human mammary epithelial cells spontaneously escape senescence and acquire genomic changes.Nature,2001,409:633-637.

[6] Shay JW,Wright WE.Aging.When do telomeres matter？ Science,2001,291:839-840.

[7] Kuilman T,Michaloglou C,Mooi WJ,et al.The essence of senescence.Genes Dev,2010,24:2463-2479.

[8] Wada T,Joza N,Cheng HY,et al.MKK7 couples stress signalling to G2/M cell-cycle progression and cellular senescence.Nat Cell Biol,2004,6:215-226.

[9] Abdallah P,Luciano P,Runge KW,et al.A two-step model for senescence triggered by a single critically short telomere.Nat Cell Biol,2009,11:988-993.

[10] De Cecco M,Jeyapalan J,Zhao X,et al.Nuclear protein accumulation in cellular senescence and organismal aging revealed with a novel single-cell resolution fluorescence microscopy assay.Aging,2011,3:955-967.

[11] Goldstein S.Replicative senescence:the human fibroblast comes of age.Science,1990,249:1129-1133.

[12] Kurz DJ,Decary S,Hong Y,et al.Senescence-associated（beta）-galactosidase reflects an increase in lysosomal mass during replicative ageing of human endothelial cells.J Cell Sci,2000,113:3613-3622.

[13] Yang NC,Hu ML.The limitations and validities of senescence associated-beta-galactosidase activity as an aging marker for human foreskin fibroblast Hs68 cells.Exp Gerontol,2005,40:813-819.

［14］ Lee BY，Han JA，Im JS，et al.Senescence-associated beta-galactosidase is lysosomal beta-galactosidase. Aging cell,2006,5：187-195.

［15］ Shlush LI，Itzkovitz S，Cohen A，et al.Quantitative digital in situ senescence-associated beta-galactosidase assay.BMC cell biology,2011,12：16.

［16］ Going JJ，Stuart RC，Downie M，et al.'Senescence-associated'beta-galactosidase activity in the upper gastrointestinal tract.J Pathol,2002,196：394-400.

［17］ Lowe SW，Cepero E，Evan G.Intrinsic tumour suppression.Nature,2004,432：307-315.

［18］ Narita M，Nunez S，Heard E，et al.Rb-mediated heterochromatin formation and silencing of E2F target genes during cellular senescence.Cell,2003,113：703-716.

［19］ Zhang R，Poustovoitov MV，Ye X，et al.Formation of MacroH2A-containing senescence-associated heterochromatin foci and senescence driven by ASF1a and HIRA.Dev Cell,2005,8：19-30.

［20］ Zhang R，Chen W，Adams PD.Molecular dissection of formation of senescence-associated heterochromatin foci.Mol Cell Biol,2007,27：2343-2358.

［21］ Funayama R，Saito M，Tanobe H，et al.Loss of linker histone H1 in cellular senescence.Mol Cell Biol,2006, 175：869-880.

［22］ Campisi J.Senescent cells,tumor suppression,and organismal aging：good citizens,bad neighbors.Cell,2005, 120：513-522.

［23］ Adams PD.Remodeling of chromatin structure in senescent cells and its potential impact on tumor suppression and aging.Gene,2007,397：84-93.

［24］ Narita M，Narita M，Krizhanovsky V，et al.A novel role for high-mobility group a proteins in cellular senescence and heterochromatin formation.Cell,2006,126：503-514.

［25］ Suram A，Kaplunov J，Patel PL，et al.Oncogene-induced telomere dysfunction enforces cellular senescence in human cancer precursor lesions.EMBO J,2012,31：2839-2851.

［26］ Herbig U，Ferreira M，Condel L，et al.Cellular senescence in aging primates.Science,2006,311：1257.

［27］ Herbig U，Jobling WA，Chen BP，et al.Telomere shortening triggers senescence of human cells through a pathway involving ATM,p53,and p21(CIP1),but not p16(INK4a).Mol Cell,2004,14：501-513.

［28］ Calabrese V，Mallette FA，Deschênes-Simard X，et al.SOCS1 links cytokine signaling to p53 and senescence. Mol Cell,2009,36：754-767.

［29］ Pearson M，Carbone R，Sebastiani C，et al.PML regulates p53 acetylation and premature senescence induced by oncogenic Ras.Nature,2000,406：207-210.

［30］ Pedeux R，Sengupta S，Shen JC，et al.ING2 regulates the onset of replicative senescence by induction of p300-dependent p53 acetylation.Mol Cell Biol,2005,25：6639-6648.

［31］ Bunz F，Dutriaux A，Lengauer C，et al.Requirement for p53 and p21 to sustain G2 arrest after DNA damage. Science,1998,282：1497-1501.

［32］ Smits VA，Klompmaker R，Vallenius T，et al.p21 inhibits Thr161 phosphorylation of Cdc2 to enforce the G2 DNA damage checkpoint.J Biol Chem,2000,275：30638-30643.

［33］ Gonzalo S，Garcia-Cao M，Fraga MF，et al.Role of the RB1 family in stabilizing histone methylation at constitutive heterochromatin.Nat Cell Biol,2005,7：420-428.

［34］ Cao X，Xue L，Han L，et al.WW domain-containing E3 ubiquitin protein ligase 1(WWP1)delays cellular senescence by promoting p27(Kip1)degradation in human diploid fibroblasts.J Biol Chem,2011,286：ed 33447-33456.

［35］ Hirosue A，Ishihara K，Tokunaga K，et al.Quantitative assessment of higher-order chromatin structure of the INK4/ARF locus in human senescent cells.Aging Cell,2012,11：553-556.

［36］ Chang DL，Qiu W，Ying H，et al.ARF promotes accumulation of retinoblastoma protein through inhibition of MDM2.Oncogene,2007,26：4627-4634.

[37] Zhang J, Lou X, Yang S, et al. BAG2 is a target of the c-Myc gene and is involved in cellular senescence via the p21(CIP1) pathway. Cancer Lett, 2012, 318 : 34-41.

[38] Michaloglou C, Vredeveld LC, Soengas MS, et al. BRAFE600-associated senescence-like cell cycle arrest of human naevi. Nature, 2005, 436 : 720-724.

[39] Kuilman T, Michaloglou C, Vredeveld LC, et al. Oncogene-induced senescence relayed by an interleukin-dependent inflammatory network. Cell, 2008, 133 : 1019-1031.

[40] Denoyelle C, Abou-Rjaily G, Bezrookove V, et al. Anti-oncogenic role of the endoplasmic reticulum differentially activated by mutations in the MAPK pathway. Nat Cell Biol, 2006, 8 : 1053-1063.

[41] Di Micco R, Sulli G, Dobreva M, et al. Interplay between oncogene-induced DNA damage response and heterochromatin in senescence and cancer. Nat Cell Biol, 2011, 13 : 292-302.

[42] Kosar M, Bartkova J, Hubackova S, et al. Senescence-associated heterochromatin foci are dispensable for cellular senescence, occur in a cell type-and insult-dependent manner and follow expression of p16(ink4a). Cell Cycle, 2011, 10 : 457-468.

[43] Ye X, Zerlanko B, Zhang R, et al. Definition of pRB-and p53-dependent and-independent steps in HIRA/ASF1a-mediated formation of senescence-associated heterochromatin foci. Mol Cell Biol, 2007, 27 : 2452-2465.

[44] Jiang WQ, Nguyen A, Cao Y, et al. HP1-mediated formation of alternative lengthening of telomeres-associated PML bodies requires HIRA but not ASF1a. PloS One, 2011, 6 : e17036.

[45] Rai TS, Puri A, McBryan T, et al. Human CABIN1 is a functional member of the human HIRA/UBN1/ASF1a histone H3.3 chaperone complex. Mol Cell Biol, 2011, 31 : 4107-4118.

[46] Tagami H, Ray-Gallet D, Almouzni G, et al. Histone H3.1 and H3.3 complexes mediate nucleosome assembly pathways dependent or independent of DNA synthesis. Cell, 2004, 116 : 51-61.

[47] Loppin B, Bonnefoy E, Anselme C, et al. The histone H3.3 chaperone HIRA is essential for chromatin assembly in the male pronucleus. Nature, 2005, 437 : 1386-1390.

[48] Angelov D, Molla A, Perche PY, et al. The histone variant macroH2A interferes with transcription factor binding and SWI/SNF nucleosome remodeling. Mol Cell, 2003, 11 : 1033-1041.

[49] Ye X, Zerlanko B, Kennedy A, et al. Downregulation of Wnt signaling is a trigger for formation of facultative heterochromatin and onset of cell senescence in primary human cells. Mol Cell, 2007, 27 : 183-196.

[50] Kennedy AL, McBryan T, Enders GH, et al. Senescent mouse cells fail to overtly regulate the HIRA histone chaperone and do not form robust Senescence Associated Heterochromatin Foci. Cell Div, 2010, 5 : 16.

[51] Weyemi U, Lagente-Chevallier O, Boufraqech M, et al. ROS-generating NADPH oxidase NOX4 is a critical mediator in oncogenic H-Ras-induced DNA damage and subsequent senescence. Oncogene, 2012, 31 : 1117-1129.

[52] Catez F, Yang H, Tracey KJ, et al. Network of dynamic interactions between histone H1 and high-mobility-group proteins in chromatin. Mol Cell Biol, 2004, 24 : 4321-4328.

[53] Rocha S, Garrett MD, Campbell KJ, et al. Regulation of NF-kappaB and p53 through activation of ATR and Chk1 by the ARF tumour suppressor. EMBO J, 2005, 24 : 1157-1169.

[54] Kaul Z, Cesare AJ, Huschtscha LI, et al. Five dysfunctional telomeres predict onset of senescence in human cells. EMBO Rep, 2012, 13 : 52-59.

[55] Hewitt G, Jurk D, Marques FD, et al. Telomeres are favoured targets of a persistent DNA damage response in ageing and stress-induced senescence. Nature Commun, 2012, 3 : 708.

[56] Fumagalli M, Rossiello F, Clerici M, et al. Telomeric DNA damage is irreparable and causes persistent DNA-damage-response activation. Nat Cell Biol, 2012, 14 : 355-365.

[57] Gartel AL, Shchors K. Mechanisms of c-myc-mediated transcriptional repression of growth arrest genes. Exp Cell Res, 2003, 283 : 17-21.

［58］Dominguez-Sola D,Ying CY,Grandori C,et al.Non-transcriptional control of DNA replication by c-Myc. Nature,2007,448：445-451.

［59］Ray S,Atkuri KR,Deb-Basu D,et al.MYC can induce DNA breaks in vivo and in vitro independent of reactive oxygen species.Cancer Res,2006,66：6598-6605.

［60］Ohtani N,Zebedee Z,Huot TJ,et al.Opposing effects of Ets and Id proteins on p16INK4a expression during cellular senescence.Nature,2001,409：1067-1070.

［61］Tuveson DA,Shaw AT,Willis NA,et al.Endogenous oncogenic K-ras（G12D）stimulates proliferation and widespread neoplastic and developmental defects.Cancer Cell, 2004,5：375-387.

［62］Bartkova J,Rezaei N,Liontos M,et al.Oncogene-induced senescence is part of the tumorigenesis barrier imposed by DNA damage checkpoints.Nature,2006,444：633-637.

［63］Bartel DP.MicroRNAs：genomics,biogenesis,mechanism,and function.Cell,2004,116：281-297.

［64］Cheung HH,Davis AJ,Lee TL,et al.Methylation of an intronic region regulates miR-199a in testicular tumor malignancy.Oncogene,2011,30：3404-3415.

［65］Kloosterman WP,Plasterk RH.The diverse functions of microRNAs in animal development and disease.Dev Cell,2006,11：441-450.

［66］Boehm M,Slack F.A developmental timing microRNA and its target regulate life span in C.elegans.Science, 2005,310：1954-1957.

［67］Ibàñez-Ventoso C,Yang M,Guo S,et al.Modulated microRNA expression during adult lifespan in Caenorhabditis elegans.Aging Cell,2006,5：235-246.

［68］Noren Hooten N,Abdelmohsen K,Gorospe M,et al.microRNA expression patterns reveal differential expression of target genes with age.PloS One,2010,5：e10724.

［69］Boulias K,Horvitz HR.The C.elegans microRNA mir-71 acts in neurons to promote germline-mediated longevity through regulation of DAF-16/FOXO.Cell Metab,2012,15：439-450.

［70］Hackl M,Brunner S,Fortschegger K,et al.miR-17,miR-19b,miR-20a,and miR-106a are down-regulated in human aging.Aging Cell,2010,9：291-296.

［71］Grillari J,Hackl M,Grillari-Voglauer R.miR-17-92 cluster：ups and downs in cancer and aging. Biogerontology,2010,11：501-506.

［72］Reinhart BJ,Slack FJ,Basson M,et al.The 21-nucleotide let-7 RNA regulates developmental timing in Caenorhabditis elegans.Nature,2000,403：901-906.

［73］Büssing I,Slack FJ,Grosshans H.let-7 microRNAs in development,stem cells and cancer.Trends Mol Med, 2008,14：400-409.

［74］Toledano H,D'Alterio C,Czech B,et al.The let-7-Imp axis regulates ageing of the Drosophila testis stem-cell niche.Nature,2012,485：605-610.

［75］Shen Y,Wollam J,Magner D,et al.A steroid receptor-microRNA switch regulates life span in response to signals from the gonad.Science,2012,338：1472-1476.

［76］Clark AM,Goldstein LD,Tevlin M,et al.The microRNA miR-124 controls gene expression in the sensory nervous system of Caenorhabditis elegans.Nucleic Acids Res,2010,38：3780-3793.

［77］Dallaire A,Garand C,Paquel ER,et al.Down regulation of miR-124 in both Werner syndrome DNA helicase mutant mice and mutant Caenorhabditis elegans wrn-1 reveals the importance of this microRNA in accelerated aging.Aging,2012,4：636-647.

［78］Vora M,Shah M,Ostafi S,et al.Deletion of microRNA-80 activates dietary restriction to extend C.elegans health span and lifespan.PLoS Genet,2013,9：e1003737.

［79］Lehrbach NJ,Castro C,Murfitt KJ,et al.Post-developmental microRNA expression is required for normal physiology,and regulates aging in parallel to insulin/IGF-1 signaling in C.elegans.RNA,2012,18：2220-2235.

［80］Pincus Z,Smith-Vikos T,Slack FJ.MicroRNA predictors of longevity in Caenorhabditis elegans.PLoS Genet,2011,7:e1002306.

［81］Holzenberger M,Dupont J,Ducos B,et al.IGF-1 receptor regulates lifespan and resistance to oxidative stress in mice.Nature,2003,421:182-187.

［82］Maes OC,An J,Sarojini H,et al.Murine microRNAs implicated in liver functions and aging process.Mech Ageing Dev,2008,129:534-541.

［83］van Balkom BW,de Jong OG,Smits M,et al.Endothelial cells require miR-214 to secrete exosomes that suppress senescence and induce angiogenesis in human and mouse endothelial cells.Blood,2013,121:3997-4006.

［84］Li N,Muthusamy S,Liang R,et al.Increased expression of miR-34a and miR-93 in rat liver during aging,and their impact on the expression of Mgst1 and Sirt1.Mech Ageing Dev,2011,132:75-85.

［85］Bates DJ,Li N,Liang R,et al.MicroRNA regulation in Ames dwarf mouse liver may contribute to delayed aging.Aging Cell,2010,9:1-18.

［86］Niedernhofer LJ,Garinis GA,Raams A,et al.A new progeroid syndrome reveals that genotoxic stress suppresses the somatotroph axis.Nature,2006,444:1038-1043.

［87］Li N,Bates DJ,An J,et al.Up-regulation of key microRNAs,and inverse down-regulation of their predicted oxidative phosphorylation target genes,during aging in mouse brain.Neurobiol Aging,2011,32:944-955.

［88］Khanna A,Muthusamy S,Liang R,et al.Gain of survival signaling by down-regulation of three key miRNAs in brain of calorie-restricted mice.Aging,2011,3:223-236.

［89］Persengiev S,Kondova I,Otting N,et al.Genome-wide analysis of miRNA expression reveals a potential role for miR-144 in brain aging and spinocerebellar ataxia pathogenesis.Neurobiol Aging,2011,32:2316 e2317-2327.

［90］Liu N,Landreh M,Cao K,et al.The microRNA miR-34 modulates ageing and neurodegeneration in Drosophila.Nature,2012,482:519-523.

［91］Hamrick MW,Herberg S,Arounleut P,et al.The adipokine leptin increases skeletal muscle mass and significantly alters skeletal muscle miRNA expression profile in aged mice.Biochem Biophys Res Commun,2010,400:379-383.

［92］Drummond MJ,McCarthy JJ,Sinha M,et al.Aging and microRNA expression in human skeletal muscle:a microarray and bioinformatics analysis.Physiol Genomics,2011,43:595-603.

［93］Marasa BS,Srikantan S,Masuda K,et al.Increased MKK4 abundance with replicative senescence is linked to the joint reduction of multiple microRNAs.Sci Signal,2009,2:ra69.

［94］Bhaumik D,Scott GK,Schokrpur S,et al.MicroRNAs miR-146a/b negatively modulate the senescence-associated inflammatory mediators IL-6 and IL-8.Aging,2009,1:402-411.

［95］Menghini R,Casagrande V,Cardellini M,et al.MicroRNA 217 modulates endothelial cell senescence via silent information regulator 1.Circulation,2009,120:1524-1532.

［96］Yamakuchi M,Lowenstein CJ.MiR-34,SIRT1 and p53:the feedback loop.Cell Cycle,2009,8:712-715.

［97］Zhao T,Li J,Chen AF.MicroRNA-34a induces endothelial progenitor cell senescence and impedes its angiogenesis via suppressing silent information regulator 1.Am J Physiol Endocrinol Metab,2010,299:E110-116.

［98］Mudhasani R,Zhu Z,Hutvagner G,et al.Loss of miRNA biogenesis induces p19Arf-p53 signaling and senescence in primary cells.J Cell Biol,2008,181:1055-1063.

［99］Ugalde AP,Ramsay AJ,de la Rosa J,et al.Aging and chronic DNA damage response activate a regulatory pathway involving miR-29 and p53.EMBO J,2011,30:2219-2232.

［100］Xu D,Takeshita F,Hino Y,et al.miR-22 represses cancer progression by inducing cellular senescence.J Cell Biol,2011,193:409-424.

［101］Faraonio R,Salerno P,Passaro F,et al.A set of miRNAs participates in the cellular senescence program in human diploid fibroblasts.Cell Death Differ,2012,19：713-721.

［102］van Almen GC,Verhesen W,van Leeuwen RE,et al.MicroRNA-18 and microRNA-19 regulate CTGF and TSP-1 expression in age-related heart failure.Aging Cell,2011,10：769-779.

［103］Kato M,Putta S,Wang M,et al.TGF-beta activates Akt kinase through a microRNA-dependent amplifying circuit targeting PTEN.Nat Cell Biol,2009,11：881-889.

［104］Sayed D,Abdellatif M.AKT-ing via microRNA.Cell Cycle,2010,9：3213-3217.

［105］Dellago H,Preschitz-Kammerhofer B,Terlecki-Zaniewicz L,et al.High levels of oncomiR-21 contribute to the senescence-induced growth arrest in normal human cells and its knock-down increases the replicative lifespan.Aging Cell,2013,12：446-458.

［106］North BJ,Sinclair DA.The intersection between aging and cardiovascular disease.Circ Res,2012,110：1097-1108.

［107］Boon RA,Iekushi K,Lechner S,et al.MicroRNA-34a regulates cardiac ageing and function.Nature,2013,495：107-110.

［108］Choi SE,Fu T,Seok S,et al.Elevated microRNA-34a in obesity reduces NAD$^+$ levels and SIRT1 activity by directly targeting NAMPT.Aging Cell,2013,12：1062-1072.

［109］Hebert SS,Horre K,Nicolai L,et al.Loss of microRNA cluster miR-29a/b-1 in sporadic Alzheimer's disease correlates with increased BACE1/beta-secretase expression.Proc Natl Acad Sci U S A,2008,105：6415-6420.

［110］Lippi G,Steinert JR,Marczylo EL,et al.Targeting of the Arpc3 actin nucleation factor by miR-29a/b regulates dendritic spine morphology.J Cell Biol,2011,194：889-904.

［111］Boon RA,Seeger T,Heydt S,et al.MicroRNA-29 in aortic dilation：implications for aneurysm formation.Circ Res,2011,109：1115-1119.

［112］Wang WX,Wilfred BR,Madathil SK,et al.miR-107 regulates granulin/progranulin with implications for traumatic brain injury and neurodegenerative disease.Am J Pathol,2010,177：334-345.

［113］Nishino J,Kim I,Chada K,et al.Hmga2 promotes neural stem cell self-renewal in young but not old mice by reducing p16Ink4a and p19Arf expression.Cell,2008,135：227-239.

［114］Dimmeler S,Nicotera P.MicroRNAs in age-related diseases.EMBO Mol Med,2013,5：180-190.

［115］Li X,Khanna A,Li N,et al.Circulatory miR34a as an RNAbased,noninvasive biomarker for brain aging.Aging,2011,3：985-1002.

［116］Zovoilis A,Agbemenyah HY,Agis-Balboa RC,et al.microRNA-34c is a novel target to treat dementias.EMBO J,2011,30：4299-4308.

［117］Salmena L,Poliseno L,Tay Y,et al.A ceRNA hypothesis：the Rosetta Stone of a hidden RNA language？Cell,2011,146：353-358.

［118］Tili E,Michaille JJ,Adair B,et al.Resveratrol decreases the levels of miR-155 by upregulating miR-663,a microRNA targeting JunB and JunD.Carcinogenesis,2010,31：1561-1566.

［119］Czapski GA,Cakala M,Kopczuk D,et al.Effect of poly(ADP-ribose)polymerase inhibitors on oxidative stress evoked hydroxyl radical level and macromolecules oxidation in cell free system of rat brain cortex.Neurosci Lett,2004,356：45-48.

［120］Wood JG,Rogina B,Lavu S,et al.Sirtuin activators mimic caloric restriction and delay ageing in metazoans.Nature,2004,430：686-689.

［121］Viswanathan M,Kim SK,Berdichevsky A,et al.A role for SIR-2.1 regulation of ER stress response genes in determining C-elegans life span.Dev Cell,2005,9：605-615.

［122］Mouchiroud L,Molin L,Dallière N.Life span extension by resveratrol,rapamycin and metformin：The promise of dietary restriction mimetics for an healthy aging.Biofactors,2010,36：377-382.

［123］Li J，Zou Y，Ye JH.Low frequency electroacupuncture selectively decreases voluntarily ethanol intake in rats. Brain Res Bull，2011，86：428–434.

［124］Burnett C，Valentini S，Cabreiro F，et al.Absence of effects of *Sir2* overexpression on lifespan in C.elegans and Drosophila.Nature，2011，477：482–485.

［125］Howitz KT，Bitterman KJ，Cohen HY，et al.Small molecule activators of sirtuins extend Saccharomyces cerevisiae lifespan.Nature，2003，425：191–196.

［126］Baur JA，Pearson KJ，Price NL，et al.Resveratrol improves health and survival of mice on a high–calorie diet. Nature，2006，444：337–342.

［127］Park SJ，Ahmad F，Philp A，et al.Resveratrol ameliorates aging–related metabolic phenotypes by inhibiting cAMP phosphodiesterases.Cell，2012，148：421–433.

［128］Wong YT，Gruber J，Jenner AM，et al.Elevation of oxidative–damage biomarkers during aging in F2 hybrid mice：protection by chronic oral intake of resveratrol.Free Radic Biol Med，2009，46：799–809.

［129］Rajapakse AG，Yepuri G，Carvas JM.Hyperactive S6K1 mediates oxidative stress and endothelial dysfunction in aging：inhibition by resveratrol.PLoS One，2011，6：e19237.

［130］de la Lastra CA，Villegas I.Resveratrol as an anti–inflammatory and anti–aging agent：mechanisms and clinical implications.Mol Nutr Food Res，2005，49：405–430.

［131］Valenzano DR，Terzibasi E，Genade T，et al.Resveratrol prolongs lifespan and retards the onset of age–related markers in a short–lived vertebrate.Curr Biol，2006，16：296–300.

白藜芦醇的基础与临床应用

下　篇

白藜芦醇的临床应用

第六章

白藜芦醇抗衰老的临床应用

第一节　衰老的中医学理论

一、概述

中医对衰老的机制认识源远流长，早在先秦时期，对人的自然寿命就已有正确的认识，《老子》中指出："人生大期，以百二十为限。"同时对精气神在生命过程中的重要地位进行了探索和论述，《吕氏春秋》认为："精气之来也，因轻而扬之，因走而行之，……流水不腐，户枢不蠹，动也"。即精气的盈虚、精气的流行畅通与人的生命过程直接相关。在对延缓衰老的方法探索中提出了"道法自然"，"深根固柢"的指导思想和以清静为核心的延缓衰老方法。

中医衰老学体系的形成最早见于《黄帝内经》的论述。其从医学理论方面对于老年界限、衰老过程、早衰缘由、老年人生理病理特点、摄生防病等诸多方面内容，都进行了系统的论述。书中列出了《灵枢·天年》等专篇来阐述有关人的自然寿限问题，进一步确认"人之寿，百岁而死"，在"年四十，阴气自半"的当时，为延缓衰老的迫切性和可能性提供了理论依据。

中医学对衰老的生理过程有着较为系统的描述和认识。《素问·上古天真论》中曰："女子……五七，阳明脉衰，面始焦，发始堕；六七，三阳脉衰于上，面皆焦，发始白；七七，任脉虚，太冲脉衰少，天癸竭，地道不通，故形坏而无子也。丈夫……五八，肾气衰，发堕齿槁；六八，阳气衰竭于上，面焦，发鬓颁白；七八，肝气衰，筋不能动；八八，天癸竭，精少，肾藏衰，形体皆极，则齿发去。"书中指出，女子以七年为周期，男子以八年为周期，经历了一个生、长、壮、老、已的变化，描述了人体衰老的全过程。《灵枢·天年篇》云："五十岁，肝气始衰，肝叶始薄，胆汁始减，目始不明。六十岁，心气始衰，苦忧悲，血气懈惰，故好卧。七十岁，脾气虚，皮肤枯。八十岁，肺气衰，魄离，故言善误。九十岁，肾气焦，四脏经脉空虚。百岁，五脏皆虚，神气皆去，形骸独居而终矣。"指出机体从 40 岁开始，随着年龄的递增，脏腑、组织、器官逐渐衰老，每隔十年就有一个明显的变化。《黄帝内经》已为中医衰老学说和延缓衰老方法奠定了理论和方法学的基础，它标志着中医衰老学的形成条件已经基本成熟。

中医对衰老生理功能的变化也有系统阐述，主要体现在脏腑形态功能的衰退。五脏是人体生理功能的基础，五脏衰则形体坏。《素问·脉要精微论》指出"头倾视深"，是精神衰败坏之征象；"背曲肩随"，是心肺失强之征象；"转摇不能"，是肾脏衰败之征象；"屈伸不能，行则偻附"，是肝脏精气衰败之征象；"不能久立，行则振掉"，是肾精亏损之征象。同时《素问·阴阳应象大论》指出："年五十，体重，耳目不聪明矣；年六十，阴痿，气大衰，九窍不利，下虚上实，涕泣俱出矣。"详细说明人体自五十岁开始耳目等器官开始衰老，出现耳鸣耳聋、眼花视力下降，行走不便等多方面的变化。李东垣在《脾胃论》中曰："残躯六十有五，耳目半失于视听。"叶天士《临证指南医案》说："高年下焦阴弱，六腑之气不利，多痛，不得大便。"中医学同时强调"形神合一""天人相应"的整体观思想，认识到衰老时心理、社会方面的表现。如孙思邈在《千金翼方》中曰："万事零落，心无聊赖，健忘嗔怒。"

同时，在此基础上全面提出衰老的机制学说，《素问·上古天真论》："今时之人……，以酒为浆，以妄为常，醉以入房，以欲竭其精，以耗散其真，不知持满，不时御神，务快其心，逆于生乐，起居无节，故半百而衰也。"科学地指出：先天的不足而造成形气不能相任以及后天在精神、劳逸、饮食、房事等方面失养，乃至所处地理环境因素都可加速衰老的进程。

总之，中医学以丰富的理论基础与临床经验，为衰老的病因病机、防治方法做了详尽的阐述，为现代医学对衰老的研究打下了良好的理论基础。

二、衰老的中医病机

关于衰老的中医学病机，《黄帝内经》已经建立了相关的学说，后世医家又进一步探讨完善，并提出了丰富的中医衰老理论，从而形成较为完整的中医衰老理论体系。从历代对衰老的机制阐述来看，主要有先天说、后天说、五脏虚损说、瘀血内阻说等。

（一）先天说

《灵枢·天年》讲人之始生，"以母为基，以父为楯"，人的生命始于父精母血的媾合，母亲提供了构成属阴的生命的物质基础，而父亲提供了属阳的生命原初的动力和具有护卫作用的阳气，两精相搏，生命的代谢开始运转，也就开始了生、长、壮、老、已流转的过程。因此，禀受于父母的先天能量和物质的基础对于衰老状态的产生有着重要的影响。《内经》中有"火形之人"多不寿暴死之说，这是体质遗传的最早记载。《灵枢·经脉》记载："人始生，先成精，精成而脑髓生，骨为干，脉为营，筋为刚，肉为墙，皮肤坚而毛发长，谷入于胃，脉道以通，血气乃行。"记载了人体在先天之精的基础上生长发育的过程，先天之精充足，则脑髓充盈，筋骨强壮，肌肉丰满，皮肤润泽，经脉气血饱满。反之则会出现脑髓空虚，筋骨软弱，肌肉萎缩，皮肤枯槁，经脉气血空虚的状态，从而导致智力发育异常或者记忆力减退、身体羸弱，皮肤粗糙、气血衰少、动则气喘等生命现象。因此先天禀赋强则身体壮盛，精力充沛，不易衰老。反之，先天禀赋弱则身体憔悴，精神萎靡，衰老就提前或加速。这就是先天不足容易导致衰老的原因，此理论与现代基因遗传学说不谋而合。

（二）后天说

人的衰老进程和寿命的长短除了先天因素，还取决于后天调摄是否得当。《素问·上古天真论》里写道："今时之人不然也，以酒为浆，以妄为常，醉以入房，以欲竭其精，以耗散其真，不知持满，不时御神，务快其心，逆于生乐，起居无节，故半百而衰也"。指出"今时之人"导致早衰的原因：嗜酒、纵欲过度、生活无节制、起居无常等。可见后天的调摄对于衰老产生的重要影响，也是中医养生防衰、抗衰的着力点。针对这种情况，又提出了后天养生保健预防衰老的健康生活方式："法于阴阳，和于术数，食饮有节，起居有常，不妄作劳"，就是要顺应自然界阴阳变化的规律，结合四季变化，杜绝暴饮暴食，日出而作日落而息，不过度劳累（体力劳动和房劳）等，这样才能做到"尽终其天年，度百岁乃去。"《素问·病机气宜保命集》中提出"少年宜养，防微杜渐；壮年宜治，当减其毒；老年宜保，济其衰弱；耄年宜延，尽其天年"和"修短寿夭，皆自人为"，指出养生防衰老并不是只有中老年人需要注意的问题，应该从青少年就开始学会后天调摄，在抗衰老过程中，把后天保养提到首要的位置。

（三）五脏虚损说

《灵枢·天年》中记载："五十岁，肝气始衰，肝叶始薄，胆汁始减，目始不明；六十岁，心气始衰，若忧悲，血气懈惰，故好卧；七十岁，脾气虚，皮肤枯；八十岁，肺气衰，魄离，故言善误；九十岁，肾气焦，四脏经脉空虚；百岁，五脏皆虚，神气皆去，形骸独居而终矣。"指出五十岁之后到百岁，由肝脏开始按照五行相生规律（木火土金水分别对应肝心脾肺肾）出现衰老的表现，描述出人体衰老以至死亡的过程。因此，生命的正常延续，与各脏腑功能及其相互协调有关，人的生老病死亦与这些脏腑的强弱盛衰息息相关。

以五脏为核心的"五脏一体观"将整个人体划分为心、肝、脾、肺、肾等5个功能体系，5个功能体系相互协同、相互制约，保证了生命过程在相对稳定的状态下向前推进。五脏的结构或者功能一旦受损，则会导致脏腑所贮藏的精微物质的耗损，从而更易出现衰老的状态。五脏虚损不但是衰老的生理特征，也是导致衰老的重要原因。

1. 肝脏虚损 肝的主要生理功能是主疏泄和主藏血。肝开窍于目，主筋，其华在爪，在志为怒，在液为泪。肝的疏泄的功能反映出其主升、主动的生理特点，是调畅全身气机，推动血和津液运行的一个重要环节。

肝主疏泄主要表现在以下三个方面：①调畅气机。肝的疏泄功能正常，则气机调畅，气血和调，经络通利，脏腑、器官等活动正常和调。若肝的疏泄功能减退，则气的升发就不足，气机疏畅受阻，出现胸胁、少腹等某些局部胀痛不适等病理现象；若肝的升发太过，肝气上逆，则会出现头目胀痛、面红目赤、激动易怒等表现，甚至可以导致突然昏倒，丧失意识，这种现象又被称为气跃，即《素问·生气通天论》所说的"阳气者，大怒则形气绝，而血菀于上，使人薄厥"。这与现代医学老年人常见病"脑卒中"发病原因相同。②促进脾胃运化功能。肝的疏泄功能是脾胃正常升降的一个重要条件。若疏泄功能异常，则会出现腹胀、便秘、眩晕、腹泻等常见的老年性疾病。③调畅情志。正常的情志活动依赖于气血的正常运行，肝的疏泄功能正常，则气机调畅，气血和调，情绪易于开朗；肝的疏泄功能减退，则心情易于抑郁。因此男女更年期综合征出现情绪易激动、易哭易怒等表现，从肝论治，疏肝理气往往能起到比较明显的治疗效果。

肝藏血是指肝有贮藏血液和调节血量的生理功能。如果肝脏有病，藏血功能失常，不仅会引起血虚或出血，而且也能引起机体许多部分血液营养不足的病变。如肝血不足，不能濡养于目，则两目干涩昏花，人体自我感觉最明显的衰老往往是从花眼开始；若不能濡养于筋，则筋脉拘急，肢体麻木，屈伸不利等，这些都是衰老的表现。从理论上讲疏肝法可以提高机体的免疫力，达到延缓衰老的目的。

2. **心脏虚损**　心的生理功能主要有两方面，一是主血脉，二是主神志。心开窍于舌，其华在面，在志为喜，在液为汗。《素问·灵兰秘典论》称之为"君主之官"。

心主血脉，包括主血和主脉两个方面。心脏的正常搏动，主要依赖于心气。心气充沛，才能维持正常的心力、心率和心律，血液才能在脉内正常地运行，周流不息，营养全身，而见面色红润光泽，脉象和缓有力等外在的表现。所以，血液的正常运行，必须以心气充沛，血液充盈和脉道通利为其最基本的前提条件。如果心气不足、血液亏虚、脉道不利，就会导致血脉运行失常，身体脏腑四肢百骸失去血液足够的濡养，出现脏腑肢体机能衰退的现象，并伴随失眠、健忘、心悸、怔忡，面色不荣、言语情志异常等症状的出现。

心主神志，即是心主神明，或称心藏神。《素问·移精变气论》指出"得神者昌，失神者亡"，即指心主神志的生理功能正常，则精神矍铄、神志清晰、思维敏捷、反应迅速；反之，若心主神志的生理功能异常，则可出现精神意识思维异常，导致失眠、多梦、心神不宁甚至狂躁不安，若心气不足，则可出现健忘、反应迟缓、倦怠甚至昏迷、不省人事等表现，具体参考现代医学的阿尔兹海默病。

3. **脾脏虚损**　脾的生理功能包括主运化、主升清和主统血三部分。脾开窍于口，其华在唇，在五行属土，在志为思，在液为涎，丰肌肉与四肢。脾胃为"仓廪之官"，如国家粮仓，为生民所寄，机体生命活动的持续和气血津液的化生，都有赖于脾胃运化的水谷精微，是气血生化之源，是人体"后天之本"。

脾主运化，是指将消化系统所化生的营养物质输转营养全身；运化全身水液，调节水液代谢。脾所运化的水谷精微物质是全身精、气、血、津液产生的物质基础，通过"为胃行其津液"（《素问·厥论》）和"脾气散精，上归于肺"（《素问·经脉别论》）的过程，达到荣养全身的作用。脾的运化水谷精微功能旺盛，则机体的消化吸收功能才能健全，才能为化生精、气、血、津液提供足够的养料，才能使脏腑、经络、四肢百骸，以及筋肉皮毛等组织得到充分的营养，而进行正常的生理活动。反之，若脾脏虚损，脾失健运，则机体的消化吸收机能亦因之而失常，而出现腹胀、便溏、食欲不振，以至倦怠、消瘦和气血生化不足等常见的老年病表现。

脾主升清指水谷精微等营养物质的吸收和上输于心、肺、头、目，通过心肺的作用化生气血，以营养全身，故"脾以升为健"。脾气升发，则元气充沛，人体始有生升之机，才能使机体内脏不致下垂。若脾气不能升清，则水谷不能运化，气血生化无源，可出现神疲乏力、头目眩晕、腹胀、泄泻等症；脾气（中气）下陷，则可见久泄脱肛，甚或内脏下垂等病症。

脾主统血是指脾具有统摄血液在脉道中运行，使之不溢出脉外的功能，心主血、肝藏血、脾统血的功能协调一致，保证了血液的正常运行蓄溢，是调节血液运行的三个重要脏腑。脾的运化功能健旺，则气血充盈，而气的固摄作用也较健全，血液也不会逸出脉外而致出血；反之，脾的运化功能减退，则气血生化无源，气血虚亏，气的固摄功能减退，而导致出血。

脾胃为"后天之本"，在防病和预防衰老方面也有着重要意义。如李东垣在《脾胃论·脾胃盛衰论》中说："百病皆由脾胃衰而生也。"故在日常养生保健过程中，要注意脾胃功能的保护，尤其是老年患者，在患病时，应该有针对的进行忌口，用药的同时也要顾及脾胃的承受能力，这都是脾胃为"后天之本"在防病和养生中的具体体现。

4. 肺脏虚损 肺的主要生理功能是：主气、司呼吸，主宣发肃降，通调水道，朝百脉而主治节，以辅佐心脏调节气血的运行。肺上通喉咙，外合皮毛，开窍于鼻，在志为忧，在液为涕。

肺主气、司呼吸功能包括主一身之气和呼吸之气，隶属于肺的呼吸功能，肺的呼吸均匀和调，是气的生成和气机调畅的根本条件。反之，呼吸功能失常，必然影响气的生成和运动，肺主持一身之气和呼吸之气的作用也就减弱；如果肺丧失了呼吸的功能，清气不能吸入，浊气不能排出，人的生命活动也就将终结。

肺的宣发、肃降是相反相成的矛盾运动。在生理情况下相互依存和相互制约；在病理情况下，则又常常相互影响。若肺的宣发与肃降正常，则气道通畅，呼吸调匀，体内外气体得以正常交换。如果二者的功能衰退，"肺气失宣"或"肺失肃降"，则会出现咳喘不利、肺气上逆、甚则呼吸困难的症状，常见于老年人的哮喘、慢性阻塞性肺气肿等，与此相对应。

肺的通调水道功能，是指肺的宣发和肃降对体内水液的输布、运行和排泄起着疏通和调节的作用。正常情况下，肺的宣发功能将津液和水谷精微散布至全身，调节汗液的排泄，肺的肃降功能将体内的水液向下输送，经肾与膀胱的气化作用生成尿液排出体外。若肺通调水道功能衰退，便会出现水液停聚生痰、成饮，甚至发生水肿。

肺朝百脉、主治节，是对肺的主要生理功能的高度概括，《灵枢·五味》云："其大气之搏而不行者，积于胸中，命曰气海，出于肺，循咽喉，故呼则出，吸则入"。如果肺脏虚损，功能失常，就会使呼吸不畅，气机运行失常，皮肤肌腠失于濡养而干枯不润，气息不畅，进而影响全身其他脏腑的功能。又因肺为娇脏，直接与外界接触，极易受损，长时间肺脏虚损也会加速衰老的进程。

5. 肾脏虚损 肾为先天之本，生命之源，它的主要生理功能为藏精，主生长、发育、生殖和水液代谢；肾主骨生髓，外荣于发，开窍于耳和二阴，在志为恐与惊，在液为唾。

藏精，是肾的主要生理功能。精气是构成人体的基本物质，也是人体生长发育及各种功能活动的物质基础，肾中精气（肾气）的主要生理效应是促进机体的生长、发育和逐步具备生殖能力。肾主藏精，肝主疏泄，一藏一泄，主导了人体生殖机能的完成。《素问·六节藏象论》说："肾者，主蛰，封藏之本，精之处也"，《素问·金匮真言论》说："夫精者，身之本也"，肾中所藏精气，最宜固密，因为后天之精虽可充养，但先天之精不会再生。《素问·上古天真论》中记载："女子七岁，肾气盛，齿更发长。二七而天癸至，任脉通，太冲脉盛，月事以时下，故有子。三七肾气平均，……七七任脉虚，太冲脉衰少，天癸竭。""丈夫八岁，肾气实，发长齿更。二八肾气盛，……三八肾气平均。……五八肾气衰。……七八肝气衰，……天癸竭，精少，肾脏衰，形体皆极。"可见，人体的生长、发育、衰老与肾的关系极为密切，说明人体的生命过程是随肾气旺盛而成长，继而随着肾气的虚弱而衰老，反映了肾气与机体生长发育及衰老密切相关。

后世医家在论及衰老的原因时也多责之于肾气的虚损，朱丹溪在阐述肾虚与衰老的关系时，注重肾阴不足。清代叶天士在《临证指南医案》中指出："男子向老，下元先亏""高年下焦根蒂已虚"，并进而指出早衰是"泻其精，耗其真，伤其神"的结果。因此，肾虚致衰是历代医家所重视的衰老产生的重要原因，也是当代文献探讨的重要命题。如果肾脏虚衰，就会导致骨减髓消、发脱耳鸣、腰膝酸软、生殖机能减退等虚损症状的产生。因此，补肾固精是延缓衰老的重要手段。

（四）瘀血内阻说

由瘀致衰源于《黄帝内经》，如《素问·灵兰秘典论》记载："主不明则十二官危，使道闭塞不通……以此养生则殃。""使道"即指人体内各种通行的道路，包括血脉，明确指出血脉不通有碍养生长寿。气血是构成人体和维持人体生命活动的基本物质，机体的各项生理活动都离不开气血的运行和濡养。血脉通畅，气血旺盛，是保证人体健康的重要因素。《素问·生气通天论》说："气血以流，长有天命。"《吕氏春秋·尽数》更是形象的指出："流水不腐，户枢不蠹，动也。"人的机体就像流动的水、转动的门轴，只有血脉运行通畅，才能保证经络、气血正常运行，人体生理功能得以保障，从而达到延年益寿的目的。据此，华佗创立了"五禽戏"，行气活血以养生长寿。

近年来，瘀血内阻引起衰老日益受到重视，并形成代表性的学说。这一学说的提出，丰富了中医衰老理论。引起瘀血的原因有很多，在衰老方面造成瘀血内阻的主要原因有：

1. **气虚血瘀** 老年人正气不断被消耗，气虚无力推动血液，血液滞而不行，内停而成瘀血。

2. **气滞血瘀** 老年人由于多种原因，有一定心理特点，常有七情内伤，郁闷善感的情况，气机抑郁不舒，血液滞而不行，瘀血内停。

3. **肾虚血瘀** 人体进入老年，肾气已衰。肾的生理病理改变，直接影响着血液的正常运行。肾虚元气不足，无力推动血行，致气虚血瘀；肾阳不足，不能温养血脉，常使血塞而凝；肾阴不足，虚火炼液，亦致血稠而滞；一方面脏腑得不到正常濡养，出现脏腑虚衰，精气神亏耗，气化功能受损，脏腑的生理功能更无法正常发挥，另一方面代谢产物不能排泄，堆积体内，毒害机体，从而加重气血失衡，形成恶性循环，最后脏腑功能衰老直至死亡。故瘀血是导致衰老的因素之一。

三、衰老的生理表现

中医学认为老年人真元之气不足，脏腑功能日虚，阴阳气血随着年龄的增长逐渐衰退。另一方面，老年人一生中还积累了各种劳伤，或起居无常，饮食不节，或忧悲恚怒，劳欲过度，或嗜好烟酒，罹患疾病等，这些必然加重脏腑功能的衰退。正常人体阴阳气血在营养脏腑，维系其功能活动的过程中不断被消耗，又不断地从饮食物里得到生化和补充，但进入老年以后，这种正常的生化供求关系便难以继续维持。因此，与小儿为"稚阴稚阳之体"相比，老年人就称得上是"残阴残阳之身"了，残阴，残阳，就是衰老的基本生理特点。

（一）五脏渐虚

从五脏的生理功能来看，心有化生血液，与脉管息息相通、推动血液在经脉中运行，藏神，能主持人的思想意识活动，开窍于舌、其华在面等功能。老年人因衰老，脏腑功能衰退，气虚血少，血少则脉道失充，气虚则推血无力，血流缓而易滞，脉道失于通利，机体由于得不到充足的营养而出现衰老征象，如《灵枢·天年》曰："六十岁，心气始衰，苦忧悲，血气懈惰，故好卧。"肝的疏泄功能与周身气机的升降出入密切相关，而人体气机是否调畅，直接关系到情志、消化、血运是否正常，以及水道是否通调。在《灵枢·天年》中指出"五十岁，肝气始衰，肝叶始薄，胆汁始减，目始不明。"老年人50岁后肝气始衰，故常寡言少欢，多疑善虑，急躁易怒，失眠多梦，嗳气腹胀，食纳减少。脾有主运化、升清、统血、主肌肉与四肢、开窍于口、荣华于唇等功能。老年期脾的生理变化主要表现在脾气衰，运化之力变弱，升清之功衰减；统血功能下降；精微输布能力减弱，四肢乏养。《灵枢·天年》中指出"七十岁，脾气虚，皮肤枯。"年老以后，脾气逐渐虚弱，至七十岁时脾气大虚，故常有头昏目眩、纳呆乏味、脘腹作胀、疲惫懒动、肌肉瘦削、唇淡不华等表现。肺有司呼吸、主管一身之气、宣发卫气与津液、温养并滋润肌腠皮肤，以及主肃降、通调水道、开窍于鼻等多种功能。老年人肺气渐弱，特别是80岁以后，肺气大虚，故往往呼吸微弱，胸闷气短，唇青舌紫，不耐劳作，皮肤枯燥，易感外邪，痰涕多，嗅觉差，甚至小便失畅。如《灵枢·天年》记载："八十岁，肺气衰，魄离，故言善误"。肾藏精，内寓真阴、真阳，有主管体内水液平衡、纳气以协调呼吸、主骨生髓并通于脑、开窍于耳及二阴、荣华于发等功能。到了老年，随着肾气的虚衰，五脏六腑生化功能亦相继减退，表现为生殖器官萎缩，性功能逐渐消失，精神疲惫，腰膝酸软，记忆力减退，呼吸气短并随劳加重，步态不稳，牙齿稀疏脱落或易于折断，牙根外露，毛发变白或枯槁不荣，耳聋失聪，眼睑浮肿，目下如卧蚕，小便排出无力，夜尿频繁，大便秘结或滑泄等。若发展至肾精枯竭，不能化生阴阳，濡养脏腑，即《灵枢·天年》所言"九十岁，肾气焦，四肢筋脉空虚"之时，则脏腑百脉空虚而天年将尽。

综上所述，五脏日虚是人体衰老的根源，使老年人阴阳气血衰少，抗邪能力低下，易于发病而难于康复，故有老年人是"虚若风烛，百疾易攻"之说。

（二）易感外邪

老年人脏腑薄脆，肾精亏乏，阴不能营守于内，阳不能固护于外，适应能力和防御能力都比较低下，即所谓"腠理不密，卫外不固"，容易感受外邪而发病。因此，《养老奉亲书》说老年人"神气浮弱，返同小儿"、"易于动作，多感外疾"。主要表现在：①外感以阴邪为多：《灵枢·营卫生会》指出："老壮同气"，强调年龄是影响体质的重要因素。老年人正气虚衰，以阳气不足表现更为突出。体质的壮赢、抗病能力的强弱，主要取决于阳气之盛衰。老年人阳虚不能温运气血，寒自内生，"阴得阴助"故外感常以寒、湿阴邪居多，再加上从化，因此，老年人易患风寒感冒、寒凝腹痛、寒湿吐下，及寒痹、湿痹等阴邪引起的病症。②反复受邪且兼感杂邪：老年人受邪以后，常常因为正气虚弱，更无力抗杂邪。因此，老年人感受外邪，具有愈是年老，愈是"感邪深重"的随龄递增，自邪气留恋而不能骤解，如果饮食起居不慎，就会出现宿邪未去，又感新邪，新邪宿邪相引，互为博结不散之"反复受邪而兼感杂邪"的现象。临床上，老年人患咳喘，往往"前证未罢，又受新凉"而延久不愈；或老年人患痹证，每因反复受邪而呈风寒湿热兼夹为患。③微邪即感和感邪深重：人进入老年以后，阴阳的虚衰，血气的匮乏，是与日俱增的，向有"人年五十始衰"，"人年七十以后血气虚惫"之说。《锦囊秘录》说："虚为百病之由……，正气弱者，虽即微邪，亦得易袭，袭则必重，故最多病，病亦难痊。"故临床每遇节气迭变之时，老年人患时令感冒、夏月中暑、秋冬喘咳等病的发生率都明显高于青年人，而且患病之后常常由急转慢，延久难愈。另外，《医原纪略·风无定体论》说："邪乘虚入，一分虚则感一分邪以凑之，十分虚则感十分邪。"指出在一般情况下，正气虚弱的程度决定着感邪的浅深轻重。因此，老年人感受外邪，具有愈是年老，愈是"感邪深重"的随龄递增的特点。

（三）易生积滞

老年人脾胃之气衰减，食欲渐退，容量渐少，日久生化乏源，精血、脏腑的充养，都会受到影响。肾元亏损，中气大虚时，则食更难化。故老年人易生积滞的根本原因是脾胃虚弱。

（四）易伤七情

人之情志，是在脏腑正常生理活动基础上，对周围事物产生反应的结果。老年人由于心力渐退，肝胆气衰，疏泄和决断功能不力，思想意识和精神活动低下，加上各种社会因素的影响，易产生异常情感，并为异常情志所伤而发病。故《千金翼方》说："年五十以上，阳气日衰，损与日至，心力渐退，忘前失后，兴居怠惰，计授皆不称心，视听不稳，多退少进，日月不等，万事零落，心无聊赖，健忘嗔怒，性情变异……。"常见情志改变有：①情志抑郁：老年人容易产生忧、思、悲、哀、惊、恐等负性情绪而情志抑郁，因老年人经历了一生的操劳，又面临着离开工作岗位后处境和地位发生的变化，以及对死亡均恐惧，所以常常沉溺在回忆过去有留恋有遗憾的情感之中。即使境遇顺利者，也难免"夕阳无限好，只是近黄昏"的感慨。"忧郁感"，甚至"死亡感"而表现得心灰意冷，郁郁寡欢，或爱唠叨，爱发脾气，或怕癌恐病，经常自寻苦恼，或猜疑他人。②性情不定：老年人与青年人相比，性格不够稳定，情绪容易变化，即所谓"性气不定"。老年人的情志态度、好恶习惯等常是一生经历的概括反映，有一定的经验性，容易表现得主观、自信，或保守、固执，当经验脱离实际，客观不能符合主观时，又会产生精神上的压力，表现为急迫、沮丧，或自卑、自怜而喜怒无常。《千金要方》说："老年之性，必恃其老，无有籍在，率多骄恣，不循轨度，忽有所好，即须称情。"

四、中医预防衰老的措施

中医学的整体观念在养生防病、预防衰老过程中起到了重要的作用，中医"未病先防""既病防变""瘥后防复"的"治未病"思想，很好地概括了抗衰老的核心原则，《素问·四气调神大论》指出："圣人不治已病治未病，夫病已成而后药之，乱已成而后治之，不亦晚乎？"从广义来说，中医学所有的养生防老的方法都是以预防疾病、延年益寿为目的的。

（一）饮食有节，顺应自然

《灵枢·岁露论》曰："人与天地相参也，与日月相应也"。人是自然界的产物，天人相应，顺应自然环境变化规律是养生的基本法则。《素问·上古天真论》指出："上古之人，其知道者，法于阴阳，和于术数，食饮有节，起居有常，不妄作劳，故能形与神俱，而尽终其天年，度百岁乃去。"总结上古之人健康长寿的方法：首先要顺应自然规律，根据正确的养生方法进行锻炼，饮食有节制，夜卧早起，不过度劳累（包括房劳），这样才能形神俱备，"终其天年"。

1. 适量食适度饮 过饥，则精气匮乏，气血不足，影响机体正常功能运转，如《灵枢·五味》曰："谷不入，半日则气衰，一日则气少矣"。过饱，则增加肠胃负担，引起腹胀腹满等证，如《素问·痹论》说："饮食自倍，肠胃乃伤"。尤其老年患者，自身脾胃功能衰退，运化吸收能力减弱，若仍暴饮暴食，极易给胃肠形成过重负担，从而影响其他脏腑正常功能，加速衰老的进程。

2. 夜卧早起，顺应自然 《养生要集》曰："春夏蚤起，与鸡俱兴""欲卧，常以夜半时加子，是时天地万物皆卧，为一生生气出还"。子时天地万物皆应处于安卧、修养的状态，若清醒，不仅伤"阳"，而且不利于养阴。如《老老恒言》载："时至子，阳气渐长，熟睡所以养阴也"。故子时之前即晚上 11 点之前入睡，早上鸡鸣时间即 5 点左右起床为宜。

（二）药食相兼，针灸并用

《素问·脏气法时论》指出："毒药攻邪，五谷为养，五果为助，五畜为益，五菜为充，气味合而服之，以补益精气"。指出食物在养生治病中的重要作用。老年患者脏腑功能减弱，对药物的吸收能力有限，更是不耐攻伐，保健治疗过程中，除应用平和之药调理外，可以适当加用食疗配合治疗。

对于脾胃功能较弱，或者有慢性疾病的患者，可以通过针刺或艾灸达到养生保健的效果。常见的保健要穴位有百会、气海、关元、足三里、肾俞、命门等，按时、有规律的刺激以上穴位，皆可达到较好的养生保健的作用。

（三）适当运动，持之以恒

《吕氏春秋》指出："精气之来也，因轻而扬之，因走而行之，……流水不腐，户枢不蠹，动也。"说明机体中运行的气血经络就像流水和转动的门轴一样，之所以不会腐烂是因为其动的本性，同理，人体要想维持比较理想的状态也离不开适当的运动。而根据老年人各关节相对活动不利、肌肉容易发生牵拉劳损、骨质疏松较常见的特点，不建议老年人进行过于激烈的运动，尤其是关节不利的患者，尽量避免创伤性的活动：如登山、跑步等，可以选择创伤性较小、相对和缓的运动，如太极拳、五禽戏等，在陶冶性情的同时，达到锻炼身体的目的。任何一种锻炼都不可能起到立竿见影的抗衰老的作用，只有持之以恒方能长效。

第二节　衰老的基因多态性

衰老是生物体在生命周期中按照自然规律发生的细胞、组织和器官在形态和功能上的变化过程。任何生物体都不可抗拒衰老的发生。自古以来，如何抵御和延缓衰老，最大可能地追求长寿一直是人类关心的话题。在科技尚不发达的封建时代，长寿被赋予了神话色彩，史书中也有不少历代帝王修道求仙的记载。现在，各国科学家从不同的角度对衰老这一生物学过程进行了研究，对衰老机制有了比较科学而系统的认识。目前，针对衰老的理论学说主要有遗传学说、生物钟学说、磨损学说、自由基学说、交联学说、内在平衡破坏学说、神经内分泌失调学说、免疫学说、营养学说等。综合以上学说，目前国内外学者一致认为，衰老由遗传基因和复杂的内外环境和表观遗传学因素决定，涉及物质能量代谢、慢性氧化应激、信号转导途径、炎症反应、DNA 修复和细胞增殖等多种分子机制。这些不同的机制在不同程度上受到遗传因素的调控，共同调节衰老的发生发展。

虽然饮食、热量限制、体育锻炼和心理因素等非遗传性因素在延缓衰老中发挥重要作用，但是，对于年龄大于 60 岁的人来说，遗传因素在所有影响寿命的因素中仍是主导因素，大约占到 25%~32%。而随着年龄的增长，遗传因素在衰老过程中发挥的作用也随着增加。

一、基因多态性

随着人类基因组计划的完成和人类基因组学研究的进展，人们不仅完成了人类基因的测序工作，破译了遗传信息，而且对人类的基因多态性有了一定的了解。基因多态性（genetic polymorphism）又称遗传多态性或 DNA 多态性，指在一个生物群体中，同时和经常存在两种以上不连续的变异型或遗传型或等位基因。

（一）基因多态性的来源

人类基因组的 DNA 不是一个静态的实体，而是一直处在动态的变化中。基因组既有群体间遗传的稳定性，又有个体间的变异性。基因突变可发生于单一个体的任何一种体细胞，也可以发生于某个种系之间。如果体细胞的新突变不影响一个人的生育能力，就能稳定传递给后代，进而传播给一个群体的其他成员，影响一个种系的基因组。基因多态性与基因突变的本质都是因为染色体上某个基因座出现了基因变异，主要区别在于基因变异在人群中出现的频率。如果某一基因的变异在人群中足够常见以至于不能用再发突变来解释的 DNA 变异称为基因多态性。通常情况下，某个基因序列的多态性在人群中存在频率大于 0.01 的一种以上的等位基因，那么，该基因的序列变异便被称为基因多态性。单纯靠反复突变所维持的变异在人群中的频率则少于 0.01。

大范围的基因突变，比如染色体畸变会造成染色体的丢失或获得，或者染色质的断裂和重接，造成遗传信息的丢失或重复。小范围的基因突变主要有涉及单一 DNA 序列的简单突变和涉及两条等位或非等位序列的交换。基因组中重复序列拷贝数的不同，单拷贝序列的变异，或者双等位基因的转换或替换是组成人类基因多态性的主要来源。

（二）基因多态性的分类

根据造成基因多态性的来源不同，基因多态性可以分为以下几大类：

1. **单核苷酸多态性（single nucleotide polymorphism，SNP）** SNP 是单个核苷酸改变而造成的多态性。大多数 SNP 来源于单一核苷酸被另一个不同的核苷酸所替换引起的改变，也包括核苷酸的插入或缺失的改变。一些 SNP 会引起限制性酶切位点的改变，称为限制位点多态性（restriction site polymorphism，RSP）。

2. **可变数目串联重复（variable number of tandem repeat，VNTR）多态性** VNTR 多态性是由一组串联排列重复的不稳定重复单位数目的改变造成的，主要表现为重复序列拷贝数的不同。VNTR 多态性主要包括小卫星 DNA 多态性和微卫星 DNA 多态性两种。其中，小卫星 DNA 多态性涉及的序列常常跨越几百个核苷酸，由 15~65bp 的基本单位串联重复而成，重复次数在人群中是高度变异的；微卫星 DNA 的基本序列为 1 到数个核苷酸长，通常只重复 10~60 次。

3. **限制性片段长度多态性（restriction fragment length polymorphism，RFLP）** 由于单个碱基的缺失、插入和重复所引起的限制性内切酶位点的变化，而导致的 DNA 片段长度的变化，又称为 DNA 长度多态性。

（三）基因多态性的作用及医学意义

碱基的缺失、替换、插入引起编码序列的核苷酸顺序改变，造成转录和翻译合成蛋白质的遗传密码的改变，使基因的转录水平或活性的增强和降低、对多肽链中氨基酸的排列顺序产生影响，不能编码正常的蛋白质。基因多态性引起的生物学作用主要有错义突变、无义突变、同义突变、移码突变和剪接异常等。对基因多态性的认识有助于从分子遗传水平上研究困扰人类的疾病和衰老的发生发展，找到诊治疾病及延缓衰老的方法。

二、衰老和长寿相关基因及基因多态性

人类的衰老与长寿是一对矛盾复合体，衰老和长寿的发生受多个遗传基因的调控。衰老相关基因有衰老基因和长寿基因，共同调控生物的衰老和寿限。某些衰老相关基因的突变，会导致病理性衰老的发生，比如早衰综合征的发生。而衰老相关基因的多态性则从基因水平上影响个体衰老的发生发展和寿限。

通过对衰老模式生物的研究及人群全基因组的关联研究或候选基因的关联研究发现，至少有 6 条基因通路与衰老及长寿相关，比如 *ApoE* 基因、*Klotho* 基因、*FOXOA3* 基因、*P16* 和 *P53* 基因、*HLA* 等免疫相关基因。这些基因涉及以下几个方面：早衰相关基因、调节糖脂代谢相关基因、炎症和免疫相关基因、应激反应相关基因、DNA 修复和细胞增殖相关基因和线粒体 DNA 单倍型等衰老相关的基因。

(一) 早衰相关基因与衰老

衰老的特征是器官和组织的各种生理功能的衰退以及其导致机体死亡的可能性逐渐增加。衰老是不可抗拒的生理过程，存在多种表现形式，比如头发花白、皮肤褶皱、行动迟缓、相关激素分泌减少、记忆功能减退以及随着年龄增加的多种器官功能衰退。相对衰老而言，早衰综合征是与一系列疾病相关的病理性衰老过程。目前已明确与遗传基因突变密切相关的早衰综合征主要有成人早衰综合征和郝吉氏儿童早衰症，其相关基因分别是 *WRN* 基因和 *LMNA* 基因。

成人早衰综合征又称 Werner 综合征，患者主要表现为提前出现的头发花白、皮肤萎缩、白内障、糖尿病、骨质疏松等老人样外观和老年病，平均寿命低于 50 岁。Werner 综合征是一种常染色体隐性遗传病，由编码 RecQ 解旋酶家族的 *WRN* 基因突变所致。*WRN* 基因位于 8 号染色体短臂（8p12），其基因产物参与调节 DNA 复制、修复、重组和转录，维持端粒长度等。*WRN* 基因突变造成 WRN 蛋白功能缺陷，影响分裂组织或细胞（如肝、肾、皮肤）内基因的复制、转录和 DNA 修复。另有文献报道，*WRN* 基因的某些单核苷酸多态性位点可能影响其蛋白功能，而 WRN 蛋白的功能缺陷会影响普通人群的衰老发生。日本研究学者发现，日本人 *WRN* 基因 Cys1367Arg 变异与动脉粥样硬化具有相关性。但是该研究结果并未在高加索人群中得到证实。另一项对比年龄大于 85 岁的老人和年轻人 WRN SNPs 频率的病例对照研究发现，芬兰和墨西哥长寿人群中 1074Leu 等位基因的频率增加。但是该研究结果在荷兰人群中并未得到证实。这说明 *WRN* 基因多态性对衰老的具有一定影响，但是其影响具有人群和地域的特异性。

另一个与基因突变有关的早衰综合征是郝吉氏儿童早衰症（Hutchinson–Gilford progeria syndrome，HGPS），由 *LMNA*（lamin A/C）基因突变产生。HGPS 的典型表现是幼年期就出现早老的表现，皮下脂肪消失，秃发，骨质疏松，大多因动脉粥样硬化死于 20 岁前。

(二) 载脂蛋白（ApoE）基因与衰老

早在 20 世纪 90 年代，研究人员就发现 *ApoE* 在结合特异性受体调节血浆脂蛋白代谢

的同时，还参与组织修复、抑制血小板聚集、免疫调节和抑制细胞增殖以及阿尔茨海默病的病理生理过程，并在神经系统的正常生长过程及损伤后的修复过程中发挥作用。其基因多态性参与调控衰老的发生发展。

1. **ApoE 基因结构及蛋白功能** *ApoE* 基因位于 19 号染色体长臂 13 区 2 带（19q13.2），全长 3.7kb，含有 4 个外显子及 3 个内含子。从 5' 端到 3' 端，外显子长度分别为 44、66、293、860bp，内含子长度分别为 1760、1092、582bp。ApoE mRNA 为 1163bp，密码长度为 951bp，是含有 18 个氨基酸的信号肽。ApoE 蛋白是富含精氨酸的蛋白质，主要功能是通过与受体蛋白的结合，调节血总胆固醇的浓度。ApoE 蛋白除了调节胆固醇的作用以外，还具有抗氧化、解毒、抗炎等其他功能。ApoE 通过与脂质过氧化产物 4-hydroxynonenal（HNE）结合，起到解毒和神经保护作用。Pham 等人的研究表明，ApoE 蛋白结构中的受体结合区域（141~155 氨基酸残基）具有自由基清除活性，可以通过抑制低密度脂蛋白氧化来发挥抗氧化作用。

2. **ApoE 基因多态性** *ApoE* 存在三个等位基因，分别是 ApoEε2、ApoEε3、ApoEε4。这三个等位基因分别编码三个 ApoE 蛋白亚型 ApoE2、ApoE3 和 ApoE4。因此，ApoE 异构体受一个基因点上的 3 个等位基因控制。*ApoE* 基因多态性导致人群中存在 6 种不同的遗传表型，即 3 种杂合体（E2/3、E3/4、E2/4）和 3 种纯合体（E2/2、E3/3、E4/4）。其中 ε3 是最常见的等位基因，ApoE3/3 是最常见的遗传表型。

不同的 ApoE 蛋白亚型的结构也不同。其区别在于氨基酸序列 112 位半胱氨酸（Cys）和 158 位精氨酸（Arg）的不同。ApoE2 在这两个位置均为 Cys，ApoE4 均为 Arg，ApoE3 分别为 Cys 和 Arg。不同的 ApoE 蛋白亚型与脂蛋白受体结合的能力不同，对血总胆固醇浓度的影响也不同。ApoE2 与 LDL 受体结合能力低，导致乳糜颗粒（CM）和极低密度脂蛋白（VLDL）进入肝细胞代谢减少，肝细胞内游离胆固醇含量下降，反馈调节引起肝细胞表面上的 LDL 受体上调，加速 LDL 分解代谢，降低血浆 LDL 浓度。ApoE4 与 ApoE2 作用相反，它与受体的结合能力相对较强，因而使 CM 和 VLDL 残基代谢增速，LDL 受体下调，LDL 分解代谢减慢，最终导致血浆中 LDL 升高。LDL 中胆固醇约占血清总胆固醇的 70%，所以 ApoE2 可使胆固醇水平大幅度降低，降低作用是 ApoeE4 的 2~3 倍。

3. **ApoE 基因多态性与衰老及相关疾病** *ApoE* 基因在人类衰老及衰老相关疾病中扮演着重要角色，其基因多态性与衰老及衰老相关疾病密切相关。文献报道，*ApoE* 的基因型影响早期动脉粥样硬化的发生，ApoE2/3 型发生动脉粥样硬化的比例最少，ApoE 3/4 型最多。

ApoE 基因频率和表现型的分布存在种族和地域的差别。不少学者认为，ApoEε4 等位基因频率的高低可以解释不同种族间血浆胆固醇水平高低和心脑血管疾病流行频率的高低。在欧洲，从南向北 ApoEε4 等位基因频率呈下降梯度分布。亚洲人 ApoEε4 频率较低下，非洲人及巴布亚新几内亚人 ApoEε4 频率高。ApoEε4 频率低的区域也是心血管疾病流行频率低的区域。

早在 1995 年瑞典开展的一项关于衰老的候选基因和全基因组关联研究（genome-wide association studies，GWAS）发现，在年龄大于 85 岁认知功能正常的老人群体中，基因型为 ApoE2/3 的老人死亡率是基因型为 ApoE3/3 的一半，而基因型为 ApoE3/4 的老人死亡率是基因型为 ApoE3/3 的两倍。另外，基因型 ApoE2/3 的人群平均寿命比基因型为 ApoE3/3

的人群延长 2 年。该研究说明，*ApoE* 的基因多态性影响认知功能正常的老年人的衰老和长寿。其中，ApoEε2 有利于延迟衰老和增加健康的平均寿限，而 ApoEε4 则不利于延迟衰老和增加健康的平均寿限。该结论被另一个独立进行的德国长寿个体的 GWAS 研究所证实。法国学者 Schachter 等调查了 338 例百岁老人和 161 例 20~70 岁对照组，结果同样显示 ApoEε4 等位基因的频率在百岁老人（0.052）中较对照组（0.112）少见；而与 Ⅲ 型和 Ⅳ 型高脂血症有关的 ApoEε2 等位基因频率在百岁老人中的频率（0.128）显著高于对照组（0.068），说明 ApoEε4 和 ApoEε2 等位基因可能通过影响血总胆固醇浓度引起早发动脉粥样硬化，从而影响人类寿限。另外，英国诺丁汉大学人类基因学组对 1385 个年龄在 58~108 岁之间的人群进行的全基因组关联研究发现，*ApoE* 位点（rs2075650）的单核甘酸多态性与人寿限明显相关（$P=0.0005$）。

我国学者研究了 *ApoE* 基因多态性与衰老的关系。华东医院、上海市老年医学研究所调查了上海地区 1800 名健康汉族人，结果发现 ApoEε4 等位基因频率在汉族青年组为 0.84，而在长寿组为 0.28，表明 ApoEε4 与汉族人群的衰老也有关。另外一项在新疆维族人群中进行的大样本研究也表明，ApoEε4 等位基因携带者中血清总胆固醇和低密度脂蛋白水平较高，平均寿命低于其他基因携带者（$P<0.05$）。由此可见，*ApoE* 的基因多态性同样影响中国汉族人群和维族人群的长寿。

4. *ApoE* 基因多态性影响衰老的分子机制 *ApoE* 基因多态性与衰老和长寿密切相关，但是它是怎么影响衰老的发生的呢？有些学者认为 *ApoE* 基因型通过影响血脂代谢来间接影响衰老相关疾病发生发展。比如，ApoE4 增加低密度脂蛋白胆固醇含量而增加罹患心血管疾病如冠状动脉粥样硬化性心脏病的风险。文献报道 ApoE2/3 型发生动脉粥样硬化的比例最少，ApoE3/4 型最多。Slooter 等人的研究表明，基因型为 ApoEε2/3 的女性患缺血性心脏病的危险性比基因型为 ApoEε3/3 的女性降低，而 ApoEε4/3 和 ApoEε4/4 基因型男性患缺血性心脏病的概率高于其他基因型；*ApoE* 的 ε4 等位基因能使冠心病的发病风险增高 42%。同时，Keavney B 等人通过对 4484 例患有早发急性心肌梗死的患者和 5757 例正常人的对照研究发现，基因型 ApoEε2/3、3/3、3/4 患有心肌梗死的概率依次增加 1.17，而 ε4 等位基因在早发心肌梗死人群中出现的频率（67.6%）明显高于对照组（23.2%），提示 ε4 基因型是冠心病和早发冠心病的独立危险因子。可见，不同 *ApoE* 基因型对动脉粥样硬化、冠心病等心血管疾病发病风险的影响不同，从而造成不同基因型之间寿命的差别。

另外一些学者则认为，*ApoE* 基因多态性影响衰老的潜在机制在于不同的基因型发挥的抗氧化、抗炎作用的不同。不同亚型的 ApoE 蛋白，其抗氧化作用的强弱也不同，ApoE2 的抗氧化作用最强，ApoE4 最弱。氧化应激 – 炎症反应是导致衰老的重要原因之一。研究发现，ApoEε4 等位基因激活转录因子 NF–κB，伴随较高水平的促炎分子 TNFα、IL–1β 和 MIP1α 和较低的抗炎分子 IL–10，激发更严重的氧化应激和促炎状态，与动脉粥样硬化等血管炎症反应密切相关。另外，组织金属硫蛋白（metallothionein，MT）具有较强的抗氧化和抗炎作用，ApoEε4 基因型能显著减少组织 MT 表达，导致实验小鼠炎性衰老的发生。氧化应激 – 炎症 – 衰老理论是近年提出的，研究认为氧化应激导致衰老主要有两种途径：①直接引起细胞坏死，释放损伤相关分子及细胞内外因子；②氧自由基可直接氧化 DNA、蛋白质、脂质体等生物分子，启动由晚期糖基化终产物及受体介导的慢性无菌性炎症反应，导致免疫系统细胞的衰老并参与动脉粥样硬化、高血压、神经退行性疾病等衰老相关疾病的病理过程。ApoE基因型不同，其抗氧化应激、抗炎的作用强弱也不同，不同亚型的ApoE蛋白，其抗氧化作用的强弱也不同，ApoE2的抗氧化作用最强，ApoE4最弱，从而影响衰老相关疾病的发生，影响人类寿限。

（三）*Klotho* 基因与衰老

Klotho 基因是1997年在衰老模型小鼠身上发现的与衰老有关的基因，并用古希腊神话中纺织生命之线女神的名字命名。其分泌型蛋白是一种与衰老有关的激素，与心血管疾病、骨质疏松和糖尿病等衰老相关性疾病的发生发展有关。对 *klotho* 基因多态性的研究，尤其是其单核苷酸多态性的研究是近年衰老相关研究的热点之一。

1. **Klotho 基因结构及蛋白功能** *Klotho* 基因在人和小鼠中定位于第13号染色体，在大鼠中定位于第12号染色体。*Klotho* 基因长50kb，由5个外显子和4个内含子组成。*Klotho* RNA结构中存在一个可变剪切位点，可通过选择性拼接产生两种蛋白产物—分泌型klotho蛋白和膜型klotho蛋白。如果可变剪切位点没有碱基片段的插入，其RNA就是一个完整的结构，包括5个外显子和4个内含子，编码成一种膜型klotho蛋白。如果该剪切位点接受了一个长度50bp碱基片段的插入，该插入序列末尾的两个核苷酸（T和A）就会与外显子4的第一个核苷酸G共同构成一个终止密码TAG，使得RNA由此截断形成一个短的开放阅读框，仅含3个外显子和2个内含子，编码成分泌型klotho蛋白。

人膜型klotho蛋白是一种单次跨膜蛋白，全长1012个氨基酸残基，主要在肾脏、胎盘、小肠和前列腺中表达。膜型klotho蛋白作为成纤维细胞生长因子专性复合受体发挥作用。分泌型Klotho蛋白全长549个氨基酸残基，由于缺乏跨膜结构和胞内结构，以游离的形式发挥作用，存在于人类大脑、海马、肾脏、小肠等多种组织及血清中。分泌型Klotho蛋白作为一种抗衰老激素，调节离子通道、IGF-1受体等细胞表明糖蛋白受体的活性，对多个靶器官发挥作用。

2. **Klotho 基因多态性** *Klotho* 基因的多态性主要体现为单核苷酸多态性（SNPs）。文献报道，*Klotho* 基因共有400多个SNPs，主要位于启动子区、外显子区和内含子区。其中，影响基因转录和蛋白表达的SNPs主要是位于启动子区和外显子区的SNPs，共有31个SNPs，其余的均在内含子内。Dan E Arking等人采用单链构象多态性分析技术和DNA测序技术鉴定出一个 *Klotho* 的等位基因—KL-VS等位基因。该等位基因有6个SNPs，3个位于长度为800bp的外显子2区附近，3个位于外显子2区内。位于外显子2内的3个SNPs中，除了一个是无义突变以外，另外两个碱基突变会导致编码氨基酸的替换，分别是352位苯丙基氨基酸（phenylalanine）和缬氨酸（valine）的替换，即F352V；另一个是370位半胱氨酸（cysteine）和丝氨酸（serine）的替换，即C370S。这6个SNPs处于完全连锁不平衡，并具有明显的种族特异性。*Klotho* 基因也存在其他变异，比如启动子−395存在G-A变异，启动子区G-959C、外显子1区A44C和C234G、外显子4区C2298T等。

3. **Klotho 基因多态性与衰老及相关疾病**

（1）*Klotho* 基因多态性与心血管疾病：研究人员通过构建 *klotho* 基因小鼠模型和对人群进行大样本流行病调查研究证实，*klotho* 基因缺陷与动脉粥样硬化、冠心病、糖尿病、高血压、骨质疏松等衰老相关疾病的发生发展密切相关。*klotho* 基因缺陷的小鼠（kl/kl）出生4周即会出现衰老相关综合征的表现，如动脉硬化、骨质疏松、肺气肿、糖和能量代谢异常、寿命缩短、皮肤萎缩等，并随着年龄的增加而增加，当把外源性 *klotho* cDNA转导给小鼠 1 周后，小鼠衰老相关表现均得到明显改善。klotho 基因敲除后的小鼠表型出现与人类衰老非常相似的变化，而进行基因治疗后又可以恢复正常，这也就证实 klotho 基因在衰老和衰老相关性疾病的发生和发展中起着重要的调节作用。

Arking 等人检测了 KL–VS 等位基因在两组相互独立的无症状冠心病患者中的出现频率，同时比较冠心病的危险因素如血糖、血脂、血压、体重指数、吸烟情况，经过 Logistic 回归分析，证实 KL–VS 等位基因是早发冠心病的独立危险因素。Arking 等人进一步检测了 525 例北欧人中 KL–VS 等位基因的频率，并分析了 KL–VS 基因型与血压、血脂等心血管危险因素的关系，结果发现，KL–VS 基因型与 HDL–C 水平和收缩压相关：与 KL–VS 杂合型（FV）相比，野生型（FF）和纯合型（VV）HDL–C 分别下降了 3.47 和 9.80mg/dl，收缩压升高 6.51 和 8.97mmHg；KL–VS 纯合型和野生型较杂合型相对危险度提高了 4.49 和 2.15 倍。该研究提示 KL–VS 基因与心血管危险因素密切相关，KL–VS 杂合型患心血管疾病的危险度最低。

（2）Klotho 基因多态性与糖代谢：klotho 基因缺陷的小鼠（kl/kl）出生后逐渐出现血糖和胰岛素水平下降且胰岛素敏感性增加，而 klotho 过表达小鼠出现胰岛素抵抗，说明 klotho 基因可能与糖代谢有关。Rhee 在对平均年龄为 51.3 ± 6.9 岁的韩国妇女中的研究发现，调整年龄和 BMI 差异以后，klotho 基因 C1818T 与血糖有关，含 T 等位基因的妇女中血糖水平高于 C 等位基因，胰岛素抵抗指数也明显增高，G395A 则与收缩压有关。另外在日本女性中对 klotho 基因 G395A 和 C1818T 的多态性分析表明，携带 A 和 T 等位基因的人群血糖水平高于分别高于携带 G 和 C 等位基因。上述研究提示 klotho 基因多态性与糖代谢有关，可能是糖代谢的候选基因之一。

4. Klotho 基因抗衰老的分子机制研究　上述研究证实，klotho 基因与衰老相关疾病比如心血管疾病和糖代谢紊乱的发生发展密切相关，那其内在机制是什么呢？研究发现，在体外培养的脐静脉内皮细胞中，klotho 基因表达上调会引起内皮源性 NO 产物的增加，改善内皮功能，舒张血管，降低血压。klotho 蛋白还可以通过 cAMP–PKA 通路上调血管紧张素转换酶（ACE）的表达，调节血管内皮生成因子和 NO 的释放，从而改善内皮功能。Yamamoto 等人对 klotho 基因过表达小鼠和野生型小鼠进行了对照研究，结果发现，klotho 蛋白通过抑制细胞内胰岛素样生长因子 –1（insulin–like growth factor–1，IGF–1）信号转导通路，激活 FoxO 转录因子，诱导超氧化物歧化酶的表达，进而促进氧化应激产物的清除，增强机体的抗氧化应激的能力，降低机体 DNA 损伤，延缓衰老的发生。klotho 基因除了参与调解胰岛素 /IGF–1 信号转导通路，调解机体氧化应激水平以外，还参与调解 FGF23 信号通路，cAMP–PKC，transforming growth factor–β（TGF–β），p53/p21 和 Wnt 信号通路，参与氧化应激、炎症反应、肿瘤的调节过程中，从而影响衰老的发生发展。

（四）免疫相关基因多态性与衰老

衰老涉及氧化应激损伤、糖脂代谢紊乱、DNA 修复和细胞增殖、线粒体单倍型类群及免疫炎性衰老等生物过程。近年来，研究学者注意到，免疫细胞比机体其他细胞更易遭受氧化应激的损伤而出现细胞内重要蛋白质的表达改变，引起身体各器官的功能的衰退，称之为免疫炎性衰老。与衰老和长寿有关的免疫基因有固有免疫基因和获得性免疫基因，前者主要包括 Toll 样受体基因（toll like receptors，TLRs）、环氧合酶（cycloxygenases–2，

COX-2)、趋化因子受体基因、自然杀伤细胞免疫球蛋白超家族的受体基因、甘露糖结合凝聚 -2（mannose binding lectin-2，MBL-2）基因、C 反应蛋白（C-response protein，CRP）和补体因子 H 基因等；后者主要有人类白细胞抗原（human leukocyte antigen，HLA）基因、促炎和抗炎的细胞因子基因。这些免疫相关基因多态性通过调节免疫炎症反应在衰老的发生发展中占据重要作用。

1. 固有免疫基因多态性与衰老

（1）Toll 样受体基因（toll like receptors，TLRs）：TLRs 在固有免疫中起重要作用，主要识别与病原相关的分子模式和细胞 DNA 损伤产生的损伤相关分子模式。TLR4 识别病原脂多糖后，通过 NF-κB 通路激活炎症反应，诱导细胞因子和趋化因子的表达，启动非特异免疫。TLR4 基因 +896A/G（Asp299Gly）单核苷酸多态性与衰老有关。+896G 等位基因能降低该受体信号，是动脉粥样硬化、冠心病、阿尔茨海默病等衰老相关疾病的独立风险因素。*TLRs* 基因 +896G 等位基因在男性百岁老人中出现的频率高于年龄 <55 岁的男性，而在急性心肌梗死男性患者中的频率明显低于同年龄对照组。TLR4+896A 等位基因频率在阿尔兹海默病患者显著高于对照组患者。

（2）环氧合酶（cycloxygenases-2，COX-2）：COX 是花生四烯酸转化为前列腺素、血栓素和环前列腺素等有生物活性的脂质调节蛋白前体的限速酶，也是非类固醇抗炎药物的主要靶点。COX-2 在动脉粥样硬化斑块的巨噬细胞中高表达，其衍生物能抑制 iNOS 活性和促炎因子表达，减少巨噬细胞的迁移。COX-2 基因启动子区 -765GC 的单核苷酸多态性能降低严重动脉粥样硬化的风险。与基因型为 -765G 纯合子的冠状动脉搭桥术患者相比，带有 -765C 等位基因的患者术后 1~4 天血浆 C 反应蛋白水平显著降低。

2. 获得性免疫相关基因多态性与衰老

（1）人类白细胞抗原基因（human leukocyte antigen，HLA）：HLA Ⅰ、HLA Ⅱ基因具有高度多态性，参与获得性免疫反应的调控。HLA Ⅰ、HLA Ⅱ抗原等位基因或单倍型对人类长寿存在特异影响。HLA Ⅰ基因编码 HLA Iα 链，有 3 个常见的突变 C282Y、H63D 和 S65C。在地中海地区，HLA ⅠC282Y 等位基因在女性百岁老人中频率增加。我国上海地区 HLA-A9 与长寿高度关联，年龄大于 90 岁的长寿者 A9 型频率为 38%，显著高于健康青、中年（年龄 20~50 岁，24%）。而 HLA Ⅱ基因对长寿的复杂表型作用不明显。早期在北欧地区长寿老人中的一项调查表明，与对照组相比（男性 n=69，女性 n=81，平均年龄 33.7 岁），男性长寿老人（n=38，平均年龄 93.7 岁）A1-B8-Cw7-DR3 单倍型频率显著高于对照组，但是 A、B、C、DR 位点等位基因频率则无显著性差异。HLA 基因多态性与长寿的关系具有人群特异性，受人群特异的环境及遗传因素共同影响。

（2）细胞因子基因：与衰老和长寿相关的细胞因子基因有促炎细胞因子基因和抗炎细胞因子基因，比如白细胞介素 -2（interleukin-2，IL-2）、干扰素 -γ（interferon-γ，IFN-γ）、肿瘤坏死因子 -α（tumor necrosis factor，TNF-α）、白细胞介素 -10（interleukin-10，IL-10）、转化生长因子（transforming growth factor-β1，TGF-β1）。这些细胞因子的基因多态性通过调节细胞因子的表达水平，从而调节疾病相关的免疫反应类型及强度，参与调解衰老和长寿的发生发展。这些细胞因子相关基因有可能成为长寿和衰老过程中理想的免疫遗传候选标记位点。

第三节 葡萄酒与衰老

衰老（senility）可定义为生物系统在成熟期后的退行性过程，机体退行性改变的不可逆性积累和对疾病的脆弱性增加，最终导致了死亡。衰老具有以下特点：①普遍性：衰老是所有动物生命过程的普遍规律，无一例外，无法对抗和避免；②渐进性：这是个缓慢的发展过程，随着年龄增长衰老程度日趋严重；③内生性：生物的衰老过程及速度都有其物种特异性，但不排除受环境的影响；④有害性：分子和细胞衰老导致组织的功能储备下降和对应激的适应能力降低，机体越来越容易感染疾病，导致死亡。衰老分为生理性衰老（normal aging）和病理性衰老（pathologic aging）两种，生理性衰老是指成熟期后出现的生理性退化过程。病理性衰老是在生理性衰老的基础上，由于疾病等体外因素引起的衰老变化。生理性衰老和病理性衰老之间常同时存在，难以区分。

现代医学表明，衰老的表现如应急能力降低和劳损、损伤和感染、免疫反应衰退、营养不足及代谢障碍是癌症或者慢性病的危险因素，许多慢性疾病都是从中年以后开始发生，也是衰老开始之时，因此，科学家们一致认定，衰老是糖尿病、心脑血管疾病、骨关节病、癌症等一切退行性老年性慢性疾病的总源头，并形象地称之为"老年慢性退行性疾病的总开关"。

一、抗氧化饮品—葡萄酒

葡萄，又有"水果之神"的称号，营养价值丰富、滋补性强。葡萄的果皮、果籽都营养丰富，果皮中含有白藜芦醇、花青素、单宁、类黄酮、果质胶、可溶性食物纤维等；果籽中含有原花青素、葡萄籽油、粗蛋白、粗纤维等。特别是葡萄皮中的白藜芦醇、葡萄籽中的原花青素都高于葡萄的其他部位，有极高的药用价值。

葡萄酒是用新鲜的葡萄或者葡萄汁发酵酿成的酒精饮料。通常分为红葡萄酒和白葡萄酒两种。前者是红葡萄皮浸渍发酵而成；后者是葡萄汁发酵而成的。但是不管哪种葡萄酒，都保留了葡萄的营养成分如：糖、蛋白质、多酚、无机盐、微量元素、有机酸、果胶等。在葡萄的酿制浸渍过程中，不仅葡萄酒中生产了有别于葡萄的新生成分，而且葡萄酒中葡萄的大多数原有营养成分的含量也不同程度的增加，形成了葡萄酒的独特风味和营养价值。

二、抗氧化成分—葡萄多酚

葡萄酒中含有多种有益于人体的化学成分，其中葡萄多酚（GSP）为其主要有效成分，它包括原花青素（proanthocyanidin，PC）和芪类。原花青素成分较为复杂，主要是以儿茶素或表儿茶素为单体缩合而成的聚合物，其中以低聚体（二聚体、三聚体、四聚体）生物活性最强，又称为寡聚体（oligomeric proanthocyanidin，OPC），五聚体以上为高聚体（procyanidolic polymer，PPC），还含有部分单体。此外，芪类主要包括白藜芦醇（resveratrol）及其糖苷类化合物。原花青素广泛存在于自然界中。目前在健康食品中使用的原花青素主要来源于葡萄籽、松树皮及沙棘、野生山楂、苹果等植物中。作为保健食品的原料，葡萄多酚由于其来源主要为食品，同时在长期的使用中，其安全性和有效性获得了确定的认可，而被广泛应用于国内外的食品行业。国外研究表明，原花青素有强抗氧化能力（特别是在水相中），而且发现其抗氧化机制是对亲水性的自由基有捕捉作用。1940年首次发现白藜芦醇，20世纪70年代首次发现葡萄中含有这种物质，后来发现虎杖、花生、桑椹等植物中也含有这种成分。葡萄皮中白藜芦醇的含量最高，为50~100μg/g。国外的大量研究证明，白藜芦醇是葡萄酒（尤其是红葡萄酒）中最重要的功效成分。但是，并不是所有的红葡萄酒中都有这种成分，勾兑酒和劣质酒中是检测不出的。因为白藜芦醇是在紫外线照射下由葡萄产生的一种植物抗毒素，酿制方法对葡萄酒中白藜芦醇含量的影响尤为显著。白藜芦醇在葡萄原料中以顺式结构存在，虽然葡萄原料中白藜芦醇含量较低，但是采用先进的酿造工艺能够使白藜芦醇葡萄糖苷在葡萄糖苷酶的作用下转化为反式白藜芦醇，从而使葡萄酒中的白藜芦醇含量骤然增加。一般认为反式白藜芦醇是红酒抗动脉粥样硬化症和冠心病的重要成分，因此葡萄酒中白藜芦醇含量的高低就成为衡量优质酒或劣质酒的重要指标。白藜芦醇是存在于植物中的天然抗氧化剂，主要通过清除或抑制自由基生成、抑制脂质过氧化、调节抗氧化相关酶活性等机制发挥抗氧化作用的。

三、葡萄多酚的抗衰老作用机制

自由基及其代谢产物引起的脂质过氧化是导致衰老与老年疾病的潜在因素。大量的研究证实，葡萄多酚具有极强的抗氧化及清除自由基活性，其自由基清除能力强于维生素C、维生素E、β-胡萝卜素等。葡萄多酚的自由基清除活性在自由基产生的多个环节起作用：首先，它可以抑制活性氧的产生。研究发现，在大鼠脑呼吸链反应中，白藜芦醇可以和辅酶Q竞争，降低复合物Ⅲ的生成，而这一复合物恰恰是活性氧物质产生的位点，从而减少活性氧的产生。体外实验表明，脂多糖或佛波醇酯均可以诱导巨噬细胞发生炎症，并释放超氧阴离子和过氧化氢，白藜芦醇则可以有效抑制这些自由基的产生。此外，葡萄多酚对金属离子的螯合作用可以阻碍金属离子参与的自由基产生过程。其次，葡萄多酚对自由基具有直接捕获作用。体外实验证明，葡萄籽原花青素参与自由基的电子转移而灭活自由基。同样，原花青素也可以直接和羟自由基、过氧化氢反应，减少氧化应激引起的细胞损伤。白藜芦醇也具类似的作用。再者，葡萄多酚影响酶的生物活性。葡萄籽原花青素可以活化谷胱甘肽过氧化物酶，提高细胞的抗氧化能力；抑制NADH-辅酶Q、琥珀酸-辅酶Q和泛醌醇-色素C还原酶的活性，从而中断电子的转移，保持细胞色素C的还原态，减少活性基团的产生。白藜芦醇显著降低呼吸链中ATP酶活性，减少呼吸链中活性氧的产生。最后，葡萄多酚对DNA合成和基因表达产生作用，通过抑制自由基诱导的核转录因子NF-κB的活性，减轻DNA的氧化损伤。

四、葡萄酒抗衰老的临床应用

葡萄酒是目前世界上较为推崇的健康饮品，其中含有的原花青素、白藜芦醇抗氧化功效明显，可以防治多种疾病，对人类的健康及衰老预防有着重大的意义。总结起来，葡萄酒具有以下若干方面的防治功效。

（一）防治心血管疾病

大量研究表明，自由基与动脉粥样硬化密切相关，自由基引起脂质过氧化形成脂质过氧化物（LPO），LPO直接损伤内皮细胞，导致内皮细胞的退行性变化和通透性改变，而

LPO 的产物丙二醛 MDA 极易修饰低密度脂蛋白，形成的 MDA–LDL 复合物能被单核巨噬细胞受体所识别，内饮后形成泡沫细胞。体外研究比较慢，自由基反应引起 LPO 增加是影响血液流变性的重要因素。前列环素 PGI_2 和血栓素 TXA_2 对 AS 的发生发展具有重要意义，又可刺激 TXA_2 的合成，从而引起 PGI_2/TXA_2 平衡失调，导致血小板聚集和血栓形成，最终发生动脉粥样硬化。心肌缺血再灌注时氧自由基大量产生与急性堆积，以不同方式造成细胞急性或者慢性损伤。Burton 等研究自由基拮抗剂对心肌梗死损伤程度的影响，研究发现 SOD、CAT 及含硒酶 GSH–Px 含量的亚硒酸钠均可不同程度减少心肌梗死面积。此外，多项研究发现，自由基参与充血性心力衰竭的形成和发展，心衰时各个病理过程均可导致自由基的大量产生。葡萄酒的强大自由基清除作用是其保护心血管的最重要机制之一。

按照葡萄酒内不同成分来讲，原花青素和白藜芦醇均在抗氧化作用之外具有多方面的心血管保护机制。原花青素的作用机制为：①对细胞凋亡的抑制作用：活性氧自由基损伤细胞膜脂质、蛋白及细胞核 DNA，引起氧化损伤，并通过激活细胞内丝裂原蛋白激酶 JNK，最终导致凋亡发生。原花青素预处理可以降低 ROS 含量阻止凋亡发生。②血管舒缩调节作用，Fitzpatrie 等研究证明，原花青素通过刺激血管内皮细胞一氧化氮（NO）合成酶的活性，增加 NO 水平。NO 与肾上腺素和去甲肾上腺素相互作用，抑制血管收缩，产生血管舒张作用。③酶抑作用，胶原蛋白、弹性蛋白、透明质酸是构成血管内壁及皮肤真皮组织的重要组成成分，它们具有维持血管弹性、防止动脉硬化等重要作用。研究表明，原花青素有血管舒张功能。原花青素可对胶原酶、弹性酶、透明质酸酶等产生抑制作用，从而保护胶原蛋白、弹性蛋白、透明质酸不被降解，使得血管强韧有弹性。④对细胞能量代谢的影响，增加线粒体的氧耗，加快能量代谢，因而降低三酰甘油和游离脂肪酸的浓度，减少脂质沉积。在缺血损伤早期，细胞缺血缺氧导致的线粒体活动减弱、ATP 含量下降等对损伤起着关键作用。

白藜芦醇主要从以下几方面发挥心血管保护作用：①抗氧化和自由基清除，白藜芦醇与其他多酚类化合物一样，具有显著的抗氧化和自由基清除能力。它在体外的抗氧化、自由基能力较低，但是在体内却表现出强抗氧化性，并主要通过诱导 NO 合成发挥作用，NO 比超氧化物歧化酶 SOD 对 O_2^- 的亲和性更高，并且能与 SOD 竞争清除 O_2^-。在自由基作用下容易发生脂质过氧化，并造成生物膜结构破坏，影响细胞功能。研究表明，白藜芦醇能有效抑制脂质过氧化。Frankel 等最早发现反式白藜芦醇能抑制 Cu^{2+} 诱导的极低密度脂蛋白胆固醇过氧化，进一步研究表明，白藜芦醇较之其他多酚类化合物，如儿茶素、表儿茶素和槲皮素抑制 Cu^{2+} 诱导的 LDL 氧化作用更为明显，主要在于白藜芦醇具有很强的 Cu^{2+} 螯合能力。另外，白藜芦醇还能增加细胞内抗氧化酶如谷胱甘肽过氧化物酶、谷胱甘肽还原酶和谷胱甘肽 –S– 转移酶的水平，增强细胞抗氧化能力。②调节脂质代谢，给大鼠喂饲含有 0.025% 白藜芦醇的高脂膳食 8 周后，血清总胆固醇和三酰甘油均显著下降，血清载脂蛋白 ApoB 和胆固醇酯转运蛋白均明显降低，同时载脂蛋白 ApoAI 和 ApoAI/ApoB 比值明显升高，羟甲基戊二酸单酰辅酶（HMG–CoA）还原酶 mRNA 表达水平也显著下调。③心血管舒张功能，白藜芦醇具有广泛的舒张血管功能，能有效改善微循环，并主要通过诱导 NO 产生，以 cGMP 依赖方式发挥调节作用。动物模型均证实了这一点。④抗血小板聚集，血小板聚集与花生四烯酸代谢产生的类二十烷酸有关。花生四烯酸可通过环氧合酶代谢生成舒血管的环素 PGI，同时生成缩血管和促凝血作用的血栓烷素 TXA_2，并可通过脂氧合酶 LOX 代谢产生各种羟氨基和白三烯 LT，其中 LT4 是最重要的促进血小板凝集和炎症反应的介质。研究表明，白藜芦醇能够抑制 LOX 代谢产物和 TXA_2 的生成。⑤抗炎作用，研究表明，白藜芦醇能够显著减少心肌缺血－再灌注后炎症介质如可溶性胞内黏附分子（sICAM-1）、内皮性白细胞黏附分子（sE-selectin）、血管细胞黏附分子 1（sVCAM-1）等的表达。

（二）改善神经退行性疾病

衰老是许多神经退行性疾病的危险因素，包括阿尔茨海默病和帕金森氏病。而且，随着人口衰老，这些神经退行性疾病的发生也明显增加。除外衰老的因素，大多数退行性疾病的特征是神经元死亡。氧化应激在进行性神经元死亡中起到重要作用。脑组织氧耗较大，因此更易于受到氧化应激损伤，产生大量活性氧成分。Orgogozo 等人研究发现，适量饮用红酒可降低阿尔茨海默病的发生。

大量研究表明，红酒中的黄烷醇可以保护神经。儿茶素（黄烷醇的一种）可以防止内源性神经毒素诱发的帕金森氏病过程中的脑损伤。儿茶素和表儿茶素没食子酸酯也显示出抑制神经炎症的能力，并且可以减轻和抑制小胶质细胞和 / 或星形胶质细胞的活化，这个过程与诱导神经元细胞凋亡的介质产生有关。此外，许多研究表明，儿茶素衍生物可延缓神经变性疾病如阿尔茨海默氏症的发病，通过多种不同机制，如铁螯合剂、自由基清除剂和促存活的调节基因。

大鼠脑组织中的其他研究表明，葡萄籽提取物富含原花青素可能防止病理与年龄相关的氧化性脑损伤。美国 Tufts 大学的研究报告证明，原花青素能够降低随年龄增长而发生的脑部的自由基伤害，可有效预防阿尔茨海默病症的发生。研究证实，原花青素通过抗氧化能力调节 AGEs/RAGE/NF-kappaB 通路，保护大脑皮质，可以改善大脑中控制认识和协调功能的神经中枢区域的功能。

杨梅黄素，槲皮素，山奈酚和偶联物是葡萄酒中的主要黄酮醇。初步结果表明，黄酮醇可以通过血－脑屏障。此外，大量的研究表明，黄酮醇对氧化应激诱导的神经元毒性有明显保护作用。在阿尔茨海默病，β 淀粉样肽的胞外积累导致神经元损伤。已经有研究发现，用槲皮素预处理体外培养的原代海马显著减弱 Aβ 诱导的毒性，脂质过氧化，蛋白质氧化和细胞凋亡。在脑缺血，钙调节障碍是神经元细胞死亡和脑损伤的主要加剧因素。槲皮素对缺血性损伤有明显保护作用。事实上，槲皮素能够治疗减少缺血活化的钙依赖蛋白酶所造成的血影细胞碎片和抑制酸介导的细胞内钙水平。

葡萄酒中含有五种花青素：二甲花翠素，花青素，飞燕草，peonidin 和 petunidin。二甲花翠素是红葡萄酒中含量最多的花青素。花青素也具有神经保护作用，一些种类的花青素可以透过血脑屏障并且分散在中枢神经系统。花青素的神经保护作用包括降低年龄相关的氧化应激和改善认知功能。它们通过抗氧化应激，DNA 断裂和脂质过氧化在小鼠大脑起到保护神经作用。

在神经系统，白藜芦醇不仅表现出显著的自由基清除能力，另有研究发现，白藜芦醇及其衍生物可以在不同动物模型对抗神经细胞功能障碍和死亡。白藜芦醇可以穿过血－脑屏障，在脑损伤时表现出保护作用。众多的机制可能强调对白藜芦醇对 Aβ 诱导的神经毒性的保护作用。白藜芦醇可以通过诱导蛋白酶降解阿尔茨海默病产生的肽类降低细胞内的 Aβ 水平。体外研究也已经发现白藜芦醇等芪类抑制 Aβ 原纤维形成。

（三）防治恶性肿瘤

肿瘤的发生与多种因素有关，如化学、物理、生物、遗传等，但是以化学因素最为重要。国际癌症研究中心提出，80%~90% 的人类肿瘤是由化学物质所引起的。大部分化学致癌物质在其代谢为最终致癌物的过程中都有产生自由基的中间过程。国外研究还发现肿瘤细胞可产生超氧阴离子，而许多肿瘤病人的瘤细胞中自由基清除系统存在障碍。自由基参与人体的癌变过程，主要是自由基引起致癌物质在人体内的扩散和连锁反应，攻击 DNA 造成多种形式的损伤，从而诱发肿瘤形成。

原花青素主要通过清除自由基抗氧化作用，抑制肿瘤细胞增殖和诱导肿瘤细胞凋亡，阻滞细胞周期，调节核因子 NF-kappaB 的活性及其目标基因的表达等，达到其抗癌作用。梁慧敏等以不同剂量原花青素与人肝癌细胞 SMMC27721 共培养，MTT 法检测增殖抑制效果，发现当原花青素浓度在 20~60μg/ml 范围内可抑制细胞增殖，且抑制率随着浓度增加而增高。Engelbrecht 等研究发现随着原花青素浓度增大（0~100μg/ml），CaCo 结肠癌细胞生长抑制率越大，肿瘤抗凋亡能力明显减弱，肿瘤细胞出现程序性死亡。此外，在肺癌细胞、膀胱癌细胞、宫颈癌细胞、前列腺癌细胞、白血病细胞等都发现原花青素的促肿瘤细胞凋亡作用。

目前研究表明，白藜芦醇在宫颈癌、肝癌、结肠癌和胃癌等恶性肿瘤的治疗和预防方面都有积极的作用。白藜芦醇抗肿瘤作用主要体现在抑制癌细胞增殖、促进凋亡、调控转移和侵袭方面。在基因水平上，白藜芦醇主要干预癌细胞中与癌变紧密相关的信号转导通路，进而上调或者下调癌变相关基因的表达来抑制癌细胞的增殖、降低癌细胞的侵袭转移能力或促进癌细胞的凋亡。白藜芦醇也可以通过影响血管的形成来抑制肿瘤的形成。

白藜芦醇在不同环节作用于肿瘤的发生、发展、侵袭、转移。①预防癌症的发生，氧化损伤是导致基因突变引发癌症的重要途径之一。陈小平等的研究认为白藜芦醇可以降低人非小细胞肺癌 SPC-A-1 细胞内 ROS 的含量，并能上调超氧化物歧化酶（SOD）活性并降低丙二醛（MDA）含量。动物实验显示，注射环磷酰胺（cyclophosphamide，CTX）致小鼠骨髓嗜多染红细胞微核大量增多，但预先灌喂白藜芦醇可使 CTX 诱发的微核率显著下降，细胞染色体得到一定程度的保护。新生血管是肿瘤发生的必要环节。李东升等认为白藜芦醇在体外能明显抑制内皮细胞管状结构的形成，表明白藜芦醇具有明显抗血管新生效应。②抑制肿瘤细胞增殖。不同浓度的白藜芦醇对不同种类的癌细胞会产生不同程度的抑制作用。白藜芦醇抑制癌细胞的增殖主要是通过抑制肿瘤细胞内 DNA 的合成、阻滞细胞周期、抑制端粒酶活性和干预细胞增殖相关的信号转导通路。Ahmad 等报道人表皮癌 A431 在白藜芦醇作用后停滞在细胞的 G1 期，不能完成从 G1 期至 S 期的转化，并且是不可逆的。朱振勤等以 HeLa 细胞做体外实验证明白藜芦醇能抑制 HeLa 细胞增殖并阻断 HeLa 细胞由 S 期向 G2 期转变。③抑制肿瘤细胞的侵袭与转移。白藜芦醇除了可以抑制癌细胞的增殖，还可以抑制癌细胞的侵袭。用白藜芦醇作用于两株不同侵袭能力的乳癌细胞，侵袭能力强的细胞株比侵袭能力差的细胞株受到的抑制作用更明显。这说明白藜芦醇对癌细胞的侵袭能力确实有一定的影响。白藜芦醇抑制癌细胞侵袭主要有以下 3 个方面：第一，白藜芦醇能够明显抑制宫颈癌细胞基质金属蛋白酶 -2 基因（MMP-2）及细胞基质金属蛋白酶 -9 基因（MMP-9）的表达水平及相关酶的活性，提高基质金属蛋白酶组织抑制剂 -1 基因（TIMP-1）及基质金属蛋白酶组织抑制剂 -2 基因（TIMP-2）的表达水平及其相关酶的活性，降低 MMP/TIMP 值，抑制宫颈癌侵袭。第二，白藜芦醇能够抑制钾氯协同转运子基因 -1（KCC-1）及蛋白的表达水平，KCC-1 能维持肿瘤细胞自稳状态。白藜芦醇可通过破坏宫颈癌细胞的自稳状态，抑制肿瘤细胞的侵袭。第三，癌细胞的转移首先是癌细胞从原发灶的脱落进而侵袭周边的组织。白藜芦醇能够调节 β 连接素在细胞中的表达，使细胞黏附在一起，控制了癌细胞的转移。④促进癌细胞的凋亡，白藜芦醇诱使肿瘤细胞凋亡涉及的转录因子、蛋白质等错综复杂。其中 caspases 是一组与细胞凋亡密切相关的半胱氨酸蛋白酶。Nakagawa 等报道高剂量白藜芦醇（≥ 44µmol/L）可增加人乳腺癌细胞株 KPL-I，MCF-7（雌激素受体阳性）及 MKL-F（雌激素受体阴性）的促凋亡基因（Bax）及促凋亡蛋白的表达，同时减少抗凋亡基因（Bcl-x1）的表达，激活 caspase-3，导致细胞凋亡。

（四）预防糖尿病慢性并发症

在高血糖刺激下自由基会通过多种途径产生。氧自由基可以通过脂质过氧化损伤、糖基化作用、促使 DNA 断链、抑制 ATP 合成及刺激炎症细胞及 β 细胞反馈性增加，自由基产生等不同方式和途径损伤胰岛 β 细胞和（或）诱发胰岛素抵抗，在糖尿病的发病机制中有着重要影响。

王颖等研究发现，经口给予小鼠葡萄籽原花青素 28 天后，高剂量组小鼠全血和肝组织中 SOD 和 GSH-Px 活性均明显高于模型组，中、高剂量组小鼠全血和肝组织中丙二醛含量均明显低于模型组，这提示 GSPE 对糖尿病小鼠具有明显的抗氧化保护作用。葡萄籽原花青素可提高糖尿病大鼠脑缺血后脑组织的 SOD 活性，使得 NO 的产生减少。原花青素对糖尿病心肌病具有保护作用，其可能机制与抑制糖尿病大鼠 AGEs-RAGE、NF-κB 和 CTGF 蛋白表达有关。此外，大量研究也表明 GSPE 对肾脏、胰岛都有保护作用。

傅松波等研究了白藜芦醇对糖尿病大鼠肾脏超微结构的影响发现，对实验性糖尿病大鼠全身和肾脏局部的氧化应激状态可以显著抑制糖尿病大鼠肾小球体积增大和毛细血管基底膜增厚，通过对超微病理学结构的改变，从而减少尿微量白蛋白的排泄、降低血 BUN 和 Cr，改善肾功能。另有研究表明，白藜芦醇抗 STZ 诱导的大鼠糖尿病心肌纤维化，其机制可能与抑制 TGF-β1/Smad2、NF-κB 信号通路和激活 Nrf2 信号通路相关。此外，白藜芦醇抑制糖尿病血管平滑肌细胞增殖和 NF-κB 核转位。白藜芦醇还可通过降低空腹血糖、房水葡萄糖及血浆三酰甘油水平，抑制 VEGF 高表达而改善糖尿病视网膜血管的结构和功能异常。

（五）防治白内障、青光眼

白内障的发生与多种因素有关，其中自由基损伤是白内障发生的重要原因之一。在白内障中，大量 ROS 和 RNS 产生，造成晶状体上皮细胞的结构和功能损伤，并由此破坏晶状体上皮层的屏障功能，促进蛋白质的构象发生改变，引起蛋白质交联、聚积，最终导致晶状体混浊。青光眼是一组以特征性视盘改变和进行性视野丧失为特征的视神经病变，其组织病理学改变是视网膜神经节细胞凋亡和轴突丧失。研究发现，高眼压、血管失调这些青光眼相关因素都与自由基损伤、局部缺氧有关。视网膜神经节细胞凋亡、小梁网细胞细胞外基质堆积、细胞死亡、细胞骨架结构紊乱等都与氧化应激密切相关。

原花青素作为纯天然的抗氧化剂在眼科中的应用广泛而深入。原花青素具有非常强的抗氧化活性，能有效清除眼内代谢及损伤产生的自由基，抑制或延缓白内障的发展。

Muthenna 等在研究肉桂原花青素提取物 B_2 对大鼠糖尿病性白内障的影响中，发现原花青素提取物 B_2 能够有效地清除氧自由基，从而达到抑制糖尿病性白内障的发生及发展。而 Jia 等在研究葡萄籽原花青素提取物对人晶状体上皮细胞的影响中，发现原花青素能有效地减少过氧化氢导致的氧化损伤，其机制可能是通过减少 NF-κB 及丝裂原活化蛋白激酶（MAPK）蛋白的活性表达来保护晶状体上皮细胞，从而抑制糖尿病性白内障的发生及发展。原花青素具有超强的抗氧化作用，能够提高视网膜组织中超氧化物歧化酶的活性，拮抗钙离子超载，降低一氧化氮及谷氨酸对视网膜的毒性作用，减轻视网膜组织水肿，减少视网膜神经节细胞的凋亡，延缓青光眼病情的发展。视网膜疾病中常见的是高血压、动脉硬化及糖尿病引起的视网膜动、静脉阻塞及糖尿病视网膜病变。而原花青素具有超强的抗氧化能力，对糖代谢及脂代谢有良好的调节作用，能够保护血管内皮细胞，减轻视网膜的水肿，营养视神经节细胞。刘莹等用眼内灌注法形成高眼压建造大鼠视网膜缺血再灌注损伤模型，这说明了原花青素对大鼠视网膜缺血再灌注损伤具有保护作用。Ogawa 等在蓝光诱导视网膜感光细胞损伤的实验研究中发现原花青素不仅可以减轻和延缓小鼠视网膜光化学损伤导致的感光细胞的凋亡，其机制可能是通过抑制蓝光诱发感光细胞内过多氧化物质的生成及增强对自由基的清除作用，从而发挥对视网膜细胞的保护作用。

白藜芦醇能够增加视网膜抗氧化酶活性和抗氧化物质 GSH 和 AsA 含量，从而可以减轻青光眼视网膜的氧化应激损伤。另有研究发现，白藜芦醇对老年大鼠晶状体脂质过氧化及抗氧化能力有影响，发现白藜芦醇能保护晶状体免受自由基的损伤。

（六）防治消化道炎症

红酒中的一些多酚物质很难在胃中消化，到达肠腔时还是天然复合物。通常来讲，多酚类物质以结合形式摄入，一旦在肠腔多酚直接跨越肠道屏障并且通过肠细胞代谢，或者可能作为一个细菌代谢的底物。葡萄酒酚类物质的活性可能由于它们与微生物生长相作用，在肠道内抑制有害菌和刺激有益菌，特别是乳酸菌和双歧杆菌；这种影响依赖于细菌浓度/类型，种类，特殊的肠道与个人体质。红酒多酚的保护作用的主要原因是它们的抗氧化性能，直接作为自由基清除剂，或间接地通过作用于特定炎症分子参与细胞的氧化还原信号传导。这些分子包括：COX-2 的 iNOS，ILs，转录因子，Nrf2，NF-κB 和激活蛋白1。

红酒中的白藜芦醇被用于抑制动物结肠炎模型，众所周知，结肠炎可诱导结肠癌发生。给 FischerF344 大鼠［用硫酸葡聚糖钠（DSS）诱导的实验性结肠炎模型］喂食低剂量的白藜芦醇，约等于一个体重 70 公斤人的日常饮食含量，表现出黏膜炎症标记物水平的降低，如前列腺素 E（PGE）-2，COX-2 和 PGE 合酶-1，及结肠黏膜病理结构的改变，特异性地诱导双歧杆菌和乳酸菌，并且减少大肠埃希菌。用白藜芦醇治疗结肠炎 C57BL/6 小鼠模型也显示，中性粒细胞百分比降低和肠系膜淋巴结和结肠固有层的表达 TNF-α 和 IFN-γ 的 T 淋巴细胞以及 SIRT-1 蛋白质的增加。有趣的是，生产葡萄酒和葡萄果汁工业副产品的葡萄籽提取物粉末，由于具有高浓度的花青素，还能够减少 DSS 诱导的结肠炎大鼠组织严重度评分。

尽管红酒在动物试验中表现出卓越的胃肠道保护作用，但在人体上的证据仍相对不足，因为目前仍缺乏大量临床试验，任何一个关于红酒在人体消化道有益结果的得出必须权衡乙醇消耗带来的不利影响。

（七）防治免疫反应

过敏本质上是机体免疫能力低下以及大量自由基的氧化破坏作用使肥大细胞和嗜碱粒细胞不稳定、变性，在过敏原的刺激下，细胞膜破裂，致敏介质释放造成的。原花青素通过以下作用抗过敏：①其抗氧化能力是维生素 C 的 20 倍，维生素 E 的 50 倍，快速、有效清除自由基，稳定肥大细胞和嗜碱粒细胞，使它们即使在很强的过敏原的作用下，也不释放组胺、白三烯、5- 羟色胺等慢反应物质，从而阻断了过敏的发生。②原花青素可以和胶原蛋白、硬弹性蛋白结合，使得肥大细胞和嗜碱粒细胞的细胞膜上形成一层抗氧化的保护层，起到修复和保护细胞的作用，提高了鼻黏膜、支气管平滑肌、皮肤组织等机体组织对过敏原的耐受性。③原花青素具有调节体液免疫的作用，改善过敏体质。④原花青素对产生组胺的酶 - 组胺酸脱羟酶有抑制作用，这种抑制作用抑制了组胺的释放。

大部分风湿性疾病与免疫炎症、细胞凋亡等有重要联系。研究发现，白藜芦醇可能通过以下作用治疗类风湿性关节炎：①抗炎作用：对免疫细胞双向调节作用，通过 CD4+CD8+T 细胞发挥作用，低浓度 0.625~2.5mg/L 白藜芦醇刺激 T 细胞自然杀伤（NK）细胞活性，高浓度 5~10mg/L 是抑制 T 细胞和 NK 细胞活性；白藜芦醇对环氧化酶 -2（COX-2）和诱导型一氧化氮合酶（iNOS）的抑制；白藜芦醇对细胞因子的抑制；白藜芦醇抑制趋化因子、黏附分子的表达；白藜芦醇对基质金属蛋白酶的抑制。②抗增殖的作用：主要机制有以下几方面：抑制 DNA 合成；阻滞细胞周期；抑制端粒体酶；诱导细胞凋亡。不仅如此，目前研究发现，白藜芦醇对骨关节炎、血管炎及雷诺氏综合征、炎性肠病等都有治疗效应。

第四节　中药抗衰老的临床应用

一、抗衰老中药的药理分析

中药是由动植物以及一些矿物质经过提炼得到的活性物质群，具有抗衰老能力的活性成分较多，例如苷类、多酚类、氨基酸类、多糖类等，这些成分均能够起到延缓衰老的作用。其药理作用如下。

（一）清除过剩自由基

随着年龄的增加，机体产生抗氧化剂和氧化酶能力的逐渐下降，同时人体中的自由基成分随着衰老程度的加重不断增多，而体内将这些自由基清除的系统已经无法有效将其多余部分清除，血清中过氧化脂质（LPO）升高，组织脂褐素沉积过多，氧化物歧化酶（SOD）活性下降，这些不利因素加速了衰老进程。实验证明，许多中药能够减少自由基的产生或清除过剩的自由基，从而起到延缓衰老的目的。例如当归、五味子、黄精、枸杞、银杏叶、女贞子、白果等，能够清除身体中分泌过多的自由基。

（二）增强免疫力

免疫力是人体强大的天然屏障，中医提出"正气存内，邪不可干"，指出若机体免疫力强大，身体正气充沛，邪气便不会侵犯人体，可见免疫力对人体的保护作用已被前人所认识。当人体正常的免疫系统运转时，能够充分发挥机体中分子与细胞的调节作用，保证机体各脏腑功能协调，从而起到延缓衰老的作用。传统中药中，大多数补虚类的药物均有增强免疫力的作用，在众多中药材中不乏增强免疫力的有效药材，例如冬虫夏草能够促进特异性抗体的生成；人参中的人参皂苷能够增强体液免疫以及细胞免疫，帮助形成免疫抗体；阿胶对于活化细胞效果较好。

（三）延长细胞寿命

细胞是人体的基本组成单位，细胞活性的强弱，直接影响了人体的衰老程度，细胞活性强，则皮肤光滑富有弹性，各脏腑功能强盛，不易发生器质性病变；反之，细胞活性减弱，则皮肤松弛伴色素沉着，脏腑机能减退，提前进入衰老状态。实验研究证明，在修复DNA 损伤方面，中药材熟地的水煎液能够增强过氧化氢酶以及超氧化物歧化酶的活性，同时加强将活性氧清除的能力，从而提升 DNA 损伤修复功能，达到延缓衰老的效果。以绞股蓝为首的中药，能够增强机体内细胞活性，将组成生物体的细胞繁殖传代延长。

（四）调节内分泌功能

内分泌功能的减退在现代衰老学说中占有重要的地位。中药可多层次、多环节地改善和提高老年人的内分泌功能，显著增加淋巴细胞糖皮质激素受体，增加唾液皮质醇浓度，促进肾上腺皮质功能，从而改善和平衡老年人内分泌水平，延缓人体衰老。常见能够调节内分泌功能的中药有附子、菟丝子、人参、杜仲、冬虫夏草、补骨脂、肉苁蓉等。

（五）促进物质代谢

物质代谢功能减退，是衰老的另一表现。由于老年人的基础代谢水平降低，造成机体物质代谢功能减退，使有害物质在体内堆积，不能及时排出体外，导致衰老的加速形成。实验证明，许多中药如：麦冬、枸杞、人参、决明子、灵芝、女贞子、山药、地黄等，均有促进机体物质代谢、防治老年代谢紊乱及其他各种慢性病的作用。

总之，人体衰老是一个渐进的过程，合理利用中药可以明显地减缓这一进程，这不仅在理论上可行，而且在实践中也得到了证实。可以相信，随着人类对衰老机制研究的深入和延年中药的不断发掘，必将对人类的延年益寿，改善老年人的生活质量起到积极的作用。

二、常见抗衰老中药

（一）补虚药

凡能补虚扶弱，纠正人体气血阴阳虚衰的病理偏向，以治疗虚证为主的药物，称为补虚药。本类药物能够扶助正气、补益精微，根据"甘能补"的理论，故大多具有甘味。

补虚药具有补虚作用，可以主治人体正气虚弱、精微物质亏耗引起的精神萎靡、体倦乏力、面色淡白或萎黄、心悸气短、脉象虚弱等。具体地讲，补虚药的补虚作用又有补气、补阳、补血与补阴的不同。分别主治气虚证、阳虚证、血虚证和阴虚证。

现代药理研究表明，补虚药可增强机体的免疫功能，产生扶正祛邪的作用。在物质代谢方面，补虚药对肝脏、脾脏和骨髓等器官组织的蛋白质合成有促进作用，或改善脂质代谢、降低高脂血症。对神经系统的作用，主要是提高学习记忆功能。并可调节内分泌功能，改善虚证患者的内分泌功能减退。本类药还有延缓衰老、抗氧化、增强心肌收缩力、抗心肌缺血、抗心律失常、促进造血功能、改善消化功能、抗应激及抗肿瘤等多方面作用。因其具有以上作用，临床上多用此类药物加减配伍，达到抗衰老的治疗目的。常见的中药有：

1. 熟地 为玄参科植物地黄（*Rehmannia glutinosa* Libosch）的块根，经加工炮制而成，通常以酒、砂仁、陈皮为辅料经反复蒸晒，至内外色黑油润，质地柔软粘腻。切片用，或炒碳用。熟地性甘，微温。归肝、肾经，具有补血养阴，填精益髓的功效。

本品性温质润，补阴益精以生血，是养血补虚的要药。与当归、白芍、川芎同用，可治疗血虚导致的面色萎黄，头晕目眩，心悸失眠，月经失调等诸证，如四物汤（《和剂局方》）。熟地入肾经故能滋补肾阴，填精益髓，为补肾阴之要药。古人云其能够"大补五脏真阴""大补真水"。在养生防护、抗衰老的治疗中发挥重要的作用，如以熟地为主药的左归丸和六味地黄丸等补肾滋阴药已有研究报道可以改善学习记忆功能。若与山药、山茱萸等同用，可治疗肝肾阴虚导致的腰膝酸软、遗精、盗汗、耳鸣、耳聋及消渴等老年常见病，其补肝肾、益精髓的效果显著，如六味地黄丸（《小儿药证直诀》）。与何首乌、牛膝、菟丝子等配伍，治精血亏虚过早衰老导致的须发早白，如七宝美髯丹（《医方集解》）；与龟甲、锁阳、狗脊等配伍，可补精益髓、强筋壮骨。《本草纲目》即有："填骨髓，长肌肉，生精血，补五脏内伤不足，通血脉，利耳目，黑须发，男子五劳七伤，女子伤中胞漏，经候不调，胎产百病。"的记载。

现代研究显示，熟地的有效成分最主要的是甘露三糖和 5- 羟甲基糠醛。其中甘露三糖具有促进造血细胞的增殖、提高免疫力、降血糖、抗肿瘤等作用。熟地提取液能显著提高小鼠脑组织超氧化物歧化酶（SOD）和一氧化氮合成酶（NOS）的活力，增加一氧化氮含量；熟地有提高记忆能力、延缓脑组织衰老的功能。熟地的氯仿及乙醇提取液均能明显提高 D- 半乳糖诱导的衰老模型小鼠脑组织中 NOS 和 SOD 活性，使 NO 含量增加，过氧化脂质（LPO）含量明显降低，从而发挥延缓衰老的作用。

2. 何首乌 为蓼科植物何首乌（*Polygonum multiflorum* Thunb.）的块根。我国大部分地区有出产。秋后茎叶枯萎时或次年未萌芽前掘取其块根。削去两端，洗净，切片，晒干或微烘，称生首乌，若以黑豆煮汁拌蒸，晒后变为黑色，为制首乌。首乌性苦、甘、涩，微温。归肝、肾经。制首乌能够补益精血；生首乌则具有解毒，截疟，润肠通便的功效。制何首乌善补肝肾、益精血、乌须发，与熟地黄、当归、酸枣仁等同用，可治疗血虚萎黄，失眠健忘；与当归、枸杞子、菟丝子等同用，可治疗精血亏虚引起的腰膝酸软、头晕眼花、须发早白及肾虚无子等各种早衰症状，如七宝美髯丹（《积善堂方》）；与桑椹、黑芝麻、杜仲等配伍，用于治疗肝肾亏虚引起的头晕目花，耳鸣耳聋，如首乌延寿丹（《世补斋医书》）。若年老体弱之人血虚肠燥便秘者，可用生首乌，与肉苁蓉、当归、火麻仁等同用以润肠通便。《开宝本草》：即有"久服长筋骨，益精髓，延年不老。"的记载。

现代研究证明，用含有 0.4%、2% 首乌粉的饲料给老年鹌鹑喂食，能明显延长其平均生存时间，延长寿命。何首乌水煎液给老年小鼠和青年小鼠喂服，能显著增加脑和肝中蛋白质含量；对脑和肝组织中的 B 型单胺氧化酶活性有显著抑制作用，并能使老年小鼠的胸腺不致萎缩，甚至保持年轻的水平。同时何首乌能与胆固醇结合，降低血清胆固醇水平，减轻动脉粥样硬化病。边晓丽等采用邻苯三酚自氧化体系及 Fenton 反应体系证实何首乌水提液能清除超氧阴离子自由基和羟自由基，抑制脂质过氧化。何首乌不仅能增强机体的特异性免疫，还能促进机体的固有免疫，充分发挥机体抗衰老的作用。

3. 当归 为伞形科植物当归 [*Angelica sinensis*（Oliv）Diels.] 的根。主产于甘肃省东南部的岷县（秦州），产量多，质量好。秋末采挖，除尽芦头、须根，待水分稍行蒸发后按大小粗细分别捆成小把，用微火缓缓熏干或用硫黄烟熏，防蛀防霉切片生用，或经酒拌、酒炒用。本品性甘、辛，温。归肝、心、脾经。具有补血调经，活血止痛，润肠通便的作用。

本品甘温质润，长于补血，为补血之圣药。《医学启源》记载："当归气温味甘，能和血补血，尾破血，身和血。"气血两虚者，常配黄芪、人参补气生血，如当归补血汤（《兰室秘藏》）、人参养荣汤（《温疫论》）；若血虚萎黄、心悸失眠，常与熟地黄、白芍、川芎配伍，如四物汤（《和剂局方》）。本品能够补血活血，调经止痛，治疗血虚血瘀，月经不调，经闭，痛经者，常与补血调经药同用，如《和剂局方》的四物汤，既为补血之要剂，又为妇科调经的基础方；若兼气虚者，可配人参、黄芪；若兼气滞者、可配香附、延胡索；若兼血热者，可配黄芩、黄连，或牡丹皮、地骨皮等。

现代药理学研究发现，当归还具有抗炎、清除氧自由基、增强免疫功能等作用。当归多糖对 D− 半乳糖致衰老小鼠模型有很好的抗衰老作用。高瑞英等对当归提取物的自由基清除、亚铁离子络合及酪氨酸酶活性抑制能力进行体外实验，发现当归 50% 醇提取液自由基清除率最高达到 80.2%，铁离子络合率最高达到 41.4%，酪氨酸酶抑制率最高达到 25.1%。表明当归提取物具有较好的抗皮肤老化和美白双重功效。

4. 黄精 为百合科植物黄精（*Polygonatum sibiricum* Red）的根茎。主产于河北、内蒙古、陕西等地。春秋二季采挖，洗净，置沸水中略烫或蒸至透心，干燥，切厚片用。本品性甘，平。归脾、肺、肾经。具有补气养阴、健脾、润肺、益肾的功效。

黄精性平，《本草纲目》记载能够："补诸虚，填精髓。"其不仅能补益肺肾之阴，而且能补益脾气脾阴，有补土生金、补后天以养先天之效，治疗肺金气阴两伤之干咳少痰，多与沙参、川贝母等药同用。本品能补脾益肾，延缓衰老，对于改善头晕、腰膝酸软、须发早白等早衰症状，有一定疗效：如黄精膏方（《千金方》）单用本品熬膏服。亦可与枸杞、何首乌等补益肾精之品同用。

黄精多糖是黄精化学组成的一个重要部分，是黄精主要生物学活性成分之一。现代研究表明，黄精多糖具有增强免疫功能、降血脂、抗炎、抗病毒等多种药理作用。黄精多糖能抑制自发的和诱导的脂质过氧化产物 MDA 的生成；对化学体系产生的羟自由基和超氧阴离子有清除作用，因此具有抑制体外脂质过氧化和清除自由基的作用。黄精的免疫功能体现在：黄精多糖能促进小鼠胸腺和脾脏的发育，可提高小鼠腹腔巨噬细胞吞噬百分率和吞噬指数；增加小鼠溶血素的生成；增加正常小鼠迟发型超敏反应以及恢复免疫功能低下小鼠的迟发型超敏反应。黄精有增加冠脉流量及降压作用，并能降血脂及减轻冠状动脉粥样硬化程度；对肾上腺素引起的血糖过高呈显著抑制作用，同时还有抑制肾上腺皮质的作用和抗衰老作用。

5. 枸杞子 为茄科植物宁夏枸杞（*Lycium barbarum* L.）的成熟果实。主产于宁夏、甘肃、新疆等地。夏秋二季果实呈橙红色时采收，晾至皮皱后，再晒至外皮干硬，果肉柔软，生用。本品性甘，平，归肝、肾经。具有滋补肝肾、益精明目的功效。

本品能滋肝肾之阴，为平补肾精肝血之品。《药性论》载："补益精，诸不足，易颜色，变白，明目……令人长寿。"指出本品在治疗精血不足所致的视力减退、内障目昏、头晕目眩、腰膝酸软、遗精滑泄、耳鸣耳聋、牙齿松动、须发早白、失眠多梦以及肝肾阴虚引起的潮热盗汗、消渴等证中，都发挥了重要的作用。本品可单用，或与补肝肾、益精补血之品配伍应用，如《寿世保元》中枸杞膏，单用本品熬膏服，可起到益寿延年的功效；七宝美髯丹（《积善堂方》）中以之与怀牛膝、菟丝子、何首乌等品同用，起到补肝肾，乌须发，治疗须发早白等各种早衰症状的作用。若肝肾阴虚或肾亏血虚导致两目干涩，内障目昏，则与熟地、山茱萸、山药、菊花等品配伍，如杞菊地黄丸（《医级》），以滋肾阴、补肝肾为主。

本品含甜菜碱、多糖、粗脂肪、粗蛋白、硫胺素、核黄素、烟酸、胡萝卜素、抗坏血酸、尼克酸、β- 谷甾醇、亚油酸、微量元素及氨基酸等成分。其中，能提高 D- 半乳糖所致衰老模型小鼠血清、肝脏及脑组织中 SOD 活性，降低 MDA 含量；显著提高正常小鼠常压耐缺氧能力和游泳抗疲劳能力；小鼠的脾指数和胸腺指数均得到显著提高。研究显示，枸杞粗多糖对小鼠具有显著抗氧化、抗衰老作用。蒋万志等发现枸杞多肽对 D-gal 诱导衰老模型小鼠有抗衰老作用，其机制可能与提高小鼠血清、心脏、肝脏和脑组织 SOD 活性，减少 MDA 含量，以及提高血清和心脏端粒酶活性有关。

6. 黄芪 为豆科植物蒙古黄芪［*Astragalus memeranaceus*（Fisch.）Bge. var. *mongholicus*（Bge.）Hsiao］或膜荚黄芪［*A. membranaceus*（Fisch.）Bge.］的根。主产于内蒙古、山西、黑龙江等地。春秋二季采挖，除去须根及根头，晒干，切片，生用或蜜炙用。本品性甘，微温，归脾、肺经。具有健脾补中，升阳举陷，益卫固表，利尿，托毒生肌的功效。

本品甘温，善入脾胃，为补中益气之要药。脾气虚弱，倦怠乏力，食少便溏者，可单用熬膏服，或与党参、白术等补气健脾药配伍。与人参、升麻、柴胡等品同用可治疗脾虚中气下陷之久泻脱肛，内脏下垂，如补中益气汤（《脾胃论》）。若脾虚水湿失运，以致浮肿尿少者，本品既能补脾益气，又能利尿消肿，标本兼治，为治气虚水肿之要药，常与白术、茯苓等利水消肿之品配伍。本品又能补气生血，治血虚证亦常与补血药配伍，如当归补血汤（《兰室秘藏》）以之与当归同用。对脾虚不能统血所致失血证，本品尚可补气以摄血，常与人参、白术等品同用，如归脾汤（《济生方》）。本品入肺经，能补益肺气，《医学衷中参西录》记载："能补气，兼能升气，善治胸中大气。"固可用于老年人因肺气虚弱引起的咳喘日久，气短神疲等证，与紫菀、款冬花、杏仁等祛痰止咳平喘之品配伍，效果更佳。本品能补脾肺之气，益卫固表，常与牡蛎、麻黄根等止汗之品同用，如牡蛎散（《和剂局方》）。若因卫气不固，表虚自汗而易感风邪者，宜与白术、防风等品同用，如玉屏风散（《丹溪小法》）。老年患者常见的因气虚血滞，筋脉失养导致的中风后遗症、痹症，症见肌肤麻木或半身不遂者，亦常用本品补气以行血。治疗风寒湿痹，宜与川乌、独活等祛风湿药和川芎、牛膝等活血药配伍。治中风后遗症，常与当归、川芎、地龙等品同用，如补阳还五汤（《医林改错》）。

现代研究表明，黄芪中含有黄芪皂苷，作为治疗疾病的有效成分，能够有效降低患者血黏度，抑制患者的血小板聚集，改善患者体内微循环。临床研究证明，黄芪在细胞培养中，可使细胞数明显增多，细胞生长旺盛，寿命延长，具有较好的抗衰老作用，黄芪还能增强心肌收缩力，保护心血管系统，抗心律失常，扩张冠状动脉和外周血管，降低血压。黄芪能促进机体代谢、抗疲劳、促进血清和肝脏蛋白质的更新；有明显的利尿作用，能消除实验性肾炎尿蛋白；能改善贫血动物血象；能增强和调节机体免疫功能，对于免疫系统有促进作用，可提高机体的抗病力；对流感病毒等多种病毒所致细胞病变有轻度抑制作用，对流感病毒感染小鼠有保护作用；有较广泛的抗菌作用。

7. 人参 为五加科植物人参（*Panax ginseng* C.A.Mey.）的根。主产于吉林、辽宁、黑龙江，以吉林抚松县产量最大，质量最好，称吉林参。野生者名"山参"；栽培者称"园参"。园参一般应栽培 6~7 年后收获。鲜参洗净后干燥者称"生晒参"；蒸制后干燥者称"红参"；加工断下的细根称"参须"。山参经晒干称"生晒山参"，切片或粉碎用。本品性甘，微苦，平。归肺、脾、心经。具有大补元气、补脾益肺、生津、安神益智的功效。

人参能大补元气，复脉固脱，是治疗急危重症之要药。适用于因大汗、大失血或大病、久病所致元气虚极欲脱，气短神疲，脉微欲绝的危重证候。单用可见于独参汤（《景岳全书》）。若气虚欲脱兼有汗出，四肢逆冷者，应与回阳救逆之附子同用，以补气固脱与回阳救逆，如参附汤（《正体类要》）。同时本品为补肺要药，与五味子、苏子、杏仁等药同用，可改善短气喘促等肺气虚衰的症状如补肺汤（《千金方》）。本品亦为补脾之要药，与白术、茯苓等健脾利湿药配伍，可改善倦怠乏力、食少便溏等脾气虚衰症状如四君子汤（《和剂局方》）。若脾气虚弱，不能统血，导致长期失血者，本品又能补气以摄血，常与黄芪、白术等补中益气之品配伍，如归脾汤（《济生方》）。本品能补益心气，与酸枣仁、柏子仁等药配伍，可改善心气虚引起的心悸怔忡、胸闷气短、脉虚等症状，并能安神益智，治疗失眠多梦、健忘等，如天王补心丹（《摄生秘剖》）。本品补益肾气的作用体现在，治疗肾不纳气引起的气短气喘等症，还可用于肾虚阳痿。本品既能补气，又能生津。治热伤气津者，常与知母、石膏同用，如白虎加人参汤（《伤寒论》）。

人参之功效贯穿心脾肺肾经，通过对机体脏器的调节作用，起到保护脏器，延缓衰老的作用。故《神农本草经》云："补五脏，安精神，定魂魄，止惊悸，除邪气，明目，开心益智。"

现代研究表明人参具有滋补强壮、调节免疫、延缓衰老、改善记忆等多种生物活性。厉曙光等利用果蝇生存试验和分光光度法研究人参对果蝇寿命及其体内抗氧化系统的影响，发现人参能延长果蝇寿命，增强黑腹果蝇体内抗氧化酶的活性并减少脂质过氧化产物 MDA 的生成。王晶等采用 PCL 抗氧化活性体外评价体系系统考察五加科的人参、西洋参和三七中皂苷类化合物的抗氧化活性，发现人参、西洋参和三七中的皂苷类化合物均具有一定的清除自由基活性能力，并且随着皂苷含量的增加，其清除自由基能力增强。李淑玲等通过研究人参提取物人参皂甙 Rg1 对阿尔茨海默症大鼠模型学习和记忆的影响，指出人参皂甙 Rg1 能够明显改善利用去卵巢结合 D- 半乳糖腹腔注射建立的阿尔茨海默症大鼠模型的认知功能障碍。同时人参能增强神经活动过程的灵活性，提高脑力劳动功能；有抗疲劳，促进蛋白质、RNA、DNA 的合成，促进造血系统功能。

（二）化瘀止血药

本类药物既能止血，又能化瘀血。具有止血而不留瘀的特点，适用于瘀血内阻，血不循经之出血病证。部分药物尚能消肿、止痛，还可用治跌打损伤、经闭、瘀滞心腹疼痛等病证。常用药物有：三七等。

三七为五加科植物三七（*Panax notoginseng*（Burk.）F.H.Chen）的干燥根。主产于云南、广西等地。夏末秋初开花前或冬季种子成熟后采挖，去尽泥土，洗净，晒干。生用或研细粉用。本品性甘、微苦，温。归肝、胃经。具有化瘀止血，活血定痛的功效。

本品味甘微苦性温，入肝经血分，功善止血，又能化瘀生新，有止血不留瘀，化瘀不伤正的特点，对人体内外各种出血，无论有无瘀滞，均可应用，尤以有瘀滞者为宜。单味内服外用均有良效。本品活血化瘀而消肿定痛，为治瘀血诸证之佳品，为伤科之要药。凡跌打损伤，或筋骨折伤，瘀血肿痛等，本品皆为首选药物。可单味应用，以三七为末，黄酒或白开水送服；若皮破者，亦可用三七粉外敷。因本品有散瘀止痛、活血消肿之功，故对痈疽肿痛也有良效。如《本草纲目》治无名痈肿，疼痛不已，以本品研末，米醋调涂；治痈疽破溃，常与乳香、没药、儿茶等同用，如腐尽生肌散（《医宗金鉴》）。同时，本品具有补虚强壮的作用，民间用治虚损劳伤，常与猪肉炖服。

现代研究显示，三七茎叶中含有大量的水溶性多糖等，可能具有抗衰老作用。临床试验显示：三七二醇苷能延长果蝇的平均寿命，又能延长最低寿命和最高寿命，能提高果蝇及老龄小鼠的交配率，还具有提高小鼠心脑组织的 SOD 活性，因此具有抗衰老作用。临床上三七经配伍可用于多种恶性肿瘤的治疗，民间有将三七粉用于治疗食管癌的方法。三七所含人参三醇皂苷 Rg1 类成分能够兴奋大脑中枢，促进脑部血液循环，活动脑部组织，增强大脑记忆及抗脑部疲劳的作用。临床对三七在循环系统的作用研究和报道较多，尤其在心血管系统疾病的治疗方面的应用更为广泛。研究表明，三七能够直接扩张冠状动脉血管，增加冠状动脉血流量，从而达到治疗心血管疾病的目的，其作用机制可能与改善心肌缺氧状态有关。同时，三七浸出液可以增加血液中的凝血酶，使凝血酶原时间缩短，通过收缩局部血管的作用，达到治疗上消化道出血的目的。三七还能提高体液免疫功能，具有镇痛、抗炎、抗衰老等作用，报道指出，三七总皂苷具有提高大鼠的特异性和非特异性细胞的免疫功能作用。

（三）收涩药

凡以收敛固涩，用以治疗各种滑脱病证为主的药物称为收涩药，又称固涩药。本类药物味多酸涩，性温或平，主入肺、脾、肾、大肠经。有敛耗散、固滑脱之功。即陈藏器所谓："涩可固脱。"李时珍所谓："脱则散而不收，故用酸涩药，以敛其耗散"之意。因而本类药物分别具有固表止汗、敛肺止咳、涩肠止泻、固精缩尿、收敛止血、止带等作用。

收涩药主要用于久病体虚、正气未固、脏腑功能衰退所致的自汗、盗汗、久咳虚喘、久泻、久痢、遗精、滑精、遗尿、尿频、崩带不止等滑脱不禁之证。现代药理研究表明，本类药物多含大量鞣质。鞣质味涩，是收敛作用的主要成分，有止泻、止血、使分泌细胞干燥、减少分泌作用。此外，尚有抑菌、消炎、防腐、抗衰老等作用。常用的抗衰老的药物有：五味子等。

五味子为木兰科植物五味子 ［*Schisandra chinesis*（Turcz.）Baill］ 或华中五味子 （*Schisandra sphenanera* Rehd. et Wils.）的成熟果实。前者习称"北五味子"，主产于东北；后者习称"南五味子"，主产于西南及长江流域以南各省。秋季果实成熟时采取。晒干。生用或经醋、蜜拌蒸晒干用。本品性酸、甘，温。归肺、心、肾经。具有收涩固涩，益气生津，补肾宁心的功效。

因本品味酸收敛，甘温而润，固能上敛肺气，下滋肾阴，是治疗久咳虚喘之要药。与山茱萸、山药、熟地等同用，可治疗肺肾两虚引起的咳喘久治不愈，代表方：都气丸（《医宗已任编》）；又因其敛肺止咳效佳，与麻黄、细辛、干姜等配伍，可治疗寒饮咳喘证，如小青龙汤（《伤寒论》）。五味子甘温而涩，入肾经，能补肾涩精止遗，可以治疗肾虚精关不固引起的遗精、滑精等证。《神农本草经》记载"主益气，咳逆上气，劳伤羸瘦，补不足，强阴，益男子精。"治疗滑精，可与桑螵蛸、附子、龙骨等同用，如桑螵蛸丸（《世医得效方》）；治梦遗者，常与麦冬、山茱萸、熟地、山药等同用，如麦味地黄丸（《医宗金鉴》）。若治疗脾肾虚寒引起的久泻不止，可与吴茱萸同炒香研末，米汤送服，如五味子散（《普济本事方》）。本品除收涩功效外，因其味甘，尚能益气生津，故可治疗津伤口渴、消渴等证。

本品既能补益心肾，又能宁心安神。治阴血亏损，心神失养，或心肾不交之虚烦心悸、失眠多梦，常与麦冬、丹参、生地、酸枣仁等同用，如天王补心丹（《摄生秘剖》）。

现代研究表明，五味子粉、水提液及五味子乙素有抗氧化、抗衰老的作用。本品对神经系统各级中枢均有兴奋作用，对大脑皮层的兴奋和抑制过程均有影响，使之趋于平衡。对呼吸系统有兴奋作用，有镇咳和祛痰作用。能降低血压，能利胆，降低血清转氨酶，对肝细胞有保护作用。能增强机体对非特异性刺激的防御能力。能增加细胞免疫功能，使脑、肝、脾脏 SOD 活性明显增强。孙文娟等发现北五味子粗多糖能明显提高小鼠耐氧及抗疲劳能力，增加正常小鼠免疫器官重量，并明显增强小鼠网状内皮系统的吞噬功能，明显降低老年大鼠血清过氧化脂质（LPO）含量，提高 SOD 活性。

（四）平肝息风药

凡以平肝潜阳或息风止痉为主，治疗肝阳上亢或肝风内动病证的药物，称平肝息风药。《素问·至真要大论》言："诸风掉眩，皆属于肝。"故本类药物皆入肝经，多为介类、昆虫等动物药物及矿石类药物，具有平肝潜阳、息风止痉之主要功效。部分平肝息风药物以其质重、性寒沉降之性，兼有镇惊安神、清肝明目、降逆、凉血等作用，某些息风止痉药物兼有祛风通络之功。平肝息风药主要用治肝阳上亢、肝风内动证。部分药物又可用治心神不宁、目赤肿痛、呕吐、嗝逆、喘息、血热出血，以及风中经络之口眼㖞斜、痹痛等证。本类药物抗衰老的原理与其疏风通络、镇惊安神的功效有关。

现代药理研究证明，平肝息风药多具有降压、镇静、抗惊厥作用。能抑制实验性癫痫的发生，可使实验动物自主活动减少，部分药物还有解热、镇痛、抗衰老的作用。代表药物有：天麻等。

天麻为兰科植物天麻（*Gastrodia elata* Bl.）的干燥块茎。主产于四川、云南、贵州等地。立冬后至次年清明前采挖，冬季茎枯时采挖者名"冬麻"，质量优良；春季发芽时采挖者名"春麻"，质量较差。采挖后，立即洗净，蒸透，敞开低温干燥。用时润透或蒸软，切片。天麻味甘，性平，归肝经。具有息风止痉，平抑肝阳，祛风通络的功效。《开宝本草》载"主诸风湿痹，四肢拘挛，小儿风、惊气，利腰膝，强筋力。"

本品既能息肝风，又能平肝阳，是治疗眩晕、头痛的要药。不论虚证、实证，随不同配伍皆可应用。用治肝阳上亢之眩晕、头痛，常与钩藤、石决明、牛膝等同用，如天麻钩藤饮（《杂病证治新义》）；用治风痰上扰之眩晕、头痛、痰多胸闷者，常与半夏、陈皮、茯苓、白术等同用，如半夏白术天麻汤（《医学心悟》）；若头风攻注，偏正头痛，头晕欲倒者，可配等量川芎为丸，如天麻丸（《普济方》）。

天麻入肝经，功能息风止痉，且味甘质润，药性平和。故可用治各种病因之肝风内动，惊痫抽搐，不论寒热虚实，皆可配伍应用。天麻能祛外风，通经络，止痛，故能够治疗老年常见的肢体麻木，中风手足不利，风湿关节痹痛等证，常与没药、制乌头等配伍，如天麻丸（《圣济总录》）；老年人常见的风湿关节疼痛、关节不利，可与秦艽、羌活、桑枝等同用，以祛风湿、强筋骨，如秦艽天麻汤（《医学心悟》）。

现代研究表明，天麻含天麻苷、天麻苷元、β-甾谷醇、胡萝卜苷、柠檬酸、单甲酯、棕榈酸、琥珀酸和蔗糖等；尚含天麻多糖、维生素A、多种氨基酸、微量生物碱，及多种微量元素，如铬、锰、铁、钴、镍、铜、锌等。近年对天麻在健脑增智、清除自由基、抗氧化、延缓衰老等方面的临床应用和研究屡有报道。谢学渊等以D-半乳糖致衰老小鼠为模型，发现天麻多糖可改善D-半乳糖致衰老小鼠的学习记忆能力，促进脑神经的恢复，显著改善机体氧化代谢相关酶的活性，具有一定的抗氧化活性。初步确定天麻多糖为天麻抗氧化、延缓衰老的活性成分。天麻还有降低外周血管、脑血管和冠状血管阻力，并有降压、减慢心率及镇痛抗炎作用，天麻多糖有免疫活性。

第五节 白藜芦醇抗衰老的临床应用

随着社会的发展，老龄化已经成为重要的社会问题之一。我国已经进入了老龄化社会，老年人口正以每年3%的速度增长，最新人口普查显示，我国60岁以上的老年人口约1.3亿，到2050年老年人将达到4.39亿，占总人口的1/4。随着年龄增加，人体衰老，伴之而来的是老年相关疾病明显增多。例如：冠心病、糖尿病、神经退行性疾病、骨质疏松等，给老人带来了极大的经济和精神负担，同时也给家庭、社会和医学界造成巨大的压力和负担。来自美国疾病控制中心发布的数据显示，65岁以上的老年人中，80%患有一种慢性疾病，50%患有两种慢性疾病。这些老年性疾病是由多因素引起、多基因参与作用的结果，而机体衰老是其中一个共同的因素。研究和开发更多抵抗衰老的药物和治疗方法进而减少衰老相关疾病的发生，是提高人类生活质量的重要研究方向和任务。

一、衰老的定义

衰老是生物随着时间的推移，自发的必然过程，是自然界一切生命在遗传因素和内外环境共同作用下的生物学过程，表现为组织器官结构的退行性变和机能的衰退，适应性和抵抗力减退，在生理学上，衰老是人的诞生，即受精卵的形成开始一直进行到年老死亡的个体发育史。具有普遍性、内生性、渐进性、累积性、危害性5个生理特征。

衰老可以降低机体面对环境胁迫维持动态平衡的能力，从而增加机体患病和死亡的可能性。机体是在发育成熟并获得繁殖能力之后才开始衰老的，随着机体老化，死亡的几率增加。任何生物都有生有死，无一能逃脱这一自然规律。生物体为什么会衰老死亡呢？人能不能长生不老？衰老的机制又是什么呢？自古至今，有关衰老机制及应对策略的研究一直是生物学及医学工作者研究的前沿课题。近年来，随着分子生物学技术的飞跃发展，有关衰老机制的研究进入了一个崭新的阶段。

二、衰老的机制

半个多世纪以来，人们提出了很多关于衰老的假设和理论，归纳起来可以分为两类：一是基因程序衰老理论，一是损伤积累衰老理论。衰老的基因程序理论认为，有一个程序存在于每种生物体的基因里，生物体的生长、发育、老化和死亡都由这一程序控制和决定。统计学资料表明，子女的寿命与双亲的寿命有关，各种动物都有相当恒定的平均寿命和最高寿命。已经发现一些与衰老相关的基因：*age-1*，*clk-1*，*clk-2*，*clk-3*，*methuselah*， *chico*，*DAF-16* 和 *Indy* 等。另外，端粒和端粒酶的发现对衰老的基因程序理论也是一个有力的支持。衰老的损伤积累理论认为：由于修复和维持总是少于无限存活的需求而出现的损伤积累，可以通过细胞成分的磨损和撕裂的方式，或合成错误的方式体现出来。现代科学研究证明这两种理论都有道理，但又都不全面，应当把二者结合起来。

衰老的自由基学说是迄今为止最为大家所接受的一种指导衰老研究的学说。衰老的自由基理论主要属于损伤积累衰老理论，但也包含基因程序衰老理论。衰老的自由基理论是 Dr.Harman 于 1955 年在美国的原子能委员会提出的，发表在 1956 年的《老年》杂志上。主要内容可以简单归纳为以下几点：

1. 衰老是由自由基对细胞成分的有害进攻造成的。

2. 这里所说的自由基，主要就是氧自由基，因此衰老的自由基理论，其实质就是衰老的氧自由基理论。

3. 维持体内适当水平的抗氧化剂和自由基清除剂水平可以延长寿命和推迟衰老。

体内和体外有多种产生自由基的途径。线粒体是内源产生自由基的主要场所，是自由基浓度最高的细胞器，在线粒体氧化磷酸化生成 ATP 的过程中，大约有 1%~4% 的氧转化为活性氧（reactive oxygen species，ROS）。线粒体 DNA（mtDNA）裸露于基质，缺乏结合蛋白的保护，最易受自由基伤害，而催化 mtDNA 复制的 DNA 聚合酶 γ 不具有校正功能，复制错误频率高，同时缺乏有效的修复酶，故 mtDNA 最容易发生突变。mtDNA 突变使呼吸链功能受损，进一步引起自由基堆积，如此形成恶性循环。衰老个体细胞中 mtDNA 缺失表现明显，并随着年龄的增加而增加，许多研究认为 mtDNA 缺失与衰老及伴随的老年衰退性疾病有密切关系。

人类的进化使得人类对有害自由基产生了一套比较完善的抗自由基体系。例如抗氧化酶体系，体内就有超氧化物歧化酶（SOD）、谷胱甘肽过氧化物酶（GSH-Px）、过氧化氢酶等。抗氧化剂有维生素 C、维生素 E、谷胱甘肽、尿酸、胡萝卜素等。这些抗氧化酶和抗氧化剂在体内组成了一道道防线，防止有害自由基对机体的伤害，维持体内自由基产生和清除的平衡，保证机体的健康。随着年龄的增长，体内自由基代谢平衡逐渐紊乱，自由基含量增高，而机体自身存在的抗氧化系统，包括 GSH-Px 和 SOD 等抗氧化酶活性降低，进而导致体内生物膜不饱和脂肪酸过氧化，形成过氧化脂质，包括蛋白质和氨基酸的氧化与交链产生脂褐素，后者是老年斑的主要成分，它在脑组织的积累可致神经组织损害，引起脑内神经元密度降低，从而加速机体老化过程，并导致与衰老有关的多种疾病发生。SOD 是体内清除自由基的关键酶，检测 SOD 活性高低，可间接反映机体清除自由基能力，脂褐素和丙二醛（MDA）作为两种脂质过氧化产物，不仅反映机体组织的氧化应激的损伤状态，也可作为评价衰老的重要指标之一。

我们应当尽量保持体内的平衡，不破坏这一平衡。一旦出现不平衡而体内又无法调节时，补充一些天然抗氧化剂可以帮助机体维持平衡防止疾病的发生。自由基生物学和天然抗氧化剂研究的进展很可能对衰老这一重大基础科学提供新的线索和希望。

三、白藜芦醇抗衰老作用及机制研究

白藜芦醇作为一类重要的植物次生代谢产物，本身具有重要的保健作用与多种生物学功能。多项研究显示白藜芦醇具有明确的抗衰老效应，参与有机生物平均生命期的调控。

随着对其功能研究的深入，人们对其作用的分子机制也有了初步了解。

（一）抗氧化、抗自由基

衰老的自由基理论认为：随着年龄的增长，自由基产生增多，而清除自由基的相关酶类活性下降，导致机体自由基生成和抗氧化失去平衡而引起细胞变性坏死或是凋亡，细胞功能丧失，最终出现整个机体的衰老。自由基及其代谢产物引起的脂质过氧化是导致衰老与老年性疾病的潜在因素，超氧化物歧化酶（SOD）是机体抗氧化过程中的关键酶，可有效反映体内清除自由基的能力；丙二醛（MDA）是自由基攻击后的降解产物，故可间接反映组织的损伤程度；脂褐素（LF）是 MDA 与游离氨基，如磷脂、酰乙醇胺、蛋白质及核酸等交联形成希夫碱形式的产物，有随年龄增加的趋势，其含量可体现机体脂质过氧化水平，反映衰老的程度；高级糖基化终产物（AGEs）可影响蛋白质、核酸的结构和功能，并随衰老过程逐渐积累于血管及组织内，因此与糖尿病、动脉粥样硬化等老年常见病的发生密切相关。

近年来发现多酚物质大多具有显著的抗氧化、抗自由基的作用。白藜芦醇在各种体内外实验中都显示出具有广泛的抗氧化作用，而且与丁基羟基甲苯、槲皮苷和生育酚相比，白藜芦醇的抗氧化作用最强。此方面的药理作用也最引人注目，因为这些生理代谢涉及与人体健康密切相关的许多生理疾病，如动脉粥样硬化、阿尔茨海默病、老年人退行疾病、病毒性肝炎、炎症与过敏反应、胃溃疡、辐射损伤等，不仅关系到人们的健康，更关系到人们的生活质量。

多项研究表明，白藜芦醇对于防治衰老相关的氧化胁迫具有良好的作用。Kimura 等报道，白藜芦醇在 1.3mg/mL 时，能明显抑制大鼠红细胞的自氧化溶血和由 H_2O_2 引起的氧化溶血，并对小鼠心、肝、脑、肾的体内外过氧化脂质的产生有明显抑制作用。杨兰泽等研究表明，D- 半乳糖造成衰老大鼠血清 MDA 和脑脂褐质含量明显升高，而 SOD 及谷胱甘肽过氧化物酶（GSH-Px）活性却显著下降。同时机体内 NO 含量增加，也可作为一种自由基通过与 O_2 相互作用，加速机体脂质过氧化，表明氧自由基与 NO 自由基在衰老进程中具有协同效应。白藜芦醇可明显干预 D- 半乳糖所致的衰老大鼠氧自由基应激损伤，降低脂质过氧化水平及 NO 自由基形成，减少脑脂褐质含量，提高机体的 SOD 及 GSH-Px 等抗氧化酶活性，有效地延缓衰老过程中过氧化造成的损伤，为延缓衰老及抗衰老研究提供了理论依据。wong YT 等的研究表明在 F2 代杂交小鼠中，白藜芦醇的干预可减少年龄依赖的氧化标记物的堆积，如肝脏及心脏中 DNA 的氧化损伤产物 8- 羟基 -2- 脱氧鸟苷，心脏及尿液中的氧化代谢产物 8- 同型前列腺素 F2α（8-iso-PGF2α），还有肝脏及肾脏中蛋白质的氧化产物蛋白羰基内容物（PCC）。钠巴霉素的哺乳动物靶子中，mTOR/S6K1 信号传导通路为衰老的关键调节途径，尤其对血管内皮细胞的氧化损伤起了重要作用。白藜芦醇可抑制 S6K1，减少氧化应激产物于血管内皮的堆积，因此可缓解衰老诱导的内皮功能障碍，并发挥不同程度的保护功能。罗莉等实验表明，去卵巢大鼠体内的抗氧化能力减弱，脂质过氧化增强，而白藜芦醇能够抑制去卵巢大鼠心脏、肝脏、脑组织 MDA 和脂褐质含量的升高，有效减缓 SOD 活力的下降，起到抗脂质过氧化的作用。说明白藜芦醇能对抗内源性雌激素下降引起的抗氧化能力减弱，具有抗氧化作用。白藜芦醇还能以剂量依赖方式减轻由铬离子和 H_2O_2 引起的 DNA 氧化损伤，这一保护作用可能与其直接清除羟自由基的能力有关。

（二）调节免疫

免疫系统在维护和调节机体生命活动中起着重要作用，因而免疫功能下降是衰老的主要特征之一，并可反过来加速机体的衰老过程，最突出的表现为胸腺萎缩。胸腺是产生 T 细胞的场所，辅助性 T 细胞、杀伤性 T 细胞等多种细胞亚型均在胸腺分化成熟。当胸腺随着年龄逐步萎缩后，T 细胞数目减少，吞噬及分泌干扰素的能力受到障碍，特异性免疫功能随之下降。胸腺指数和脾脏指数在一定程度上可反映机体的衰老状况。

有研究显示，白藜芦醇可使胸腺指数升高而脾脏指数无明显改变，使 CD8+T 细胞数量增多而不改变 CD4+T 细胞数量，导致 CD4+T 细胞与 CD8+ T 细胞比值降低，进一步说明白藜芦醇能够减慢机体胸腺萎缩，使得 T 细胞数量增加、功能增强，从而提高机体的免疫功能，延缓组织的损伤过程。还有研究报道白藜芦醇能双向调节抗 CD3、抗 CD28 所诱导 CD8+ 和 CD4+ T 淋巴细胞的增殖，低浓度促进增殖，高浓度抑制增殖，对于 CTL 细胞的增殖和 NK 细胞毒活性的激活具有同样的效应。进一步研究发现低剂量白藜芦醇能促进小鼠细胞介导的免疫反应，白藜芦醇（0.75~6μmol/L）剂量依赖性地促进小鼠 T 淋巴细胞的增殖和白细胞介素 2 的产生；白藜芦醇还剂量依赖性地促进脾淋巴细胞 IFN-γ 和白细胞介素 12 的生成，同时抑制白细胞介素 10 的产生；白藜芦醇（4g/kg）灌胃给药能对抗乙醇（体积分数 0.16%）对小鼠迟发型超敏反应的抑制作用；白藜芦醇对脾淋巴细胞亚群无明显改变，但能逆转乙醇对脾淋巴细胞中巨噬细胞数量和主要组织相容性抗原 - Ⅱ分子表达的下调作用。另有报道指出，小剂量的白藜芦醇即可导致显著的 T 细胞应答，且 CD8+ T 细胞增加的数量与年龄呈正相关，提示白藜芦醇对衰老的机体具有较好的保护作用，而对免疫系统的这种影响并不引起相关基因表达的改变，包括表型和基因型。

姚煜等在研究白藜芦醇抗衰老的免疫学机制中观察其对小鼠衰老现象的影响作用。结果表明白藜芦醇干预组小鼠血清 SOD 含量升高，血清 MDA 含量下降，因此能加快自由基的清除，具有较强的抗氧化能力，说明白藜芦醇能够抵抗由自由基及其代谢产物引起的脂质过氧化而导致的老化，能够减缓机体胸腺萎缩，从而使 T 细胞数量增加、功能增强，提高机体免疫功能，还能延缓机体的组织损伤过程。故具有一定的抗衰老作用，在抗衰老方面有良好应用前景。

（三）抗炎作用

炎症因子与上述两个因素协同作用可加速整个机体的衰老进程，老年脑、肿瘤、心血管疾病等的发生发展中均有大量炎症因子的参与。IL-6、IL-8 是反映组织损伤及功能障碍的特异性细胞因子，IL-8 还能趋化白细胞浸润并参与局部的炎症反应，这两种细胞因子随着衰老表达水平明显升高。

体外实验发现，白藜芦醇能抑制脂多糖激活巨噬细胞诱导型一氧化氮合酶，从而抑制致炎因子一氧化氮的生成发挥抗炎作用，该途径是通过下调核因子 κB 的活性而产生的。这一结论得到实验的进一步证明，还发现白藜芦醇不仅能通过下调核因子 κB 的活性抑制诱导型一氧化氮合酶活性，同时抑制环氧合酶 2 活性。在白藜芦醇干预佛波醇酯处理的人单核细胞研究中发现白藜芦醇能抑制白细胞介素 8 基因转录而减少白细胞介素 8 的生成，其机制可能是归功于对激活蛋白 1 的抑制。白藜芦醇通过对核因子 kB（nuclear factor-kB，NF-κB）和活化剂蛋白 -1（activator protein-1，AP-1）的抑制效应，降低血清中 IL-6、IL-8 的含量，阻碍诱生型一氧化氮合酶（iNOS）和环氧化酶 -2（COX-2）的合成，故能提高膜稳定性，从而影响促炎因子和炎症介质的释放。白藜芦醇可干预多种炎症因子的释放，调控内环境的稳定，延缓机体的组织老化与损伤。

四、白藜芦醇防治衰老相关疾病

（一）抗肿瘤

近几年，肿瘤的发生率越来越高。随着人们对肿瘤发病机制的深入研究，发现环氧合酶 -2（cyclooxygenase-2，COX-2）能促进很多肿瘤的发生和发展，它能将花生四烯酸转化成前列腺素，后者能刺激癌细胞增殖、癌组织血管新生及抑制细胞凋亡等。组织学检查常发现癌前组织和癌细胞异常表达 COX-2。流行病学还观察到长期抑制 COX-2 的活性及前列腺素的合成（如口服阿司匹林）能减少各种癌症的发生率。为寻找新的防癌剂，人们以对环氧合酶 COX 的抑制为指标，筛选了数百种植物提取物，最后从秘鲁的豆科植物五角决明根的甲醇提取物中分离得其活性成分白藜芦醇。运用另一抗癌指标即抑制牛胸腺的蛋白 - 酪氨酸激酶活性，从虎杖的甲醇提取物中也分离得白藜芦醇。

白藜芦醇作为癌化学预防剂对癌的起始、促进、发展三个主要阶段均有作用。其大概的机制有：通过抗氧化、抗突变、抑制自由基、诱导二相药代酶、抗二恶英的作用发挥抗起始活性；通过抗炎、抑制环氧化酶和过氧化氢酶的活性而在癌的促进阶段起抑制作用；通过诱导人早幼粒白细胞的分化，诱导癌细胞的凋亡而抑制肿瘤的发展。

有研究显示，白藜芦醇（RES）与阿司匹林相似，也能抑制 COX-2 的表达。除此而外，RES 还能抑制细胞色素 P450 对致癌原的激活，能增强体内脱毒酶对抗致癌原，能引导癌细胞凋亡基因表达引起癌细胞凋亡；阻断癌组织的血管增生及抑制癌细胞侵入周围的正常组织和远端转移；提高癌细胞对化学治疗药物的敏感性等。劳凤学等研究表明，小剂量白藜芦醇可以抑制 Jurkat 细胞的增殖，引起细胞周期 S 期阻滞，并诱导其发生凋亡，这无疑显示了它在 T 细胞白血病药物治疗中的潜在应用价值。通过对 HL-60 细胞分化系统的模型研究，发现白藜芦醇能引起粒细胞和巨噬细胞减少，同时抑制掺入的 H- 胞嘧啶，表明白藜芦醇能诱导人早幼粒白血病细胞的分化。在早幼粒白血病人的细胞（HL-60）中加人产生自由基的 12-O- 十四烷酰渡醇 -13- 乙酸，通过监测 550nm 处的吸收确定所加入的白藜芦醇具有抑制自由基形成的活性。白藜芦醇还能抑制鼠伤寒杆菌株（TM677）在 7，12- 二甲基苯并蒽作用下的突变。由上可知，白藜芦醇通过抗氧化和抗突变作用而发挥其抗癌活性。

（二）防治心血管疾病

西方国家把心脑血管疾病归结为他们的高脂肪饮食，欧美国家的饮食富含高脂肪、高能量，导致心脑血管病的发病率居高不下。而法国地区同样是高脂肪饮食，但心脑血管疾病的患者却要少 40%，这被西方称为"法国悖论"。流行病学调查发现，这与他们喜欢喝红葡萄酒有关，葡萄酒中含有大量的白藜芦醇（RES）。多项研究显示白藜芦醇有明显的心血管保护作用，可降低心血管疾病发病率。白藜芦醇对心血管系统的作用主要表现为对脂类代谢和血小板凝聚的影响：

1. 对脂类代谢的影响 动脉粥样硬化是由于脂质、单核细胞和动脉壁细胞之间的相互作用，引起的长期动脉炎症疾病。陈莉娜等研究显示白藜芦醇是一种有效抗氧化剂，它能抑制低密度脂蛋白（LDL）的类脂过氧化作用，防止氧化 LDL 的细胞毒性，保护细胞免遭类脂过氧化。由于它具有亲脂和亲水双重性质，可以提供比其他抗氧化剂（如维生素 C 和维生素 E 等）更为有效的保护作用。用敲除载脂蛋白 E 基因的小鼠进行实验，用含 RES 分别为 0.02% 和 0.06% 的饲料喂养小鼠 20 周，血浆的总胆固醇显著降低，三酰甘油分别降低 17% 和 18%，低密度脂蛋白胆固醇降低了 41% 和 27%，而高密度脂蛋白胆固醇的浓度显著增加，致动脉粥样硬化指数分别降低 44% 和 46%。RES 通过减少细胞内黏附分子和血管细胞黏附分子，从而减弱了粥样硬化病变和动脉脂肪的沉积。此外，RES 还可以促进血管舒张，减少脂质过氧化反应，有助于减少动脉疾病的发生。

2. 抑制血小板聚集 在高胆固醇的兔动物模型中，RES 能防止血小板在血液中凝集，并减少动脉粥样硬化面积。RES 还能防止激光引起的小鼠血管内皮损伤所引起的血栓形成。体外实验证实白藜芦醇由于抑制了类花生酸的合成和血小板钙通道，从而抑制了由血栓素、ADP 和胶原诱导的血小板聚集。外源性刺激造成的内皮细胞 NF-κB（核转录因子）信号转导途径的激活可使得在该部位易于形成动脉粥样硬化斑点，白藜芦醇可有力地抑制 NF-κB 的核转位及 IRB 的降解，可以强烈抑制 NF-κB 的活化和 NF-κB 依赖基团的表达。说明其对心血管系统有保护作用。

临床上使用阿司匹林作为血小板活性的抑制剂，但阿司匹林对很多病人不起作用，这种患者随着年龄增长比例增高，60 岁及以上的老人可以达到 45%。RES 通过抑制环氧合酶，产生阿司匹林样的药理作用，同时抑制 MAP 和聚磷酸肌醇信号传导途径，对于阿司匹林不耐受的病人，RES 可以有效地抑制血小板聚集。

3. 其他 RES 能使心脏对抗缺血 - 再灌流损伤。再灌流心脏缺血前 10~15 分钟，输入 10μmol/L RES，能改善主动脉血流量，降低丙二醛浓度，减少梗死的面积。另外，口服 RES（每千克体重 1mg）15 天能促进灌流心脏功能恢复和冠状动脉的血流量增加，这作用是与 RES 的抗氧化、增加一氧化氮释放和扩张血管等作用有关。每天小剂量 4.9mg/kg RES 也有很好地预防心脏衰老的作用，以心肌工作能力作为评价衰老相关的指标，发现 RES 明显地阻止了心脏的衰老。

（三）防治神经系统疾病

衰老过程中动物自身退行性变化逐渐增加，对环境的适应能力减弱。无脊椎动物的研究显示神经系统对寿命的调控发挥着重要作用，神经元特异性基因操控及神经保护药物的应用可大幅度延长蠕虫和果蝇的寿命。白藜芦醇喂养鱼类后，呈现出显著的对其后天学习能力的维护作用，并可预防年龄相关的脑功能退行性变，同时，亦不能排除白藜芦醇是通过对神经系统的保护作用而间接导致生物体平均寿命的延长。在小鼠实验中，已证实白藜芦醇具有明显的抗缺氧和提高小鼠耐力抗疲劳的能力，进一步表明白藜芦醇有抗脑功能衰老的作用。

随着增龄，人体内 SOD 活性下降，神经元细胞膜易受氧化应激而损伤，导致脑记忆功能减退，甚至引发阿尔茨海默症（AD）。目前世界上有 2000 万阿尔茨海默症患者，每秒钟就出现一个新病人，每 20 年数量就会翻一番。流行病学研究表明，红葡萄酒的饮用量与 AD 的发病率成反比，提示 RES 有抗 AD 的作用。有研究显示 RES 能穿过血脑屏障，能阻止 AD 发病过程中的氧化应激反应。它能清除自由基、减少 β- 淀粉样蛋白产生的活性氧自由基、上调抗氧化物如谷胱甘肽等的表达。同时，RES 具有抗淀粉样变的作用，能减少 bataA 的产生和分泌，保护海马神经元抵抗 β- 淀粉样蛋白的毒性作用，改善脑室注射链脲佐菌素（streptozotocin）引起的氧化损伤和认知缺失。RES 还能抑制神经小胶质细胞和星状细胞的激活，从而抑制炎症介质释放以及炎症的发生。

（四）改善代谢性疾病

代谢症候群是指在一个人身上出现的一组疾病，包括腹部肥胖、2 型糖尿病、高血脂、高血压等。这个症候群还能增加心肌梗死和脑中风的罹病风险。新近还发现，肥胖和 2 型糖尿病能诱发炎症，增加细胞因子（如肿瘤坏死因子 TNF）的分泌，激活脂肪组织炎症信号，降低抗炎的脂联素（adiponectin）在血中的浓度。有研究显示在一个与人类的代谢症候群相似动物模型—Zucker 肥胖大鼠上，服用 RES 13 周，引起血浆的三酰甘油、总胆固醇、游离脂肪酸、胰岛素等水平下降，以及肝脏的脂肪含量明显减少。RSV 还能改善 Zucker 大鼠的炎症水平，它能增加内脏脂肪中的脂联素水平和降低肿瘤坏死因子的浓度。

1. 对体重的影响　体重超过正常值的 20% 者称为肥胖症。近年来肥胖者逐渐增多，肥胖症干扰体内的代谢，引起很多的合并症，如高血压、糖尿病、高血脂、动脉粥样硬化等。因此如何防治肥胖症已越来越受人们的关注。Lagouge 等报道，RES 处理 9 周能防止高脂喂养引起的大鼠肥胖症。另有人发现，RES 能抑制脂肪酸合成酶的活性，抑制脂肪酸和三酰甘油的合成，以及引起脂肪细胞的凋亡。这些作用最终造成组织中的脂肪含量减少。

2. 对血糖和胰岛素敏感性的影响　糖尿病是老年人的常见病和多发病，65 岁及以上老人的患病率约为 20%，分为 1 型、2 型。1 型糖尿病与遗传因素密切相关，而 2 型糖尿病病因及发病机制十分复杂，目前尚未完全阐明，大多数 2 型糖尿病患者，最终因为胰岛分泌的胰岛素障碍而成为胰岛素依赖的病人。

RES 具有明显的降低血糖和促使血清脂质减少的作用。使用链脲佐菌素诱导糖尿病的小鼠，RES 给药 0.5mg/kg，90 分钟后，血糖比对照组降低 27.2%；继续给药四天后，给药组的三酰甘油含量比对照组降低 50.2%。在整个试验周期中，对照组体重逐渐下降，而给药组的体重有所增加，水和食物的摄入减少。从链霉素致糖尿病模型小鼠中分离肝细胞，与 $1.0 \sim 10 \mu mol/L$ RES 培养 30 分钟，糖原合成是对照组的 2 倍。RES 还明显地影响胰脏的 β 细胞胰岛素的分泌。用 3 种 β 细胞 MIN6、Hit-T15、RIN-m5F 作为模型，$10 \mu mol/L$、$30 \mu mol/L$、$100 \mu mol/L$ RES 显著地增加了胰岛素的分泌。另一项研究用链脲佐菌素诱导的糖尿病小鼠，腹腔给药 RES 3mg/kg 20 分钟后，胰岛素水平由（124.7 ± 16.7）pmol/L 增加到（215.5+24.5）pmol/L，血糖由（6.4 ± 0.3）pmol/L 降到（5.4+0.2）pmol/L。

3. RES 对骨质疏松症的影响　骨质疏松症是老年人普遍存在的疾病，其发病机制是由于骨吸收和骨形成的失衡，造成骨量丢失所致。目前，最有效的治疗方法是激素替代疗法，但该疗法的副作用是使女性容易患乳腺癌和心血管疾病。RES 是来源于植物的雌激素类似物，通过激活雌激素受体作用成骨细胞，增加成骨反应，预防和治疗骨质疏松，对骨保护的作用等同于激素替代疗法，但体内体外均没有乳腺癌及心脏疾病的危险。利用卵巢切除小鼠模型，RES 给药 7 天，增加了骨桥蛋白的表达，保持骨矿物质密度和血清成骨细胞分化的标志蛋白的活性，其作用呈剂量依赖关系，给药 10 天后，其效果与雌二醇的作用相当。同时检测成骨细胞中 RES 抗凋亡作用，卵巢切除小鼠脊椎的成骨细胞的凋亡是对照组的 4.2 倍，给予 RES 后明显地保护成骨细胞避免凋亡。

Mizutani 等通过体外实验发现，$1 \times 10^{-9} \sim 1 \times 10^{-7} mmol/L$ 的白藜芦醇可明显促进

MC3T32E1 成骨细胞 DNA 合成，研究结果显示，RES 能刺激成骨细胞的增殖和分化，对骨形成具有明显的促进作用，因此推测该物质可能有利于骨质疏松的预防和治疗。动物实验发现，经口摄入 5.0mg/（kg·d）的 RES（8 周）可明显增加卵巢切除大鼠的羟脯氨酸含量，并使实验大鼠的股骨最大荷载和抗破坏力升高，增强了骨强度。Anderson 和 Garner 进行的人体试验发现，每天从葡萄酒中摄入 100μg 的白藜芦醇可显著增加绝经女性的骨矿含量和骨密度，他们认为这与白藜芦醇对骨矿化关键酶—碱性磷酸酶活性的影响有密切关系。从体外实验和动物实验结果仍可以看出，白藜芦醇可以影响骨代谢，对骨质疏松可能具有潜在的预防和治疗作用。

五、安全性评价

国外对于白藜芦醇的毒性实验作了许多报道，国内对白藜芦醇安全性评价的研究相对较少。Crowell JamesA. 等采用白藜芦醇对大鼠进行了肾毒性实验，实验显示尽管小鼠肾脏重量增加但对其组织没有毒副作用。Zeng JG 等通过小鼠口服毒性实验对反式白藜芦醇进行了安全性评价，其结果表明反式白藜芦醇没有急性毒性及遗传毒性，在人体测试剂量范围内对人体没有毒害，是可供人类食用的安全产品。

Timmers 等选取 11 例肥胖男性，分别予以安慰剂或白藜芦醇（150mg/d）治疗 30 天，未观察到明显的不良反应，并发现该药能显著降低睡眠及静止时机体代谢率，激活肌肉组织中的腺苷酸激活蛋白激酶（AMPK），增加 SIRT1 及 PGC-1 的蛋白表达水平，在线粒体含量不变的情况下提高柠檬酸合成酶的水平，甚至提高肌肉组织线粒体的脂肪酸代谢效能。Brown 等将 44 名健康志愿者分成 4 组，分别给予 0.5g/d、1.0g/d、2.0g/d 和 5.0g/d 白藜芦醇，共 30 天，并在之后的 2 周进行随访，结果发现有 28 名受试者发生至少 1 项不良反应，包括胃肠道反应，如腹泻、恶心、呕吐及腹痛，均发生在超过 1g/d 的剂量组并集中在最高剂量的两组中，另外，也有 4 例发生了较严重的腹泻。综合该研究结果，研究者推荐每天服用白藜芦醇的剂量以不超过 1.0g 为宜。来自 Chow 等为期 4 周的健康受试者的类似报道，验证了每天服用 1.0g 白藜芦醇具有良好的耐受性。

六、展望

如今，很多保健品生产企业都非常看好白藜芦醇的功能性，它作为终端产品的应用面有望不断拓宽，并且白藜芦醇从食品添加剂发展到膳食补充剂、保健品，甚至药品的机会也越来越多。随着白藜芦醇药理作用逐渐被认识，白藜芦醇的开发将形成各种相关产业链，以实现人们对保健、抗衰老及延年益寿的新要求，白藜芦醇将会更加广泛、更安全地应用到各个领域当中。

第六节 白藜芦醇的延年益寿应用前景

千百年来，人类一直梦想着找到一种"仙丹"，吃了可以永葆青春，延年益寿，甚至长生不老。传说中的彭祖活了 800 岁；《圣经》中的亚当活了 930 岁，130 岁时还生了儿子塞特，之后又活了 800 岁；他的塞特在 807 岁时还生儿育女，前后活了 912 岁……为了追求这个梦想，古代人们就开始了不懈地努力，尝试着炼"长生不老"的丹、制"长生不老"的药，除了"五石散"，还有不少用中药材炼制的丹药，比如"老奴丸""打老儿丸"，这些药可不是骗人的方士炼制的，它们甚至得到华佗等名医的认可。过往曾经有考古学家在美国纽约一间酒店的地盘，发现标示长生不老药的空樽，相信是 19 世纪的秘方，是否真的有效便不得而知了。

古人云"人生七十古来稀"。清朝时人均寿命 33 岁，民国时期只不过 35 岁，而目前我国的人均寿命已达 75 岁。那么，人的寿命究竟能有多长呢？王旭东称，根据科学研究结果，人类的正常寿命不应该少于 100 岁，大约在 120~130 岁左右。战国楚·宋玉《高唐赋》："九窍通郁，精神察滞，延年益寿千万岁。"近几十年来，科学家们不懈努力，积极寻找延年益寿、永葆青春的方法，期待能维持强壮的体魄和活力，从而能更好地面临不断变化、充满竞争的生存社会。

一、长寿基因的发现

1935 年，McCay 等人首先报道热量限制（calorie restriction，CR）能延长大鼠的寿命。热量限制法是目前唯一经过了广泛的科学实验验证，能够有效地延长寿命的方法。热量限制指在保证生物体不发生营养不良的情况下，限制每日摄食总热量来延长寿命。从幼年开始的热量限制能减缓生长，推迟青春期，甚至延长某些死于特定原因大鼠品系的寿命，且最长寿命和平均寿命呈平行关系延长，所以热量限制被认为能减缓衰老的基本进程，而不仅是抵御特殊疾病的发生。一项来自美国威斯康星大学的研究报道了热量限制能使雌、雄猕猴的平均寿命提高 30%，并显著减少衰老相关疾病的发生率。

对热量限制在多物种中作用机制的研究已有半个多世纪。在培养基中，将蔗糖的浓度由 2% 换为 0.5%，可以使酵母菌的寿命延长 25%。发现这与 Sir2 基因有关，其编码的 SIR2 使组蛋白和很多其他蛋白的赖氨酸脱乙酰基。当 SIR2 使组蛋白脱乙酰基后，它就压缩染色质的结构，使 DNA 不能伸张并对基因转录难以接近。这样就使得分裂时不容易产生 DNA 断裂，也就延长了寿命。

在去乙酰化酶 Sirtuins 家族中，存在于酵母、线虫、果蝇中的 Sir2 对转录沉默、染色质稳态、DNA 损伤后修复、延长细胞周期起着重要的作用，而在哺乳动物中发现了 Sir2 的 7 个同源基因 SIRT1–SIRT7，其中 SIRT1 与 Sir2 的同源性最高。人类的 *SIRT1* 基因定位于第 10 号染色体，所编码的 SIRT1 蛋白含有 500 个氨基酸残基，分子量为 62.0kDa，具有较高的烟酰胺腺嘌呤二核苷酸（NAD$^+$）依赖性的脱乙酰化酶的活性，其蛋白结构保守，均含有一个由 250 个氨基酸残基构成的球状核心结构域，为去乙酰化酶结构域，该区域保守性氨基酸残基的突变会导致其催化活性消失。SIRT1 蛋白主要分布在细胞核中，与常染色质结合在一起，参与多种基因的表观遗传调节。除了使组蛋白去乙酰化之外，SIRT1 还可以通过调节 p53、Ku70、FOXO3a 的活性抑制细胞凋亡的进行。在细胞凋亡时，修复蛋白 Ku70 被乙酰化，导致与其结合的 Bax 释放出来，移位到线粒体中启动凋亡通路，SIRT1 使 Ku70 去乙酰化，明显地减少细胞凋亡的发生。SIRT1 可通过调控与脂肪代谢密切相关的 FOXO 家族成员的表达，达到抗衰老的效果。FOXO 家族成员在与动物的长寿、繁殖、代谢、肿瘤发生及免疫过程相关的细胞凋亡调控中起重要作用。哺乳动物中 FOXO 是 SIRT1 的直接和功能性的调控靶点，SIRT1 通过使 FOXO3a 以及其他 FOXO 家族成员发生去乙酰化，抑制了其转录调控活力，起到促存活、抗凋亡的作用。SIRT1 还可通过抑制过氧化物酶体增殖物激活受体（peroxisome proliferators activated receptor-γ，PPAR-γ）消耗白色脂肪组织（white adipose tissue，WAT），从而降低体内脂质过氧化积累。

SIRT1 作为一种多功能转录调节因子，可以通过使多种控制代谢及内分泌信号的转录因子（FOXO、PGC1-α、p53、PPAR-γ 及 NF-κB）脱乙酰基而调节其活性，从而广泛参与调控哺乳动物细胞寿命的多条信号通路，并与细胞的存活和代谢过程及增殖、衰老和凋亡等生命活动密切相关。

模拟热量限制（CR）是 SIRT1 的强诱导剂，能增加 SIRT1 在脑、心、肠、肾、肌肉和脂肪等器官组织中的表达，检测热量限制法饲养的小鼠，其肝、肾、脑和脂肪组织中的 SIRT1 含量明显升高。

经过很多科学家对酵母、蜘蛛、线虫、果蝇、鱼、小鼠和大鼠等动物的研究，已证明这种方法能延缓衰老和延长寿命，最显著者可延长 50%。此外，还有两组在猕猴的实验仍在继续中。虽然这两组实验要等很多年后才能完成，但当前我们就已观察到，CR 组比对照组体内储存脂肪减少、对胰岛素更敏感（即抗 2 型糖尿病）、基础代谢率和体温较低、自由基产生量减少、雄猴的雄激素水平较高，且动物更活泼好动等。

糖类和脂肪代谢的变化在老年性疾病中起重要的作用。用药物诱导小鼠 3T3-L1 成纤维细胞分化时，SIRT1 的表达明显增高，其作用通过募集核受体共阻遏蛋白（nuclear receptor corepressor，N-CoR）抑制脂肪调节分子 PPAR-γ 的活性。在 SIRT1 基因杂合的小鼠中，脂肪酸的动员能力明显降低。葡萄糖代谢的过程受激素和营养的严格调节，当给小鼠禁食后，SIRT1 和线粒体生物合成共活化因子 PGC-1 的表达明显升高，SIRT1 通过与 PGC-1 形成复合体而介导禁食后的信号传递过程。

过表达 SIRT1（SIR2 在哺乳动物中的同源体）还具有治疗小鼠糖尿病、阿尔茨海默病、肿瘤等衰老相关疾病的作用。短期的热量限制还可改善人胰岛素敏感性，降低心血管疾病风险，表明其具有潜在的改善人类健康的作用。

二、白藜芦醇延年益寿作用机制

限食对人体是否有危害？需要常年的节食，这让很多人难以接受，使其普及受到限制。人们能否用不限食的方法延缓衰老？科学研究的结果给出的答案是肯定的，这就是天然抗氧化剂、植物中的多酚类物质可以和限食一样延寿。

AKR 和 C3H 小鼠易自发感染淋巴白血病和乳腺癌，寿命比较短，容易看到实验结果。通过对这两种小鼠的实验证明，辐射防护药物对小鼠寿命有延长作用。在食物中添加的辐射防护药物为半胱氨酸、2- 巯基乙胺和二氨基乙基硫醚。添加 1% 半胱氨酸或 2- 巯基乙胺或 0.5% 二氨基乙基硫醚，可以使这些小鼠的半存活期增加 25% 左右（对照小鼠的半存活期为 8 个月），即在食物中添加辐射防护药物的小鼠的半存活期增加到 10 个月，二者有显著统计学差异（$P<0.01$）。

Harman 用自由基反应抑制剂 2，6- 二 - 特丁基羟基甲苯（butylated hydroxytoluene，BHT）和二巯基乙二胺（2-mlosulfhydrylethylamine，2-MEA）作为食物添加剂，用不易生癌的 LAF 小鼠作为实验模型，检验自由基清除剂对小鼠寿命的影响，发现 0.5% 和 1%2- 巯基乙胺可以使 LAF 小鼠平均寿命分别延长 27.6% 和 31.6%，均有显著统计学差异（$P<0.01$），但是，小鼠的最大寿限没有延长。在天然食物中添加 0.5%BHT 可以使 LAF 小

鼠的平均寿命延长 45%，但没有突破小鼠的最大寿限。

很多人利用抗氧化剂实验对生物寿命的延长作用和对老化的推迟作用进行了研究，发现一定量的抗氧化剂对小鼠、大鼠、果蝇、线虫甚至链孢菌的寿限都有延长作用，不仅平均寿命有增加，而且最大寿限也有增加；所使用的抗氧化剂有维生素 E、山道喹、愈创木酸、二氮二环辛烷和胡萝卜素等。维生素 E 可延长几个简单生物的平均寿命，如果蝇、蚯蚓和线虫，愈创木酸可延长果蝇的平均寿命达 20% 左右，而单线态氧的清除剂—胡萝卜素和二氮二环辛烷对昆虫的平均寿命影响不大，维生素 E 对哺乳动物小鼠的平均寿命影响不大。对苯羟基乙酯和去甲二氢愈创木酸可以分别增加果蝇平均寿命和最大寿命 13% 和 20%。

这些实验结果最初并没有引起人们的更大关注。2003 年哈佛医学院的 Dr.Sinclar 实验室的研究发现几种天然小分子能够活化延寿基因和延长大肠埃希菌寿命 70% 左右，引起人们的广泛关注。*Nature* 和 *Science* 连续发表了评论文章。这些小分子的结构是多酚类物质，其中有些是葡萄汁、红葡萄酒、橄榄油和其他食物的重要成分。人们用两年时间寻找启动 *SIRT1* 基因的分子，发现了两个分子—槲皮素、紫杉醇及其他 15 个结构类似的小分子。其中最有效的是葡萄汁和红葡萄酒中的白藜芦醇（resveratrol），可以使 SIRT1 活性增加 13 倍。

白藜芦醇可激活乙酰化酶，增加酵母菌的寿命，激发了人们对白藜芦醇抗衰老研究的热潮。Howitz 等发现白藜芦醇作为最强的沉默信息调节因子 1（silent information regulation 2 homolog 1，SIRT1）的激活剂，可以模拟热量限制（calorie restriction，CR）的抗衰老效应，参与有机生物平均生命期的调控。

在 2003 年，有人报道在酵母细胞中，白藜芦醇可以模拟限食来激活 Sir2，从而增加 DNA 的稳定性并延长寿命达 70%。

自此以后，作者与其他研究者发现，白藜芦醇可在不同程度上延长其他生物的寿命，包括蠕虫、苍蝇和鱼。2006 年意大利科学家发现 RES 能够延长脊椎动物的寿命。他们在实验中发现大剂量的 RES 能够使中等寿命的鱼的寿命延长 56%。有研究揭示，研究者给中年小鼠每日几剂白藜芦醇，这些小鼠的规定饮食是极不健康的，在它们的饮食热量中加入占 60% 的脂肪。研究者比较了这些小鼠与其他中年小鼠，后者不接受白藜芦醇，而其饮食或是高脂肪饮食，或是健康小鼠的标准饮食。给予标准饮食的小鼠仍然苗条，而两组给予高脂肪饮食的小鼠体重很快成克地上升，而给予高脂肪饮食但不给予白藜芦醇的小鼠很快死于与肥胖相关的疾病，诸如糖尿病和心脏病；而喂食白藜芦醇的肥胖小鼠则与喂食标准饮食的小鼠一样健康，有些小鼠还活着，研究者指出，估计补充白藜芦醇的小鼠比健康饮食的小鼠寿命要增加 15%。当每组小鼠死亡时，研究者都对其心脏与肝脏做病理检查。研究者说，接受白藜芦醇的小鼠的心脏与肝脏要比其他组的小鼠更为健康。再者，未曾喂食白藜芦醇的肥胖小鼠，当它们年老时很快丧失运动能力，而喂食白藜芦醇的肥胖小鼠则继续保持与苗条小鼠同样的运动能力。喂食白藜芦醇的小鼠即使寿命不见得长些，但生活得比较活跃，即生活质量比较好。研究者将该研究结果报道于 2006 年 11 月 1 日的 *Nature* 上。

Antosh 等在果蝇中用基因组芯片的方法，发现白藜芦醇和热量限制作用于许多共同的基因和通路。RES 通过激活 SIRT1 活性，在体内调节 PGC-1α 的功能，最终有效地激活线粒体的活性。小鼠给 RES 后，其运动时间和肌纤维氧消耗量增加，并且能够对抗饮食导致的肥胖和胰岛素耐受。SIRT1 在肝脏里与 PGC-1α 共同通过调节糖原异生作用和糖酵解的过程，促进热量限制。NF-κB 在抗细胞凋亡中起重要的作用，SIRT1 能与 NF-κB 的 Rel/p65 亚基结合，使 K310 去乙酰化而抑制 NF-κB 的转录活性；使用 SIRT1 激活剂 RES 处理后，明显增强 TNF 引起的 HEK293 细胞凋亡。利用乙酰化的 p53 研究 RES 活化 SIRT1 的分子机制。SIRT1 分子带有荧光基团，荧光基团阻碍肽键与酶的紧密结合；加入 RES 后诱导 SIRT1 发生构象改变，使 SIRT1 与肽底物中的荧光基团紧密结合，而被活化。白藜芦醇可竞争性抑制 cAMP 磷酸二酯酶，致 cAMP 降解受阻而提高其表达水平，从而激活 cAMP 效应蛋白 Epacl，引起 Ca^{2+} 通道开放，Ca^{2+} 内流增加，进一步激活 CamKKβ-AMPK 途径，导致 NAD^+ 及 SIRT1 活性增强，最终改善年龄相关代谢表型。在人细胞实验中，白藜芦醇可以降低 SIRT1 与乙酰化底物及 NAD 的米氏常数，并可以通过对 p53 进行去乙酰化来增加细胞活力。1989 年世界卫生组织证实，法国人虽摄入富含饱和脂肪酸的食物，但他们饮用的优质葡萄酒中所含白藜芦醇大大降低了心脏病发病率和死亡率（即法国悖论现象）。

白藜芦醇还参与 SIRT1 对脂肪代谢、神经轴突保护、多聚谷氨酸细胞毒性和 NF-κB 抑制作用。最近的研究表明白藜芦醇通过激活 SIRT1、SIRT3、SIRT4 和 SIRT7 来保护过氧化氢对心肌细胞的氧化损伤。白藜芦醇在鼠体内产生的生理作用主要机制是激活 SIRT1，可以将高脂饲料饲养鼠的生理状态向正常饲养鼠转变，并延长其寿命。通过提高鼠骨骼肌氧化磷酸化和线粒体生物合成促进鼠有氧代谢，耐高脂饮食和提高运动能力。这些生理效应可以用白藜芦醇提高 PGC-1α 乙酰化和增强其转录活性来解释。在哺乳动物体内 SIRT1 激活剂可部分模拟热量限制效应。

给予高脂喂养的小鼠白藜芦醇处理，结果显示肥胖小鼠的胰岛素敏感性、运动的协调性等均得到改善。随后的研究也证实白藜芦醇具有保护心血管功能、降脂、增加糖耐量及胰岛素敏感性的作用。Barger 等对给予低剂量白藜芦醇的 30 月龄小鼠和 25% 热量限制的同月龄小鼠进行研究，喂养 16 个月，发现热量限制能缓解衰老导致的心舒张功能不全和心肌活动能力下降，同时心脏中衰老相关基因的表达降低 90%；与热量限制组相似，白藜芦醇组心脏功能改善，衰老相关基因的表达减少 92%。

白藜芦醇能模拟热量限制，延缓和改善神经退行性疾病的作用，减少帕金森病大鼠模型脑黑质中多巴胺能神经元的神经退行性变。通过刺激在体外培养的脑多巴胺能神经元，可引起帕金森病相关的病理改变，应用白藜芦醇干预后可改善相关症状。阿尔茨海默病是最常见的神经退行性疾病，该病中 tau 蛋白和 β 淀粉样多肽过度积聚，后者可导致淀粉样斑块和神经元纤维缠结，导致脑细胞功能紊乱与死亡。许多体外实验证实，白藜芦醇可减少 β 淀粉样多肽的分泌，从而改善阿尔茨海默病。同时，在低等生物如酵母、果蝇和线虫中，白藜芦醇除有延长寿命的作用外，还能改善这些生物晚年的运动能力，延缓神经退行性疾病的发生。

另外，欧美有报道 RES 可以减缓阿尔茨海默病患者海马神经衰退并且防止认知能力削弱，表明 RES 可以有效地防止阿尔茨海默病。

三、白藜芦醇生物利用度及药代动力学

白藜芦醇有益于人体健康的多种生物学活性引起学术界的广泛重视，近年来开展了关于白藜芦醇在人体内代谢及其生物利用度的研究。

白藜芦醇化学名称为 3，5，4'-三羟基二苯乙烯，分子式为 $C_{14}H_{12}O_3$，分子量为 228.25。它是一种无色针状晶体，对光不稳定，难溶于水，但易溶于甲醇、乙醇、乙酸乙酯和丙酮等有机溶剂。白藜芦醇来源广泛，可在 21 个科、31 个属的 72 种植物中得到，其中以虎杖、花生、葡萄中的含量较为丰富。白藜芦醇在自然界主要有 4 种存在形式：顺式、反式白藜芦醇及顺式、反式白藜芦醇苷。在紫外光照射下白藜芦醇苷反式异构体能转化为顺式异构体，其中反式异构体生理活性大于顺式异构体；单体活性大于糖苷。植物中白藜芦醇通常以稳定的反式糖苷形式存在。

　　通过对白藜芦醇在正常人体内的代谢研究发现，口服 1 小时后血浆中白藜芦醇浓度首次达到峰值，约 6 小时后再次出现次强峰值的"双峰现象"，而静脉注射给药无此现象。事实上经静脉注射的白藜芦醇在 30 分钟内已开始硫酸酯化。

　　24 小时内经尿液代谢的量大约占口服剂量的 16%~17%，且代谢产物以葡萄糖醛酸苷化和硫酸酯化为主，在人体尿液中，已发现五种白藜芦醇代谢物，分别为白藜芦醇单硫酸盐、单葡萄糖醛酸苷白藜芦醇的两种同分异构体、二氢白藜芦醇单硫酸盐和二氢单葡萄糖醛酸苷白藜芦醇，总的硫酸盐结合物占尿液代谢产物的 37%，总葡萄糖醛酸结合物占 19%。

　　事实上 Zamora Ros 等首次利用白藜芦醇在尿液中的所有代谢产物作为营养标记物进行流行病学研究，发现通过饮用红酒的方式补充白藜芦醇可以使血液中的脂质成分、血糖和心率发生有益改变，从而降低心脏病的发作风险。

　　目前许多白藜芦醇研究目光从正常人体代谢研究转移到患者上。Patel 等发现直结肠癌患者口服白藜芦醇后，右侧结肠的吸收高于左侧，分析原因可能是右侧的液态环境比左侧的半固态更有利于白藜芦醇的渗透和吸收。

　　大量体内实验均表明白藜芦醇的生物利用度很低，在体内代谢迅速，如口服 25mg 反式白藜芦醇其血浆浓度峰值仅为 2μmol/L，半衰期约 8~14 分钟。

　　血液中几乎检测不到游离白藜芦醇或血药浓度远远低于体外实验的有效浓度，这与大量的体外实验结果相矛盾，并且相关动物实验已经证明白藜芦醇在体内能够发挥有效的生理活性。真正发挥活性的代谢形式是游离的白藜芦醇苷元。这与白藜芦醇特别的代谢方式相关。

　　首先，白藜芦醇的药代动力学过程涉及肠肝循环，即游离的白藜芦醇通过肝脏代谢并由小肠黏膜细胞吸收后迅速与葡萄糖醛酸苷或硫酸盐共轭，从而以复合物的形式被重吸收或以粪便的形式排出体外，因此游离白藜芦醇的血浆浓度和到达靶组织、靶器官的浓度均可由于肠肝循环及迅速的肝脏代谢作用而显著降低。但白藜芦醇是亲脂性物质，能与细胞膜、脂蛋白等含脂类物质较好地融合，表明其在细胞、组织中的浓度可能比血浆检测所提示的浓度略高。有学者提出白藜芦醇在小肠等靶器官中发挥主要的生物学功能并以后续效应影响全身各脏器，而不依赖于血浆浓度，从而解释与低血浆浓度及高效的代谢速率不相一致的广泛药理学作用。

　　其次，人体不同于体外培养的细胞体系，其体内的信号网络更为复杂，较低的浓度的白藜芦醇可能即可激活信号通路中的某个特定靶点，从而诱发相应的生物活性；而体内菌群对白藜芦醇的代谢作用也不容忽视，但这方面的证据极少，需要引起注意；此外，常见的含有白藜芦醇的饮食中通常还含有儿茶素、槲皮素等其他多酚类成分，这或许与传统中药的复方制剂原理相类似，从而发挥协同作用。尽管白藜芦醇的代谢活性形式及机制还处于探索之中，但随着白藜芦醇商品化以及受试志愿者的增多，这个令众多学者困惑的问题会得到更好的解答。

四、白藜芦醇制剂的发展

白藜芦醇有益于人类健康，市场的需求量极大，但白藜芦醇在植物中的含量很低，提取成本高，而且白藜芦醇难溶于水，口服吸收较差，生物利用度较低，如何利用现代药剂学手段提高溶解度和生物利用度已成为一个备受关注的问题。

在原料方面，经过大量的研究，目前白藜芦醇化学合成的方法也较为成熟，所以利用化学方法合成白藜芦醇已成为其开发的主要手段：白藜芦醇的合成包括 Witting 反应、顺反异构化和去保护基 3 步，此合成总产率约 75%。也可用相同的方法而采用二甲基叔丁基硅作为酚羟基的保护基合成白藜芦醇。

在制剂方面，科学家们经过大量的研究，制作出了许多新型给药系统的口服制剂，提高了 RES 的稳定性及生物利用度。

（一）酒剂

酒剂是中药传统剂型之一，具有制备简单，易于保存等特点，但由于含有较多乙醇，所以临床应用具有一定局限性，儿童、孕妇、心脏病及高血压等患者不宜内服使用。周玲芝和尹进对白藜芦醇酒剂对小鼠免疫功能影响的研究表明，白藜芦醇酒剂能显著增强小鼠细胞免疫、体液免疫和单核巨噬细胞功能。

（二）脂质体

脂质体作为药物载体，可以通过多种途径给药，具有靶向性、缓释性以及细胞亲和性等特点。白藜芦醇由于水溶性差导致体内生物利用度低，将其制成脂质体之后，可在一定程度上提高其溶解度以及稳定性。许汉林等采用薄膜分散法制备白藜芦醇脂质体，所得处方和工艺稳定可行。王莉等用半乳糖苷修饰白藜芦醇制得的脂质体，与肝实质细胞膜去唾液酸糖蛋白受体特异性结合，改变白藜芦醇体内分布，达到降低剂量、减轻毒性、延缓释放以及提高药物稳定性的目的。为了增加脂质体包封量，提高白藜芦醇稳定性和临床疗效，笔者将其设计成口服多相脂质体，即做成一个以脂质体为主，少量为微粒、胶团、水包油（O/W）型及油包水（W/O）型复合乳剂共同混悬在水中的体系，可增加药物在靶器官的浓度，延缓药物释放。

（三）纳米粒

纳米粒是新一代亚微粒给药系统，以毒性低、生物相容性好、生物可降解的固态天然或合成类脂为载体，将药物吸附或包裹于脂质膜中制成，具有控制药物释放、避免药物降解或泄漏及良好靶向性等优点，可通过高压乳匀法进行规模化生产。姚倩等采用氯化钠沉淀法制备表面氨基游离的白藜芦醇壳聚糖纳米粒，具有一定主动寻靶作用，能够获得具有定位传输功能的主动靶向制剂，可将药物输送到病变部位，从而达到增效减毒作用。梁健钦等采用星点设计－效应面优化法筛选处方，以包封率及载药量为评价指标，采用热高压均质法制备白藜芦醇固体脂质纳米粒。王新春等以天然新型载体材料小麦醇溶蛋白包裹白藜芦醇，制备口服纳米给药系统，借以提高白藜芦醇体内生物活性。

（四）微球

微球制剂是近年来发展起来的药物新剂型，作为药物载体可用于多种给药途径，如注射、鼻腔、口服给药等。因其对特定器官和组织具有良好靶向性及缓释性，已经成为近年来缓、控释剂型研究热点。微球为药物溶解或分散在高分子材料中形成的骨架型微小球状实体，根据所用材料和药物性质不同，所得微球直径大小不一，不同粒径范围的微球针对性地作用于不同靶组织。姜志峰等通过开环聚合法制备 mPEG-PCL 二嵌段共聚物，采用溶剂分散法制备负载白藜芦醇的纳米微球，所得载药微球具有缓释特性和抑制胶质瘤 U251 细胞增殖作用，因此具有良好临床应用价值。王彦君等采用乳化溶剂挥发法制备白藜芦醇聚乳酸羟基乙酸长效微球，以包封率、载药量、突释和粒径作为质量评价指标，所得白藜芦醇微球体外释放 25 天累积释药率达（94.04±4.94）%，有望进一步研制成每月给药一次的给药系统。

（五）包合物或前药

环糊精能有效增加某些难溶性药物的溶解度，而环糊精衍生物具有比母体环糊精更优良的特性，可以增大其应用范围和效果。赵彦丽等利用羟丙基-β-环糊精对白藜芦醇分子进行包埋，不仅增加药物溶解度，而且提高药物生物利用度和稳定性。还可以根据白藜芦醇分子结构特点，将其制成水溶性前药，利用生物相容性好的磷酰胆碱等材料改善其水溶性质，从而获得水溶性较好，并能在体内转化为白藜芦醇的衍生物。

安全、高效、稳定、可控与顺应性好的白藜芦醇药物新剂型，对于改善水溶性与生物利用度及扩大临床应用范围等具有重要意义。随着白藜芦醇药理作用逐渐被认识，白藜芦醇将形成种植、提取、制剂等相关产业链，充分发挥其延年益寿的医疗保健作用。

五、白藜芦醇的应用现状

随着白藜芦醇产业化程度的提高，在食品加工、保健品行业以及医药领域都得到了广泛的应用。在食品加工方面，日本率先将从植物中提取的白藜芦醇作为食品添加剂使用，而且白藜芦醇在某些酒类中含量的高低也成为许多厂家检测酒类品质的重要标准之一。

在保健品方面，2010 年美国 NORTH AMERICA 公司推出首款名为 Nutra Resveratrol 抗衰老的饮料，被称为"世界上功能性最强的饮料"。美国嘉康利（Shaklee）的天然植物萃取液 VIVIX 中富含白藜芦醇活性成分，具有较强的抵制细胞衰老的功效，被誉为"21 世纪抗老化圣品"。近几年，我国也出现了一些白藜芦醇产品，如西安的"金瑞芬胶囊"、北京"坤美靓牌白藜芦醇胶囊"、天津"天狮牌活力康胶囊"等，白藜芦醇已被广泛应用到食品添加剂、饮料和化妆品等各个领域中。

在医药方面，国内的白藜芦醇作为药品上市尚未见报道，而国外的专利药品很具代表性。Pezzuto 等申请了利用白藜芦醇作为癌症化学预防剂的成分及其应用方法的专利。Toppo 申请了用反式白藜芦醇治疗血液高胆固醇的专利，通过日常服用 50~1000mg 反式白藜芦醇降低血胆固醇过多的危险，用药形式可以为丸剂、胶囊或经皮贴片。白藜芦醇作为药物开发拥有巨大的潜力。现在在欧美已经批准上市的白藜芦醇高端制剂（包括药品及保健品）已达 1000 多种，其产品的全球使用者约为 2 亿多人，并且，平均以每年 5000 万人的速度增长。估计未来 8 年内，白藜芦醇制剂的销售将达到 5 亿~8 亿美元，形成非常巨大的产业。据估计，白藜芦醇制剂的销售在未来几年内将形成巨大的产业，其市场前景很被看好。

对白藜芦醇母核的改造和结构修饰，寻找稳定性强、生物利用度高、毒性低、生物活性明显的新型药物也是当今各界学者们研究的热点。同时通过对结构的修饰，还可使研究人员对各官能团的作用和构效关系有一个更深刻的认识，进一步了解白藜芦醇在生物体内的作用机制。目前许多研究机构和跨国制药企业从降低其体内代谢率、提高其生物利用度以及模拟其某一靶标的生物学功效等多方面着手，发展改良型 RES 类似物或者类似 RES 功效的新化合物。Sirtris 制药公司的研究人员通过化学改造获得的 RES 类似化合物 SRT501。该化合物的生物利用度比 RES 高 5 倍，以及较长的体内半衰期（$t_{1/2}$=1 小时），在多种 2 型糖尿病动物模型实验中，SRT501 显示良好的降血糖、提高组织胰岛素敏感性、减少组织脂肪囤积、增加肌肉运动耐力的生理效应，目前该化合物已经完成 2 型糖尿病的临床 I 和 II a 研究，其良好的安全性及耐受性，有望成为第一个以 SIRT1 为靶标的糖尿病治疗新药。以 RES 为先导化合物，发展作用于单一靶标的新型化合物，可能成为今后此类药物研发的重点和热点。

综上所述，白藜芦醇作为热量控制的模拟物，多种生理活性的揭示和大量临床前的研究，充分展示了它对人类健康的重要性，特别是它在防治癌症和保护心血管疾病方面显示出来的预防和治疗作用，已经成为人类健康长寿的一颗闪亮的希望之星，再加上它本来就是来自一些人类食用植物和药材的天然产物，至今尚未发现它对人体有何不良反应，这些都使我们有充分理由相信，随着研究的继续深入和毒理学实验、临床研究等工作的完成，白藜芦醇成为保护人类健康、延年益寿的璀璨明珠将为期不远。

参 考 文 献

［1］李七一 . 中医老年病学 . 北京：中国中医药出版社，2009.

［2］关徐涛，詹向红 . "五脏致衰"理论探讨 . 时珍国医国药，2015，26：1181.

［3］印会河 . 中医基础理论 . 上海：上海科学技术出版社，1984.

［4］冯鹰 . 疏肝解郁活血法抗衰老机制研究 . 成都：成都中医药大学硕士学位论文，2003.

［5］宋昊翀，孙冉冉，张惠敏，等 . 衰老的中医理论研究 . 中华中医药杂志（原中国医药学报），2015，30：1889.

［6］贺颖，王彩霞 . 论中医春季养生调摄观 . 中华中医药杂志（原中国医药学报），2014，29：666.

［7］张卫，吴焕淦，王米渠 . 中医传统衰老学说及其防治原则概述 . 中华中医药刊，2008，26：265.

［8］钱伯文，江克明 . 抗衰老中药与食物 . 上海：上海中医学院出版社，1992.

［9］石作荣 . 关于衰老与抗衰老的中医理论探析 . 时珍国医国药，2009，20：3173.

［10］Naumova E，Ivanova M，Pawelec G.Immunogenetics of ageing.Int J Immunogenet，2011，38：373-381.

［11］Ruan Q，Liu F，Gao Z，et al.The anti-inflamm-aging and hepatoprotective effects of huperzine A in D-galactose-treated rats.Mech Ageing Dev，2013，134：89-97.

［12］Wheeler HE，Kim SK.Genetics and genomics of human ageing.Philos Trans R Soc Lond B Biol Sci.2011，366：43-50.

［13］Chung WH，Dao RL，Chen LK，et al.The role of genetic variants in human longevity.Ageing Res Rev，2010，9：S67-78.

［14］Sebastiani P，Solovieff N，Dewan AT，et al.Genetic signatures of exceptional longevity in humans.PLoS One，2012，7：e29848.

［15］Christensen K，Johnson TE，Vaupel JW.The quest for genetic determinants of human longevity：challenges and insights.Nat Rev Genet，2006，7：436-448.

［16］T. 斯特罗恩，AP. 里德 . 人类分子遗传学 . 原书第三版 .2007：370-378.

［17］De la Fuente M，Miquel J.An update of the oxidation-inflammation theory of aging：the involvement of the immune system in oxi-inflamm-aging.Curr Pharm Des，2009，15：3003-3026.

[18] Yu CE,Oshima J,Fu YH,et al.Positional cloning of the Werner's syndrome gene.Science,1996,272 :258–262.

[19] Ren X,Lim S,Smith MT,et al.Werner syndrome protein,WRN,protects cells from DNA damage induced by the benzene metabolite hydroquinone.Toxicol Sci,2009,107 :367–375.

[20] Bohr VA,Metter EJ,Harrigan JA,et al.Werner syndrome protein 1367 variants and disposition towards coronary artery disease in Caucasian patients.Mech Ageing Dev,2004,125 :491–496.

[21] Opresko PL,Otterlei M,Graakjaer J,et al.The Werner syndrome helicase and exonuclease cooperate to resolve telomeric D loops in a manner regulated by TRF1 and TRF2.Mol Cell,2004,14 :763–774.

[22] Castro E,Edland SD,Lee L,et al.Polymorphisms at the Werner locus:II.1074Leu/Phe,1367Cys/Arg,longevity,and atherosclerosis.Am J Med Genet,2000,95 :374–380.

[23] Kuningas M,Slagboom PE,Westendorp RG,et al.Impact of genetic variations in the WRN gene on age related pathologies and mortality.Mech Ageing Dev,2006,127 :307–313.

[24] Eriksson M,Brown WT,Gordon LB,et al.Recurrent de novo point mutations in lamin A cause Hutchinson–Gilford progeria syndrome.Nature,2003,423 :293–298.

[25] Siest G,Pillot T,Regis–Bailly A,et al.Apolipoprotein E:an important gene and protein to follow in laboratory medicine.Clin Chem,1995,41 :1068–1086.

[26] Banerjee I,Gupta V,Ganesh S.Association of gene polymorphism with genetic susceptibility to stroke in Asian populations:a meta–analysis.J Hum Genet,2007,52 :205–219.

[27] Pham T,Kodvawala A,Hui DY.The receptor binding domain of apolipoprotein E is responsible for its antioxidant activity.Biochemistry,2005,44 :7577–7582.

[28] Johnson LA,Olsen RH,Merkens LS,et al.Apolipoprotein E–low density lipoprotein receptor interaction affects spatial memory retention and brain ApoE levels in an isoform–dependent manner.Neurobiol Dis,2014,64 :150–162.

[29] Anil E.The impact of EPA and DHA on blood lipids and lipoprotein metabolism:influence of apoE genotype.Proc Nutr Soc,2007,66 :60–68.

[30] Horsburgh K,Fitzpatrick M,Nilsen M,et al.Marked alterations in the cellular localisation and levels of apolipoprotein E following acute subdural haematoma in rat.Brain Res,1997,763 :103–110.

[31] Shi H,Belbin O,Medway C,et al.Genetic variants influencing human aging from late–onset Alzheimer's disease(LOAD)genome–wide association studies(GWAS).Neurobiol Aging,2012,33 :1849 e5–18.

[32] 王国荃,王新利,杨春荣,等.新疆维族 apoE 基因多态性与寿命和血脂关系的分析.中国老年医学杂志,2001,21 :325–327.

[33] Slooter AJ,Cruts M,Hofman A,et al.The impact of APOE on myocardial infarction,stroke,and dementia:the Rotterdam Study.Neurology,2004,62 :1196–1198.

[34] Keavney B,Parish S,Palmer A,et al.Large–scale evidence that the cardiotoxicity of smoking is not significantly modified by the apolipoprotein E epsilon2/epsilon3/epsilon4 genotype.Lancet,2003,361 :396–398.

[35] Huebbe P,Lodge JK,Rimbach G.Implications of apolipoprotein E genotype on inflammation and vitamin E status.Mol Nutr Food Res,2010,54 :623–630.

[36] Jofre–Monseny L,Minihane AM,Rimbach G.Impact of apoE genotype on oxidative stress,inflammation and disease risk.Mol Nutr Food Res,2008,52 :131–145.

[37] Graeser AC,Huebbe P,Storm N,et al.Apolipoprotein E genotype affects tissue metallothionein levels:studies in targeted gene replacement mice.Genes Nutr,2012,7 :247–255.

[38] Kuro-o M,Matsumura Y,Aizawa H,et al.Mutation of the mouse klotho gene leads to a syndrome resembling ageing.Nature,1997,390 :45–51.

[39] Arking DE,Krebsova A,Macek M Sr,et al.Association of human aging with a functional variant of klotho.Proc

Natl Acad Sci USA,2002,99 :856-861.

[40] Kawano K,Ogata N,Chiano M,et al.Klotho gene polymorphisms associated with bone density of aged postmenopausal women.J Bone Miner Res,2002,17 :1744-1751.

[41] Shiraki-Iida T,Iida A,Nabeshima Y,et al.Improvement of multiple pathophysiological phenotypes of klotho(kl/kl)mice by adenovirus-mediated expression of the klotho gene.J Gene Med,2000,2 :233-242.

[42] Arking DE,Becker DM,Yanek LR,et al.KLOTHO allele status and the risk of early-onset occult coronary artery disease.Am J Hum Genet,2003,72 :1154-1161.

[43] Arking DE,Atzmon G,Arking A,et al.Association between a functional variant of the KLOTHO gene and high-density lipoprotein cholesterol,blood pressure,stroke,and longevity.Circ Res,2005,96 :412-418.

[44] Shimoyama Y,Nishio K,Hamajima N,et al.KLOTHO gene polymorphisms G-395A and C1818T are associated with lipid and glucose metabolism,bone mineral density and systolic blood pressure in Japanese healthy subjects.Clin Chim Acta,2009,406 :134-138.

[45] Nagai R,Saito Y,Ohyama Y,et al.Endothelial dysfunction in the klotho mouse and downregulation of klotho gene expression in various animal models of vascular and metabolic diseases.Cell Mol Life Sci,2000,57 :738-746.

[46] Yamamoto M,Clark JD,Pastor JV,et al.Regulation of oxidative stress by the anti-aging hormone klotho.J Biol Chem,2005,280 :38029-38034.

[47] Sopjani M,Rinnerthaler M,Kruja J,et al.Intracellular signaling of the aging suppressor protein Klotho.Curr Mol Med,2015,15 :27-37.

[48] Naumova E,Ivanova M,Pawelec G,et al.16(th)IHIW:immunogenetics of aging.Int J Immunogenet,2013,40 :77-81.

[49] Balistreri CR,Candore G,Accardi G,et al.Genetics of longevity.data from the studies on Sicilian centenarians.Immun Ageing,2012,9 :8.

[50] Balistreri CR,Grimaldi MP,Chiappelli M,et al.Association between the polymorphisms of TLR4 and CD14 genes and Alzheimer's disease.Curr Pharm Des,2008,14 :2672-2677.

[51] Papafili A,Hill MR,Brull DJ,et al.Common promoter variant in cyclooxygenase-2 represses gene expression:evidence of role in acute-phase inflammatory response.Arterioscler Thromb Vasc Biol,2002,22 :1631-1636.

[52] 张一辉.衰老相关疾病及综合征.北京:人民卫生出版社,2011.

[53] Hattori R,Otani H,Maulik N,et al.Pharmacological preconditioning with resveratrol:Role of nitric oxide.Am J Physiol Heart Circ Physiol,2002,282,H1988-H1995.

[54] Yen GC,Duh PD,Lin CW.Effects of resveratrol and 4-hexylresorcicol on hydrogen peroxide-induced oxidative DNA damage in human lymphocytes.Free Radic Res,2003,37 :509-514.

[55] Rimando AM,Nagmani R,Feller DR,et al.Pterostilbene,a new agonist for the peroxisome proIiferator activated receptor alpha-isoform,lowers plasma lipoproteins and cholesterol in hypercholesterolemic hamsters.J Agric Food Chem,2005,53 :3403-3407.

[56] Nagaoka T,Hein TW,Yoshida A,et al.Resveratrol,a component of red wine,elicits dilation of isolated porcine retinal arterioles:role of nitric oxide and potassium channels.Invest Ophthalmol Vis Sci,2007,48 :4232-4239.

[57] Juric D,Wojciechowski P,Das DK,et al.Prevention of concentric hypertrophy and diastolic impairment in aorticbanded rats treated with resveratrol.Am J Physiol Heart Circ Physiol,2007,292 :H2138-H2143.

[58] Ekshyyan VP,Hebert VY,KhandelwaI A,et al.Resveratrol inhibits rat aortic vascular smooth muscle cell proliferation via estrogen receptor dependent nitric oxide production.J Cardiovasc Pharmacol,2007,50 :83-93.

[59] Pendurthi UR,Williams JT,Rao LV,et al.Resveratrol,a polyphenolic compound found in wine,inhibits tissue factor expression in vascular cells.Clin Chim Acta,2006,364 :196-204.

［60］Migliore L,Coppede F.Environmental-induced oxidative stress in neurodegenerative disorders and aging, Mutat Res,2009,674：73-84.

［61］Esposito E,Rotilio D,Di Matteo V,et al.A review of specific dietary antioxidants and the effects on biochemical mechanisms related to neurodegenerative processes.Neurobiol Aging,2002,23：719-735.

［62］Dartigues JF,Letenneur L,Joly P,et al.Age specific risk of dementia according to gender,education and wine consumption.Neurobiol Aging,2000,21：64.

［63］Vauzour D,Ravaioli G,Vafeiadou K,et al.Spencer,Peroxynitrite induced formation of the neurotoxins 5-S-cysteinyl-dopamine and DHBT-1：implications for Parkinson's disease and protection by polyphenols. Arch Biochem Biophys,2008,476：145-151.

［64］Li R,Huang YG,Fang D,et al.(-)-Epigallocatechin gallate inhibits lipopolysaccharide-induced microglial activation and protects against inflammationmediated dopaminergic neuronal injury.J Neurosci Res,2004, 78：723-731.

［65］Choi YT,Jung CH,Lee SR,et al.The green tea polyphenol(-)-epigallocatechin gallate attenuates β-amyloid-induced neurotoxicity in cultured hippocampal neurons.Life Sci,2001,70：603-614.

［66］Levites Y,Amit T,Youdim MBH,et al.Involvement of protein kinase C activation and cell survival/cell cycle genes in green tea polyphenol(-)-epigallocatechin 3-gallate neuroprotective action.J Biol Chem,2002,277： 30574-30580.

［67］Deshane J,ChavesL,Sarikonda KV,et al.Proteomics analysis of rat brain protein modulations by grape seed extract.J Agric Food Chem,2004,52：7872-7883.

［68］Burns J,Gardner PT,Matthews D,et al.Extraction of phenolics and changes in antioxidant activity of red wines during vinification.J Agric Food Chem,2001,49：5797-5808.

［69］Ho JH,Chang YL.Protective effects of quercetin and vitamin C against oxidative stress-induced neurodegeneration.J Agric Food Chem,2004,52：7514-7517.

［70］Pandey AK,Hazari P P,Patnaik R,et al.The role of ASIC1a in neuroprotection elicited by quercetin in focal cerebral ischemia.Brain Res,2011,1383：289-299.

［71］Milbury PE,Kalt W.Xenobiotic metabolism and berry flavonoid transport across the blood？ brain barrier.J Agric Food Chem,2010,58：3950-3956.

［72］Talavera S,Felgines C,Texier O,et al.Anthocyanin metabolism in rats and their distribution to digestive area, kidney,and brain.J Agric Food Chem,2005,53：3902-3908.

［73］Papandreou MA,Dimakopoulou A,Linardaki ZI,et al.Effect of a polyphenol-rich wild blueberry extract on cognitive performance of mice,brain antioxidant markers and acetylcholinesterase activity.Behav Brain Res, 2009,198：352-358.

［74］Actis-Goretta L,Romanczyk LJ,Rodriguez CA,et al.Cytotoxic effects of digalloyl dimmer procyanidins in human cancer cell lines.J Nutr Biochem,2008,19：797-808.

［75］Kim M,Wu X,Song I,et al.Selective cytotoxicity of synthesized procyanidin 3-O-galloylepicatechin-4b, 8-3-O-galloylcatechin to human cancer cells.Cell Cycles,2008,7：1648-1657.

［76］Mackenzie GG,Delfino JM,Keen CL,et al.Dimeric procyanidins are inhibitors of NF-kappa-B-DNA binding. Biochem Pharmacol,2009,78：1252-1262.

［77］Ahmad N,Adhami VM,Afaq F,et al.Resveratrol causes WAF-1/p21 mediated G(1)-phase arrest of cell cycle and induction ofapoptosis in human epidermoid carcinoma A431 cells.Clin Cancer Res,2001,7：1466-1473.

［78］朱振勤,张小轶,陈季武,等.白藜芦醇抑制 HeLa 细胞肿瘤活性的自由基机理.华东师范大学学报:自然科学版,2002,23：178-182.

［79］Potter GA,Patterson LH,Wanogho E,et al.The cancer preventative agent resveratrol is converted to the anticancer agent piceatannol by the cytochrome P450 enzyme CYP1B1.Br J Cancer,2002,86：774-777.

［80］Nakagawa H,Kiyozuka Y,Uemura Y,et al.Resveratrol inhibits human breast cancer cell growth and may mitigate the effect oflinoleic acid,a potent breast cancer cell stimulator.J Cancer Res Clin Oncol,2001,127：258-264.

［81］程梅,李保应,王茜,等.葡萄籽原花青素对糖尿病大鼠心肌糖基化终末产物受体和结缔组织生长因子的影响.中华老年医学杂志,2011,30：958-961.

［82］江蓓,高海青,李保应,等.葡萄子原花青素对糖尿病大鼠肾保护作用机制的研究.山东大学学报(医学版),2008,46：1145-1152.

［83］傅松波,汤旭磊,杨晓梅,等.白藜芦醇对糖尿病肾损害大鼠超微结构的影响.中国老年医学杂志,2012,9：3965-3967.

［84］李佳,姜鲜,章卓.白藜芦醇对糖尿病大鼠血管平滑肌细胞增殖的影响.重庆医学,2010,39：1822-1826.

［85］Sawada H,Fukuchi T,Abe H.Oxidative stress markers in aqueous humor of patients with senile cataracts.Curr Eye Res,2009,34：36-41.

［86］郑轶,刘丽娟,欧阳珊,等.白藜芦醇对老龄大鼠晶状体氧化损伤保护作用的实验研究.2013,47：139-142.

［87］Barnes S,Prasain J,Alessandro TD,et al.The metabolism and analysis of isoflavones and other dietary polyphenols in foods and biological systems.Food Funct,2011,2：235-244.

［88］Crozier A,Jaganath IB,Clifford MN.Dietary phenolics：chemistry,bioavailability and effects on health.Nat Prod Rep,2009,26：1001-1043.

［89］Tabasco R,Sánchez-Patán F,Monagas M,et al.Effect of grape polyphenols on lactic acid bacteria and bifidobacteria growth：Resistance and metabolism.Food Microbiol,2011,28：1345-1352.

［90］Dolara P,Luceri C,De Filippo C,et al.Red wine polyphenols influence carcinogenesis,intestinal microflora,oxidative damage and gene expression profiles of colonic mucosa in F344 rats.Mutat Res,2005,591：237-246.

［91］Biasi F,Astegiano M,Maina M,et al.Polyphenol supplementation as a complementary medicinal approach to treating inflammatory bowel disease.Curr Med Chem,2011,18：4851-4865.

［92］Biasi F,Deiana M,Guina T,et al.Wine consumption and intestinal redox homeostasis.Redox Biol,2014,2：795-802.

［93］田静,陈进伟,白藜芦醇在风湿性疾病中的应用综述.中国中西医结合杂志,2012,32：1710-1713.

［94］姜一平,李宁,邓锡岳.抗衰老中药的药理分析.当代医学,2014,20：153.

［95］黄娅琳.抗衰老中药的研究.时珍国医国药,2007,18：691.

［96］孙建,董小萍,程永现.抗衰老中药研究进展.亚太传统医药,2011,7：166.

［97］张丽娜,金国琴.熟地及有效成分对老年学习记忆减退的信号转导分子变化的影响.中国老年学杂志,2014,34：836.

［98］玄国东,刘春泉.肉苁蓉苯乙醇苷对D-半乳糖致衰老模型小鼠的抗衰老作用研究.中草药,2008,31：1385.

［99］高瑞英,党志,邹颖楠,等.当归提取物抗皮肤衰老及美白功效体外实验研究.时珍国医国药,2010,21：874.

［100］张庭廷,夏晓凯,陈传平,等.黄精多糖的生物活性研究.中国实验方剂学杂志,2006,12：42.

［101］蒋万志,张洪泉.枸杞多肽对D-半乳糖诱导小鼠的抗衰老作用及其可能机制.国际药学研究杂志,2010,37：47.

［102］王晶,刘春明,白鹤龙,等.中药中皂苷类化合物的抗氧化活性评价研究.时珍国医国药,2010,21：1485.

［103］孙文娟,吕文伟,于晓凤,等.北五味子粗多糖抗衰老作用的实验研究.中国老年学杂志,2001,21：454.

［104］谢学渊,晁衍明,杜珍,等.天麻多糖的抗衰老作用.解放军药学学报,2010,26:206-209.

［105］郑松柏,朱汉民.老年医学概论.上海:复旦大学出版社,2010:12.

［106］Brunk UT,Terman A.Lipofusein:mechanisms of age related accumulation and influence on cell function. Free Radic Biol Med,2002,33:611.

［107］郜海燕.白藜芦醇功能和作用机理研究进展.中国食品学报,2006,6:411-416.

［108］Sohal RS,Mockett RJ,Orr WC.Mechanisms of aging:an appraisal of the oxidative stress hypothesis.Free Radical Biol M ed,2002,33:575-586.

［109］Czapski GA,Cakala M,Kopezuk D,et al.Efect of poly(ADP-fibose)pelymerase inhibitom on oxidative stress evoked hydroxyl radical level and maeromoleeules oxidation in cell free system of ratbrain cortex. NeuroseiLett,2004,356:45.

［110］杨兰泽,王宜娟,李三强,等.白藜芦醇的抗衰老作用.中国老年学杂志,2013,33:628-629.

［111］Rajapakse AG,Yepuri G,Carvas JM,et al.Hyperactive S6K1 M ediates Oxidative Stress and Endothelial Dysfunction in Aging:Inhibition by Resveratrol.PLoS One,2011,6:el9237.

［112］罗莉,黄忆明.白藜芦醇对老年性痴呆小鼠认知功能的影响.中南大学学报(医学版),2006,31:566-599.

［113］姚煜,田涛,南克俊.白藜芦醇抗衰老免疫机制的研究.中药材,2006,29:464-467.

［114］Wong YT,Gruber J,Jenner AM,et al.Chronic resveratrol intake reverses pro-inflammatory cytokine profile and oxidative DNA damage in aging hybrid mice.AGE,2011,33:229-246.

［115］劳凤学,冯骥良,柳忠辉,等.白藜芦醇诱导急性 T 淋巴细胞白血病 Jurkat 细胞凋亡.吉林大学学报, 2006,32:289-292.

［116］陈莉娜.白藜芦醇保护心血管作用研究进展.生命科学进展,2003,34:272-274.

［117］Do GM,Kwon EY,Kim HJ,et al.Long term effects of resveratrol supplementation on suppression of atherogenic lesion formation and cholesterol synthesis in apo E-deficient mice.Biochem Biophys Res Commun,2008,374:55-59.

［118］Dobrydneva Y,Williams RL,Morris GZ,et al.Dietary phytoestrogens and their synthetic structural analogues as calcium channel blockers in human platelet.J Cardiovasc Pharmacol,2002,40:399-410.

［119］Valenzano DR,Terzibasi E,Genade T,et al.Resveratrol prolongs lifespan and retards the onset of age-related markers in a short-lived vertebrate.Curr Biol,2006,16:296-300.

［120］Evason K,Huang C,Yamben I,et al.Anticonvulsant medications extend worm life-span.Science,2005, 307:258-262.

［121］Sun AY,Wang Q,Simonyi A,et al.Resveratrol as a therapeutic agent for neurodegenerative diseases.Mol Neurobiol,2010,41:375-383.

［122］Chen W P,Chi TC,Chuang LM,et al.Resveratrol enhances insulin secretion by blocking KATP and KV channels of beta cells.Eur J Pharmacol,2007,568:269-277.

［123］Sehmisch S,Hannner F,Christoffel J,et al.Comparison of the phytohormones genistein,resveratrol and 8-prenylnaringenin as agents for preventing osteoporosis.Planta Med,2008,74:794-801.

［124］Mizutani K,Ikeda K,Nishikata T,et al.Phytoestrogens attenuate oxidative DNA damage in vascular smooth muscle cells from stroke-prone spontaneously hypertensive rats.J Hypertens,2000,18:1833-1840.

［125］Brown VA,Patel KR,Viskaduraki M,et al.Repeat dose study of the cancer chemopreventive agent resveratrol in healthy volunteers:safety,pharmacokinetics,and effect on the insulin-like growth factor axis.Cancer Res, 2010,70:9003-9011.

［126］Lin SJ,Kaeberlein M,Andalis AA,et al.Calorie restriction extends Saccharomyces cerevisiae lifespan by increasing respiration.Nature,2002,418:344-348.

［127］Vaziri H,Dessain SK,Ng Eaton E,et al.SIR2(SIRT1)functions as an NAD-dependent p53 deacetylase. Cell,2007,107:149-159.

[128] Picard F,Kurtev M,Chung N,et al.Sirt 1 promotes fat mobilization in white adipocytes by repressing PPAR–γ.Nature,2004,429 :771–776.

[129] Burnett C,Valentini S,Cabreiro F,et al.Absence of effects of *Sir2* over–expression on lifespan in C.elegans and drosophila.Nature,2011,477 :482–485.

[130] Guarente L,Picard F.Calorie restriction–the SIR2 connection.Cell,2005,120 :473–482.

[131] Picard F,Kurtev M,Chung N,et al.SIRT1 promotes fat mobilization in white adipocytes by repressing PPAR–γ.Nature,2004,429 :771–776.

[132] Rodgers JT,Letin C,Haas W,et al.Nutrient control of glucose homeostasis through a complex of PGC–1alpha and SIRT1.Nature,2005,434 :113–118.

[133] Lefevre M,Redman LM,Heilbronn LK,et al.Caloric restriction alone and with exercise improves CVD risk in heal.thy non–obese individuals.Atherosclerosis,2009,203 :206–213.

[134] Howitz KT,Bitternan KJ,Cohen HY,et al.Small molecule activators of sirtuins extend Saccharomyces cerevisiae life span.Nature,2003,425 :191–196.

[135] Valenzano DR,Terzibasi E,Genade T,et al.Resveratrol prolongs life span and retards the onset of age–related markers in a short–lived vertebrate.Current Biology,2006,16 :296–300.

[136] Baur JA,Pearson KJ,Price NL,et al.Resveratrol improves health and survival of mice on a high–calorie diet.Nature,2006,444 :337–342.

[137] Antosh M,Whitaker R,Kroll A,et al.Comparative transcriptional pathway bioinformatic analysis of dietary restriction,*Sir2*,p53 and resveratrol life span extension in Drosophila.Cell Cycle,2011,10 :904–911.

[138] Lagouge M,Argmann C,Gerhart–Hines Z,et al.Resveratrol improves mitochondrial function and protects against metabolic disease by activating SIRT1 and PGC–1.Cell,2006,127 :1109–1122.

[139] Jin F,Wu Q,Lu YF,et al.Neuroprotective effect of resveratrol on 6–OHDA–induced Parkinson 7S disease in rats.Eur J Pharmacol,2008,600 :78–82.

[140] Zhang F,Shi JS,Zhou H,et al.Resveratrol protects dopamine neurons against lipopolysaccharide–induced neurotoxicity through its anti–inflammatory actions.Mol Pharmacol,2010,78 :466–477.

[141] Richard T,Pawlus AD,Iglésias ML,et al.Neuroprotective properties of resveratrol and derivatives.Ann N Y Acad Sci,2011,1215 :103–108.

[142] 闻永举,梁爱军,申秀丽.白藜芦醇制备技术进展.中成药,2010,32 :1569–1573.

[143] 程丽英,刘树兴.白藜芦醇研究现状与应用展望.食品研究与开发,2005,26 :25–27.

[144] Baur JA,Sinclair DA.Therapeutic potential of resveratrol:the in vivo evidence.Nat Rev Drug Discov,2006,5 : 493–506.

[145] Patel VP,Sherrell J,Lou Z,et al.Immortalization of epithelial progenitor cells mediated by resveratrol. Oneogene,2008,27 :2365–2374.

[146] 许汉林,张念,刘浩,等.白藜芦醇脂质体的制各工艺研究.湖北中医杂志,2009,31 :55–56.

[147] 姚倩,侯世祥,何伟玲,等.表面氨基游离的白藜芦醇壳聚糖纳米粒制备方法研究.中国中药杂志, 2006,31 :205–208.

[148] 姜志峰,冯素银,李晓林,等.白藜芦醇载药纳米微球的制备、表征及体外对胶质瘤 U251 细胞的抑制 作用.南京医科大学学报(自然科学版),2010,30 :1240–1244.

第七章
白藜芦醇与心血管疾病

第一节　白藜芦醇与动脉粥样硬化

　　动脉粥样硬化（atherosclerosis，AS）是潜在的可危及生命的累及动脉的疾病，其基本病理表现为动脉内膜脂质沉积，平滑肌细胞和纤维组织增生。随着病变发展，动脉壁增厚、血管弹性下降、管腔变窄，造成局部组织缺血坏死；粥样斑块内新生血管形成可导致管壁破裂引起出血，危及患者生命。2006年中国卫生部统计信息中心发布的《中国卫生事业发展情况统计公报》显示，我国心脑血管疾病导致的死亡已占全国总死亡人数的1/3以上，因此控制心血管疾病蔓延成为我国21世纪提高人民健康水平的重要课题。然而单纯降脂治疗对于粥样硬化斑块疗效不满意、治疗费用高昂，促使研究者不断探讨AS发病机制，寻找新的经济有效的抗动脉粥样硬化的药物。

　　白藜芦醇（resveratrol）属于类芪化合物，是天然酚类物质，于1939年首先由日本人M.Takaoka从药用植物蒜藜芦中分离提取。白藜芦醇广泛存在于自然界多种植物中，其中，红葡萄中含量丰富，每克葡萄皮含白藜芦醇达50~100μg，红酒中白藜芦醇含量约为1.5~3mg/L。众所周知，地中海饮食人群中相关AS发病率较低，研究者推测，可能与地中海饮食中白藜芦醇含量较多有关。经过数十年的研究，积累了大量基础研究资料，证实白藜芦醇具有抗AS作用，具有广泛应用前景，但其对心血管系统的保护机制仍不甚明了，现就白藜芦醇在动脉粥样硬化发病机制中的研究进展综述如下。

一、减轻内皮细胞氧化损伤

　　活性氧簇（reactive oxygen species，ROS）产生过多导致内皮细胞氧化损伤在动脉粥样硬化起始和进展中具有重要意义。白藜芦醇拥有独特的化学结构能够直接捕获氧自由基，减少氧化损伤。

（一）减少活性氧产生

　　活性氧（ROS）与体内炎症反应活动密切相关，其通过多种信号途径引起炎症反应。从脂质条纹的形成，到病变的进展直至最终斑块破裂，ROS参与各个环节。除直接捕获自由基外，白藜芦醇还能通过调节细胞中ROS产生的关键酶减少ROS产生。

　　白藜芦醇可以通过抑制炎症因子刺激时巨噬细胞内iNOS与COX-2的表达抑制ROS的产生。血管系统中ROS主要由内皮细胞、VSMC和单核/巨噬细胞中尼克酰胺腺嘌呤二核苷酸磷酸氧化酶（Nox）介导产生。在 ox-LDL 或 Ang Ⅱ作用下，内皮细胞中 Nox 被活化，ROS 生成增加。他汀类药物也表现出一定的抗氧化活性，主要是通过减少 Nox 亚单位 gp91^{phox} 表达实现，而白藜芦醇则抑制 Nox 亚单位 gp91^{phox} 和 G 蛋白 Rac1 在细胞膜的偶联，抑制 Nox 活化和 ROS 产生，保护内皮细胞免受 ox-LDL 或 Ang Ⅱ导致的氧化应激损伤，增强内皮细胞抗血小板聚集和白细胞黏附的能力。此外，Nox 活性还受肿瘤坏死因子（TNF-α）的调节，白藜芦醇能够在转录水平抑制内皮细胞 TNF-α 的表达，降低 Nox 生物活性，减少血管内活性氧的产生。

（二）增强内皮细胞抗氧化能力

白藜芦醇预处理能够保护离体培养的大鼠主动脉和内皮细胞不受 ox-LDL 和 TNF-α 诱导的氧化损伤，其保护机制主要与白藜芦醇上调谷胱甘肽过氧化物酶（GSH-Px）、过氧化氢酶（catalase）和血红素加氧酶-1（HO-1）等抗氧化酶的表达水平相关。白藜芦醇对超氧化物歧化酶（SOD）调节作用仍存在一定争议，部分实验证实白藜芦醇可上调内皮细胞 SOD1 表达，而有些实验则认为白藜芦醇对 SOD1 表达无明显影响，可能与实验中所用内皮细胞来源不同有关。核转录因子 E2 相关因子 2（Nrf-2）参与调节一系列抗氧化基因包括 HO-1 等的表达，白藜芦醇这一保护作用正是通过增加核转录因子 Nrf-2 转录活性实现。高脂饮食的 Nrf-2 基因敲除小鼠血管中活性氧水平显著增加，添加白藜芦醇后不能减少其氧化损伤，进一步在整体水平证实了这一结论。

二、调节内皮细胞功能

血管内皮细胞是排列在血管内表面的单细胞层，形成血管的光滑衬里，具有合成并释放多种血管活性物质、阻止血细胞黏附、表达抗凝及促凝物质等多种功能。内皮细胞功能受损被认为是动脉粥样硬化发生中的始动环节。

近年研究发现，白藜芦醇能够有效调节内皮功能，诱导内皮依赖性血管舒张。Rakici.O 等对冠状动脉搭桥术患者的大隐静脉和乳内动脉进行研究后发现，白藜芦醇 70μmol/L 即能有效诱导血管舒张达 30% 以上，这一舒张作用呈内皮细胞依赖性，当把血管内膜移除或者给予 eNOS 抑制剂预处理后，白藜芦醇的扩血管作用即被阻断。此外，吲哚美辛也在一定程度上能够阻断白藜芦醇的血管舒张作用，提示环氧合酶也可能参与白藜芦醇的扩血管作用。

硝酸酯类药物在冠状动脉粥样硬化的治疗中具有不可替代的作用，而硝酸酯类药物耐药是临床中的一大难题，Coskun.B 等就这一问题进行了研究。人离体内乳动脉在 100mmol/L 硝酸甘油刺激 90 分钟后即可出现耐药，表现为对硝酸甘油反应性下降，同时，血管内活性氧产生增加；有趣的是将动脉内膜移除或者加入 SOD 预处理会在一定程度上减轻硝酸甘油耐药，提示内皮细胞来源的活性氧在硝酸甘油耐药中具有重要意义。在动脉内膜完整存在的情况下，如在反应中加入白藜芦醇，则能够完全恢复动脉对硝酸甘油的反应性，提示白藜芦醇通过减少内皮细胞活性氧的产生而减少硝酸酯类耐药。

研究证实白藜芦醇具有直接扩张血管作用。白藜芦醇扩张视网膜小动脉，而此作用可以被一氧化氮合成酶（NOS）抑制剂 L-NAME 阻断，说明该作用与 NO 有关。进一步研究发现 ERK1/2 特异性抑制剂 PD98059 可使血管扩张减少 50%；此外，K$^+$ 通道阻断剂（TEA）

或 Ca^{2+} 通道阻断剂可抑制白藜芦醇介导的血管扩张。表明白藜芦醇的扩张血管效应是通过 ERK1/2 信号通路和 K^+ 通道、Ca^{2+} 通道发挥作用的。在内皮完好的血管中白藜芦醇引起的血管扩张作用是通过 NO 介导的，而在内皮损伤的血管，应用 NOS 抑制剂 L-NAME 则不会影响白藜芦醇诱导的血管扩张。说明白藜芦醇诱导的血管扩张作用机制并非是单一的，依赖内皮的血管扩张作用是通过 NO 介导的。

临床试验也进一步证实，在超重和肥胖人群饮食中适量添加白藜芦醇能有效增加内皮细胞依赖性血管舒张，改善血流动力学，这一结果很好地解释了为何适量饮用红酒能够预防心血管疾病。

三、抑制局部炎症反应

研究发现，动脉粥样硬化是一种慢性炎症性疾病，多种炎症因子参与其发生与进展。许多研究表明白藜芦醇通过抑制内皮细胞与炎症反应相关的细胞因子和炎症介质的释放，发挥抗 AS 作用。有研究证实白藜芦醇显著降低 TNF-α 介导的单核细胞对人脐静脉内皮细胞的黏附。进一步研究发现，白藜芦醇可抑制细胞间黏附分子-1（ICAM-1）、血管细胞黏附分子-1（VCAM-1）、白介素-6（IL-6）等多种炎症分子的表达与释放。在心肌缺血再灌注的研究中，白藜芦醇显著改善了缺血心肌的功能并减小梗死面积，且通过介导 NO 而减少炎症因子的释放。有研究表明白藜芦醇在 NF-κB 信号转导途径中起着重要的调节作用，发挥其抗炎生物效应。巨噬细胞通过参与炎症反应，分泌多种细胞因子和炎症介质等生物活性物质贯穿于 AS 发生发展的全过程。活化的 NF-κB 在转录水平调节巨噬细胞活化后炎症因子基因的表达，如 TNF-α，IL-1，6，8，18 及组织因子、ICAM-1 等。这些炎症因子又可促进斑块内 NF-κB 的进一步活化，形成正反馈，放大斑块中的炎症反应，促进 AS 的进展。Zhang 等发现白藜芦醇可以通过阻滞 ERK1/2/NF-κB 信号通路来抑制氧化应激和炎症引起的球囊损伤后的新生内膜形成。Holmes-Mc Nary 等发现白藜芦醇抑制炎症和肿瘤，至少部分是通过阻滞 I-K B 激酶活性从而抑制 NF-κB 激活发挥抗炎作用的。Richard 等发现，白藜芦醇还能减少 PGE_2 的产生，减少肿瘤坏死因子-α（tumor necrotic factor-α，TNF-α）和白细胞介素-8（interleukin-8，IL-8）的表达。另有研究证实白藜芦醇抑制人大隐静脉内皮细胞中白细胞-内皮细胞黏附分子表达和中性粒细胞黏附并增加 i-NOS2 表达。

单核细胞趋化蛋白（MCP-1）对单核/巨噬细胞有趋化和激活作用，多种炎性介质如 LPS、白介素 1（IL-1）等均可诱导 MCP-1 产生，参与并促进动脉粥样斑块炎症反应和泡沫细胞形成，具有重要意义。MCP-1 是多个转录因子的靶蛋白，白藜芦醇可通过调控不同的信号通路发挥心血管保护作用。在白介素 1（IL-1）刺激体外培养的脐静脉内皮细胞（HUVECs）分泌 MCP-1 过程中，白藜芦醇能抑制转录因子 NF-κB 及 AP-1 与 MCP-1 启动子区域结合，抑制 MCP-1 转录，进而减少内皮细胞分泌 MCP-1。而在 LPS 诱导的单核细胞 MCP-1 分泌中，白藜芦醇则被证实能够通过阻断 PI3K/Akt-FoxO3a 信号通路，抑制 MCP-1 表达。

血红素加氧酶-1（heme oxygenase-1，HO-1）在体内发挥重要的细胞间抗炎作用。Juan 等发现，白藜芦醇在较低浓度（≤ 10μmol/L）可通过 NF-κB 途径增加 HO-1 表达。Chen 等证实白藜芦醇激活 Akt、ERK1/2 信号通路从而上调 HO-1 基因表达，分别应用 Akt

和 ERK1/2 特异性抑制剂则上述作用被抑制，说明白藜芦醇上调 HO-1 表达是通过 Akt、ERK1/2 信号通路介导的。

四、调节血脂及脂质过氧化

脂代谢异常是动脉粥样硬化的独立危险因素，其中，低密度脂蛋白（LDL）与 AS 关系尤为密切，脂蛋白的氧化是引起内皮细胞和血管平滑肌细胞损伤的重要因素。LDL 被 EC 吞噬后氧化修饰成氧化型 LDL（ox-LDL），其损伤性更强。白藜芦醇能够抑制低密度脂蛋白的氧化，削弱氧化型 LDL 对内皮细胞的损伤及脂质条纹的形成，在动脉粥样硬化早期即发挥保护作用。在人脐静脉内皮细胞的研究中，ox-LDL 诱导的细胞毒性、凋亡、ROS 产生和细胞间钙离子积聚，以及线粒体膜破碎、细胞色素 C 释放、caspase-3（细胞凋亡蛋白酶）激活，都可被白藜芦醇抑制，从而起到保护内皮细胞作用。

（一）减少 ox-LDL 生成

细胞表面存在 LDL 受体能够与正常的 LDL 颗粒结合并介导 LDL 细胞摄取，一旦 LDL 被氧化修饰为 ox-LDL，则 LDL 受体结合活性大大降低。Lucie Frémont 等在体外试验中证实，LDL 颗粒可在铜离子或射线作用下被氧化修饰成 ox-LDL，其与中国仓鼠卵巢细胞表面 LDL 受体的结合率仅为正常 LDL 的 1/24，如在反应体系中加入白藜芦醇，在 40μmol/L 即能够完全阻断铜离子对 LDL 颗粒的氧化修饰，增加 LDL 与 LDL 受体的结合。我国研究者也得出了相似的结论，研究发现白藜芦醇减少 ferrylmyoglobin（一种强氧化剂）介导的低密度脂蛋白过氧化氢积累，且能够抑制过氧亚硝基（peroxynitrite）刺激的 LDL 载脂蛋白的氧化修饰。白藜芦醇具有亲脂性，其结合并增强脂蛋白的抗氧化性，减轻 LDL 氧化，降低胆固醇在动脉中的沉积以及脂质条纹的形成。白藜芦醇抑制 LDL 氧化修饰的作用与其螯合金属离子、捕获自由基密切相关。Olas 等研究发现白藜芦醇与某种抗氧化剂，去铁胺（deferoxamine，DFO）作用相似，可显著抑制过氧亚硝基阴离子（ONOO⁻）诱导的脂质过氧化。Leonard 等证实白藜芦醇能有效清除过氧化物、羟氧基和金属自由基，减少 ROS 引起的细胞膜脂质过氧化和 DNA 损伤。

（二）减轻 ox-LDL 细胞毒性

大量研究证实，ox-LDL 能够趋化单核和淋巴细胞，刺激局部炎症反应，而白藜芦醇能够有效减轻 ox-LDL 所致的细胞毒性损伤。过量的 ox-LDL 能够诱导 Lox-1 的表达进而促进 Bax 从胞浆向线粒体转移，改变线粒体膜电位，导致细胞色素酶外漏、caspase-3、6、9 活化，最终引起内皮细胞凋亡，白藜芦醇通过显著抑制 ox-LDL 诱导的 Lox-1 过表达，减少内皮细胞凋亡。

五、抑制血管平滑肌细胞增殖

众所周知，血管平滑肌细胞（VSMC）向血管内膜的移行和增殖会促进纤维斑块形成和发展，破坏斑块稳定性，导致粥样斑块破裂和急性心血管事件发生。抑制血管平滑肌细胞增殖是白藜芦醇抗动脉粥样硬化和防止血管再狭窄的重要机制之一，白藜芦醇可以通过多种途径发挥此作用。白藜芦醇可减少球囊损伤动脉的氧化应激从而抑制血管增生，Kurin 等发现白藜芦醇能够抑制胎牛血清引起的血管平滑肌细胞增殖。白藜芦醇可以抑制 VSMC 的 DNA 合成，在内膜损伤的兔模型中，白藜芦醇可以显著减少损伤后内膜的增生，而 AS 的内膜增生需要 VSMC 从中膜向内膜迁移、增殖。

VSMC 增殖受多条信号通路调控，特别是 PI3K/Akt 通路。Akt 作为蛋白激酶，其下游有多个靶蛋白，其中，雷帕霉素靶蛋白（mTOR）通路的作用已经日益引起研究者关注。已知 ox-LDL 通过激活 PI3K 和 Akt 增加 mTOR 磷酸化水平进而活化 mTOR，并进一步向下游激活 p70S6K，促进细胞增殖。体外实验显示，白藜芦醇能够抑制 Akt 活化，在上游阻断 mTOR 信号通路激活，抑制 VSMC 增殖。Zghonda 等证实白藜芦醇抑制 PDGF 刺激的血管平滑肌细胞增殖、迁移及 ROS 生成，白藜芦醇能够抑制 Ang Ⅱ 诱导的 ERK1/2 磷酸化及血管平滑肌细胞增殖。

白藜芦醇通过诱导 p53、热休克蛋白（HSP27）表达增加，同时抑制 NF-κB 表达，呈浓度依赖性地抑制体外培养的人主动脉平滑肌细胞增殖。RV 可抑制 TNF-α 诱导的 ERK1/2 激活，从而使人 SMC 停滞在细胞周期的 G1 期，抑制增殖。白藜芦醇呈剂量依赖性地增加 P53 和 P21 表达，阻滞 VSMC 从 G1 期向 S 期的过渡，促进凋亡，抑制 VSMC 增殖，但白藜芦醇并不影响细胞的形态。在牛的主动脉 VSMC 研究中，细胞增殖也被白藜芦醇抑制，但细胞活力不受影响，可见白藜芦醇对 VSMC 的增殖的抑制作用并非通过细胞毒作用。在诱发心血管疾病的内源性介质中，内皮素 -1（ET-1）是一个重要的先行分子。内皮素有强烈收缩血管的作用，并能介导 VSMC 增殖，白藜芦醇可抑制其产生和活性。白藜芦醇通过减少 ROS 产生阻滞 ERK1/2 信号通路，起到抑制 Ang Ⅱ 诱导的血管平滑肌细胞增殖和内皮素 -1 表达作用。有研究发现短期应用白藜芦醇能够抑制 ERK、JNK 和 P38 蛋白的活性，而 MAPK 信号通路与 VSMC 增殖关系密切，所以白藜芦醇极有可能通过以上信号通路发挥调节 VSMC 增殖的作用。

近年来有研究发现氧化磷脂可诱导血管平滑肌细胞增殖和 Cx43（ser279/282）磷酸化。Cx43 的表达与功能在动脉粥样硬化发生发展中起到关键作用，Cx43 可直接参与血管平滑肌细胞的增殖过程。Cx43 是如何参与动脉粥样硬化发生与发展过程呢？连接蛋白家族包含多种连接蛋白，正常血管内皮表达 Cx37 与 Cx40，血管中层平滑肌细胞表达 Cx43。当血管内皮受到某些危险因素的损伤时，例如 LDL、湍流等，会导致内皮功能不全，使得单核 / 巨噬细胞穿透血管内皮，进入内膜下。炎症反应可诱导血管中膜平滑肌细胞向内膜迁移并增殖，最终形成纤维帽覆盖于动脉粥样硬化损伤部位。被炎症所刺激的平滑肌细胞其 Cx43 表达增加。损伤部位的内皮细胞其中的 Cx37 和 Cx40 逐渐被 Cx43 取代，同时巨噬细胞吞噬 ox-LDL 成为泡沫细胞并表达 Cx37。随着病程进展，脂核逐渐形成，脂核周围的泡沫细胞表达 Cx37 和 Cx43。而纤维帽中的平滑肌细胞 Cx43 表达水平逐渐下降，脂核下的中层血管平滑肌细胞同时表达 Cx43 和 Cx37。Losso 等发现高血糖能够诱导视网膜色素上皮细胞中多种炎症因子积聚和 Cx43 及缝隙连接减少，白藜芦醇（0~10μmol/L）可浓度依赖性抑制炎症因子和 Cx43 降解并增强缝隙连接功能。Kim 等发现白藜芦醇降低过氧化氢介导的 ERK1/2 活性和 Cx43 表达水平从而逆转过氧化氢对缝隙连接的抑制。Leone 等发现在胶质瘤细胞的研究中白藜芦醇有增加其 S 期细胞、减少 G1 期细胞数量，抑制 Cx43 S368 位点磷酸化水平并增加缝隙连接等作用。

前面提到，Nox 是血管内 ROS 的重要来源，已知 Nox 存在不同的亚型，VSMC 中以 Nox1 和 Nox4 表达为主，增殖期的 VSMC 高表达 Nox1，是活性氧产生的主要来源。既往研究认为，白藜芦醇通过捕获氧自由基，减少 VSMC 内活性氧浓度，继而抑制 ROS-PI3K/

Akt-Nox1 信号通路，打断细胞内氧化应激恶性循环。令人困惑的是，直接抑制 Nox-1 生物活性时并没有观察到类似白藜芦醇的保护机制：Schreiner CE 等发现，Ang II 不能诱导 Nox1 受抑制的 VSMC 中 PI3K-Akt 通路的活化，提示白藜芦醇对 Akt 通路的抑制作用可能与 Nox1 依赖性 ROS 产生和清除无关。该课题组进一步研究发现，白藜芦醇无抗氧化活性的类似物同样能够抑制 Ang II 诱导的 Akt 通路活化，说明白藜芦醇除捕获并清除自由基外，还可通过其他途径直接抑制 Akt 通路活化，发挥心血管保护作用。

目前，基础研究已证实，白藜芦醇可以从动脉粥样硬化发病机制的各个环节阻断疾病发生和进展。但仍未有充分临床证据显示白藜芦醇在动脉粥样硬化患者中的疗效。白藜芦醇作为天然药物安全有效，口服制剂服用方便，在动脉粥样硬化性疾病的预防和治疗中具有广阔应用前景。

第二节 白藜芦醇与冠心病

目前，冠心病包括不稳定心绞痛、急性心肌梗死等缺血性心脏疾病的发病率与死亡率明显上升，严重威胁人类的健康。冠状动脉内血栓形成是急性心肌梗死发生的病理原因，血小板聚集、活化、释放和血栓形成是冠脉内血栓形成的重要因素，抗血小板治疗能降低急性心肌梗死的风险和死亡率，是急性心肌梗死治疗的重要部分。

一、抑制血小板聚集

在体外实验白藜芦醇呈浓度依赖性的抑制血小板聚集，在高脂饮食引起的高胆固醇血症动物模型，白藜芦醇可以抑制二磷酸腺苷（ADP）诱导的血小板聚集，但不降低血脂水平。白藜芦醇通过抑制钙离子通道活性而降低血小板胞浆游离钙浓度从而抑制凝血酶诱导的血小板聚集。对于损伤血管内皮并给予高脂饮食的 apo $E^{-/-}LDLR^{-/-}$ 大鼠，应用白藜芦醇可以减少粥样硬化的面积并抑制血小板聚集和血栓形成。白藜芦醇能够抑制肾上腺素诱导的阿司匹林耐受患者的血小板聚集，抑制凝血酶介导的血小板分泌 ATP 和 ADP，从而抑制中性粒细胞向血小板迁移黏附。此外，白藜芦醇还能抑制多磷脂酰肌醇，减少血小板中的磷脂活化。白藜芦醇能呈时间和浓度依赖性的抑制环氧合酶-1（cyclooxygenase-1，COX-1）的活性，减少其介导的血栓素合成，从而抑制血小板聚集。血小板激活因子（platelet-activating factor，PAF）引起血小板聚集及血栓素 A 释放。促进血小板聚集、血管收缩，刺激白细胞聚集释放白三烯，产生过氧化物，而白藜芦醇能够抑制 PAF 引起的血小板聚集及其促炎症作用。

二、减轻心肌缺血再灌注损伤

对于缺血性疾病的治疗，首要措施就是恢复血液灌注，解除组织的缺氧状态，然而部分患者再灌注后，不仅没使其功能恢复，反而导致功能和代谢障碍、加重结构破坏，主要表现为心肌梗死面积扩大、心肌顿抑、冠脉微循环障碍和再灌注心律失常等，此现象即为缺血再灌注（ischemia/reperfusion，I/R）损伤。缺血再灌注损伤发生的病理生理机制涉及钙超载、氧化应激和细胞凋亡等。

白藜芦醇能通过激发机体产生各种内源性物质而产生对心肌的保护作用，能使心肌

I/R 损伤减轻。Ray 等将 Krebs-Henseleit 碳酸氢盐缓冲液对经白藜芦醇预处理的离体大鼠心脏模型进行灌注，在灌注的不同时间点收集并检测冠状动脉的灌流液标本，以确定丙二醛水平，发现白藜芦醇能使心肌梗死的面积显著减少，能在心肌缺血 / 再灌注损伤中减少相关的氧化应激反应，表现出显著的心肌细胞保护作用。此外，通过给大鼠服用白藜芦醇［1mg/（kg·d）］预处理后，检查心脏功能发现：白藜芦醇能促进缺血 / 再灌注损伤的心脏功能恢复和使冠状动脉的血流量增加。

近年来国内外研究发现白藜芦醇具有显著的抗心肌缺血再灌注损伤作用，但其作用机制尚不明确。线粒体为心肌中含量最丰富的细胞器，白藜芦醇对心肌损伤的保护作用，很有可能与线粒体相关。线粒体通透性转换孔道（mitochondria permeability transition pore，mPTP）与心肌缺血再灌注损伤密切相关。心肌细胞缺血再灌注时，细胞内的 Ca^{2+} 聚集和活性氧（ROS）暴发可诱导 mPTP 开放，引起线粒体膜电位下降甚至崩溃，导致心肌细胞的不可逆损伤。因此，降低 mPTP 的开放程度或增加 mPTP 的关闭能力能起到有效的心肌保护作用。白藜芦醇的抗心肌再灌注损伤作用与防止 mPTP 开放有关。线粒体不仅为心肌提供能量，而且在维持细胞的稳态、调节细胞凋亡或坏死等过程中起着决定性作用，其功能障碍与线粒体通透性转换孔道密切相关。mPTP 的开放是缺血再灌注损伤从可逆向不可逆过渡一个关键因素。其中位于 mPTP 外膜上的电压依赖性阴离子通道，控制着离子和代谢物的转运，对于 mPTP 的开放和关闭起重要作用。白藜芦醇通过抑制 I/R 损伤时 VDAC1 的表达，减少氯离子进入线粒体，取消氯增加诱发钙小体释放机制的触发作用，从而减轻钙超载和氧化应激，防止 mPTP 开放，维持线粒体膜电位，抑制 Cyt-c 的释放及 caspase-3 的活性，最终显著减少心肌细胞凋亡。

三、控制再灌注性心律失常

心肌细胞在遭受缺血、缺氧损伤后，交感神经系统会被激活使其兴奋性升高，同时释放大量的引起心律失常的氧自由基。Hung 等利用缺血 / 再灌注的大鼠模型研究发现，经白藜芦醇预处理后的大鼠心肌，心室纤颤和室性心动过速的发生率和持续时间都显著降低，然而，对病死率的影响没有统计学意义。张红雨等研究发现，白藜芦醇有抑制心律失常的作用，其主要机制可能是阻滞心肌细胞膜 Na^+、Ca^{2+} 内流、促进 K^+ 外流和保护质膜钠泵。另外，白藜芦醇还可以抑制心室肌的 L 型钙通道，缩短动作电位时间，从而减少心律失常的发生。

四、缩小心肌梗死面积

白藜芦醇可以使血中高胆固醇含量的大鼠体内的胆固醇水平降低，从而使形成动脉粥样硬化斑块的面积减少。Tranno 等研究发现白藜芦醇对心肌梗死也有显著的保护作用。

目前很多研究表明，应用白藜芦醇预处理能使血液中血管生成因子增加，使核因子κB、特异性蛋白 1 的基因表达增加，起到抗凋亡作用和抗心肌损伤的作用，其主要机制是硫氧还蛋白 1（thioredoxin-1，Trx-1）和 HO-1 在体内外的促进血管生成的作用。冠状小动脉经白藜芦醇预处理后，其内皮细胞能使 HO-1 和 VEGF 的表达显著增加，Trx-1 表现出显著的加速管样结构形成的作用。锡原卟啉IX是 HO-1 抑制剂，能抑制 VEGF 的表达以及下调血管生成反应，然而，经过白藜芦醇预处理后，大鼠心肌细胞中 Trx-1 的表达并没有受到原卟啉作用的影响，血管内皮生长因子、Trx-1 和 HO-1 均有显著的表达。大鼠口服白藜芦醇（1mg/kg）14 天，然后进行结扎左前降支记录类似的血管生成作用过程，结果发现，白藜芦醇预处理的试验组的心肌梗死面积显著降低，在梗死的心肌周围有新生毛细血管形成。白藜芦醇通过介导心肌细胞 Trx-1-HO-1-VEGF 通路在大鼠心肌缺血的保护和新生血管形成中起一定作用。Fukud 等已经证明，在白藜芦醇预处理后的大鼠心肌梗死的模型中酪氨酸激酶受体、血管内皮生长因子受体、VEGF 的表达显著上升。因此，白藜芦醇对心肌梗死后心肌具有保护作用，暗示其在急性心肌梗死的临床应用具有广阔前景。

五、改善冠心病患者心功能

一项最新的随机对照研究显示，稳定性心绞痛患者在食物中添加白藜芦醇后，血脂水平没有明显变化，但是血液中 NT-proBNP 水平显著下降、心功能改善、生活质量得到提高。其保护机制可能与白藜芦醇激活心肌细胞 AMPK 和 SIRT1、改善心肌能量代谢有关。

综上所述，白藜芦醇是一种能通过多种信号通路产生多方面保护效应的天然化合物，对冠心病的防治具有重要价值，对其作用及分子机制的研究具有重要临床意义。这方面的研究不仅能为白藜芦醇的开发利用奠定基础，而且对治疗冠心病寻找分子水平的药物新靶点也有一定的启示作用。

第三节　白藜芦醇与高血压

一、概述

高血压（hypertension）是指以体循环动脉血压（收缩压和/或舒张压）增高为主要特征，可伴有心、脑、肾等器官的功能或器质性损害的临床综合征。临床上高血压可分为两类：①原发性高血压，以血压升高为主要临床表现而病因尚未明确的独立疾病，占所有高血压患者的 90% 以上；②继发性高血压，称为症状性高血压，在这类疾病中病因明确，高血压仅是该种疾病的临床表现之一，血压可暂时性或持久性升高。本文所指高血压主要为原发性高血压（primary hypertension）。

高血压患病率和发病率在不同国家、地区或种族之间有差别，工业化国家较发展中国家高，美国黑人约为白人的 2 倍。高血压患病率、发病率及血压水平随年龄增加而升高。高血压在老年人较为常见，尤以单纯收缩期高血压为多。流行病学调查显示，我国高血压患病率和流行存在地区、城乡和民族差别，北方高于南方，华北和东北属于高发区；沿海高于内地；城市高于农村；高原少数民族地区患病率较高。男、女性高血压患病率差别不大，青年期男性略高于女性，中年后女性稍高于男性。

病因：

1. 遗传因素 大约半数高血压患者有家族史。目前认为是多基因遗传所致，30%~50% 的高血压患者有遗传背景。

2. 精神和环境因素　长期的精神紧张、激动、焦虑，受噪声或不良视觉刺激等因素也会引起高血压的发生。

3. 年龄因素　发病率有随着年龄增长而增高的趋势，40岁以上者发病率高。

4. 生活习惯因素　膳食结构不合理，如过多的钠盐、大量饮酒、摄入过多的饱和脂肪酸均可使血压升高。吸烟可加速动脉粥样硬化的过程，为高血压的危险因素。

5. 药物的影响　避孕药、激素、消炎止痛药等均可影响血压。

6. 其他疾病的影响　肥胖、糖尿病、睡眠呼吸暂停低通气综合征、甲状腺疾病、肾动脉狭窄、肾脏实质损害、肾上腺占位性病变、嗜铬细胞瘤、其他神经内分泌肿瘤等。

二、诊断

（一）临床表现

高血压的症状因人而异。早期可能无症状或症状不明显，仅仅会在劳累、精神紧张、情绪波动后发生血压升高，并在休息后恢复正常。随着病程延长，血压明显的持续升高，逐渐会出现各种症状。此时被称为缓进型高血压病。缓进型高血压病常见的临床症状有头痛、头晕、注意力不集中、记忆力减退、肢体麻木、夜尿增多、心悸、胸闷、乏力等。

当血压突然升高到一定程度时甚至会出现剧烈头痛、呕吐、心悸、眩晕等症状，严重时会发生神志不清、抽搐，这就属于急进型高血压和高血压危重症，多会在短期内发生严重的心、脑、肾等器官的损害和病变，如中风、心梗、肾衰等。症状与血压升高的水平并无一致的关系。

继发性高血压的临床表现主要是有关原发病的症状和体征，高血压仅是其症状之一。继发性高血压患者的血压升高可具有其自身特点，如主动脉缩窄所致的高血压可仅限于上肢；嗜铬细胞瘤引起的血压增高呈阵发性。

（二）体格检查

1. 正确测量血压。由于血压有波动性，且情绪激动、体力活动时会引起一时性的血压升高，因此应至少2次在非同日静息状态下测得血压升高时方可诊断高血压，而血压值应以连续测量3次的平均值计。仔细的体格检查有助于发现继发性高血压线索和靶器官损害情况。

2. 测量体重指数（BMI）、腰围及臀围。

3. 检查四肢动脉搏动和神经系统体征，听诊颈动脉、胸主动脉、腹部动脉和股动脉有无杂音。

4. 观察有无库欣病面容、神经纤维瘤性皮肤斑、甲状腺功能亢进性突眼征或下肢水肿。

5. 全面的心肺检查。

6. 全面详细了解患者病史。

（三）诊断标准

根据患者的病史、体格检查和实验室检查结果，可确诊高血压。高血压诊断主要根据诊所测量的血压值，采用经核准的水银柱或电子血压计，测量安静休息坐位时上臂肱动脉部位血压。一般来说，左、右上臂的血压相差＜（10~20/10mmHg），右侧＞左侧。如果左、右上臂血压相差较大，要考虑一侧锁骨下动脉及远端有阻塞性病变，例如大动脉炎、粥样斑块。必要时，如疑似直立性低血压的患者还应测量平卧位和站立位（1秒和5秒后）血压。是否血压升高，不能仅凭1次或2次诊所血压测量值来确定，需要一段时间的随访，观察血压变化和总体水平。诊断内容应包括：确定血压水平及高血压分级；无合并其他心血管疾病危险因素；判断高血压的原因，明确有无继发性高血压；评估心、脑、肾等靶器官情况；判断患者出现心血管事件的危险程度。

目前国内高血压的诊断采用2018年中国高血压防治指南的标准，见表7-1：

表 7-1　血压水平分类和定义

分类	收缩压（mmHg）	舒张压（mmHg）
正常血压	<120 和	<80
正常高值	120~139 和（或）	80~89
高血压	≥ 140 和（或）	≥ 90
1 级高血压（轻度）	140~159 和（或）	90~99
2 级高血压（中度）	160~179 和（或）	100~109
3 级高血压（重度）	≥ 180 和（或）	≥ 110
单纯收缩期高血压	≥ 140 和	<90

备注：当 SBP 和 DBP 分属于不同级别时，以较高的分级为准。

高血压患者心血管风险分层见表7-2：

表 7-2　高血压患者心血管风险分层

其他心血管危险 因素和疾病史	血压（mmHg）			
	SBP 130~139 和（或） DBP 85~89	SBP 140~159 和（或） DBP 90~99	SBP 160~179 和（或） DBP 100~109	SBP ≥ 180 和（或） DBP ≥ 110
无		低危	中危	高危
1~2 个其他危险因素	低危	中危	中 / 高危	很高危
≥ 3 个其他危险因素，靶器官损害，或 CKD3 期，无并发症的糖尿病	中 / 高危	高危	高危	很高危
临床并发症，或 CKD ≥ 4 期，有并发症的糖尿病	高 / 很高危	很高危	很高危	很高危

影响高血压患者心血管预后的重要因素见表7-3：

表7-3 影响高血压患者心血管预后的重要因素

心血管危险因素	靶器官损害（TOD）	伴临床疾病

• 高血压（1~3 级）
• 男性 >55 岁；女性 >65 岁
• 吸烟或被动吸烟
• 糖耐量受损（2 小时血糖 7.8~11.0mmol/L）和 / 或空腹血糖异常（6.1~6.9mmol/L）
• 血脂异常
  TC ≥ 5.7mmol/L（220mg/dL）或
  LDL-C>3.3mmol/L（130mg/dL）或
  HDL-C<1.0mmol/L（40mg/dL）
• 早发心血管病家族史（一级亲属发病年龄 <50 岁）
• 腹型肥胖（腰围：男性 ≥ 90cm，女性 ≥ 85cm）或肥胖（BMI ≥ 28kg/m²）
• 高同型半胱氨酸 =15μmol/L
	• 左心室肥厚
	  心电图：
	  Sokolow-Lyons>38mv 或 Cornell>2440mm·ms
	  超声心动图 LVMI：
	  男 ≥ 125，女 ≥ 120g/m²
	• 颈动脉超声 IMT ≥ 0.9mm 或动脉粥样斑块
	• 颈 - 股动脉脉搏速度 ≥ 12m/s（* 选择使用）
	• 踝 / 臂血压指数 <0.9（* 选择使用）
	• 估算的肾小球滤过率降低（eGFR<60ml/min/1.73m²）或血肌酐轻度升高：
	  男性 115~133μmol/L（1.3~1.5mg/dL），女性 107~124μmol/L（1.2~1.4mg/dL）
	• 微量白蛋白尿：
	  30~300 mg/24h 或
	  白蛋白 / 肌酐比：
	  ≥ 30mg/g（3.5mg/mmol）
		• 脑血管病：
		  脑出血
		  缺血性脑卒中
		  短暂性脑缺血发作
		• 心脏疾病
		  心肌梗死史
		  心绞痛
		  冠状动脉血运重建史
		  慢性心力衰竭
		  心房颤动
		• 肾脏疾病
		  糖尿病肾病
		  肾功能受损
		  血肌酐：
		  男性 >133μmol/L（1.5mg/dL）
		  女性 >124 μmol/L（1.4mg/dL）
		  蛋白尿（>300mg/24h）
		• 外周血管疾病
		• 视网膜病变：
		  出血或渗出，视盘水肿
		• 糖尿病：新诊断：空腹血糖 ≥ 7.0mmol/L（126mg/dL）
		  餐后血糖：
		  ≥ 11.1mmol/L（200mg/dL）
		  已治疗但未控制：糖化血红蛋白（HbA1c）≥ 6.5%

三、治疗措施

（一）根本目标和治疗原则

高血压治疗的根本目标是降低发生心、脑、肾及血管并发症和死亡的总危险。降压治疗的获益主要来自血压降低本身。

在改善生活方式的基础上，应根据高血压患者的总体风险水平决定给予降压药物，同时干预可纠正的危险因素、靶器官损害和并存的临床疾病。

在条件允许的情况下，应采取强化降压的治疗策略，以取得最大的心血管获益。

（二）降压目标

1. 一般高血压患者

一般高血压患者应降至 <140/90mmHg（Ⅰ，A）；能耐受和部分高危及以上的患者可进一步降低至 <130/80mmHg（Ⅰ，A）。可以理解为，双目标，分阶段，两步走。

2. 老年高血压

65~79 岁的老年人，首先应降至 <150/90mmHg，如能耐受，可进一步降至 <140/90mmHg（Ⅱa，B）；≥ 80 岁的老年人应降至 <150/90mmHg（Ⅱa，B）。

3. 特殊患者

（1）妊娠高血压患者 <150/100mmHg（Ⅱb，C）；

（2）脑血管病患者：病情稳定的脑卒中患者为 <140/90mmHg（Ⅱa，B），急性缺血性卒中并准备溶栓者 <180/110mmHg；

（3）冠心病患者 <140/90mmHg（Ⅰ，A），如果能耐受可降至 <130/80mmHg（Ⅱa，B），应注意 DBP 不宜降得过低（Ⅱb，C）；

（4）一般糖尿病患者的血压目标 <130/80mmHg（Ⅱa，B），老年和冠心病 <140/90mmHg；

（5）慢性肾脏病患者：无蛋白尿 <140/90mmHg（Ⅰ，A），有蛋白尿 <130/80mmHg（Ⅱa，B）；

（6）心力衰竭患者 <140/90mmHg（Ⅰ，C）。

（三）降压药物治疗策略

1. 降压药应用的基本原则

（1）常用的五大类降压药物均可作为初始治疗用药，建议根据特殊人群的类型、合并症选择针对性的药物，进行个体化治疗。

（2）应根据血压水平和心血管风险选择初始单药或联合治疗。

（3）一般患者采用常规剂量，老年人及高龄老年人初始治疗时通常采用较小的有效治疗剂量；根据需要，可考虑逐渐增加至足剂量。

（4）优先使用长效降压药物，以有效控制 24h 血压，更有效预防心脑血管并发症发生。

（5）对血压 ≥ 160/100mmHg、高于目标血压 20/10mmHg 的高危患者或单药治疗未达标的高血压患者，应进行联合降压治疗（Ⅰ，C），包括自由联合或单片复方制剂。

（6）对血压 ≥ 140/90mmHg 的患者，也可起始小剂量联合治疗（Ⅰ，C）。

2. 强化降压理念与措施

（1）对心血管高危风险患者，血压降至 130/80mmHg 可有益；

（2）对血压 ≥ 140/90mmHg 者，可开始小剂量联合治疗；

（3）对一般高血压患者初始用常规剂量降压药，降压目标 <140/90mmHg，若能耐受，部分可降至 130/80mmHg 左右；

（4）积极联合治疗。

（四）相关危险因素的处理

1. 血脂异常　高血压伴血脂异常患者，应在治疗性生活方式改变的基础上，积极降压治疗，适度降脂治疗。

对 ASCVD 风险低、中危患者，当严格实施生活方式干预 6 个月后，血脂水平不能达到目标值者，则考虑药物降脂治疗。对 ASCVD 风险中危以上的高血压患者，应立即启动他汀治疗。采用中等强度他汀类药物治疗（Ⅰ，A），必要时采用联合降胆固醇药物治疗。

一级预防：高血压合并 ≥ 1 种代谢性危险因素或靶器官损害，应使用他汀类药物进行心血管疾病的一级预防；高血压患者应用他汀类药物作为一级预防，可采用低强度他汀，如合并多重危险因素（≥3个）或靶器官损害严重，可使用中等强度他汀。

二级预防：高血压合并临床疾病（包括心、脑、肾、血管等），应使用他汀类药物进行二级预防；高血压患者应用他汀类药物作为二级预防，初始治疗使用中等强度他汀，必要时使用高强度他汀或他汀联合其他降脂药物治疗（特异性肠道胆固醇吸收抑制剂）。

2. 缺血性心脑血管疾病 高血压伴有缺血性心脑血管病的患者，推荐进行抗血小板治疗（Ⅰ，A）。

一级预防：抗血小板治疗对心脑血管疾病一级预防的获益主要体现在高危人群，例如高血压伴糖尿病、高血压伴 CKD、50~69 岁心血管高风险者。可用小剂量阿司匹林（75~100mg/d）进行一级预防；阿司匹林不耐受可应用氯吡格雷 75mg/d 代替。

二级预防：高血压合并 ASCVD 患者，需应用小剂量阿司匹林（100mg/d）进行长期二级预防；合并血栓症急性发作，如 ACS、缺血性卒中或 TIA、闭塞性周围动脉粥样硬化症时，应按照相关指南推荐使用阿司匹林联合一种 P2Y12 受体抑制剂，包括氯吡格雷和替格瑞洛。

3. 糖尿病 / 高血糖 血糖控制目标：HbA1c<7%；空腹血糖 4.4~7.0mmol/L；餐后 2h 血糖或高峰值血糖 <10.0mmol/L。易发生低血糖、病程长、老年人、合并疾病或并发症多的患者，血糖控制目标可适当放宽。

4. 房颤 易发生房颤的高血压患者（如合并左房增大、左心室肥厚、心功能降低），推荐 RAS 抑制药物（尤其是 ARB）以减少房颤的发生（Ⅱa，B）。具有血栓栓塞危险因素的房颤患者，应按照现行指南进行抗凝治疗（Ⅰ，A）。

由于节律不整，房颤患者血压测量易出现误差，建议采用 3 次测量的平均值；有条件的情况下，可以使用能够检测房颤的电子血压计。

5. 多重危险因素 高血压伴多重危险因素的管理中，生活方式干预是心血管疾病预防的基础；建议高血压伴高同型半胱氨酸水平升高的患者适当补充新鲜蔬菜水果，必要时补充叶酸（Ⅱa，B）。

四、白藜芦醇在高血压治疗中的分子机制

白藜芦醇具有广泛的生理活性，尤其是强大的心血管保护作用，比如降血脂降血压、防止动脉粥样硬化防止血栓形成，其中降压的功效已在临床上已突显出来，可明显减少降压药物使用剂量及种类。已有实验表明白藜芦醇可呈内皮依赖性及非依赖性舒张血管平滑肌，其机制可能与它能促进 NO 合成释放，开放钙激活的钾通道以及抑制血管平滑肌细胞外钙内流和内钙释放有关。

（一）通过内皮依赖性舒血管物质调节血压

血管内皮细胞（VEC）分泌多种调节血管功能的活性物质，包括缩血管活性的内皮素（ET）、内皮依赖性收缩因子（EDCF）、血管紧张素Ⅱ（Ag Ⅱ）等，舒血管活性的前列环素（PGI2）、内皮依赖性超极化因子（EDHF）、内皮依赖性舒张因子（EDRF）等，现已知 EDRF 的化学本质为一氧化氮（NO），NO 是血管内皮细胞生成的舒血管物质，以 L- 精氨酸和分子氧为底物，在一氧化氮合成酶作用下生成 NO。NO 进入邻近平滑肌细胞，激活鸟苷酸环化酶分解 GTP，使 c-GMP 增加，导致血管平滑肌舒张。而内皮素 -1 有强烈的收缩

血管作用。

1. 拮抗内皮素 –1 所致的血压升高 内皮素 –1 有强烈的收缩血管作用，并能引起血管平滑肌细胞增生，白藜芦醇抑制内皮素 –1 的产生及活性。Chao 等证实，血管紧张素 II 引起平滑肌细胞增生、内皮素 –1 的表达和细胞外信号调节激酶磷酸化，细胞外信号调节激酶磷酸化进一步促进内皮素 –1 的产生，白藜芦醇对这一过程起抑制作用。白藜芦醇可抑制过氧化氢引起的人颈动脉血管平滑肌细胞中前内皮素原 mRNA 的表达，减少内皮素 –1 蛋白的生成。Yang LC 等研究中明确指出白藜芦醇在体内和离体的条件下均呈剂量依赖性地拮抗内皮素 –1，对抗内皮素 –1 对大鼠的致死效应，抑制由内皮素 –1 所致的血压升高。其机制与它显著地削弱激发内皮素 –1 的酪氨酸蛋白的磷酸化作用有关。白藜芦醇已被发现可作为内皮素 –1 的拮抗剂，可以拮抗内皮素 –1 对大鼠的杀伤效应，并能够抑制由内皮素 –1 所致的血压升高。

2. 减少血管 ROS 产生、促进 NO 生成 血管细胞活性氧簇（reactive oxygen species，ROS）包括超氧阴离子（O^-）、过氧化氢（H_2O_2）和一氧化氮（NO）等。高血压时 ROS 产生增多，正常的生理调节紊乱导致一系列血管损害。在几种不同类型的高血压动物模型中，均证实 NAD（P）H 氧化酶在高血压所导致的一系列血管损伤中具有重要作用，随着 NAD（P）H 氧化酶活性和表达量的下降，血管功能和结构亦得到不同程度改善。NAD（P）H 氧化酶通过调节 ROS 引起高血压性血管损害。研究发现血管 NAD（P）H 氧化酶活性增加而产生 ROS 过多，而 ROS 过多可导致 NO 降解增加，Sminth 等报道这可能是老年血管功能损伤的重要原因，可导致老年大鼠和人类血管内皮依赖的血管舒张功能损伤。有研究发现血管壁内的巨噬细胞样 NAD（P）H 氧化酶可能是血管氧阴离子产生的主要酶，并参与了多种类型高血压及其血管损害的形成。有研究证实长期经口摄入白藜芦醇可以减少 NAD（P）H 氧化酶表达，减少 ROS 产生，促进 NO 生成，改善高血压患者血管内皮依赖的舒张。

3. 激活 SIRT1 保护血管内皮功能 SIRT1 是一种依赖 NAD^+ 的组蛋白去乙酰化酶，研究证实抑制 SIRT1 可以导致 NAD（P）H 氧化酶的活性增加，参与了体内许多生理功能的调节，白藜芦醇可作为 SIRT1 激动剂，通过激活 SIRT1 抑制 NAD（P）H 氧化酶来保护老年大鼠的内皮功能从而调节血压。

（二）作为非内皮依赖性舒血管物质舒张血管

白藜芦醇可作为非内皮依赖性舒血管物质对血管起直接作用，比如与平滑肌细胞膜合为一体与膜受体结合舒张血管。白藜芦醇对血管内皮细胞上的大电导的钙激活的钾通道有直接作用，可延长通道的开放时间，缩短关闭时间，使血管平滑肌超极化，产生舒张血管效应，且该效应呈浓度依赖性，还可增加中电导的钙激活的钙通道的活动。白藜芦醇还能抑制电压依赖 Ca^{2+} 通道，而抑制 Ca^{2+} 内流与扩血管有关，还可通过影响血管内皮细胞表面 BK（Ca^{2+}）通道的激活而起扩血管作用。

五、应用前景

高血压是最常见的心血管疾病之一，长期高血压可导致心、脑、肾、血管等靶器官的损害。随着生活水平的升高，高血压患病率逐年增高，但是我国高血压知晓率、治疗率、控制率较低，致残率较高。我国作为中医中药大国，寻找一种天然降压药物或降压辅助药物已逐渐成为研究的热点。白藜芦醇存在于多种天然植物中，无毒性，广泛用于治疗心血管疾病、动脉硬化和高血脂等疾病。随着对白藜芦醇对高血压领域研究的深入，为改善高血压患者血管内皮损伤、辅助降压提供新的思路，尤其对于中高危高血压患者还能同时起到降血脂、抗动脉硬化、保护心血管等作用，为我们在治疗高血压及预防高血压并发症等方面带来更广阔的前景。

第四节　白藜芦醇临床应用典型病例

患者王XX，男性，59 岁，活动胸痛胸闷 3 年余，加重 1 周入院。既往高血压病史10 年余，血压最高达 180/100mmHg，3 年前开始口服硝苯地平缓释片、卡托普利，血压控制在 140/80mmHg 左右。3 余年前颈动脉超声是双侧颈动脉斑块形成，长期口服阿托伐他汀。

患者 3 余年前出现活动后胸痛，为胸骨后胀痛，伴胸闷憋气，无恶心呕吐，有时伴颈部紧缩感，无后背疼痛及左肩放射痛，每次发作持续约 5~10 分钟，休息后可缓解，在当地医院行冠脉造影术示：左主干未见明显狭窄，左前降支中远端弥漫性狭窄 60%~95%，左旋支发出钝缘支后局限性狭窄 60%，右冠状动脉未见明显狭窄，于左前降支中远段置入支架 2 枚，术后规律口服拜阿司匹林、氯吡格雷、阿托伐他汀、酒石酸美托洛尔、硝酸异山梨酯等药物，未再诉胸痛等不适，PCI 术后 1 年 2 个月后停用氯吡格雷。1 周前劳累后再次出现上述症状，持续约 10 分钟，为求进一步诊治收入院。既往曾有 20 年吸烟史，每天 20 支，已戒烟 3 年余。

入院查体：

身高 173cm，体重 82kg，血压 145/78mmHg，脉搏 76 次 / 分，中年男性，神志清，精神可，全身皮肤黏膜无黄染及出血点。双肺呼吸音清，未闻及干湿性啰音。心率 76 次 /分，心音有力，律规整，各瓣膜听诊区未闻及病理性杂音及心包摩擦音。腹软，无压痛及反跳痛，肝脾肋下未及，移动性浊音阴性，肠鸣音 4 次 / 分。双下肢无明显的凹陷性水肿，双足背动脉搏动弱，双足部皮温低。

辅助检查：

胸痛发作时心电图示窦性心律，Ⅰ、avF、V1–V4 ST 段下移 0.1mv。

入院诊断：

1. 冠状动脉粥样硬化性心脏病

不稳定性心绞痛

PCI 术后

心功能Ⅱ级（NYHA 分级）

2. 高血压（3 级，很高危）

诊疗经过：

患者中年男性，因活动后胸痛 3 年，加重 1 周入院，肌钙蛋白 I 及心肌酶谱正常，入院诊断为不稳定型心绞痛（UA），对于 UA 患者治疗目标是快速解除缺血状态，防止进一步演变成心梗和死亡。根据不稳定型心绞痛（UA）和非 ST 段抬高心肌梗死（UA/NSTEMI）治疗指南，UA/NSTEMI 患者有下列情况时应尽早行冠状动脉造影检查：

1. UA/NSTEMI 患者伴明显血液动力学不稳定；

2. 尽管采用充分的药物治疗，心肌缺血症状反复出现；

3. 临床表现高危，例如：与缺血有关的充血性心力衰竭或恶性室性心律失常；

4. 心肌梗死或心肌缺血面积较大，无创性检查显示左心功能障碍，左心室射血分数（LVEF）<35%；

入院后给予规范的内科治疗：

拜阿司匹林 300mg po st 后给予 100mg qd

氯吡格雷 300mg po st 后给予 75mg qd

阿托伐他汀 20mg qn

酒石酸美托洛尔缓释片 47.5mg qd

单硝酸异山梨酯缓释片 30mg qd

缬沙坦氨氯地平 1 片 qd

注释：口服 po；一天一次给药 qd；每晚一次 qn。

入院后辅助检查：

（1）无胸痛发作时心电图无明显异常。

（2）肝肾功能及血生化、血糖未见明显异常。血脂示三酰甘油 1.73mmol/L、总胆固醇 5.17mmol/L、高密度脂蛋白 2.33mmol/L、低密度脂蛋白 2.15mmol/L。肌钙蛋白 I 及 CK–MB 均在正常范围内。

（3）心脏超声示 EF 0.64，二、三尖瓣轻度反流，左室充盈异常。

（4）动态心电图示 24 小时平均心率 71 次/min，最快心率 109 次/min，最慢心率 54 次/min，房性早搏（678/24h）、短阵房速、偶发室性早搏（220/24 小时），ST–T 改变。

（5）颈动脉超声示双侧颈动脉斑块形成。

入院后第三天给予冠脉造影术示 LAD 支架内狭窄 90%，给予球囊扩张后无狭窄。术后三天内无胸痛发作出院。考虑患者冠心病、PCI 术后且高血压病，颈动脉粥样斑块形成，基于白藜芦醇保护心脏、抗动脉粥样硬化、保护血管内皮、舒张血管、抗血小板聚集等功效，在上述口服药物治疗基础上给予白藜芦醇 2 粒 bid，长期口服。

随诊：

患者于出院后 1 月、3 月、6 月及 1 年后随访，无胸痛发作，规律口服药物，肝肾功能、血生化等正常，低密度脂蛋白胆固醇在 2.0mmol/L 波动，出院 1 年后复查超声示心脏超声示同 1 年前无明显改变，颈动脉超声示双侧颈动脉斑块较前略减少。

参 考 文 献

［1］Ungvari Z, Orosz Z, Rivera A, et al.Resveratrol increases vascular oxidative stress resistance.Am J Physiol Heart Circ Physiol, 2007, 292：H2417-2424.

［2］Leiro J, Alvarez E, Arranz JA, et al.Effects of cis-resveratrol on inflammatory murine macrophages：antioxidant activity and down-regulation of inflammatory genes.J Leukoc Biol, 2004, 75：1156-1165.

［3］Li HF, Tian ZF, Qiu XQ, et al.A study of mechanisms involved in vasodilatation induced by resveratrol in isolated porcine coronary artery.Physiol Res, 2006, 55：365-372.

［4］Rueckschloss U, Galle J, Holtz J, et al.Induction of NAD（P）H oxidase by oxidized low-density lipoprotein in human endothelial cells：antioxidative potential of hydroxymethylglutaryl coenzyme A reductase inhibitor therapy.Circulation,2001,104 :1767-1772.

[5] Chow SE,Hshu YC,Wang JS,et al.Resveratrol attenuates oxLDL-stimulated NADPH oxidase activity and protects endothelial cells from oxidative functional damages.J Appl Physiol,2007,2 :1520-1527.

[6] Zhang H,Zhang J,Ungvari Z,et al.Resveratrol improves endothelial function:role of TNF α and vascular oxidative stress.Arterioscler Thromb Vasc Biol,2009,29 :1164-1171.

[7] Spanier G,Xu H,Xia N,et al.Resveratrol reduces endothelial oxidative stress by modulating the gene expression of superoxide dismutase 1(SOD1),glutathione peroxidase 1(GPx1) and NADPH oxidase subunit (Nox4).J Physiol Pharmacol,2009,60 :111-116.

[8] Ungvari Z,Bagi Z,Feher A,et al.Resveratrol confers endothelial protection via activation of the antioxidant transcription factor Nrf2.Am J Physiol Heart Circ Physiol,2010,299 :H18-24.

[9] Rakici O,Kiziltepe U,Coskun B,et al.Effects of resveratrol on vascular tone and endothelial function of human saphenous vein and internal mammary artery.Int J Cardiol,2005,105 :209-215.

[10] Coskun B,Soylemez S,Parlar AI,et al.Effect of resveratrol on nitrate tolerance in isolated human internal mammary artery.J Cardiovasc Pharmacol,2006,47 :437-445.

[11] Nagaoka T,Hein TW,Yoshida A,et al.Resveratrol,a component of red wine,elicits dilation of isolated porcine retinal arterioles:role of nitric oxide and potassium channels.Invest Ophthalmol Vis Sci,2007,48 :4232-4239.

[12] Bertelli AA,Baccalini R,Battaglia E,et al.Resveratrol inhibits TNF alpha-induced endothelial cell activation. Therapie,2001,56 :613-616.

[13] Das S,Falchi M,Bertelli A,et al.Attenuation of ischemia/reperfusion injury in rats by the anti-inflammatory action of resveratrol.Arzneimittelforschung,2006,56 :700-706.

[14] Leiro J,Arranz JA,Fraiz N,et al.Effect of cis-resveratrol on genes involved in nuclear factor kappa B signaling.Int Immunopharmacol,2005,5 :393-406.

[15] Donnelly LE,Newton R,Kennedy GE,et al.Anti-inflammatory effects of resveratrol in lung epithelial cells: molecular mechanisms.Am J Physiol Lung Cell Mol Physiol,2004,287 :L774-783.

[16] Boyle JJ.Macrophage activation in atherosclerosis:pathogenesis and pharmacology of plaque rupture.Curr Vasc Pharmacol,2005,3 :63-68.

[17] Zhang J,Chen J,Yang J,et al.Resveratrol attenuates oxidative stress induced by balloon injury in the rat carotid artery through actions on the ERK1/2 and NF-kappa B pathway.Cell Physiol Biochem,2013,31 :230-241.

[18] Holmes-McNary M,Baldwin AS Jr.Chemopreventive properties of trans-resveratrol are associated with inhibition of activation of the IkappaB kinase.Cancer Res,2000,60 :3477-3483.

[19] Richard N,Porath D,Radspieler A,et al.Effects of resveratrol,piceatannol,tri-acetoxystilbene,and genistein on the inflammatory response of human peripheral blood leukocytes.Mol Nutr Food Res,2005,49 :431-442.

[20] Kaplan S,Morgan JA,Bisleri G,et al.Effects of resveratrol in storage solution on adhesion molecule expression and nitric oxide synthesis in vein grafts.Ann Thorac Surg,2005,80 :1773-1778.

[21] Cullen JP,Morrow D,Jin Y,et al.Resveratrol,a polyphenolic phytostilbene,inhibits endothelial monocyte chemotactic protein-1 synthesis and secretion.J Vasc Res,2007,44 :75-84.

[22] Park DW,Baek K,Kim JR,et al.Resveratrol inhibits foam cell formation via NADPH oxidase 1-mediated reactive oxygen species and monocyte chemotactic protein-1.Exp Mol Med,2009,41 :171-179.

[23] Juan SH,Cheng TH,Lin HC,et al.Mechanism of concentration-dependent induction of heme oxygenase-1 by resveratrol in human aortic smooth muscle cells.Biochem Pharmacol,2005,69 :41-48.

[24] Ou HC,Chou FP,Sheen HM,et al.Resveratrol,a polyphenolic compound in red wine,protects against oxidized LDL-induced cytotoxicity in endothelial cells.Clin Chim Acta,2006,364 :196-204.

[25] Brito P,Almeida LM,Dinis TC.The interaction of resveratrol with ferrylmyoglobin and peroxynitrite,protection

against LDL oxidation.Free Radic Res,2002,36 :621-631.

[26] Urpi-Sarda M,Jauregui O,Lamuela-Raventós RM,et al.Uptake of diet resveratrol into the human low-density lipoprotein.Identification and quantification of resveratrol metabolites by liquid chromatography coupled with tandem mass spectrometry.Anal Chem,2005,77 :3149-3155.

[27] Fremont L,Belguendouz L,Delpal S.Antioxidant activity of resveratrol and alcohol-free wine polyphenols related to LDL oxidation and polyunsaturated fatty acids.Life Sci,1999,64 :2511-2521.

[28] Olas B,Nowak P,Kolodziejczyk J,et al.Protective effects of resveratrol against oxidative/nitrative modifications of plasma proteins and lipids exposed to peroxynitrite.J Nutr Biochem,2006,17 :96-102.

[29] Leonard SS,Xia C,Jiang BH,et al.Resveratrol scavenges reactive oxygen species and effects radical-induced cellular responses.Biochem Biophys Res Commun,2003,309 :1017-1026.

[30] Chang HC,Chen TG,Tai YT,et al.Resveratrol attenuates oxidized LDL-evoked Lox-1 signaling and consequently protects against apoptotic insults to cerebrovascular endothelial cells.J Cereb Blood Flow Metab, 2011,31 :842-854.

[31] Kurin E,Atanasov AG,Donath O,et al.Synergy study of the inhibitory potential of red wine polyphenols on vascular smooth muscle cell proliferation.Planta Med,2012,78 :772-778.

[32] Isenovic ER,Fretaud M,Koricanac G,et al.Insulin regulation of proliferation involves activation of AKT and ERK 1/2 signaling pathways in vascular smooth muscle cells.Exp Clin Endocrinol Diabetes,2009,117 :214-219.

[33] Brito PM,Devillard R,Nègre-Salvayre A,et al.Resveratrol inhibits the mTOR mitogenic signaling evoked by oxidized LDL in smooth muscle cells.Atherosclerosis,2009,205 :126-134.

[34] Zghonda N,Yoshida S,Araki M,et al.Greater effectiveness of epsilon-viniferin in red wine than its monomer resveratrol for inhibiting vascular smooth muscle cell proliferation and migration.Biosci Biotechnol Biochem, 2011,75 :1259-1267.

[35] Zhang X,Wang Y,Yang W,et al.Resveratrol inhibits angiotensin II-induced ERK1/2 activation by downregulating quinone reductase 2 in rat vascular smooth muscle cells.J Biomed Res,2012,26 :103-109.

[36] Wang Z,Chen Y,Labinskyy N,et al.Regulation of proliferation and gene expression in cultured human aortic smooth muscle cells by resveratrol and standardized grape extracts.Biochem Biophys Res Commun,2006, 346 :367-376.

[37] Lee B,Moon SK.Resveratrol inhibits TNF-alpha-induced proliferation and matrix metalloproteinase expression in human vascular smooth muscle cells.J Nutr,2005,135 :2767-2773.

[38] Poussier B,Cordova AC,Becquemin J.Resveratrol inhibits vascular smooth muscle cell proliferation and induces apoptosis.J Vasc Surg,2005,42 :1190-1197.

[39] Chao HH,Juan SH,Liu JC,et al.Resveratrol inhibits angiotensin II-induced endothelin-1 gene expression and subsequent proliferation in rat aortic smooth muscle cells.Eur J Pharmacol,2005,515 :1-9.

[40] Johnstone SR,Ross J,Rizzo MJ,et al.Oxidized phospholipid species promote in vivo differential cx43 phosphorylation and vascular smooth muscle cell proliferation.Am J Pathol,2009,175 :916-924.

[41] Chadjichristos CE,Matter CM,Roth I,et al.Reduced connexin43 expression limits neointima formation after balloon distension injury in hypercholesterolemic mice.Circulation,2006,113 :2835-2843.

[42] Plenz G,Ko YS,Yeh HI,et al.Upregulation of connexin43 gap junctions between neointimal smooth muscle cells.Eur J Cell Biol,2004,83 :521-530.

[43] Losso JN,Truax RE,Richard G.Trans-resveratrol inhibits hyperglycemia-induced inflammation and connexin downregulation in retinal pigment epithelial cells.J Agric Food Chem,2010,58 :8246-8252.

[44] Kim JH,Choi SH,Kim J,et al.Differential regulation of the hydrogen-peroxide-induced inhibition of gap-junction intercellular communication by resveratrol and butylated hydroxyanisole.Mutat Res,2009,671 :40-44.

［45］Leone S,Fiore M,Lauro MG,et al.Resveratrol and X rays affect gap junction intercellular communications in human glioblastoma cells.Mol Carcinog,2008,47：587-598.

［46］Brown DI,Griendling KK.Nox proteins in signal transduction.Free Radic Biol Med,2009,47：1239-1253.

［47］Schreiner CE,Kumerz M,Gesslbauer J,et al.Resveratrol blocks Akt activation in angiotensin II-or EGF-stimulated vascular smooth muscle cells in a redox-independent manner.Cardiovasc Res,2011,90：140-147.

［48］Fukao H,Ijiri Y,Miura M,et al.Effect of trans-resveratrol on the thrombogenicity and atherogenicity in apolipoprotein E-deficient and low-density lipoprotein receptor-deficient mice.Blood Coagul Fibrinolysis,2004,15：441-446.

［49］Stef G,Csiszar A,Ziangmin Z,et al.Inhibition of NAD（P）H oxidase attenuates aggregation of platelets from high-risk cardiac patients with aspirin resistance.Pharmacol Rep,2007,59：428-436.

［50］Kaneider NC,Mosheimer B,Reinisch N,et al.Inhibition of thrombin-induced signaling by resveratrol and quercetin：effects on adenosine nucleotide metabolism in endothelial cells and platelet-neutrophil interactions.Thromb Res,2004,114：185-194.

［51］Olas B,Wachowicz B,Holmsen H,et al.Resveratrol inhibits polyphosphoinositide metabolism in activated platelets.Biochim Biophys Acta,2005,1714：125-133.

［52］Ray PS,Maulik G,Cordis GA,et al.The red wine antioxidant resveratrol protects isolated rat hearts from ischemia reperfusion injury.Free Radic Biol Med,1999,27：160-169.

［53］Hung LM,Chen JK,Huang SS,et al.Cardioprotective effect of resveratrol,a natural antioxidant derived from grapes.Cardiovasc Res,2000,47：549-555.

［54］刘妍妍,白云龙,王涛,等.白藜芦醇对豚鼠心室肌细胞 L 型钙通道的影响.中国药理学通报,2007,23：181-184.

［55］Tanno M,Kuno A,Yano T,et al.Induction of manganese superoxide dismutase by nuclear translocation and activation of SIRT1 promotes cell survival in chronic heart failure.J Biol Chem,2010,285：8375-8382.

［56］Kaga S,Zhan L,Matsumoto M,et al.Resveratrol enhances neovascularization in the infarcted rat myocardium through the induction of thioredoxin-1,heme oxygenase-1 and vascular endothelial growth factor.J Mol Cell Cardiol,2005,39：813-822.

［57］孙林,张戈.白藜芦醇在动脉粥样硬化治疗中的抗炎抗氧化及抗增殖作用研究进展.医学综述,2010,16：937-939.

［58］Fukuda S,Kaga S,Zhan L,et al.Resveratrol ameliorates myocardial damage by inducing vascular endothelial growth factor-angiogenesis and tyrosine kinase receptor Flk-1.Cell Biochem Biophys,2006,44：43-49.

［59］Militaru C,Donoiu I,Craciun A,et al.Oral resveratrol and calcium fructoborate supplementation in subjects with stable angina pectoris：effects on lipid profiles,inflammation markers,and quality of life.Nutrition,2013,29：178-183.

［60］Gu XS,Wang ZB,Ye Z,et al.Resveratrol,an activator of SIRT1,upregulates AMPK and improves cardiac function in heart failure.Genet Mol Res,2014,13：323-335.

［61］Zarzuelo MJ,Lopez-Sepulveda R,Sanchez M,et al.SIRT1 inhibits NADPH oxidase activation and protects endothelial function in the rat aorta：implications for vascular aging.Biochem pharmacol,2013,85：1288-1296.

［62］贾德安,朱鹏立.白藜芦醇心血管保护作用机制的研究进展.高血压杂志,2005,13：462-465.

［63］Hattori R,Otani H,Maulik N,et al.Pharmacological preconditioning with resveratrol：role of nitric oxide.Am J Physiol,2002,1：H1988-H1995.

［64］朱立贤,金征宇.白藜芦醇苷对高脂血症大鼠血脂、一氧化氮及一氧化氮合酶的影响.中药药理与临床,2005,21：16-18.

［65］武鹏龙,易东,朱伟,等.白藜芦醇改善年龄相关自发性高血压大鼠血管功能的研究.国际心血管病杂志,2014,41：111-115.

[66] 张红雨,徐长庆,李鸿珠,等.白藜芦醇对大鼠离体胸主动脉环的舒张作用.中国中药杂志,2005,30:
1283-1286.

[67] 沈敏,王海昌,马恒,等.白藜芦醇对大鼠腹主动脉的舒张作用及其机制.解放军医学杂志,2005,30:
816-818.

[68] Chao HH,Juan Sh,Liu JC,et al.Resveratrol inhibits angiotensin II induced endothelin-1 gene expression and subsequent proliferation in rat aortic smooth muscle cells.Eur J Pharmaeol,2005,515:1-9.

[69] Li HF,Chen SA,Wu SN.Evidence for the stimulatory effect of resveratrol on Ca(+2)-activated K$^+$ current in vascular endothelial cells.Cardiovasc Res,2000,45:1035-1045.

[70] Li HF,Tian ZF,Qiu XQ,et al.A study of mechanisms involved in vasodilatation induced by resveratrol in isolated porcine coronary artery.Physiol Res,2006,55:365-372.

[71] Dell AM,Galli GV,Vrhovesek U,et al.In vitro inhibition of human cGMP2 specific phosphodiesterase 25 by polyphenols from red grapes.J Agric Food Chem,2005,53:1960-1965.

[72] Wong CM,Yung LM,Leung FP.Raloxifene protects endothelial cell function against oxidative stress.Br J Pharmacol,2008,155:326-334.

[73] Jendzjowsky NG,Delorey DS.Short-term exercise training enhances functional sympatholysis through a nitric oxide-dependent mechanism.J Physiol,2013,591:1535-1549.

[74] Lind L,Berglund L,Larsson A.Endothelial function in resistance and conduit arteries and 5-year risk of cardiovascular disease.Circulation,2011,123:1545-1551.

[75] Wallerath T,Li H,Godtel-Ambrust U.A blend of polyphenolic compounds explains the stimulatory effect of red wine on human endothelial NO synthase.Nitric Oxide,2005,12:97-104.

[76] Evora PR,Evora PM,Celotto AC.Cardiovascular therapeutics targets on the NO-sGC-cGMP signaling pathway:a critical overview.Curr Drug Targets,2012,13:1207-1214.

[77] Trott DW,Seawright JW,Luttrell MJ.NAD(P)H oxidase-derived reactive oxygen species contribute to age-related impairments of endothelium-dependent dilation in rat soleus feed arteries.J Appl Physiol,2011,110:
1171-1180.

[78] Ungvari Z,Parrado-Fernandez C,Csiszar A.Mechanisms underlying caloric restriction and lifespan regulation:implications for vascular aging.Circ Res,2008,102:519-528.

[79] Smith AR,Visioli F,Hagen TM.Plasma membrane-associated endothelial nitric oxide synthase and activity in aging rat aortic vascular endothelia markedly decline with age.Arch Biochem Biophys,2006,454:100-105.

[80] Mattagajasingh I,Kim CS,Naqvi A.SIRT1 promotes endothelium-dependent vascular relaxation by activating endothelial nitric oxide synthase.Proc Natl Acad Sci USA,2007,104:14855-14860.

[81] Zarzuelo MJ,Lopez-Sepulveda R,Sanchez M.SIRT1 inhibits NADPH oxidase activation and protects endothelial function in the rat aorta:implications for vascular aging.Biochem Pharmacol,2013,85:1288-
1296.

[82] Thandapily SJ,Wojciechowski P,Behbahani J.Resveratrol prevents the development of pathological cardiac hypertrophy and contractile dysfunction in the SHR without lowering blood pressure.Am J Hypertens,2010,
23:192-196.

[83] Wang F,Chen HZ,Lv X.SIRT1 as a novel potential treatment target for vascular aging and age-related vascular diseases.Curr Mol Med,2013,13:155-164.

第八章

白藜芦醇与糖尿病

第一节　白藜芦醇与胰岛素抵抗

一、概述

胰岛素抵抗（insulin resistance，IR）是指各种原因使胰岛素作用的靶器官（主要为肝、脂肪、骨骼肌、血管内皮细胞等）对胰岛素的敏感性降低，即正常剂量的胰岛素产生低于正常生物学效应的一种状态。IR 是 2 型糖尿病的发病基础。在胰岛素抵抗的早期阶段，胰岛 β 细胞通过分泌更多的胰岛素来弥补其降糖效能的不足，产生高胰岛素血症，血糖水平得以维持正常。随着时间的延长，如果胰岛 β 细胞因为长期过度疲劳而逐渐衰竭，不能产生足量的胰岛素，则导致体内的血糖水平升高甚至糖尿病的发生。IR 分为生理性胰岛素抵抗和病理性胰岛素抵抗。生理性胰岛素抵抗是可逆性的，起到一种自我保护的作用。病理性胰岛素抵抗是不可逆的，对人体具有危害。

IR 的确切病因尚未完全阐明。推测机体在胰岛素作用中的一个或多个环节存在遗传缺陷的基础上，加上后天环境因素的作用下发生。胰岛素在实现其广泛的代谢和细胞生长调节作用的过程中任何一个或多个环节障碍均可能造成 IR。因此胰岛素、胰岛素受体基因突变或胰岛素作用的受体后信号转导系统的功能障碍均为产生 IR 的分子机制。胰岛素抵抗是 2 型糖尿病、代谢综合征的中心环节，也是肥胖、高血压、血脂异常及动脉粥样硬化等引致代谢综合征、血管内皮功能紊乱和心血管疾病的共同病理生理基础。

（一）胰岛素受体底物 -1 和胰岛素受体底物 -2

胰岛素与其受体结合后信号向细胞内传导，首先使胰岛素受体底物（insulin receptor substance，IRS）的酪氨酸残基磷酸化而被激活，活化的 IRS 再与含有 SH_2 结构域的效应蛋白结合形成多亚基信号转导复合物，使信号逐级放大和向多个方向传递信息，使胰岛素发挥代谢调节作用。IRS-1 和 IRS-2 在胰岛素信号转导中的表型为联合基因剂量效应（combined gene dosage effects），需有 IRS-1 和 IRS-2 双等位基因突变方可使胰岛素信号在细胞内转导受阻而引起胰岛素抵抗。IRS-1 基因至少有 4 种突变与 2 型糖尿病关联，分别是 Ala 513 Pro、Gly 819 Arg、Gly 972 Arg 和 Arg 1221 Cys；而 IRS-2 以 Gly 1057 Asp 最常见。

（二）葡萄糖转运蛋白

葡萄糖转运蛋白 4（glucose transporter 4，GLUT4）存在于肌肉和脂肪细胞，在胰岛素作用下 IRS-1 磷酸化，从而活化磷脂酰肌醇 3 激酶（phosphatidylinositol 3 kinase，PI3K），使 $GLUT_4$ 转位到细胞浆膜，加速葡萄糖的异化转运量和转位受阻，导致受体后胰岛素抵抗。

（三）胰岛素受体

胰岛素与其受体 α 亚单位结合后，激活酪氨酸激酶，刺激 β 亚单位酪氨酸残基磷酸化，从而传递胰岛素的多种生物效应。编码 α 和 β 亚单位的基因都位于染色体 19q，现已发现有 50 多个突变位点造成不同部位的受体或受体后胰岛素抵抗，导致许多伴糖尿病的遗传综合征。

（四）解偶联蛋白

解偶联蛋白（uncoupling protein，UCP）又称产热素（thermogenin），是一种质子转运蛋白，存在于线粒体膜中，主要在棕色脂肪、骨骼肌等代谢活性组织表达。UCP 激活时，线粒体膜内外侧的质子电化梯度减弱或消失，呼吸链与 ATP 产生过程解偶联，氧化磷酸化过程中产生的化学能不能用于 ATP 的生成，而以热能释放，同时导致体脂消耗。UCP 基因突变或多态性变异使其表达不足和（或）功能障碍，导致外周组织脂肪酸和葡萄糖的代谢能力降低而致胰岛素抵抗。

（五）瘦素

瘦素（leptin）是肥胖基因（ob）的编码产物，主要由脂肪细胞产生并分泌入血循环中，通过中枢神经系统产生抑制食欲、增加能量消耗、减轻体重的作用。在瘦素或其受体缺陷的动物中可引起严重的肥胖、胰岛素抵抗和糖尿病。由于胰岛素抵抗是很多疾病的基础，因此瘦素可能与胰岛素抵抗有关。瘦素能促进内脏脂肪的分解。在瘦素的作用下，内脏脂肪分解增强，游离脂肪酸浓度增高，后者一方面干扰肌肉对胰岛素的敏感性；另一方面又使肝脏对胰岛素的灭活能力降低。瘦素能削弱胰岛素的生物效应。有人发现低浓度瘦素与脂肪组织胰岛素敏感性的下降呈剂量依赖性，高浓度瘦素几乎完全抑制胰岛素的作用，当瘦素去除数小时后，脂肪细胞又重新获得对胰岛素的敏感性，从而证明在一定生理浓度下瘦素可特异而强有力地削弱胰岛素的作用。肥胖者组织瘦素分泌量的增加本来是一种生理性反应，当某种因素使瘦素抵抗现象出现时，瘦素对肥胖个体的生物作用降低，肥胖者肥胖程度加重，导致胰岛素敏感性进一步降低。

（六）过氧化物酶体增殖物激活受体

过氧化物酶体增殖物激活受体（peroxisome proliferator-activated receptor，PPAR）是一类核转录因子，属核受体超家族成员，包括 3 种亚型：PPARα、PPARβ 以及 PPARγ。近来研究发现 PPAR 可能是胰岛素增敏剂特别是噻唑烷二酮类药物（TZD）的作用靶点。PPAR 激活可以促进白色脂肪细胞分化，增加小脂肪细胞的数量而减少大脂肪细胞的数量。小脂肪细胞对胰岛素的反应性更强，有利于促进葡萄糖摄取。PPARγ 在前脂肪细胞中的激活可以增加胰岛素及胰岛素样生长因子（IGF-1）刺激的脂肪细胞分化过程，增加一些脂肪组织特异性的基因表达，如脂蛋白脂酶等。另外，成熟的脂肪细胞可以表达胰岛素敏感的葡萄糖运载体 GLUT4，促进葡萄糖转运。脂肪组织中的胰岛素抵抗同一些炎症因子的表达及活性变化有关。如 TNF-α 抑制前脂肪细胞的分化以及胰岛素刺激的葡萄糖转运，加速脂肪细胞脂肪分解，增加血游离脂肪酸水平。高游离脂肪酸在 2 型糖尿病患者极为常见，被认为会引起骨骼肌及肝脏中的胰岛素抵抗。PPARγ 激活后减缓脂解速度，从而降低游离脂肪酸。这种抗脂肪分解的作用可能由 TNF-α 水平及活性改变而介导。体外实验证明，TZD 类药物可以降低 TNF-α 基因表达，抑制 TNF-α 刺激的脂肪分解。PPARγ 激活可能阻断了 TNF-α 在信号转导途径中对胰岛素受体及胰岛素受体底物磷酸化的抑制作用。PPARγ 可以诱导棕色脂肪组织（BAT）的分化，增加解偶联蛋白 UCP1、UCP2 的表达；BAT 在非战栗产热和能量平衡中起重要作用。UCP2 位于 BAT 线粒体内膜，参与呼吸链中的解偶联作用而产热，有利于能量消耗而降低血糖及血脂。研究发现：PPARγ 除在脂肪组织中表达外，也存在于人及啮齿类动物的骨骼肌和肝脏中。骨骼肌是葡萄糖利用的主要部位。TZD 能够刺激 PPARγ 改变这些组织中一些诱导胰岛素抵抗的基因表达。

（七）炎症因子

有研究显示，脂肪细胞产生过量的炎症因子与激素会影响机体的能量代谢，其中 CRP、IL-6 及 TNF-α 水平异常升高，对胰岛素的生理作用产生极大的影响，是 T2DM 患者发生 IR 的重要原因。越来越多的证据显示，在炎症 -IR- 糖尿病的发病过程中，脂肪细胞的分泌功能紊乱起了举足轻重的作用。脂肪细胞分泌的 TNF-α、IL-6、PAI-1、脂联素、抵抗素和游离脂肪酸等多种脂肪细胞因子均可引起或参与炎症反应，进而导致 IR 的发生。

二、临床表现

胰岛素抵抗普遍存在于多种生理和病理状态中，如青年期、老年、妊娠时均可有不同程度的胰岛素敏感性指数的降低。

正常人群中仅有 15%~20% 存在胰岛素抵抗，但当伴体重增加、血糖及血压升高、血脂紊乱、高尿酸血症时 IR 的发生率和程度均显著增加。

（一）血脂紊乱

胰岛素抵抗可以引起一系列脂质紊乱，尤其是小而致密颗粒 LDL-C 增多、TG 上升和 HDL-C 下降，胰岛素、血脂一起引起纤溶酶原激活物抑制物 -1（plasminogen activator inhibitor-1，PAI-1）表达上升，使血液处于高凝状态。另外 IR 促进黏附分子的表达，增加单核细胞在内皮细胞上的聚集。PPARγ 的 Pro12Ala 基因多态性表现为 IR 与血脂紊乱。

（二）高血压

大量资料表明，IR 和随之引起的高胰岛素血症与高血压之间关系密切。首先，未治疗的原发性高血压者，其空腹和餐后胰岛素水平高于正常血压者；其次，血浆胰岛素水平与血压之间存在直接相关性。因此，IR 本身就可以引起原发性高血压，而持续的高血压，由于其对血管局部的剪切力使动脉血管内膜损伤，导致内皮功能紊乱、炎症反应可致动脉粥样硬化。

（三）肥胖

肥胖尤其是内脏型肥胖本身就是糖耐量减低（impaired glucose tolerance，IGT）、IR、高胰岛素血症、2 型糖尿病、血脂紊乱、血凝异常、高血压和早发性心血管疾病（CVD）等的强烈的危险因子。由于内脏脂肪比周围脂肪细胞对胰岛素的代谢作用更抵抗而对脂介激素更敏感，内脏肥胖使 FFA 释放入门脉系统增加，从而使肝合成 TG 的底物增加，同时又损害了胰岛素的首过代谢效应。腹式肥胖的血脂紊乱包括脂蛋白 β 上升、小而密 LDL 颗粒上升、HDL 下降和 TG 上升。加拿大有关研究表明，腹式肥胖本身就是缺血性心脏病的独立危险因子，而腹式肥胖常伴 IR 和（或）高胰岛素血症，后者又可增加 CVD 和卒中的发生。内脏肥胖也常伴有 PAI-1 水平上升，高胰岛素血症本身就是一个 PAI-1 产生的强烈刺激物。

（四）微量白蛋白尿

微量白蛋白尿是早期糖尿病肾病（DN）的指标，而微量白蛋白尿与血胰岛素水平（口服葡萄糖负荷后）、对钠盐的敏感性、对胰岛素刺激的葡萄糖摄取、中心性肥胖、脂质紊乱、左心室肥大以及夜间收缩压和舒张压降低的缺乏均相关。微量白蛋白尿反映了全身重要脏器的血管内皮功能紊乱和氧化应激的上升。

（五）纤溶系统功能异常

胰岛素抵抗者常伴血液高凝状态，其机制可能是内源性抗血凝因子的缺乏（如因子 C、S 和抗血栓Ⅲ），这些因子正常时均抑制血凝块的形成。在代谢综合征中循环脂蛋白 α（LP-α）常上升，因 LP-α 的结构与血纤维蛋白溶酶原相似，所以 LP-α 水平上升可通过抑制纤维蛋白溶解而延迟血栓溶解。IR 状态均可引起血纤维蛋白原（凝血因子Ⅰ）水平上升。

（六）血管内皮功能紊乱

正常肌肉组织依赖胰岛素的葡萄糖利用和在胰岛素作用下肌肉血流增加之间密切相关。而在胰岛素作用引起的血管扩张中一氧化氮（NO）起着关键性作用。在 IR 或肥胖状态下，这种血管内皮在胰岛素作用下反应性产生 NO 的能力丧失。血管内皮细胞本身存在多方面的 IR，首先对胰岛素介导的葡萄糖摄取产生了抵抗，其次是对胰岛素刺激的血管扩张、血流增加明显迟钝，其三对胰岛素降低主动脉波反射的能力严重受损。其机制可能与 IR 和肥胖者非酯化 FFA 水平上升有关。

（七）糖尿病

在 2 型糖尿病患者的发病机制中，最主要的因素是骨骼肌、脂肪和肝脏的胰岛素抵抗，以及葡萄糖诱导的胰岛 β 细胞胰岛素分泌功能缺陷。当患者有胰岛素抵抗时，组织细胞对胰岛素敏感性下降导致血浆葡萄糖不能被机体细胞、组织有效利用，使血糖水平升高。

三、治疗措施

胰岛素抵抗的治疗应采取综合措施，包括饮食控制、运动锻炼及药物治疗。

（一）一般治疗

1. 纠正不良的饮食习惯和生活方式是防治胰岛素抵抗的关键和基本措施。

2. 运动锻炼使机体细胞利用葡萄糖的效率提高，减少体内脂肪含量，增加机体肌肉组织含量，促进有氧代谢。运动可改善胰岛素的作用，减轻胰岛素抵抗。

3. 针对患者胰岛素抵抗的临床表现采取相应的防治措施。

（二）药物治疗

二甲双胍和噻唑烷二酮类可改善胰岛素敏感性，从而可以通过降糖、调脂、降压、改善血凝纤溶、血小板聚集及血管内皮细胞功能、减轻血管炎症反应，达到其综合性防治心、脑血管等疾病的目的。

双胍类药物如二甲双胍尤其适用于肥胖的 2 型糖尿病患者。二甲双胍可增加其他降糖药物如磺脲类药物及胰岛素的降糖作用。噻唑烷二酮类药物是治疗 2 型糖尿病胰岛素抵抗的药物，常用的制剂有马来酸罗格列酮和盐酸匹格列酮。此外，由于高血糖可以加重胰岛素抵抗，降低血糖的其他措施也可以减轻胰岛素抵抗。磺脲类药物及 α 糖苷酶抑制剂通过降低血糖，从而改善胰岛素的敏感性。初诊的 2 型糖尿病患者早期应用胰岛素短期治疗，也可改善胰岛素抵抗。贝特类降脂药和烟酸类可通过抑制脂肪组织水解而降低血脂和血清脂肪酸水平，改善靶组织对胰岛素的敏感性。同时，许多中药如人参皂苷、田七、桔梗、地黄等，亦有改善胰岛素抵抗的作用。使用改善胰岛素敏感性的药物，特别是与其他降糖药物联合治疗时，可能增加低血糖的危险，使用时需掌握好适应证及禁忌证。

四、白藜芦醇在胰岛素抵抗防治中的分子机制

（一）白藜芦醇的抗炎作用

以往的研究表明，炎症与胰岛素抵抗有着紧密的联系，并认为炎症可能是促进胰岛素抵抗发生和发展的重要因素，而且炎性因子能够阻碍胰岛素受体底物（IRS）信号转导通路可能是胰岛素抵抗形成的主要分子机制。

白藜芦醇通过抑制 NF-κB，从而表现出抗炎活性。NF-κB 能激活许多炎症因子，包括 TNF-α、IL-6 和 COX-2 等，在胰岛素抵抗发生的分子机制中发挥着重要的作用。Jason K.Kim 等发现 IKK-β/NF-κB 信号通路在高脂灌注大鼠胰岛素抵抗模型中发挥着巨大的作用，加入高剂量的水杨酸，IKK-β/NF-κB 的活性受到抑制，同时脂肪酸造成的 IR 症状也能得到缓解。很多研究表明，白藜芦醇能抑制 IKK-β/NF-κB 信号通路，从而起到抗炎作用。Gonzales 等在脂肪细胞的研究中证实，白藜芦醇能抑制 IκB 的降解和 NF-κB 的核转位，阻断 NF-κB 信号转导通路，从而减少 TNF-α、IL-6、环氧合酶 2（COX-2）等炎性因子的表达。Joydeb 等研究也发现白藜芦醇对 COX-2 表达的抑制是通过促使 NF-κB 活性降低而实现的。Tsai 等研究认为白藜芦醇能强烈抑制脂多糖诱导的巨噬细胞生成一氧化氮，降低胞浆内 iNOS 蛋白和 mRNA 表达水平，从而表现出抗炎活性。Jian Zhu 等发现白藜芦醇能够明显抑制 TNF-α 诱导的 3T3-L1 脂肪细胞 MCP-1 的基因表达，而 NF-κB 是 TNF-α 诱导 CP-1 异常表达的主要原因。

白藜芦醇还可以抑制 MAPK 炎症通路，减少炎性因子的生成。在对神经小胶质细胞的研究中表明，白藜芦醇能够抑制脂多糖诱导的 p38MAPK 磷酸化，从而抑制神经毒性介质 NO、TNF-α 的产生，最终遏制了炎症级联反应的发生。白藜芦醇能抑制经过巨噬细胞上清液刺激的 3T3-L1 脂肪细胞 IL-6、TNF-α 的基因表达，进一步分析表明该过程伴随着 ERK1/2 的磷酸化水平降低，并且通过降低 ERK 活性，从而抑制亚油酸刺激的人脂肪细胞 IL-6、IL-8、IL-1 的基因表达。在对前列腺腺上皮细胞的研究中发现，白藜芦醇可通过上调细胞丝裂原活化蛋白激酶磷酸酶 5（MKP5），从而抑制 IL-1/TNF-α 诱导的 p38 MAPK 炎性信号转导通路激活，减少 COX-2、IL-6 和 IL-8 的产生。

（二）参与调节糖代谢

胰岛素是由胰岛 β 细胞分泌的一种蛋白类激素，通过促进糖分子从血液转运进入细胞内或者在肌肉、肝脏细胞内促使葡萄糖合成糖原，从而起到调节血糖的作用。一旦人体缺少胰岛素或胰岛素的作用不能充分发挥，就会引发糖尿病。研究发现白藜芦醇能增加经高胆固醇刺激的大鼠对葡萄糖的摄取，还能增加 GLUT4 的活性。Palsamy P 等发现口服白藜

芦醇（5mg/kg）能显著降低链脲佐菌素－烟酰胺诱导的糖尿病大鼠的血糖水平，同时促使包括糖原合酶等在内的糖代谢关键酶恢复至正常水平。

（三）作为 SIRT1 激动剂

SIRT1 是一种依赖 NAD^+ 的组蛋白去乙酰化酶，参与了体内许多生理功能的调节，包括众多基因转录、能量代谢以及细胞衰老过程的调节等，尤其在糖脂代谢、胰岛素分泌中发挥着重要的调节作用。胰岛素敏感组织中的 SIRT1 基因表达水平的高低与能量代谢及胰岛素敏感性正相关。胰岛素抵抗或者代谢综合征伴随着 SIRT1 基因和蛋白表达降低，白藜芦醇能够抑制高糖或棕榈酸盐诱导的 THP-1 细胞 p53 乙酰化和 JNK 磷酸化水平，同时使 SIRT1 的基因表达水平上升。白藜芦醇可作为 SIRT1 激动剂，以 SIRT1 依赖的方式增加胰岛素敏感性，同时能够缓解高脂诱导的胰岛素抵抗症状。

（四）激活腺苷酸活化蛋白激酶

激活腺苷酸活化蛋白激酶（AMPK）是一种重要的蛋白激酶，主要作用是调节能量代谢。AMPK 被激活后能增加骨骼肌对葡萄糖摄取、增加胰岛素敏感性、加速脂肪酸氧化以及调节基因转录。基于在糖脂代谢方面的调节作用，AMPK 有望为治疗肥胖、胰岛素抵抗和 T2DM 提供新的药物作用靶点。白藜芦醇能促进 AMPK 磷酸化，从而表现出改善胰岛素抵抗的作用。Shang J 等也在白藜芦醇改善高脂诱导的 IR 大鼠模型上发现此过程与激活 AMPK 有关。

（五）抗氧化

高糖、高自由脂肪酸诱导氧化应激损伤胰岛 β 细胞线粒体功能，从而导致胰岛素分泌障碍。氧化应激在 IR 发生发展的病理生理过程中起重要作用。抑制氧化应激可改善 IR。白藜芦醇是一种天然的抗氧化活性分子，能够改善 IR。

五、应用前景

随着糖尿病、高脂血症、动脉粥样硬化等与胰岛素抵抗相关疾病发病率逐年升高，寻找安全、有效、可长期服用的治疗 IR 的药物已成为医学界研究的热点。从天然药物中寻找活性成分是一条有效的途径。白藜芦醇存在于多种天然植物中，提取简便，无毒性，因其具有调节脂肪性细胞因子、抗炎、调节糖代谢、抗氧化等功效，已经受到了广泛的关注，而广泛的生物学作用使其在医药保健方面具有广阔的发展前景。随着对白藜芦醇生物学作用和改善胰岛素抵抗作用的研究的深入，对其作用机制或分子靶位的深入探索可能为防治 IR 提供新思路，为开发新的药物奠定基础。

第二节　白藜芦醇与大血管病变

一、概述

糖尿病大血管病变是指主动脉、冠状动脉、脑动脉及周围动脉等的动脉粥样硬化，引起冠心病、缺血性或出血性脑血管病、及肢体动脉粥样硬化等。与正常人相比，糖尿病病人更容易发生大血管病变，而且发展迅速。新近完成的对美国糖尿病血管并发症发生风险趋势的评估报告显示，虽然在过去的 20 年间随着降糖、降压、降低胆固醇及抗血小板措施的广泛使用糖尿病患者发生心肌梗死、中风、截肢的风险有了明显下降，但糖尿病患者发生上述并发症的风险仍然是非糖尿病人群的 1.5~10.5 倍。糖尿病大血管病变是糖尿病致死、致残的最主要原因，是危害最大的糖尿病慢性并发症。国内有关糖尿病血管病变的危险性研究提示，糖尿病患者中大血管病变患病率达 38.3%，约 80% 的 2 型糖尿病患者死于大血管并发症。糖尿病大血管病变的病理学基础为动脉粥样硬化，它与单纯的动脉粥样硬化相比病变范围大、程度重、发生早。导致糖尿病性动脉粥样硬化的原因主要是高血糖及其伴随的脂质代谢紊乱、内皮细胞损伤和功能障碍、炎症发展、血小板功能异常以及血液流变学改变。而内皮损伤是动脉粥样硬化发生的始动步骤，随后在损伤部位出现脂质沉积、血小板黏附聚集、释放生长因子，引起血管壁增厚，发生形态学改变。病变早期病理学改变呈条纹状、黄白色、稍凸出于内膜表面，宽 1~2mm，长数厘米不等，也可呈点状。以后点状逐渐融合、增大成斑块，向血管腔内凸出，大小不等，形成不一。斑块内有大量脂质的巨噬细胞、胆固醇、胆固醇脂、磷脂、三酰甘油、糖蛋白钙盐等沉积，伴有血细胞碎片。平滑肌细胞和弹力纤维细胞大量增殖，内膜、内膜下层及中层增厚，外膜可有纤维化、钙化，内膜凸出于管腔使管腔变为狭窄。粥样硬化斑块表面可破溃形成溃疡，出血，血栓形成，导致血管腔部分或完全阻塞，使所供区域血流减少或中断。不同于非糖尿病患者的是有较多 PAS 阳性的糖蛋白沉积伴有微血管病变。探讨糖尿病大血管病变的发病机制及治疗策略，对于防治糖尿病大血管病变具有重要意义。

二、治疗措施

糖尿病患者大血管病变持续缓慢进展，在相当漫长的时间内，患者或许没有自觉症状，等到出现症状时已是晚期。因此，严格控制血糖，早期预防和治疗糖尿病大血管病变对于提高糖尿病患者长期的生存率，减少致残率和死亡率就显得尤为重要。

糖尿病大血管病变目前尚无特异的根治疗法，但糖尿病可以控制。糖尿病的治疗没有一种单一的方法能适用于所有的病人，或者适用于同一病人的各个不同的病期，现代综合治疗方法具有共同的原则，治疗成功的关键是个体化。现代综合疗法的核心主要针对高血糖同时兼顾防治并发症。其措施包括 5 个方面，即饮食疗法、运动疗法、药物疗法、糖尿病教育、血糖监测。

（一）糖尿病教育

糖尿病教育是重要的基本治疗措施之一，是其他治疗成败的关键。良好的健康教育可充分调动患者的主观能动性，积极配合治疗有利于疾病控制达标，防止各种并发症的发生和发展，降低耗费和负担，使患者和国家均受益。应让患者了解糖尿病的基础知识和治疗控制要求。学会正确使用便携式血糖计，掌握饮食治疗的具体措施和体育锻炼的具体要求，使用降血糖药物的注意事项，学会胰岛素注射技术，从而在医务人员指导下长期坚持合理治疗并达标，坚持随访，按需要调整治疗方案。生活制度应规律，戒烟和烈性酒，讲求个人卫生，预防各种感染。

（二）饮食治疗

目前已经证实超重和肥胖的胰岛素抵抗患者适度减轻体重能有效减轻胰岛素抵抗，因此，建议所有超重或肥胖的糖尿病患者或有糖尿病危险因素的患者减轻体重。调整碳水化合物、蛋白质和脂肪摄入的最佳比例，以满足糖尿病患者的代谢目标。减少碳水化合物的摄取、低脂饮食能够减少发生 2 型糖尿病的风险，建议 2 型糖尿病高危人群食用美国农业部推荐的膳食纤维高含量食品及全谷食物。饱和脂肪摄入量不应该超过总摄入能量的 7%。减少反式脂肪摄入量能降低 LDL 胆固醇，增加 HDL 胆固醇，所以应减少反式脂肪的摄入量。个体化的饮食计划应包括优化食物选择，以满足所有微量元素的每日建议容许量 / 饮食参考摄入量。

（三）体育锻炼

应进行有规律的合适运动。根据年龄、性别、体力、病情以及有无并发症等不同条件，循序渐进和长期坚持。糖尿病患者应该每周至少进行中等强度有氧体力活动（50%~70% 最大心率）150 分钟；对无禁忌证的 2 型糖尿病患者鼓励每周进行 3 次耐力运动。适当运动有助于减轻体重、提高胰岛素敏感性、改善血糖和脂代谢紊乱。

（四）血糖监测

自我监测血糖（self-monitoring of blood glucose，SMBG）是糖尿病患者管理方法的主要进展之一，为糖尿病患者和保健人员提供一种动态数据，为调整药物剂量提供依据。应确保患者获得 SMBG 的初始指导和定期随访评估，并用 SMBG 数据指导和调整治疗。每日多次胰岛素注射或采用胰岛素泵治疗的患者，应该进行自我监测血糖（SMBG）每天 3 次或以上。餐后 SMBG 有助于餐后血糖控制达标。对于年龄 25 岁以上的 1 型糖尿病患者进行动态血糖监测（CGM）并联合胰岛素强化治疗，是降低 HbA1c 水平的有效方法。实践证明，长期良好的病情控制可在一定程度上延缓或预防并发症的发生。

（五）降糖药物治疗

1. **促进胰岛素分泌剂**　适用于无急性并发症的 2 型糖尿病。包括磺脲类，如格列吡嗪、格列齐特等；和非磺脲类，包括瑞格列奈、那格列奈。

2. **双胍类**　该类药主要作用机制包括提高外周组织（如肌肉、脂肪）葡萄糖的摄取和利用；通过抑制糖原异生和糖原分解，降低过高的肝葡萄糖输出（HGO）；降低脂肪酸氧化率；提高葡萄糖的转运能力；改善胰岛素敏感性，减轻胰岛素抵抗。主要用于治疗 2 型糖尿病，特别是肥胖患者。

3. **葡萄糖苷酶抑制剂（AGI）**　AGI 抑制小肠黏膜刷状缘的 α- 葡萄糖苷酶，可延迟碳水化合物吸收，降低餐后高血糖，尤其适用于空腹血糖正常而餐后血糖明显升高者。如阿卡波糖、伏格列波糖等。

4. **胰岛素增敏剂**　主要通过结合和活化过氧化物酶体增殖物激活受体（PPARγ）起作用。PPARγ 受体被激活后通过诱导脂肪生成酶和与糖代谢调节相关蛋白的表达，促进脂肪细胞和其他细胞的分化，并提高细胞对胰岛素作用的敏感性，减轻胰岛素抵抗。包括罗格列酮、吡格列酮。

5. **DPP-4 抑制剂**　DPP-4（二肽基肽酶 4）抑制剂通过抑制 DPP-4 而减少 GLP-1 在体内的失活，使内源性 GLP-1 的水平升高。GLP-1 以葡萄糖浓度依赖的方式增强胰岛素分泌，抑制胰高血糖素分泌。包括：西格列汀、沙格列汀、维格列汀、利格列汀、阿格列汀。

6. **GLP-1 受体激动剂**　GLP-1（胰高血糖素样肽 -1）受体激动剂通过激动 GLP-1 受体而发挥降低血糖的作用。GLP-1 受体激动剂除增强胰岛素分泌、抑制胰高血糖素分泌，并能延缓胃排空，通过中枢性的食欲抑制来减少进食量。包括：艾塞那肽和利拉鲁肽。

7. 胰岛素治疗 适用于：①1型糖尿病；②糖尿病酮症酸中毒、高渗性昏迷和乳酸性酸中毒伴高血糖时；③合并重症感染、消耗性疾病、视网膜病变、肾病、神经病变、急性心肌梗死、脑卒中；④因存在伴发病需外科治疗的围手术期；⑤妊娠和分娩；⑥T2DM经饮食及口服降血糖药治疗未获得良好控制；⑦全胰腺切除引起的继发性糖尿病。

糖尿病患者尤其是2型糖尿病早期，可以通过控制饮食、增加体育运动来控制血糖，最终往往需要口服降糖药和（或）胰岛素治疗。对新诊断的糖尿病患者早期用胰岛素强化控制血糖，可明显减轻高糖毒性、抑制炎症反应、保护胰岛β细胞功能，进而缓解病情，降低慢性并发症的发生风险。

（六）控制血压

糖尿病大血管病变合并高血压时会加重血管损害，应将血压控制在130/85mmHg左右，常需要2~3种药物联合治疗。理想的降压药有血管紧张素转换酶抑制剂（ACEI）、血管紧张素Ⅱ受体拮抗剂（ARB）、钙通道阻滞剂、α₁–受体阻滞剂。噻嗪类利尿药和β受体阻滞剂均增加胰岛素抵抗，使胰岛素释放减少，加重高血糖，引起并加重高脂血症。但β受体阻断剂能够降低冠心病的死亡率，改善心力衰竭，对糖尿病发生心血管并发症者有益。

（七）纠正脂质代谢紊乱

高血脂增加心血管疾病的死亡率以及心血管循证医学的资料表明，他汀类降脂药具有逆转动脉粥样硬化病变、降低心血管死亡率的作用。美国糖尿病学会（American Diabetes Association，ADA）糖尿病指南2015年更新标准，大多数糖尿病患者不管其心血管疾病风险状况如何，都应该接受至少中等剂量的他汀类药物治疗，这一改变与ACC/AHA2013年所倡导的方式一致。这次修订的标准建议：①40~75岁及没有心血管疾病危险因素的75岁以上糖尿病患者，使用中等剂量的他汀药物；②对于患有心血管疾病及其他心血管疾病危险因素的40~75岁患者，应使用高剂量的他汀类药物；③对于有心血管疾病危险因素的75岁以上及40岁以下患者，建议使用中等或高剂量的他汀类药物，而患有心血管疾病者则需使用高剂量他汀类药物；④对于40岁以下且没有心血管疾病或危险因素的患者，不推荐使用他汀类药物。2013年版中国2型糖尿病防治指南建议，对下列所有糖尿病患者，无论基线血脂水平如何，应在生活方式干预的基础上使用他汀类药物：①有明确的心血管疾病，LDL–C的控制目标是低于1.8mmol/L；②无心血管疾病，但年龄超过40岁，并有一个或多个心血管疾病危险因素者，LDL–C的控制目标是低于2.6mmol/L；③对低风险患者（无明确心血管疾病，且年龄在40岁以下），如果患者LDL–C>2.6mmol/L，或具有多个心血管疾病危险因素，在生活方式干预的基础上，应考虑使用他汀类药物治疗，LDL–C的控制目标是低于2.6mmol/L。

三、白藜芦醇在糖尿病大血管病变防治中的分子机制

研究表明，白藜芦醇能够通过上调人类单核细胞中沉默信息调节因子2相关酶1（SIRT1）的表达，减轻高血糖导致的活性氧的产生。SIRT1是一种新的长寿基因，靶基因包括肿瘤抑制蛋白p53、RNA聚合酶Ⅰ转录因子TAF168、DNA终末结合蛋白Ku70。SIRT1参与糖代谢与胰岛素分泌过程。研究发现，在产生IR的细胞和组织中SIRT1的调节表达下调，而敲除或者抑制SIRT1表达可以诱导IR。在高脂饮食大鼠中发现SIRT1表

达下调，蛋白质酪氨酸磷酸酶 1B（PTP1B）转录增加而降低胰岛素磷酸化水平，诱导 IR 发生。白藜芦醇是 SIRT1 的天然激动剂。小鼠实验证明，白藜芦醇能够改善高脂饮食诱导的 IR，增加其生存率，改善健康状况，其机制涉及 SIRT1/ 过氧化物酶体增殖物激动受体辅助激活因子 1α（PGC-1α）途径。白藜芦醇也可以通过激动 SIRT1 抑制 PTP1B 的转录，促进胰岛素受体磷酸化，增加胰岛素敏感性。白藜芦醇能够通过减少 caspase-3 和 poly ADP-ribose polymerase（PARP）从而抑制胰岛 β 细胞的凋亡。糖尿病大鼠模型实验证明，白藜芦醇能降低血糖，抑制 IR 发生。白藜芦醇降糖机制与其激活 PI3K 途径，上调 GLUT4 表达，降低肝脏糖异生并促进骨骼肌、肝脏、脂肪细胞对葡萄糖的摄取有关。另有多种研究表明，白藜芦醇通过降低氧化应激和细胞凋亡等途径，能够有效地保护肝细胞，治疗糖尿病肾病，阻断早期的血管损害和视网膜病变以及神经变性疾病等糖尿病并发症。随着研究的逐渐深入，白藜芦醇可望成为一种新型有效的治疗糖尿病及其并发症的药物。

（一）白藜芦醇的抗氧化机制

许多研究也证实无论是糖尿病动物模型还是糖尿病患者，其氧化应激水平都是升高的，可见氧化应激在糖尿病及大血管并发症的发生发展中都起了极其重要的作用。氧化应激的作用过程与蛋白糖基化密不可分。糖尿病高血糖导致糖基化终末产物（AGEs）形成增多，在血管壁堆积的 AGEs 干扰内源性 NO 合成和血管扩张作用，AGEs 的化学、细胞和组织效应不仅导致糖尿病并发症的发生，也加快了老化的相关性改变。LDL 的氧化修饰减弱了其被受体的识别，减少了 LDL 的清除，导致其水平升高。所以氧化应激及 AGEs 的形成能够导致糖尿病并发症的发生，如大血管病变。

1. 白藜芦醇降低氧化应激水平 白藜芦醇对超氧阴离子及 H_2O_2 有强烈的抑制作用，具有清除羟自由基和抑制谷胱甘肽（GSH）的活性，通过减少 H_2O_2 等活性氧的产生，恢复 GSH 和超氧化物歧化酶（SOD）的活性，从而增强机体抗氧化、抗自由基的防御系统。此外，国外研究还发现白藜芦醇对由氧化应激引起的细胞损伤也有明显的保护作用，从而对改善血管内皮细胞损伤，抑制动脉粥样硬化的进展起了重要作用。

2. 白藜芦醇调节抗氧化相关酶活性 有研究报道，白藜芦醇可通过腺苷酸活化蛋白激酶 / 沉默信息调节因子 2 相关酶 1（AMPK/SIRT1）依赖的信号通路发挥其抗氧化效应，提高线粒体内 Mn- 超氧化物歧化酶（Mn-SOD）的活性，清除氧自由基，改善糖脂代谢，进而减缓糖尿病大血管病变早期的进展。

（二）白藜芦醇的抗炎机制

炎性因子与糖尿病大血管病变的发生发展有着紧密的联系。糖尿病时产生 ROS 增加，使 PKC 磷酸化而激活，然后激活丝裂原激活蛋白激酶（MAPK）信号传导通路，PKC 与 MAPK 使转录因子 NF-κB 和激活蛋白 -1（AP-1）发生磷酸化后被活化，活化的 NF-κB 和 AP-1 由胞浆进入细胞核内分别与其调控的基因启动子上的特异 DNA 序列结合，从而调节炎性介质的表达与释放，如细胞因子（IL-6、TNF-α）、生长因子（TGF-β、VEGF、IGF、PDGF）、黏附分子（VCAM-1、ICAM-1）和组织因子等，引起一系列的炎性反应，从而启动糖尿病大血管病变的发生及发展。最近研究表明，糖尿病大鼠主动脉内膜中 IL-17 表达显著升高，IL-17 基因甲基化水平显著降低，提示 IL-17 亦参与糖尿病大血管病变的炎症反应过程。IL-17 能增加颈动脉血管平滑肌细胞基质金属蛋白酶 -9（matrix metalloproteinases-9，MMPs-9）合成，促进细胞迁移，加速血管重构和动脉硬化；冠状动脉壁浸润的 T 细胞能产生 IL-17 和 IFN-α，二者协同诱导血管平滑肌细胞炎症反应的发生；IL-17 还能促进血管紧张素 Ⅱ 诱导的高血压和血管功能异常，导致动脉粥样硬化性疾病的发生。白藜芦醇具有针对 IL-17 的抗炎作用。

1. 白藜芦醇阻断 NF-κB 通路发挥抗炎作用　白藜芦醇通过减少糖尿病大血管局部的 ROS，抑制氧化应激状态，而使下游的 NF-κB 的活性降低，单核细胞趋化蛋白 -1（MCP-1）的表达减少。阻断 NF-κB 信号转导通路，减少了肿瘤坏死因子 α（TNF-α）、IL-6、环氧合酶 2（COX-2）等炎性因子的表达，从而减轻了血管内皮细胞和平滑肌细胞的炎症和增生反应，对血管起到了一定的保护作用。

2. 白藜芦醇抑制 MAPK 通路发挥抗炎作用　研究证实，白藜芦醇可以通过抑制胞外信号调节激酶 1/2（ERK1/2）的磷酸化，抑制 TNF-α、IL-6、IL-8 等炎性因子的表达。Nonn 等在对前列腺腺上皮细胞的研究中发现，白藜芦醇能通过上调细胞丝裂原活化蛋白激酶磷酸酶 5（MKP-5）抑制 IL-l/TNF-α 诱导的 p38 MAPK 炎性信号转导通路激活，从而减少 COX-2、IL-6、IL-8 的产生，进一步减轻糖尿病患者大血管早期结构的改变。

（三）白藜芦醇的抗纤维化机制

大量的研究提示 TGF-β1 高表达与纤维化进程密切相关。TGF-β1-Smad2/3 信号转导通路参与了糖尿病组织纤维化的形成。而研究发现白藜芦醇能使细胞 TGF-β1 mRNA 和蛋白的表达明显下降，从而抑制血管纤维化的发生。

白藜芦醇还可以通过其他途径发挥其抗纤维化作用。例如白藜芦醇能通过抑制脂质过氧化，减少细胞增生，保护由脂质过氧化引起的细胞膜稳定性的破坏。此外白藜芦醇通过清除自由基，活化某些抗氧化酶（如 SOD、GSH-Px 和 GSSG-R 等）维持细胞内 GSH 的动态平衡，从而保持细胞内 GSH 的总量，由此可保护由炎症作用和细胞外基质的沉积引起的大血管病变。

（四）白藜芦醇参与调节血糖代谢

糖尿病患者长期高血糖将导致肾素 - 血管紧张素系统（RAS）和 PKC 的激活、AGEs 的生成增多、氧化应激产物增多、血管炎症发生以及生长因子、细胞因子表达的增多，诱导产生氧化应激反应及促炎性反应，并引起脂质代谢紊乱，最终导致动脉粥样硬化。腺苷酸活化蛋白激酶（AMPK）是一种重要的蛋白激酶。AMPK 被激活后能增加骨骼肌对葡萄糖的摄取、增强胰岛素敏感性、加速脂肪酸氧化及调节基因转录，从而达到调节血糖的目的。基于在糖脂代谢方面的调节作用，AMPK 已渐用于研究治疗 2 型糖尿病药物的作用靶点。

白藜芦醇能激活 AMPK 从而减弱哺乳动物雷帕霉素靶蛋白（mTOR）信号通路，使得下游的真核细胞翻译启动因子 4E 结合蛋白 1（4E-BP1）及核糖体磷酸化蛋白（S6K）表达减少。除此之外，还可能抑制血管紧张素 Ⅱ 的活性，减弱磷脂酰肌醇 -3 激酶（PI3K）/ Akt 通路、ERK1/2 和 mTOR 信号通路，抑制细胞增殖，改善糖尿病患者高血糖引起的血管平滑肌增殖。Penumathsa 等也发现白藜芦醇可以通过激活内皮型一氧化氮合酶（eNOS）、Akt 和 AMPK 活性，调控 caveolin-1 及 caveolin-3 引起的 GLUT-4 移位和 GLUT-4 在组织中的表达而起到降低血糖的作用，从而改善高血糖引起的血管并发症的发展，但目前是否有其他机制参与尚不清楚。此外有研究证实白藜芦醇还能抑制醛糖还原酶的活性，进一步降低血糖，保护糖尿病患者的心血管及其他靶器官。

四、应用前景

近年来，心血管疾病及糖尿病已成为危害人类健康的常见病。糖尿病大血管病变作为糖尿病的主要慢性并发症，其发病率和致死率逐年上升。白藜芦醇具有丰富的自然资源和优良的生理活性，因其具有抗氧化、抗自由基活性、降血脂、抗动脉硬化、保护心血管、抗癌、抗诱变、抗衰老的作用，已逐渐成为研究的热点，被广泛用于治疗心血管疾病、动脉硬化和高血脂等疾病，但其作用机制远未明确。如白藜芦醇对糖尿病各器官起保护作用的确切的信号转导通路等。目前白藜芦醇改善糖尿病大血管病变的作用机制及其确切的信号转导通路、干预治疗的最佳有效剂量都有待进一步研究。另外，现有的研究大多还停留在基础实验阶段，对人体治疗的有效性及安全性仍有待进一步的研究验证。随着对白藜芦醇提纯、纯化技术研究的不断深入，国内外许多企业都在生产或开发含有白藜芦醇的食品、天然药物、化妆品等制品。而白藜芦醇作为一种天然药物，对糖尿病大血管病变的干预作用主要体现在抗氧化、抗炎及抗纤维化、调节血糖等方面，在糖尿病大血管病变的防治中可能起着重要作用，但其具体作用机制尚未完全明确，而不同的作用机制之间也可能存在着相互协同的作用。在今后的研究中，将不断寻找富含白藜芦醇的植物，加快有效成分分离纯化技术的研究，增加其临床应用。白藜芦醇对糖尿病大血管病变的干预研究也将逐渐深入，有望为我们在预防和治疗糖尿病大血管病变方面带来更加广阔的前景，也为新药的开发提供更加开阔的思路。

第三节　白藜芦醇与微血管病变

一、概述

糖尿病慢性并发症已成为糖尿病致残、致死的主要原因。糖尿病的慢性并发症可遍及全身各重要器官，由糖尿病性大血管病变（冠心病、脑血管疾病和周围血管疾病等）引起及糖尿病性微血管病变引起（肾病、神经病变和视网膜病变等）。机体全身遍布微血管，其损害几乎可累及全身各组织器官，临床上常以糖尿病视网膜病变、糖尿病肾病和糖尿病神经病变为反映糖尿病性微血管病变的主要场所。微循环障碍、微血管瘤形成和微血管基底膜增厚是糖尿病微血管病变的较特征性改变。其发病机制极其复杂，尚未完全阐明，认为与遗传易感性、胰岛素抵抗、高血糖、氧化应激等多方面因素的相互影响有关。高血糖引起的氧化应激是重要的共同机制，进一步引起多元醇代谢旁路增强、非酶糖化、蛋白激酶C激活、己糖胺途径激活及血液动力学改变等，导致组织损伤。此外，直接或间接参与各种慢性并发症的发生、发展的有关因素尚包括：胰岛素、性激素、生长激素、儿茶酚胺等多种激素水平异常；脂代谢异常、脂肪细胞的内分泌和旁分泌功能变化；低度炎症状态、血管内皮细胞功能紊乱、血液凝固及纤维蛋白溶解系统活性异常等。

（一）糖尿病肾病

又称肾小球硬化症。病程10年以上的1型糖尿病病人累积有30%~40%发生肾病，是其首位死亡原因；累积约20%的2型糖尿病病人发生肾病，其严重性仅次于心、脑血管病，在死因中列在心、脑血管粥样硬化疾病之后。病理改变有3种类型：①结节性肾小球硬化型，有高度特异性；②弥漫性肾小球硬化型，最常见，对肾功能影响最大，但特异性较低，类似病变也可见于系膜毛细血管性肾小球肾炎和系统性红斑狼疮等疾病；③渗出性病变，特异性不高，也可见于慢性肾小球肾炎。肾活检所见组织学改变与临床表现和肾功能损害程度缺乏恒定的相关性。糖尿病肾损害的发生、发展可分五期：①Ⅰ期：为糖尿病初期，肾体积增大，肾小球入球小动脉扩张，肾血浆流量增加，肾小球内压增加，肾小球滤过率明显升高约 30%~40%；②Ⅱ期：肾小球毛细血管基底膜增厚，尿白蛋白排泄率多数正常，可间歇性增高（如运动后、应激状态），肾小球滤过率轻度增高，但病变仍属可逆性；③Ⅲ期：早期肾病，持续性出现微量白蛋白尿，常规尿常规蛋白阴性。肾小球滤过率下降至正常或接近正常，血压可略升高但未达高血压水平，病人无肾病的症状和体征（亚临床糖尿病肾病）；④Ⅳ期：临床糖尿病肾病，尿蛋白逐渐增多，常规尿常规蛋白阳性，可伴有水肿和高血压，多呈肾病综合征表现，肾小球滤过率开始逐渐降低，肾功能逐渐减退；⑤Ⅴ期：终末期糖尿病肾病，出现尿毒症临床表现，多数肾单位闭锁，肾小球滤过率降低，血肌酐升高，血压升高。肾脏血流动力学异常是本病早期的重要特点，表现为高灌注状态。后期糖尿病肾病患者绝大多数伴有糖尿病视网膜病变。

（二）糖尿病视网膜病变

是最常见的微血管并发症，糖尿病病程超过 10 年，大部分患者合并程度不等的视网膜病变，是成年人失明的主要原因。视网膜改变可分为六期，分属两大类。Ⅰ期：微血管瘤、小出血点；Ⅱ期：出现硬性渗出；Ⅲ期：出现棉絮状软性渗出。以上Ⅰ~Ⅲ期为背景性视网膜病变。Ⅳ期：新生血管形成、玻璃体积血；Ⅴ期：纤维血管增殖、玻璃体机化；Ⅵ期：牵拉性视网膜脱离、失明。以上Ⅳ~Ⅵ期为增殖性视网膜病变。当出现增殖性视网膜病变时，常伴有糖尿病肾病及神经病变。

二、治疗措施

由于对糖尿病的病因和发病机制尚未完全阐明，目前缺乏病因治疗。强调治疗须早期和长期、积极而理性以及治疗措施个体化的原则。治疗目标为纠正代谢紊乱，消除症状、防止或延缓并发症的发生，维持良好健康和学习、劳动能力，保障儿童生长发育，延长寿命，降低病死率，而且要提高患者生活质量。国际糖尿病联盟（IDF）提出了糖尿病治疗的 5 个要点分别为：糖尿病教育、饮食治疗、体育锻炼、药物治疗（口服降糖药、胰岛素等）和血糖监测。近年来循证医学的发展促进了糖尿病治疗观念上的进步，多项大规模临床研究表明应用强化治疗使血糖接近正常可减少微血管病变的发生，除了控制空腹高血糖，还应注意餐后血糖和 HbA1c 达标，减少全天血糖波动。随着研究的继续深入，对 2 型糖尿病的治疗目标有了新的认识，在继续强调严格控制血糖的基础上，全面控制代谢紊乱和慢性并发症，保护胰岛 β 细胞功能，延缓疾病的进展成为新的长期目标。

（一）糖尿病健康教育

是重要的基础治疗措施之一。健康教育被公认是治疗成败的关键。良好的健康教育可充分调动患者的主观能动性，积极配合治疗，有利于疾病控制达标、防止各种并发症的发生和发展，降低耗费和经济负担，使患者和国家均受益。

（二）饮食治疗

是另一项重要的基础治疗措施，应长期严格执行。对 1 型糖尿病患者，在合适的总热量、食物成分、规则的餐次安排等措施基础上，配合胰岛素治疗有利于控制高血糖和防止低血糖。对 2 型糖尿病患者，尤其是肥胖或超重者，饮食治疗有利于减轻体重，改善糖、脂代谢紊乱、高血压和胰岛素抵抗，减少降糖药物的用量。

（三）体育锻炼

应进行有规律的合适运动。根据年龄、性别、体力、病情及有无并发症等不同条件，循序渐进和长期坚持。适当运动有利于减轻体重、改善血糖控制，提高胰岛素敏感性。

（四）病情监测

定期监测血糖，每年 1~2 次全面复查，了解血脂以及心、肾、神经和眼底等情况，及时调整治疗方案。尽早发现有关并发症，给予相应治疗。

（五）口服药物治疗

包括促胰岛素分泌剂、双胍类、α 葡萄糖苷酶抑制剂、噻唑烷二酮类、二肽基肽酶 –IV（DPP–IV）抑制剂和钠 – 葡萄糖协同转运蛋白（SGLTs）抑制剂等口服降糖药物。

（六）胰岛素治疗

根据作用快慢和持续时间，胰岛素制剂可分为：短（速）效、中效、长（慢）效胰岛素 3 类，根据需要有不同比例短中效胰岛素的预混制剂。应用胰岛素治疗的适应证：所有 1 型糖尿病和妊娠糖尿病患者必须接受胰岛素治疗，发生下列情况的 2 型糖尿病患者也需要胰岛素治疗：高血糖高渗状态、乳酸性酸中毒、糖尿病酮症酸中毒或反复出现酮症；血糖控制不良的增殖型视网膜病变；重症糖尿病肾病；神经病变导致严重腹泻、吸收不良综合征；合并严重感染、创伤、手术、急性心肌梗死及脑血管意外等应激状态；肝肾功能不全；妊娠期及哺乳期；磺脲类药物原发性和继发性失效；显著消瘦；同时患有需用糖皮质激素治疗的疾病；某些特异性糖尿病，如坏死性胰腺炎等；某些新诊断的 2 型糖尿病，一开始就胰岛素强化治疗。

（七）胰腺移植和胰岛细胞移植

胰腺移植后若获成功，可使糖尿病得到"根治"，合并肾功能不全者是进行胰肾联合移植的适应证。

（八）糖尿病慢性并发症的治疗

糖尿病慢性并发症是患者致残、致死的主要原因，强调早期诊断和治疗，重在预防。应定期进行各种慢性并发症筛查，以便早期诊断处理。糖尿病各种慢性并发症的病因及发病机制十分复杂，存在共同危险因素以及各自特殊的发病机制。防治策略首先应该是全面控制共同危险因素，包括积极控制高血糖、严格控制血压、纠正脂代谢紊乱、抗血小板治疗（例如阿司匹林）、控制体重、戒烟和改善胰岛素敏感性等并要求达标。

对糖尿病肾病应注意早期筛查尿微量白蛋白及评估肾小球滤过率，临床上糖尿病肾病的诊断是依据糖尿病史、有微量白蛋白尿或蛋白尿，并能排除其他肾脏疾病后作出。尿微量白蛋白的变异较大，应多次检测，在 3~6 个月内连续测 3 次，其中 2 次异常方能诊断。糖尿病肾病抗高血压治疗可延缓肾小球滤过率的下降速度，早期肾病应用血管紧张素转换酶抑制剂（ACEI）或血管紧张素 II 受体阻滞剂（ARB）除可降低血压外，还可减轻微量白蛋白尿；减少蛋白质摄入量对早期肾病及肾功能不全的防治均有利。对临床肾病患者，应适当限制蛋白质摄入量、严格控制血压、预防和治疗尿路感染是治疗的主要措施；终末期肾病可选择透析治疗，注意残余肾功能的保护、肾或胰肾联合移植等。

糖尿病视网膜病变应由专科医生定期进行检查。激光治疗是增殖型视网膜病变的首选疗法，激光的光凝作用使微血管瘤、渗透的血管、新生血管等病变凝固封闭，未受累视网膜能得到较多的血流灌注，起到保护视力和防止病情发展的作用。

三、白藜芦醇在糖尿病微血管病变防治中的分子机制

　　白藜芦醇是存在于包括葡萄、花生、浆果等多种植物当中的一种天然的多酚类化合物，具有抗炎、抗氧化、抑制血小板聚集、抗肿瘤、心血管保护、改善血管内皮细胞功能等诸多作用，越来越受到多个医学学科的关注。最新的研究发现白藜芦醇还具有改善胰岛素抵抗、降低血糖、调控脂质代谢、减少炎症因子分泌和表达等作用。

（一）白藜芦醇在糖尿病肾病防治中的分子机制

　　糖尿病肾病与糖代谢紊乱、氧化应激、糖基化终末产物堆积、细胞因子异常表达、血流动力学异常等多种因素有关。其中炎症因子与氧化应激是造成系膜外基质积聚，导致糖尿病肾损害的重要原因。蛋白激酶 B（protein kinase B，PKB/Akt）通过对葡萄糖转运、糖原合成、糖酵解和糖异生的调节及相关基因的突变、沉默、敲除影响着葡萄糖的代谢及糖尿病的发生和发展，并在微血管并发症产生、发展的病理生理过程中也起到关键作用。核因子 κB（nuclear factor-κB，NF-κB）也是参与氧化应激、炎性反应的关键因子之一，是炎症信号干扰胰岛素信号的关键枢纽，与组织细胞凋亡、血管内皮细胞损伤等糖尿病血管并发症的多个病理生理过程相关。NF-κB 的异常活化可启动其下游基因的转录，促炎症因子作用进一步增强、氧化应激反应加剧，最终引起细胞的程序性死亡、细胞凋亡。

　　Feng X 等应用高糖模拟糖尿病患者体内环境，发现白藜芦醇能够明显减少高糖刺激下细胞因子 NF-κB、纤溶酶原激活物抑制剂 -1（plasminogen activator inhibitor-1，PAI-1）的过表达，降低高糖环境下原代大鼠系膜细胞的炎症反应和细胞增殖。并给予白藜芦醇及 Akt 抑制剂，发现其均能够有效降低原代大鼠系膜细胞在高糖刺激下异常增高的 Akt 活性，减少细胞因子 NF-κB、PAI-1 的过表达，说明白藜芦醇与 Akt/NF-κB 通路关系密切。同时进一步构建 1 型糖尿病小鼠模型，观察到白藜芦醇处理组小鼠，肾脏病理改变减轻，炎症因子 PAI-1 等表达减少，其保护作用可能是通过抑制 Akt 活性，下调 NF-κB 蛋白表达，减轻炎症反应来实现的。

　　NF-κB 的 P65 亚基是沉默信息调节子 SIRT1 的作用位点之一。SIRT1 是 NAD$^+$ 依赖型的蛋白脱乙酰基酶家族的主要成员之一，是具有抑制氧化应激损伤和调节细胞代谢稳态作用的组蛋白去乙酰化酶。参与基因沉默、调控细胞周期和凋亡到维持能量平衡等多个生理过程。SIRT1 能通过去乙酰基化 P65 亚基的赖氨酸 310 位点抑制其转录。多项研究已经证实白藜芦醇通过激活 SIRT1 使 NF-κB 的 P65 亚基赖氨酸 310 位点脱乙酰基化后失去转录活性，从而减少细胞因子 NF-κB 的表达。由此可见，白藜芦醇可能通过作用于信号转导通路的不同位点抑制炎症反应。

　　目前不少研究提示血管内皮生长因子（VEGF）及其 2 型受体 F1K-1（VEGF-F1K-1）系统在糖尿病肾病的发病过程中具有重要的作用。且 SIRT1 具有很强的抑制 VEGF-F1K-1 的作用。Donghai W 等以肾小球足细胞和肾小球内皮细胞为研究模型，发现白藜芦醇能够显著地抑制由高糖刺激引起的细胞内 VEGF-F1K-1 表达和分泌的升高，且呈明显的剂量和时间依赖性；下调 VEGF-F1K-1 表达后，白藜芦醇对 VEGF-F1K-1 的抑制作用明显减弱，

这一点在以 1 型糖尿病肾病的大鼠为模型的体内实验中也得到了进一步证实。因此，白藜芦醇可通过激活 SIRT1 抑制 VEGF-F1K-1 系统缓解糖尿病肾病的病变。He T 等以肾小管上皮细胞为研究模型，发现白藜芦醇能够抑制高血糖引起的上皮细胞间质转型，该作用可能是通过 ERK1/2 信号传导通路下调 NADPH 氧化酶的表达，从而减少活性氧的产生来达到抗氧化保护肾脏功能的作用。

（二）白藜芦醇在糖尿病视网膜病变防治中的分子机制

糖尿病视网膜病变是糖尿病最常见、最严重的微血管并发症之一，其是由视网膜毛细血管周细胞的缺失逐渐发展为新生血管的形成、视网膜脱离，最终导致视力丧失。高糖环境中视网膜细胞过度氧化应激反应，导致周细胞及内皮细胞损伤、凋亡是糖尿病视网膜病变发生发展的关键因素。超氧化物歧化酶（SOD）、谷胱甘肽过氧化物酶（GSH-Px）是抗氧化酶体系中较为重要的因子，可通过清除或阻止新的自由基的生成，减轻机体的氧化应激状态从而保护视网膜抵抗自由基的损伤的作用。研究发现白藜芦醇能通过抑制 NF-κB 的转录活性，升高 SOD、GSH-Px 活性减少高糖状态下视网膜中产生的过量自由基，从而抵抗自由基对视网膜细胞的损害。Kubota S 等研究也发现白藜芦醇通过上调视网膜细胞中 SIRT1 的表达，使细胞因子 NF-κB 的表达降低从而减轻氧化应激反应，抑制视网膜细胞凋亡，在一定程度上可改善糖尿病大鼠视网膜的损害。Kim 等在对链霉素诱导的糖尿病小鼠模型研究中发现，白藜芦醇治疗组小鼠视网膜周细胞数量较对照组增加，提示白藜芦醇可减少视网膜周细胞破坏，增加视网膜微血管的稳定性。

已有研究表明白藜芦醇具有改善血管内皮功能、舒张血管等作用。Carrizzo A 等发现白藜芦醇的血管舒张作用是通过调节血管舒张剂 NO 和血管收缩剂 - 血管内皮素（ET-1）的生成，并增强 NO 的活性实现的。当血管发生病变时，其对乙酰胆碱引起的舒张反应性降低，白藜芦醇可通过抑制血管平滑肌细胞激动剂乙酰胆碱刺激引起的 Ca^{2+} 浓度增加，增强血管平滑肌的舒张作用。同时，白藜芦醇可通过降低血管平滑肌中 Ca^{2+} 灵敏度，而使血管舒张。也有研究表明白藜芦醇舒张血管机制可能与 Ca^{2+} 激活的钾通道和 ATP 敏感的钾通道的开放有关。

体内高糖环境下能激活血管内皮细胞和血管平滑肌细胞炎性基因表达，使血管通透性增高，VEGF 表达增多，引起视网膜水肿及新生血管形成。VEGF 是对血管内皮细胞具有高度特异性的促有丝分裂原，可促进内皮细胞及视网膜色素上皮细胞的增殖，使血管的通透性增加，参与血管的形成。Lebherz 等指出在高糖缺氧的环境下，视网膜毛细血管内皮中 VEGF 的含量升高表达过度，与血管内皮细胞表面相应受体结合，可激活细胞内的一系列信号转导通路，从而使内皮细胞增生迁移，引起视网膜毛细血管的闭塞及无灌注，毛细血管内皮细胞大量凋亡，造成视网膜局部缺血，导致血视网膜屏障的损害。白藜芦醇能够抑制自由基刺激炎性蛋白和分泌生长因子 VEGF。Arrick DM 等也证实白藜芦醇能显著降低视网膜中升高的 VEGF 的浓度，阻断由血管 - 视网膜屏障破坏和周细胞的丢失引起的血管外漏等血管病变，抑制血管炎性反应，延缓糖尿病介导的早期视网膜微血管病变的进展。

四、应用前景

2 型糖尿病是由多种因素参与的复杂的病理生理过程，各因素之间既相互独立又相互渗透，共同促进疾病的发生发展。但是，目前对糖尿病的病因和发病机制仍缺少足够的认识，缺乏病因治疗。因此基于上述发病机制衍生出的许多新型治疗方案，例如应用 NF-κB 抑制剂、细胞因子抗体及拮抗剂、抗氧化剂和氧自由基清除剂，构建各种载体的基因治疗等手段则有着深远的意义。白藜芦醇作为一种存在于植物中的具有活性的多酚类化合物，近年来在心脑血管疾病、阿尔茨海默病、肿瘤等的治疗研究方面，取得了一定进展。它的保护心脑血管、抗肿瘤、抗氧化、抗糖基化、抗炎、免疫调节等生物学活性越来越被人们认识，并且白藜芦醇具有毒副作用小和易于提取等优点，因此其临床应用前景广阔，白藜芦醇改善糖尿病作用的深入研究为研究新型降糖药物开辟新的方向，有望成为一种治疗糖尿病微血管病变的新型靶向药物。

第四节 白藜芦醇与神经病变

一、概述

糖尿病神经病变是糖尿病的主要慢性并发症之一，其危害较大、致残率高，可累及神经系统任何一部分，多数学者把糖尿病神经病变分为周围神经病变和中枢神经病变。周围神经病变较多见，约占 70%，又分为感觉神经、运动神经和自主神经病变；中枢神经病变包括脑病和脊髓病变。

（一）中枢神经系统病变

伴随严重酮症酸中毒、高血糖高渗状态或低血糖症出现的神志改变；缺血性脑卒中、脑老化加速及阿尔茨海默病危险性增高等。

（二）周围神经病变

最为常见，通常为对称性，下肢较上肢严重，病情进展缓慢。多先出现肢端感觉异常，可伴有痛觉过敏、疼痛；后期可有运动神经受累，出现肌力减弱甚至肌萎缩和瘫痪。其中自主神经病变主要影响胃肠、心血管、泌尿生殖系统功能，临床表现为瞳孔改变（缩小且不规则、光反射消失、调节反射存在），排汗异常（无汗、少汗或多汗），胃排空延迟（胃轻瘫）、腹泻（饭后或午夜）、便秘等，直立性低血压、持续心动过速、心搏间距延长等，以及残尿量增加、尿失禁、尿潴留、阳痿等。糖尿病足是与下肢远端神经异常和不同程度周围血管病变相关的足部溃疡、感染和（或）深层组织破坏，轻者表现为足部畸形、皮肤干燥和发凉、胖胀（高危足）；重者可出现足部溃疡、坏疽。糖尿病足是截肢、致残主要原因。

二、治疗措施

（一）综合治疗

对糖尿病神经病变尚缺乏有效治疗方法，通常在上述糖尿病综合治疗的基础上，采用多种维生素、醛糖还原酶抑制剂、肌醇以及对症治疗等可改善症状。

1. **首先应稳定地控制血糖** 已有观察性研究显示神经病变的症状不仅与血糖控制水平有关，同时与血糖的波动密切相关。

2. **改善神经微循环** 主要有血管扩张剂，如血管紧张素转化酶抑制剂如己酮可可碱；

抑制血小板聚集药物如阿司匹林、西洛他唑等；活血化瘀类中药等；还可酌情选用前列腺素 E 可扩血管，减轻血液黏稠度，对糖尿病神经病变得麻木、疼痛有一定缓解作用。

3. 神经营养及修复 常用甲钴胺等，甲钴胺为蛋氨酸合成酶辅酶，该酶促进髓鞘的主要成分卵磷脂的合成，与髓鞘、核糖核体膜、线粒体膜、突触及受体等的功能有关，可促进核酸和蛋白质的合成，改善神经元和施旺氏细胞的代谢合成，促进轴索内输送和轴索的再生，恢复神经键的传达延迟。此外神经营养因子、肌醇、神经节苷脂和亚麻酸等研究显示可能有一定疗效。

4. 抗氧化药物 此类药物通过阻抑神经内氧化应激状态，增加营养神经血管的血流量，加快神经传导速度，增加神经 Na^+–K^+–ATP 酶活性等机制，改善糖尿病周围神经病变的症状。近年来研究显示 α– 硫辛酸具有较好的改善糖尿病神经病变症状的作用。α– 硫辛酸是丙酮酸脱氢酶系的辅助因子，也是目前较临床常用一种抗氧化剂。

5. 醛糖还原酶抑制剂 醛糖还原酶抑制剂通过抑制醛糖还原酶活性，恢复 Na^+–K^+–ATP 酶活性，减少山梨醇和果糖在周围神经组织的沉积，从而改善糖尿病神经病变。近 20 年来，此类药物逐渐被研究和应用，但由于疗效和安全性受到质疑，部分已停止使用或仍处于临床研究阶段。

6. γ– 亚麻酸 神经病变时存在必需脂肪酸代谢紊乱，补充 γ– 亚麻酸能增加神经内血流，改善神经传导速度。

（二）自主神经病变的治疗

1. 直立性低血压 应去除导致直立性低血压的潜在原因，常见原因有利尿剂、抗高血压药、抗心绞痛药和抗抑郁药等。并应注意适当抬高床头，缓慢起立，穿弹力袜等。在症状较重的病例中，可选用氟氢可的松等药物治疗。

2. 胃轻瘫 少食多餐联合药物治疗是治疗糖尿病胃轻瘫的标准方法。可选用易消化、脂肪和纤维含量低的食物。西沙必利作为全消化道促胃肠动力学药物，通过刺激肠肌层神经丛，增加乙酰胆碱释放而起作用，可能是最有效的药物，此外其他药物如多潘立酮 – 多巴胺受体阻滞剂及红霉素可能也有一定疗效。

3. 糖尿病神经源性膀胱 对无力性膀胱可下腹按摩助膀胱排空，较重症尿潴留可导尿或留置导尿管，必要时膀胱造瘘。还可应用促进膀胱收缩的药物，如氨甲酰甲胆碱等。

4. 勃起功能障碍 可选用磷酸二酯酶 –5 抑制剂等药物如西地那非等。女性性功能障碍可通过使用阴道润滑剂、治疗阴道感染及必要时全身或局部雌激素替代治疗得到改善。

（三）痛性神经病变的治疗

痛性神经病变患者因疼痛严重影响生活质量，而且疼痛特点是夜晚加重，所以有效缓解疼痛为治疗的关键之一。常用药物有三环类抗抑郁药，如阿米替林和丙米嗪应用最为广泛；抗抑郁药如卡马西平、苯妥英钠等，试验证实可有效缓解痛性神经病变疼痛症状，但副作用大，目前少用于临床；加巴喷丁是目前治疗糖尿病周围神经病变引起的疼痛的一线药物；阿片类药物等。有的患者疼痛部位相对比较局限，可以采取局部用药或理疗等，包括针灸、辣椒碱、硝酸甘油喷雾或贴剂等。局部用药有全身副作用小、与其他药物相互作用少等优点，因此也是今后止痛药物的研究方向。

三、白藜芦醇在神经病变防治中的分子机制

糖尿病神经病变是糖尿病并发症中危害较大、致残率高的一类疾病，其发病机制较为复杂，其中氧化应激和细胞凋亡在糖尿病神经病变的发生中发挥重要作用。线粒体不仅是产生氧自由基的主要场所，而且是控制细胞凋亡的中心。它是一个动态的细胞器，在细胞中不断分裂融合，维持动态平衡。线粒体的形态改变在糖尿病神经病变中可能发挥重要的作用。神经元对能量供应要求较高，已有研究表明神经元高度依赖于细胞内"能量工厂"线粒体的动态性能。

Edwards JL 等发现发动相关蛋白1（Drp-1）是介导线粒体分裂的重要执行分子。当Drp-1 超表达后，线粒体持续分裂失去融合分裂的动态平衡，形态发生改变，引起相关凋亡因子表达水平的改变，诱导细胞凋亡。Leinninger 等研究发现在高糖培养下的背根神经节细胞胞浆中，Drp-1 表达明显增加，随即转位至线粒体，使线粒体形态明显发生改变，碎片增多，经过一系列反应，激活了 Caspase 系统，使线粒体内重要蛋白及细胞器受损，最终引起大量细胞凋亡。陆灵美等研究发现白藜芦醇能够下调糖尿病大鼠坐骨神经 Drp-1 的蛋白表达水平，抑制线粒体分裂，改变凋亡调控因子及凋亡执行者 Caspase3 蛋白的表达，延缓细胞凋亡。从大鼠坐骨神经的超微结构来看，糖尿病大鼠对照组出现了一系列线粒体、细胞核以及髓鞘的退行性改变，应用不同剂量的白藜芦醇干预后都能一定程度地改善这种变化，进一步从病理学角度说明了白藜芦醇对糖尿病神经髓鞘病变的治疗作用。

核因子 κB（nuclear factor-κB，NF-κB）是参与氧化应激、炎性反应的关键因子之一，是炎症信号干扰胰岛素信号的关键枢纽，NF-κB 的异常活化可启动其下游基因的转录，促炎症因子作用进一步增强、氧化应激反应加剧，最终引起细胞的程序性死亡、细胞凋亡。Kumar A 等研究发现白藜芦醇能够明显减少糖尿病神经病变组大鼠血清中细胞因子 NF-κB、炎症因子 TNF-α、IL-6、COX-2 等的过表达，并能下调糖尿病大鼠坐骨神经丙二醛（MDA）的蛋白表达水平，从而减轻炎症反应改善糖尿病神经病变。Kumar A、Sharma SS 等研究还发现白藜芦醇能明显增加糖尿病神经病变组大鼠坐骨神经的传导速度及血流量，从而缓解坐骨神经疼痛，同时能显著减少氧化应激产物 - 亚硝酸盐、MDA 等的表达，达到减轻炎症反应保护坐骨神经功能。

Ates O 等研究白藜芦醇对糖尿病中枢神经系统病变的保护作用时发现，白藜芦醇干预组糖尿病大鼠脑干、海马、小脑、颈髓中氧化应激产物 NO、MDA 的水平显著降低，从而减轻氧化应激反应保护糖尿病大鼠中枢神经系统病变。

四、应用前景

糖尿病已经成为世界上继肿瘤、心脑血管病之后第三位严重危害人类健康的慢性疾病，糖尿病神经病变是糖尿病最常见的慢性并发症之一，是糖尿病致死和致残的主要原因。糖尿病是由多种因素参与的复杂的病理生理过程，其发病机制尚不完全明确，缺乏病因治疗。因此基于上述发病机制衍生出的许多新型治疗方案，例如应用 NF-κB 抑制剂、细胞因子抗体及拮抗剂、抗氧化剂和氧自由基清除剂、构建各种载体的基因治疗等手段则有着深远的意义。白藜芦醇是一种天然的植物抗毒素，目前主要从某些天然植物中提取，工业合成正在开发中。越来越多的体内及体外实验已证明其具有抗凋亡、抗肿瘤、抗氧化、抗

衰老、保护心血管等有益的药用价值，并且其毒副作用小药物安全性较理想，所以临床应用前景相当广阔。白藜芦醇对糖尿病慢性并发症的治疗研究也在不断深入，有望在不久的将来成为临床上治疗糖尿病神经病变的又一有力手段。

第五节　白藜芦醇临床应用典型病例

患者女性，54 岁，发现血糖升高 25 年余。既往高血压病史 2 年余，血压最高达210/100mmHg，现服用"缬沙坦氨氯地平"降压治疗。

患者 25 年前无明显诱因出现口干、多饮、多尿、乏力等不适，于当地医院查体发现血糖升高，空腹血糖在 10mmol/L 左右，诊断为"2 型糖尿病"，患者未规律服用药物及使用胰岛素治疗，未规律监测血糖变化。9 年前患者出现视力下降，于当地医院诊断为"糖尿病视网膜病变、右眼底出血"，行眼底光凝术，术后行胰岛素治疗半年，后患者自行停用胰岛素，先后口服"二甲双胍、消渴丸、格列齐特"等治疗，后自行停用上述药物，口服"中药"治疗（具体成分不详），血糖控制情况不详。病程中逐渐出现四肢麻木等不适，诊断为"糖尿病周围神经病变"，未规律治疗。4 年前出现双下肢水肿，尿常规示尿蛋白2+，考虑为"糖尿病肾病"，行糖尿病教育、生活方式指导，调整降糖方案为门冬胰岛素（诺和锐）10U、10U、8U 三餐前皮下注射，甘精胰岛素（来得时）22U 睡前皮下注射，经治疗后血糖控制尚可，空腹和餐前波动于 6~8mmol/L，餐后 2 小时波动于 8~10mmol/L 之间。患者基本能够按照医生要求进行饮食控制和锻炼，血糖控制尚可，低血糖发生频率较低（1~2 次 / 周）。近半年来患者饮食和运动遵从医嘱的依从性变差，食欲降低、进食不规律，常自行遗漏注射胰岛素，血糖控制差，波动幅度增加，有频繁低血糖发生（1~2 次 / 日）。多次在当地医院住院治疗，反复进行胰岛素剂量调整，血糖均未达到稳定控制。

入院查体：

身高 162cm，体重 57kg，血压 188/98mmHg，脉搏 76 次 / 分，体重指数 21.72kg/m²，腰围 78cm，腰臀比 0.94，踝肱指数左 1.21、右 1.13。中年女性，神志清，精神可，全身皮肤黏膜无黄染及出血点。颜面轻度水肿。双肺呼吸音清，未闻及干湿性啰音。心率 76次 / 分，心音有力，律规整，各瓣膜听诊区未闻及病理性杂音及心包摩擦音。腹软，无压痛及反跳痛，肝脾肋下未及，移动性浊音阴性，肠鸣音 4 次 / 分。双下肢轻度凹陷性水肿，双足背动脉搏动弱，双足部皮温低。

辅助检查：

（1）空腹血糖 18.57mmol/L、糖化血红蛋白 10.4%。

（2）肝功正常；肾功示肌酐 68.5μmol/L、尿素氮 7.79mmol/L；尿常规示尿蛋白 3+、尿糖 4+；血脂示三酰甘油 1.73mmol/L、总胆固醇 7.17mmol/L、高密度脂蛋白 2.33mmol/L、低密度脂蛋白 3.90mmol/L。

（3）双眼彩超示右眼玻璃体异常回声，右眼玻璃体积血机化，网膜局限浅脱离可能性较大，网膜前增殖，左眼 V–R 术后；胃镜检查提示轻度胃轻瘫。

（4）行连续 72 小时动态血糖监测显示，在胰岛素治疗方案和剂量不变的情况下，夜间频繁无症状性低血糖发生、清晨空腹血糖在 3.9~15.2mmol/L 之间变化，餐后 2 小时血糖在 5.6~27.9mmol/L。

诊疗经过：

根据国内关于脆性糖尿病的定义：连续数月保持恒定进食量，运动量及胰岛素用量、注射方法不变的情况下，如果患者仍同时出现以下 5 种情况：①反复测定每天早上空腹血糖日差变动在 5.55mmol/L 以上，变动百分率呈 V 型曲线；②日间尿糖排出量在 30g 以上范围内波动；③不能预期的低血糖发作；④频繁地出现尿酮体阳性；⑤血糖日内变动幅度达 11.1mmol/L 以上，而无明确原因可查（须除外 somogyi 效应及黎明现象）。

患者中年女性，病程较长，长期血糖控制欠佳。入院前反复低血糖和高血糖交替出现，在胰岛素剂量不变的情况下，血糖均呈现大起大落波动，无症状性低血糖发生。结合上述诊断标准考虑患者为脆性糖尿病。入院后继续给予速效胰岛素类似物＋长效胰岛素类似物控制血糖，在胰岛素剂量调整的过程中，采取缓慢、微量的原则，调整为门冬胰岛素（诺和锐）6U、6U、5U 三餐前皮下注射，甘精胰岛素（来得时）10U 睡前皮下注射，并加用阿卡波糖（拜唐苹）50mg（早）、100mg（中）、100mg（晚）口服，同时给予降压、调脂、增强胃肠道动、营养神经等治疗，并根据脆性糖尿病的特点加用白藜芦醇 2 粒每日二次口服抗氧化减少氧化应激、抗糖基化、抗炎、保护心脑血管等。采用上述治疗方案综合治疗后，血糖控制基本达到脆性糖尿病的控制目标：空腹血糖波动于 8~10mmol/L，餐后血糖波动于 8~12mmol/L，并且低血糖的发生频率下降到 2~3 次 / 周，夜间无症状性低血糖基本消失，患者病情好转出院。

随诊：

通过积极合理的糖尿病知识教育，取得了患者的良好配合，重新确定治疗目标和调整治疗方案，在患者的积极配合下，血糖逐步稳定在较正常偏高水平，夜间低血糖的发生频率明显降低。

参 考 文 献

［1］Nakashima H，Akiyama Y，Tasaki H，et al.Coronary microvascular dysfunction in coronary artery disease associated with glucose intolerance.J Cardiol，1997，30：59–65.

［2］Mohamed AK，Bierhaus A，Schiekofer S，et al.The role of oxidative stress and NF–kappaB activation in late diabetic complications.Biofactors，1999，10：157–167.

［3］王吉耀，廖二元，胡品津．内科学．北京：人民卫生出版社，2005.

［4］Nishikawa T，Edelstein D，Du XL，et al.Normalizing mitochondrial superoxide production blocks three pathways of hyperglycaemic damage.Nature，2002，404：787–790.

［5］Bierhaus A，Humpert PM，Morcos M，et al.Understanding RAGE，the receptor for advanced glycation end products.J Mol Med，2005，83：876–886.

［6］Ramana KV，Friedrich B，Tammali R，et al.Requirement of aldose reductase for the hyperglycemic activation of protein kinase C and formation of diacylglycerol in vascular smooth muscle cells.Diabetes，2005，54：818–829.

［7］Kuboki K，Jiang ZY，Takahara N，et al.Regulation of endothelial constitutive nitric oxide synthase gene expression in endothelial cells and in vivo a specific vascular action of insulin.Circulation，2000，101：676–681.

［8］Oldfield MD，Bach LA，Forbes JM，et al.Advanced glycation end products cause epithelial–myofibroblast transdifferentiation via the receptor for advanced glycation end products（RAGE）.J Clin Invest，2001，108：1853–1863.

［9］Blanco S,Vaquero M,Gomez-Guerrero C,et al.Potential role of angiotensin-converting enzyme inhibitors and stains on early podocyte damage in a model of type 2 diabetes mellitus,obesity,and mild hypertension.Am J Hypertens,2005,18：557-565.

［10］Shibata S,Nagase M,Fujita T,et al.Fluvastatin ameliorates podocyte injury in proteinuric rats via modulation of excessive Rho signaling.J Am Soc Nephrol,2006,17：754-764.

［11］Li Y,Cap Z,Zhu H.Up regulation of endogenous antioxidants and phase 2 enzymes by the red wine polyphenol,resveratrol in cultured aortic smooth muscle cells leads to cytoprotection against oxidative and electrophilic stress.Pharmacol Res,2006,53：6-15.

［12］Kitada M,Kume S,Imaizumi N,et al.Resveratrol improves oxidative stress and protects against diabetic nephropathy through normalization of Mn-SOD dysfunction in AMPK/SIRT1-independent pathway.Diabetes,2011,60：634-643.

［13］Kang OH,Jang HJ,Chae HS,et al.Anti-inflammatory mechanisms of resveratrol in activated HMC-1 cells：pivotal roles of NF-kappa B and MAPKl.Pharmacol Res,2009,59：330-337.

［14］Chen KH,Hung CC,Hsu HH,et al.Resveratrol ameliorates early diabetic nephropathy associated with suppression of augmented TGF-β/smad and ERK1/2 signaling in streptozotocin-induced diabetic rats.Chem Biol Interact,2011,190：45-53.

［15］Nonn L,Duong D,Peehl DM.Chemopreventive anti-inflammatory activities of curcumin and other phytochemicals mediated by MAP kinase phosphatase-5 in prostate ceils.Carcinogenesis,2007,28：1188-1196.

［16］Penumathsa SV,Thirunavukkarasu M,Zhan L,et al.Resveratrol enhances GLUT-4 translocation to the caveolar lipid raft fractions through AMPK/Akt/eNOS signaling pathway in diabetic myocardium.J Cell Mol Med,2008,12：2350-2361.

［17］Sharma P.Inflammation and the metabolic syndrome.Indian J Clin Biochem,2011,26：317-318.

［18］Alemany M.Relationship between energy dense diets and white adipose tissue inflammation in metabolic syndrome.Nutr Res,2013,33：1-11.

［19］Wolkow PP,Kosiniak-Kamysz W,Osmenda G,et al.GTP cyclohydrolase I gene polymorphisms are associated with endothelial dysfunction and oxidative stress in patients with type 2 diabetes mellitus.PLoS One,2014,9：e108587.

［20］Gregg EW,Li Y,Wang J,et al.Changes in diabetes-related complications in the United States 1990-2010.N Engl J Med,2014,370：1514-1523.

［21］Haffner SM.Coronary heart disease in patients with diabetes.N Engl J Med,2000,342：1040-1042.

［22］武晓旭,章超群,许坤,等.白芍总苷对糖尿病大鼠肾组织中内质网应激的影响.安徽医科大学学报,2014,49：768-772.

［23］Kitani T,Okuno S,Fujisawa H.Growth phase-dependent changes in the subcellular localization of pre-B-cell colony enhancing factor.FEBS Lett,2003,544：74-78.

［24］王玉珍,赵德明,许樟荣,等.糖尿病合并大血管病变的危险性研究—4845 例糖尿病患者合并慢性并发症及治疗现状调查.中国糖尿病杂志,2006,14：197-200.

［25］Keymel S,Heinen Y,Balzer J,et al.Characterization of macro-and microvascular function and structure in patients with type 2 diabetes mellitus.Am J Cardiovasc Dis,2011,1：68-75.

［26］范国治,周亚茹,王战建.阿托伐他汀在糖尿病大血管病变中的防治作用.中国动脉硬化杂志,2015,23：196-200.

［27］王婧,赵泉.他汀类药物用于糖尿病治疗的研究进展.中国医药用药评价与分析,2015,15：145-147.

［28］Thirunavukkarase M,Penumathsa SV,Koneru S,et al.Resveratrol alleviates cardiac dysfunction in streptozotocin-induced diabetes：Role of nitric oxide,thioredoxin,and heme oxygenase.Free Radic Biol Med,2007,43：720-729.

[29] Cheng TH, Liu JC, Lin H, et al.Inhibitory effect of resveratrol on angiotensin ii induced cardiomyocyte hypertrophy.Naunyn Schmiedebergs Arch Pharmacol,2004,369:239-244.

[30] 楼旭丹,汪海东,夏世金,等.白细胞介素 17 在糖尿病大血管中的表达及白藜芦醇的干预机制.中华内分泌代谢杂志,2013,29:700-704.

[31] Cheng G, Wei L, Xiurong W, et al.IL-17 stimulates migration of carotid artery vascular smooth muscle cells in an MMP-9 dependent manner via p38 MAPK and ERK1/2-dependent NF-kappaB and AP-1 activation.Cell Mol Neurobiol,2009,29:1161-1168.

[32] Eid RE, Rao DA, Zhou J, et al.Interleukin-17 and interferon-gamma are produced concomitantly by human coronary artery-infiltrating T cells and act synergistically on vascular smooth muscle cells.Circulation,2009,119:1424-1432.

[33] Madhur MS, Lob HE, McCann LA, et al.Interleukin 17 promotes angiotensin II-induced hypertension and vascular dysfunction.Hypertension,2010,55:500-507.

[34] Shoelson SE, Lee J, Goldfine AB.Inflammation and insulin resistance.Journal of Clinical Investigation,2006,116:1793-1801.

[35] Borra MT, Smith BC, Denu JM.Mechanism of human SIRT1 activation by resveratrol.J Biol Chem,2005,280:17187-17195.

[36] Howitz KT, Bitterman KJ, Cohen HY, et al.Small molecule activators of sirtuins extend Saccharomyces cerevisiae lifespan.Nature,2003,425:191-196.

[37] Wen D, Huang X, Zhang M, et al.Resveratrol attenuates diabetic nephropathy via modulating angiogenesis.PLoS One,2013,8:e82336.

[38] He T, Guan X, Wang S, et al.Resveratrol prevents high glucose-induced epithelial-mesenchymal transition in renal tubular epithelial cells by inhibiting NADPH oxidase/ROS/ERK pathway.Mol Cell Endocrinol,2015,402:13-20.

[39] Soufi FG, Mohammad-Nejad D, Ahmadieh H.Resveratrol improves diabetic retinopathy possibly through oxidative stress-nuclear factor κB apoptosis pathway.Pharmacol Rep,2012,64:1505-1514.

[40] Kubota S, Kurihara T, Mochimaru H, et al.Prevention of Ocular Inflammation in Endotoxin-Induced Uveitis withResveratrol by Inhibiting Oxidative Damage and Nuclear Factor-kappaB activation.Invest Ophthalmol Vis Sci,2009,50:3512-3519.

[41] Losso JN, Truax RE, Richard G.Transresveratrol inhibits hyperglycemia induced inflammation and connexin downregulation in retinal pigment epithelial cells.J Agric Food Chem,2010,58:8246-8252.

[42] Kim YH, Kim YS, Roh GS, et al.Resveratrol blocks diabetes-induced early vascular lesions and vascular endothelial growth factor induction in mouse retinas.Acta Ophthalmol,2012,90:31-37.

[43] Carrizzo A, Puca A, Damato A, et al.Resveratrol improves vascular function in patients with hypertension and dyslipidemia by modulating NO metabolism.Hypertension,2013,62:359-366.

[44] Roghani M, Baluchnejadmojarad T.Mechanisms underlying vascular effect of chronic resveratrol in streptozotocin-diabetic rats.Phytother Res,2010,24 Suppl 2:S148-154.

[45] Dugas B, Charbonnier S, Baarine M, et al.Effects of oxysterols on cell viability inflammatory cytokines, VEGF, and reactive oxygen species production on human retinal cells:cytoprotective effects and prevention of VEGF secretion by resveratrol.Nutr,2010,49:435-446.

[46] Arrick DM, Sun H, Patel KP, et al.Chronic resveratrol treatment restores vascular responsiveness of cerebral arterioles in type 1 diabetic rats.Am J Physiol Heart Circ Physiol,2011,301:696-703.

[47] Vinik AI, Mehrabyan A.Diabetic neuropathies.Med Clin North Am,2004,88:947-999.

[48] Edwards JL, Vincent AM, Cheng HT, et al.Diabetic neuropathy:Mechanisms to management.Pharmacol Ther,2008,120:1-34.

[49] Leinninger GM, Backus C, Sastry AM, et al.Mitochondria in DRG neurons undergo hyperglycemic mediated

injury through Bim,Bax and the fission protein Drp1.Neurobiol Dis,2006,23：11-12.

[50] 陆灵美,戴敏超,赵瑛,等.Drp-1 在糖尿病大鼠坐骨神经病变中的作用及白藜芦醇的干预影响.标记免疫分析与临床,2010,17：250-255.

[51] Kumar A,Sharma SS.NF-kappaB inhibitory action of resveratrol：a probable mechanism of neuroprotection in experimental diabetic neuropathy.Biochem Biophys Res Commun,2010,394：360-365.

[52] Sharma SS,Kumar A,Arora M,et al.Neuroprotective potential of combination of resveratrol and 4-amino 1,8 naphthalimide in experimental diabetic neuropathy：focus on functional,sensorimotor and biochemical changes.Free Radic Res,2009,43：400-408.

[53] Ates O,Cayli SR,Yucel N,et al.Central nervous system protection by resveratrol in streptozotocin-induced diabetic rats.J Clin Neurosci,2007,14：256-260.

第九章
白藜芦醇与神经系统疾病

第一节　白藜芦醇与缺血性脑血管病

一、概述

缺血性脑血管病（ischemic cerebrovascular disease）是指局部脑组织由于血液供应缺乏而发生的坏死，约占整个脑血管病的 80%，已成为我国城市和农村人口的第一位致残和死亡原因，且随着人口老龄化和经济水平的快速发展及生活方式的变化，发病有逐年增多的趋势。目前我国现存缺血性脑血管病患者 500 余万人，每年有 100 万~150 万新发病例，主要包括动脉硬化性脑梗死和脑栓塞。急性脑梗死是最常见的类型，近年研究显示我国住院急性脑梗死患者发病后 1 个月时病死率约 3.3%~5.2%，3 个月时病死率 9%~9.6%，死亡 / 残疾率 34.5%~37.1%，1 年病死率 11.4%~15.4%，死亡 / 残疾率 33.4%~44.6%。急性缺血性脑血管病的处理强调早期诊断、早期治疗、早期康复和预防复发。

（一）病因和病理

脑梗死的病因主要是局灶性血液供应障碍，血管壁、血液成分和血流动力学的改变均可造成脑供血动脉缺血。病变和功能障碍的程度取决于血供不足的发生快慢与时间长短、受损区域的大小与功能，以及个体血管结构型式和侧支循环的有效性等因素。

脑动脉粥样硬化主要发生在供应脑部的大动脉和中等动脉，管径约 5mm 以上，是全身动脉粥样硬化的组成部分。脑动脉粥样硬化的主要改变是动脉内膜深层的脂肪变性和胆固醇沉积，形成粥样硬化斑块及各种继发病变，使管腔狭窄甚至闭塞。发生脑梗死处的脑组织软化、坏死，并可发生脑水肿和毛细血管周围点状渗血。后期病变组织萎缩，坏死组织由纤维结缔组织取代。

（二）病理生理

动脉粥样硬化性脑血栓形成引起急性局灶性脑缺血，基础研究揭示缺血性损害机制的主要病理生理变化集中在以下方面。

1. 脑缺血性损害的瀑布效应　急性脑缺血后神经组织的细胞能量代谢衰竭、细胞膜去极化而膜内、外离子平衡紊乱，继而兴奋性氨基酸和神经递质释放、通过各种渠道导致细胞内钙离子的超载，激活细胞的蛋白酶、磷脂酶和过氧化系统，产生蛋白质水解和各种自由基，损伤神经组织。这些改变几乎是同时或在极短的时间内次序发生，故称瀑布效应。

2. 缺血半暗带和治疗时间窗 缺血半暗带定义为围绕在不可逆性损伤周边的区域，表现为电生理活动消失，但尚能维持自身离子平衡的脑组织。半暗带细胞存活的时间即为治疗时间窗。缺血后大部分周边区的血流可自发恢复（有时可高于正常水平，为高灌注状态），但如不在治疗时间窗内恢复灌注，则周边区内细胞仍无法存活。不同的血流灌注，半暗带细胞存活的时间也不同，如局部脑血流下降到极低水平 [（0~6）ml/100（g·min）] 约 10 分钟，组织则不可逆损害；而局部脑血流下降在 15ml/100（g·min）水平，则脑组织的缺血耐受时间明显延长。半暗带界定的最重要临床价值是指导临床治疗，特别是溶栓治疗以及治疗时间窗的选择。

3. 缺血 – 再灌注损伤 脑梗死是神经内科的常见病、多发病，及时、有效地恢复缺血区血供是治疗成败的关键。但目前大量研究结果表明，当缺血区脑组织血供恢复后极易发生脑再灌注损伤，从而加重神经细胞坏死和脑组织水。脑缺血一定时间恢复血液供应后，其功能不但未能恢复，却出现了更加严重的脑功能障碍，称为脑缺血/再灌注（cerebral ischemia/reperfusion，CIR）损伤。脑缺血再灌注损伤具有多种发生机制，其中自由基和脂质过氧化损伤是其最主要的原因。一方面，自由基可引起脂质过氧化反应，使细胞膜通透性发生变化及 Na^+-K^+-ATP 失活，Ca^{2+} 内流增加和电解质紊乱，造成钙超载和兴奋性氨基酸的大量释放；另一方面，自由基也能改变和破坏血脑屏障的结构和功能，而血脑屏障结构和功能的变化是脑水肿发生的生理病理基础，消除脑水肿对脑梗死病程的发展是很关键的措施。脑组织易受自由基损害的原因有：脑细胞富含极易受自由基攻击的胆固醇和不饱和脂肪酸；脑组织富含能催化自由基生成的铁离子；脑内超氧化物歧化酶、CTA 和谷胱甘肽过氧化酶含量低和缺乏过氧化氢酶等自由基清除系统；神经元内富含溶酶体，其脂性膜易受自由基的损害。

（三）临床症状及分型

动脉粥样硬化性脑梗死的临床表现为一组突然发生局灶性神经功能缺失症候群，临床表现与不同供血区域的功能有关。

1. OCSP（oxfordshire community stroke project）分型 主要分为四种类型：①完全前循环梗死（total anterior circulation infarction，TACI）大脑高级功能障碍；同侧视野损害；同侧面部或上、下肢中至少两个部位的运动和（或）感觉障碍；②部分前循环梗死（partial anterior circulation infarction，PACI）只表现完全前循环中所列三方面中的两项，或只表现大脑高级功能障碍，或较腔隙性梗死中所规定的更局限的（如局限于一个肢体或面部和手，但不是整个肢体）运动/感觉障碍；③后循环梗死（posterior circulation infarction，POCI）；④腔隙性脑梗死（lacunar cerebral infarction，LACI）。

2. TOAST（trial of org 10172 in acute stroke treatment，1995）分型 主要是病因分型，分为：①心源性脑栓塞；②大动脉粥样硬化性卒中；③小动脉卒中（即腔隙性脑梗死）；④其他原因引发的缺血性卒中；⑤原因不明的缺血性卒中。

（四）诊断要点

动脉硬化性脑梗死的诊断要点是：①可能有前驱的短暂脑缺血发作史；②安静休息时发病者较多，常在晨间睡醒后发现症状；③症状常在几小时或较长时间内逐渐加重，呈恶化型卒中；④意识常保持清晰，而偏瘫、失语等局灶性神经功能缺失则比较明显；⑤发病年龄较高；⑥常有脑动脉粥样硬化和其他器官的动脉硬化；⑦常伴有高血压、糖尿病等；

⑧排除出血和占位等病变，DWI高信号，ADC图为低信号。

二、治疗措施

（一）缺血性脑血管病的一级和二级预防

脑血管病的危险因素包括可以预防和不可预防两类，应积极控制可预防的危险因素，减少脑血管病的发生或复发。其中不可预防因素包括年龄和性别。可预防因素包括高血压病史、缺乏体育锻炼、腰臀比、apoB/apoA的比值、吸烟、饮食不合理、心脏病变、抑郁和心理压力、糖尿病、酗酒等。

（二）药物治疗

1. 静脉溶栓治疗 公认的静脉溶栓治疗时间窗是发病4.5小时内。用重组组织型纤溶酶原激活物（rtPA，0.9mg/kg体重，最大剂量90mg）进行溶栓治疗，可以显著改善患者预后，治疗开始越早，临床结局越好；静脉溶栓患者应收入卒中单元监护；溶栓治疗严重出血的风险大约6%左右。

2. 动脉溶栓治疗 针对颅内主要供血动脉的闭塞（颅内颈内动脉主干、大脑中动脉主干）、神经功能缺损严重（NIHSS评分>10分）、症状出现小于6小时、未能进行静脉溶栓的卒中患者进行动脉rtPA溶栓治疗可能有益，但是不能妨碍时间窗内的静脉溶栓治疗。

3. 抗血小板治疗 对于不能溶栓的患者，均建议给予抗血小板治疗，临床指南推荐使用阿司匹林。近期发生缺血性卒中的患者，不建议联合使用氯吡格雷和阿司匹林，但有特定指征（例如不稳定型心绞痛，无Q波心肌梗死或近期支架植入术）者例外；治疗应持续到事件发生后9个月；应用抗血小板治疗后仍发生卒中的患者，建议重新评价其病理生理学和危险因素。

阿司匹林初始剂量为300mg，维持量50~300mg/d，大剂量（>150mg/d）长期使用不良反应增加。胃部疾病患者应同时使用质子泵抑制剂。

4. 扩容治疗 血流动力学性机制所致脑梗死应停用降压药物及血管扩张剂，必要时给予扩容治疗，病情稳定后需考虑血管内治疗或颈动脉内膜剥离术（CEA）以解除血管狭窄。

5. 神经保护剂的应用 神经保护治疗针对的是缺血再灌注损伤级联反应的各个环节。但目前为止没有公然有效的神经保护剂，联合溶栓治疗和神经保护治疗具有一定的前景。

（三）介入和手术治疗

1. 颈动脉内膜剥脱术和支架介入术 缺血性脑卒中发作后，如果发现颈动脉和颅内动脉狭窄，可以行颈动脉内膜剥离术（CEA）、血管成形术和支架术（CAS）治疗。首先，应该根据北美NASCET标准确定动脉狭窄的程度，然后根据不同的狭窄程度等因素选择不同的干预方法。

2. 机械性碎栓或取栓治疗 美国FDA已经批准使用MERCI取栓实现颅内动脉的再通，但该方法的临床效果需进一步验证。机械血栓消融技术可增加血管的再通，但均因研究规模的限制，目前尚未推荐作为常规治疗。

（四）综合治疗

1. 体位和运动 大多数患者发病后需卧床休息，病情稳定后要尽早开始康复。

2. 营养和补液 所有患者均需进行吞水试验了解吞咽功能。多数患者最初需接受静脉输液治疗，如有必要，应置人鼻胃管或经鼻十二指肠管，以提供营养及药物。

3. **感染的控制和预防**　肺炎和泌尿道炎症是常见的并发症，严重的卒中患者可能需要预防性应用抗生素。

4. **预防深静脉血栓形成及肺栓塞**

5. **血压、血糖及血脂的管理**

6. **恶性脑梗死的手术**　治疗对于引起颅内压升高和脑干受压的恶性脑梗死可以选择半侧颅骨切除术及切除颞叶的硬脑膜切除术。

（五）中医治疗

中医称脑卒中为"中风"，精髓是辨证论治，重点强调分层诊断、分期治疗。根据症状分为中经络、中腑脏（其中又辨正分为闭证和脱证），针对不同患者、不同病理阶段、不同并发症予以辨证施治。中经络以平肝息风、化痰祛瘀通络为主。中脏腑闭证，治当熄风清火，豁痰开窍，通腑泄热；脱证急宜救阴回阳固脱；对内闭外脱之证，则须醒神开窍与扶正固脱兼用。恢复期及后遗症期，多为虚实兼夹，当扶正祛邪，标本兼顾，平肝息风，化痰祛瘀与滋养肝肾，益气养血并用。

中医药治疗脑中风是中医学历代积累下来的宝贵财富，不论单味中药还是复方对脑中风均有良好的治疗效果。近年来许多医家重点对单味中药进行了有效成分的分析研究，取得了一定的成果。与此同时复方在治疗脑中风方面亦取得了良好的成绩。

在单药治疗方面，刺五加在治疗缺血性脑卒中上，不良反应轻微，禁忌证少，与阿米替林合用时比单用西药疗效更好。三七中含有的三七皂苷可通过未缺血脑区减轻局部缺血脑区的损伤。银杏叶中提取的黄酮类和内酯类化合物可改善缺血病人的微循环，抗血小板凝聚，降低纤维蛋白原抑制血栓形成，取得更好的治疗效果。葛根和川芎合用能降低缺血再灌注大鼠的脑组织含水量，改善其神经功能以及降低其脑炎症因子含量，对大脑起到保护作用。丹参的水溶成分中最重要的丹参多酚酸盐，可显著改善急性脑缺血患者的病情。

三、白藜芦醇在缺血性脑血管病防治中的分子机制

在脑缺血缺氧发生后，脑组织中存在了炎症反应的级联激活、兴奋氨基酸（谷氨酸、天门冬氨酸、丙氨酸）的蓄积神经毒性作用、钙离子的失衡超载、氧自由基的氧化毒性损伤以及各种神经递质的作用等许多机制，这些都参与了缺血缺氧后脑组织神经元的继发性损伤。而在这些病生理机制中炎症反应的级联激活以及氧自由基的氧化毒性损伤是脑缺血缺氧后继发的脑组织中神经元损伤的常见机制，也是近期对缺血性脑血管病研究和治疗的新靶点。

白藜芦醇（resveratrol）作为一种天然存在的抗氧化产物物质，是人们从植物中的白藜芦醇提取的一种物质，其具有非常广泛的生物学活性，例如抗血管动脉粥样硬化形成、抗氧化应激损伤、抗肿瘤发生和发展以及神经元保护等作用。目前已有研究可以证实白藜芦醇对缺血缺氧后的脑神经元的损伤具有一定的保护作用，并且对某些中枢神经系统病变，如帕金森病以及阿尔茨海默病等年龄相关性脑部退行性病变的发生及发展具有一定的预防和治疗作用。白藜芦醇苷来源非常的丰富，其广泛存在于决明、虎杖等比较常见的有药用价值的植物中以及桑果、花生等人们的日常食物中。目前，正是由于白藜芦醇苷优良的生物学活性及其丰富的来源，其已经成为人们非常关注和重点研究的对象之一。白藜芦醇在治疗缺血性脑血管病中的分子生物学机制如下。

（一）抗氧化应激、抗炎作用

1. Sonic hedgehog（Shh）信号通路与缺血性脑血管病　Shh 基因是 hedgehog 基因在脊椎动物中的一种同源性的基因，人们已经在人类、鼠类、鱼类、以及鸡类等很多的物种中发现 Shh 基因的存在。Shh 信号传递通路在人体内许多的组织中均有表达，其是与人体的胚胎发育以及器官形成有着重要关系的一个关键的调控通路之一，与人类中枢神经系统、躯干肢体的发育以及全身毛发和皮肤的生成等有非常密切的关系。在哺乳动物中，Shh 信号通路途径主要由 Shh 蛋白，Shh 蛋白受体：Ptch 蛋白或 Patched/Smoothened（Smo）蛋白复合物及 Gli 蛋白家族等成员构成。在正常情况下，Ptch 通过下游信号抑制 Smo 蛋白活性，从而起到抑制下游通路的作用，与许多神经系统的疾病有关联，同时可能起到了一定的神经修复和保护功能。在缺血缺氧的条件下，Shh 通路被激活，Gli1 基因激活，Gli1 可以诱导通路中的下游目的基因的表达，包括 Ptch1 和它本身，作用于一些目标基因，用来调控细胞的生长、存活和分化，增高谷胱甘肽（GSH）及超氧化物歧化酶（SOD）等抗氧化物质的表达水平，降低细胞释放乳酸脱氢酶丙二醛（MDA）、乳酸脱氢酶（LDH）、一氧化氮（NO）的表达，减轻了氧自由基对细胞的损害进而增强细胞活力，减轻细胞膜脂质过氧化损伤，降低细胞膜通透性，从而起到对细胞膜的保护作用。另外，Shh 信号通路也可通过 Gli1 来介导对抗凋亡蛋白 Bcl-2 的调节，从而诱导 Bcl-2 的表达，起到抗凋亡的作用。研究发现，急性脑梗死大鼠模型中，梗死 6 小时后大脑皮层即出现 Gli1、Ptch1 及 SOD1 的表达上调，24 小时达高峰，提示 Gli1、Ptch1 及 SOD1 在脑缺血急性期即参与了组织抗氧化的病理生理过程，经过大剂量白藜芦醇苷（50mg/kg）干预后，与对照组相比神经功能缺损得到明显改变，减少了梗死脑组织的体积及缺血后脑水肿的程度，说明白藜芦醇苷在脑梗死的急性期起到了一定的保护作用，其机制可能是通过上调 Gli1、Ptch1，以及通过抗炎和抗氧化两方面来发挥神经保护作用。

2. Nrf2/ARE（抗氧化反应元件）信号通路与缺血性脑血管病核　因子 E2- 相关因子 2（nuclear factor-E2-related factor-2，Nrf2）- 抗氧化反应元件（antioxidant response element，ARE）通路是细胞内重要的抗氧化以及细胞毒防御机制之一，研究表明，上调此信号通路可以诱导多种抗氧化酶及解毒酶的产生，提高 GSH 及 SOD1 等抗氧化产物的表达水平，从而发挥对神经细胞的保护作用。Nrf2 属于 CNC（cap 'n' collar）转录因子家族成员中活力最强的核转录调节因子，广泛表达于各种组织。生理状态下，Nrf2 与细胞质中的 Kelch-like ECH-associated protein 1（Keap 1）蛋白结合，通过胞浆及胞核间的循环及泛素化降解，使 Nrf2 在胞浆内的活性处于相对抑制状态。氧化应激时，Nrf2 与 Keapl 解偶联后转移进入细胞核，识别并结合 ARE，启动 ARE 调控的血红素氧化酶 1（HO-1）、苯醌还原酶（NQO1）、谷胱甘肽 S- 转移酶（GST）等。其中 HO-1 是机体最重要的内源性保护体系之一，也是脑细胞对抗氧化应激反应的重要组成部分。动物实验证明脑缺血后神经元及神经胶质细胞中 Nrf2 表达升高，使用药物增加 Nrf2 的活性可挽救损伤的神经细胞，改善神经功能，减轻梗死体积及脑水肿含量，因此为临床研究提供了新的治疗靶点。

Ren J 等的研究指出，白藜芦醇苷具有强大的抗氧化应激作用，通过上调核转录因子 Nrf2 的表达，减少半胱天冬酶 -3（caspase-3）的生成，发挥其抗氧化活性。因此，Nrf2/ARE 信号转导路径，也是白藜芦醇苷抗氧化应激的机制之一。

Ungvari ZI 等证实白藜芦醇可以激活 Nrf2/ARE 信号通路，上调 HO-1、NQO1 的表达，对线粒体和细胞氧化应激具有显著抑制作用。HO-1 是受 Nrf2/ARE 信号通路转录调节的主要抗氧化蛋白之一。在缺血再灌注损伤中，能显著降低炎症因子髓过氧化物酶（MPO），肿瘤坏死因子（TNF-α），白介素 -6（IL-6），细胞内黏附因子 -I（intercellular adhesion molecule-1，ICAM-I）的表达，提升抗炎因子白介素 -10（IL-10）的水平，表现出强大的抗炎能力。

3. SIRT1（沉默信息调节因子 1）信号通路与缺血性脑血管病　SIRT1 是 NAD$^+$ 依赖性蛋白脱乙酰酶，在细胞分化、衰老、凋亡、生理节律、代谢调控、转录调节、信号转导、氧化应激等多种重要的生物学过程中发挥重要作用。最近的氧糖剥夺体外实验、急性脑缺血和缺血预处理动物实验表明 SIRT1 通过抗氧化、抗炎、减少凋亡等机制发挥神经保护作用，并有证据表明 SIRT1 是控制出生后血管生长的内皮细胞基因表达的关键调节因子，提示它可能在慢性脑缺血状态仍发挥重要作用。

Raval 在 2006 年首次报道了在脑部缺血预处理中 SIRT1 的神经保护作用。他们发现缺血预处理和白藜芦醇治疗可以减少全脑缺血大鼠海马 CA1 区的神经元损伤，而 SIRT1 活性上调是缺血预处理和白藜芦醇的保护作用的共同机制。随后人们发现 SIRT1 激活减少缺血性神经元损伤机制之一是下调线粒体 UCP-2。Tsai 等报道 SIRT1 的激活剂白藜芦醇则通过 eNOS 依赖的方式减少大鼠脑梗死的体积。另外，SIRT1 也可能在脑缺血时通过抑制底物 p53 和 PARP-1 产生保护效应。通过双侧颈总动脉结扎和低血压的方法诱导的缺血预处理后 48 小时脑内 SIRT1 活性增高，海马内 SIRT1 活性 48 小时后提高 29%。而白藜芦醇预处理后 30 分钟 SIRT1 活性增高，1 小时时提高 36%，它通过 SIRT1 激活的方式保护海马 CA1 区对抗全脑缺血。Simo 等的研究也显示短暂局灶或全脑缺血时白藜芦醇可能通过 SIRT1 减少氧自由基、防止脂质过氧化来保护神经元。

尽管有众多文献对 SIRT1 的神经保护作用予以肯定，尽管有上述的证据，SIRT1 对缺血的保护作用仍存在争议，Kakefuda 的研究显示 SIRT1 过度表达的转基因小鼠和野生型小鼠的梗死体积和神经缺失评分没有显著差异，实验未能发现 SIRT1 对卒中的神经保护作用，但也有研究表明，白藜芦醇苷对缺血脑组织及功能的保护作用与通过增强 SIRT1 信号通路介导的抗氧化应激的能力有关，而非增加基因表达。因此，SIRT1 在脑缺血中的作用研究还远远不够，针对 SIRT1 在缺血性脑损伤中的作用仍需进一步研究。

（二）抗神经凋亡作用

1. NF-κB 信号通路与缺血性脑血管病　NF-κB 信号通路激活在缺血性脑血管病中引起的神经细胞死亡的作用备受关注，已成为国际临床医学和治疗学的研究热点。NF-κB 被认为是与炎症及凋亡紧密相关的重要转录因子，激活后从细胞浆迅速转移到细胞核内与 DNA 上相应的位点特异性结合，以此来促进相关基因的转录和表达。研究称脑缺血可以诱导 NF-κB 的激活，从而促进多种炎症递质及凋亡基因的表达引起的神经细胞死亡；如细胞间黏附分子 -1（ICAM-1）、IL-1、IL-8、IL-6、TNF-α、COX-2，p53，Fas 等，进一步诱导缺血性脑损伤。采用药物抑制由于脑缺血导致 N 的 F-κB 信号通路的激活，保护神经元是缺血性脑血管病临床药物治疗的重要靶点。动物实验研究发现，白藜芦醇苷可下调 NF-κB 蛋白及 mRNA 的表达，通过抗细胞凋亡发挥在急性脑缺血中的神经保护作用。

2. 沉默信息调节因子（SIRT1）在缺血性脑血管病抗凋亡中的作用　SIRT1 属于沉

默信息调节因子 2 的家族成员，该蛋白家族的基本活性是依赖 NAD$^+$ 的去乙酰化，在调节基因表达、细胞凋亡、代谢和老化过程中发挥重要作用。SIRT1 通过将 P53 蛋白第 328 位赖氨酸残基去乙酰化，降低 P53 和顺式作用原件的结合能力，从而减少 P53 诱导的细胞凋亡。SIRT1 还可以通过将核因子 NF-KB 去乙酰化减少 TNF-α 介导的细胞凋亡。叉头蛋白类（forkhead）的蛋白转录因子 FOXO 也受 SIRT1 的调节，在氧化应激条件下 SIRT1 结合 FOXO 并将其乙酰化，能增强细胞的抗氧化能力并减弱 FOXO 诱导的细胞凋亡。RES 是 SIRT1 的激活剂，在 I/R 中可以起抗细胞凋亡的作用，最新研究证实，SIRT1 的浓度增加可以减少 I/R 大鼠脑组织的细胞凋亡，但验证此观点还需要进一步的研究。此外，也有研究指出，RES 可以提高环腺苷酸 – 应答元件结合蛋白的磷酸化作用及转录抗凋亡基因 Bcl-2 蛋白的表达起到抗凋亡作用。

3. 白藜芦醇苷调节 Bcl-2 在缺血性脑血管病的抗凋亡作用 研究表明，细胞凋亡受多种相关基因及其蛋白调控，其中 Bcl-2 家族是目前最受关注的凋亡相关基因家族。通过调节 Bcl-2（抗凋亡）/Bax（促凋亡）的平衡，Bcl-2 家族保持线粒体稳定，阻止各种促凋亡蛋白从线粒体中释放。*Bcl-2* 是一种重要的内源性抗凋亡基因，Bcl-2 表达增加抑制细胞色素 C 及凋亡诱导因子等从线粒体中释放，可抑制细胞凋亡，提高细胞存活能力。*Bax* 是 Bcl-2 家族中最重要的凋亡诱导基因，Bax 表达增高有利于细胞色素 C 及凋亡诱导因子等从线粒体中释放，促进细胞凋亡并抑制 Bcl-2 的抗凋亡作用。当发生氧化应激时，在线粒体氧化负荷反应中，线粒体外膜通透性增加，从而使 Bax 从胞浆转运到线粒体。由于 Bax 基因与 Bcl-2 基因具有高度的同源序列，Bcl-2 和 Bax 可形成异二聚体，导致许多凋亡前体蛋白如细胞色素 C、凋亡诱导因子等释放到细胞质中，细胞色素 C 结合并激活胞质蛋白 Apaf-1（apoptotic protein-activating factor-1）以及 procaspase-9，形成凋亡小体。导致 caspase-9 的激活，然后激活 caspase-3，caspase-3 使 nDNA 修复酶断裂，最终导致 nDNA 损伤和细胞凋亡。其中 caspase-3 是细胞凋亡的敏感指标和细胞凋亡蛋白酶级联反应的关键酶和执行者。

Abas 等研究结果表明，Bcl-2、Bax、caspase-3 参与脑缺血再灌注损伤过程。DNA 断裂，细胞凋亡，使缺血性脑梗死进一步发展关键。陈媛媛等探讨白藜芦醇苷对缺血再灌注脑损伤的保护机制，认为白藜芦醇苷通过抑制缺血再灌注脑损伤后神经元的凋亡发挥保护作用。在培养的大鼠脑血管内皮细胞中，白藜芦醇可以减少与 Bcl-2 相联系的凋亡前蛋白 Bax 从细胞质转移到线粒体，降低 caspase-3 的活性，表明白藜芦醇是通过对抗 DNA 的断裂和细胞凋亡发挥神经保护作用。研究表明，白藜芦醇通过减轻氧化应激，增强 Bcl-2 的表达，并抑制 Bax 及 caspase-3 的激活对脑缺血再灌注损伤具有神经保护作用。

4. 线粒体损伤与缺血性脑血管病 线粒体功能障碍在缺血再灌注病理过程中起着重要作用，主要涉及损伤脑组织线粒体呼吸链的氧化还原活性被改变。缺血再灌注损伤引起线粒体的氧化应激及代谢障碍与细胞的死亡关系密切。在大脑中动脉闭塞（MCAO）组大鼠中，细胞色素 C 浓度增加，LDH 水平升高，DNA 破坏增多，虽然其机制还不完全明确，但氧化应激、线粒体复合物（Ⅰ – Ⅳ）的破坏、线粒体复合物功能障碍进而导致 ATP 不足被认为是 MCAO 引起细胞凋亡的中心环节。Sharma 等的研究也论证缺血再灌注损伤造成了 DNA 的断裂。简单说来，缺血缺氧使细胞色素 C 从线粒体内部释放，激活半胱天冬酶（caspases），诱导细胞死亡的级联反应并导致 DNA 的破坏。

白藜芦醇苷呈剂量依耐性减少细胞色素 C 的释放、稳定细胞膜电位，维持线粒体呼吸链作用及减少活性氧（reactiveoxygenspecies，ROS）的产量，起到细胞保护剂的作用。Seema Yousuf 等通过对白藜芦醇苷作用下各项指标的测定，了解其对缺血再灌注损伤脑组织线粒体功能的影响，结果发现白藜芦醇苷的作用如下。①降低缺血再灌注大鼠脑组织的线粒体 LPO、PC、H_2O_2 的水平及提高 GSH 含量，G6-PD 的活性；②提高线粒体综合体（I-IV）活性；③增加各组大鼠中海马组织中线粒体 ATP 的含量；④减少凋亡信号细胞色素 C 含量，起到对脑组织中线粒体的保护。Tillement 和 Zini 等的体外研究结果也证实了白藜芦醇苷有对抗线粒体破坏的作用，并减少细胞凋亡，其机制可能是白藜芦醇苷可以减少大量活性氧的产生，对抗解偶联剂（CCP）对线粒体呼吸及氧化磷酸化的作用，并抑制其膜的流动性及凋亡进程，使得脑组织中线粒体的基本功能得以保留。

（三）减少脑梗死面积，改善神经功能缺损

缺血缺氧导致脑组织大面积坏死，经 2，3，5- 氯化三苯基四氮唑（2，3，5-triphenyl tetrazolium，TTC）染色表现为白色梗死区。大面积脑梗死，容易出现严重的脑细胞水肿，导致患者出现意识障碍，甚至脑疝形成，压迫生命中枢，导致患者的死亡。因此减少脑梗死面积对挽救患者生命及改善预后至关重要。大量的研究证明，白藜芦醇预处理可以减少脑梗死面积，提高神经功能评分。根据 Lin 等的研究，白藜芦醇通过瞬时受体电位通道蛋白 6- 蛋白激酶激（MEK）- 反应元件结合蛋白和瞬时受体电位通道蛋白 6- 钙调蛋白依赖激酶IV（CaMK IV）- 反应元件结合蛋白通路，TRPC6-MEK-CREB 和 TRPC6-CaMKIV-CREB 通道起到对缺血再灌注大脑的神经保护作用。

（四）减轻脑水肿作用

脑水肿的经典分型包括组织间隙水肿、血管源性水肿和细胞毒性水肿，后两者在缺血再灌注的病理生理过程中扮演了重要角色。水通道蛋白（aquaporin）是一种位于细胞膜上的蛋白质（内在膜蛋白），在细胞膜上组成"孔道"，可控制水在细胞的进出，水通道蛋白 4（AQP4）是此蛋白家族中的一员，主要表达于神经系统，高表达于血管周围区域及星形胶质细胞突触末端。缺血再灌注过程中，大量 ROS、炎症因子、AQP4 的过度表达造成胶质细胞水肿及血管渗透性增加，在血管源性水肿和细胞毒性水肿中起到了重要作用。由于胶质细胞分布于脑微血管周围，参与血脑屏障的构成，参与脑脊液、血液与脑实质之间的水运输，在血管源性的脑水肿中扮演了重要角色。因此，在急性脑缺血中，白藜芦醇苷减轻脑组织水肿程度可能与 AQP4 的下调有关。

（五）类雌激素活性作用

白藜芦醇具有植物雌激素特性，且此特性在缺血再灌注损伤中起到了神经保护作用，主要表现在减少脑梗死面积。在 Saleh 的研究中，通过将白藜芦醇苷注入缺血再灌注模型的大鼠皮质，可以观察到治疗组脑梗死面积显著减少，而使用雌激素受体拮抗剂与白藜芦醇一起注入在 MCAO 缺血再灌注大鼠皮质，脑梗死的面积显著大于对照组。提示雌激素受体（ER）介导也是白藜芦醇发挥神经保护作用的机制之一。

四、应用前景

白藜芦醇存在于多种植物中，而且具有多方面有益与人类健康的生理作用和药理活性，被广泛应用于医药、保健品和食品添加剂等领域，随着国内外科学家对白藜芦醇神经

保护机制的深入研究，有望开发成为可防治多种神经系统疾病的新型药物，具有广泛的应用前景。

在缺血性脑血管病的发病过程中，动脉粥样硬化在疾病的发生、发展及转归过程中起到了决定性作用，通过包括改善生活方式在内的一级、二级预防措施可延缓动脉粥样硬化性疾病的进展，抗血小板药物及调脂稳定斑块药物的应用在预防心脑血管并发症中起到至关重要的作用。天然植物药物（如葡萄籽原花青素、白藜芦醇等）在稳定斑块、抗氧化及预防心脑血管并发症的应用中也取得了很好的效果，与西医化学合成药物治疗相结合在提高疗效、减少副作用方面形成互补，详细可见本书相关章节。

在急性缺血性脑血管病发生后，超早期溶栓治疗的开展与应用，极大地改善了疾病的预后。然而对于急性缺血性卒中静脉溶栓有效治疗时间窗仅3~4.5小时，同时各类溶栓（动、静脉途径、介入超选择）治疗中仍存在再灌注损伤、出血、再梗死等并发症，这在一定程度上限制了溶栓的广泛应用。中医药在缺血性中风超早期血流再通上的有效性及确切性不如西医的溶栓治疗，但是对于一些不能溶栓、溶栓后再闭塞及溶栓后再灌注损伤的防治，中医药的干预显得极其重要。由于脑梗死发生及溶栓后这一生理病理过程的复杂性，单一的神经保护剂的疗效受限，使得现代药物在单途径、单靶点的研发模式中，尚未找到一种理想的药物进行脑保护。然而中医药如白藜芦醇苷、葡萄多酚等多靶点、多效应的特征弥补了这一缺陷，将对抗、补充、整合、调节融合为一体，治疗缺血性中风既能阻止其损伤环节，又能调动机体的自我修复能力，发挥多个效应的整体作用，疗效确切。中医药在临床干预缺血性中风超早期的治疗上，作为一种多靶点的脑保护剂是一个切入点。

中西医结合在急性缺血性脑血管病的治疗中具有广阔的前景。筛选中西医结合的切入点，积极开展高质量的中医药介入缺血性中风急性期治疗、康复、预防的研究是关键，进一步在临床中实践、总结并推广中西医结合治疗方案，不失为提高治愈率、降低病死率和致残率，降低复发率的突破口。

第二节 白藜芦醇与帕金森病

一、概述

帕金森病（Parkinson's disease，PD）又称震颤麻痹（paralysis agitans），是中老年人最常见的以损害黑质纹状体通路为主的中枢神经系统变性疾病。其得名是因为一个名为帕金森的英国医生首先描述了这些症状，包括运动障碍、震颤和肌肉僵直。帕金森病的临床症状主要表现为进行性运动徐缓、肌强直、震颤、姿势反射障碍及脑脊液中高香草酸含量降低。

患病率存在种族差异，白人最高，黄种人次之，黑人最低。白人的患病率为（106~307）/10万，发病率（12~20）/10万；黄种人患病率（44~82）/10万，发病率10/10万；黑人的患病率（31~58）/10万，发病率4.5/10万。中国PD的患病率在55岁以上人群为1%，65岁以上人群为1.7%。年龄越大，患PD的风险越高。绝大多数的研究认为男性的患病率较女性稍高。多数研究证实，吸烟与PD呈负相关，即吸烟者患PD的风险显著减少。

其机制可能与吸烟可降低人脑中单胺氧化酶 B（MAO-B）的活力相关。饮食与 PD 发生风险有一定关联，富含 α-tocopherol 的食物，咖啡、绿茶、烟酸、坚果类和土豆可减少患 PD 的风险，高嘌呤食物可以增加血尿酸水平，可减低 PD 风险及进展；动物脂肪可能会增加患 PD 的风险。

（一）病理

帕金森病的主要病理变化是在黑质和其他含色素核（蓝斑、迷走运动背核）的色素细胞减少或消失、空泡形成，镜下色素细胞内的黑色素减少或消失，细胞质内可有嗜酸性包涵体（Lewy 体），常伴有反应性胶质细胞增生。原发性 PD 的病理标志是 Lewy 体。它位于残存的黑质神经元细胞质内，直径 4~30μm，核心是一个嗜酸性包涵体，脑干型 Lewy 体外围为淡染同心圆样的晕圈。在一个神经元内可含 1 个或多个 Lewy 体。在原发性 PD 中，这种 Lewy 体除了在黑质出现以外，还可见于蓝斑、迷走神经背核、中缝核、下丘脑、交感神经节以及皮质。

多巴胺（DA）是纹状体抑制性神经递质，乙酰胆碱（Ach）是纹状体兴奋性神经递质，正常情况下二者处于动态平衡。在帕金森病中，因 DA 丧失，使纹状体失去抑制作用，Ach 兴奋性作用增强，二者失去平衡出现 PD 的症状。

（二）病因

目前帕金森病的病因尚不明确，遗传因素和环境因素都有可能导致帕金森病发生，并且大部分患者是由两种因素共同作用产生的。

1. **遗传因素**　很早就有学者注意到 5%~20% 的 PD 患者家族成员中至少有 1 人罹患 PD，1996 年发现了 1 个意大利裔的常染色体显性遗传帕金森病家系，其致病基因为位于 *4q21-q23* 的基因，在第 4 外显子的第 29 碱基存有一错义突变（G209A），导致蛋白产物第 53 位氨基酸由丙氨酸置换为苏氨酸，这使得遗传成为 PD 病因研究的热点。1997 年，Spillantini 等发现突触核蛋白（crsynuclein）是构成 PD（包括散发性和家族性）患者 Lewy 体中的主要组分，奠定了 crsynuclein 蛋白异常聚集在 PD（无论是家族性还是散发性）的发病机制中的核心作用地位。1998 年有日本学者又报道了 PD 的第 2 个致病基因 Parkin（定位于 6q25.2-27）。此后，DJJ、P7JVK-J、LRKK2 等 PD 致病基因相继在一些 PD 家系中证实，仍然有新的致病基因不断被发现。

2. **环境毒物因素**　杀虫剂、除草剂、鱼藤酮、锰、三氯乙烯等环境毒物的暴露可以增加患 PD 的风险。

（三）临床表现

PD 好发于 50 岁以上的中老年，但小于 40 岁起病的患者并不少见。男性发病略多于女性。PD 的主要临床表现为静止性震颤、动作迟缓、肌强直和姿位平衡障碍。其他临床表现（包括非运动症状）包括：流涎、多汗、便秘、口齿不清、睡眠障碍、吞咽困难、抑郁、呼吸困难、尿急、嗅觉减退、痴呆等。帕金森病起病隐匿，一般病程很长，可持续数年或数十年之久，病情缓慢进行性加重，患者常不能回忆起确切的发病时间。症状多从单肢或一侧肢体开始，逐渐波及四肢和躯干，呈全身对称性损害症状。运动迟缓、震颤和肌肉强直是构成帕金森病的三大症状。

1. **静止性震颤（static tremor）**　是大多数 PD 患者的首发症状。常从一侧手部起病，典型者表现为一种"搓丸样"震颤，震颤频率为 4~6Hz。随着病情的进展，震颤逐渐波及整个肢体，甚至影响到躯干及头面部。在情绪激动、应激、焦虑时震颤愈发明显。强烈的意志努力可暂时抑制震颤，但过后反而有加剧的趋势。睡眠或麻醉时完全消失。

2. 肌强直（myotonia）　锥体外系的肌强直与锥体系的不同，系促动肌和拮抗肌的肌张力均增高。此时，患者自身的感受是肌肉僵硬感，活动时很费力、沉重和乏力。当患者的关节做被动运动时，如果增高的肌张力始终保持一致，阻力均匀，类似弯曲软铅管时的感觉，则为"铅管样强直"；如果患者在肌张力增高的同时合并有震颤，则感觉到在均匀的阻力中出现断续的停顿，如齿轮转动，则为"齿轮样强直"。

3. 动作迟缓　常常是 PD 患者最致残的症状，影响日常生活中诸多动作。患者卧床时翻身和从坐位起立均感到困难，日常生活行为为行动缓慢，完成困难；书写时字越写越小，称为写字过小征；行走时呈"慌张步态"；面部表情肌肉受累，则表现为缺乏表情，瞬目少，双目凝视，呈"面具脸"；口、舌、聤、咽、声带部位肌肉受累则可表现为吞咽困难、流涎、语音变低、口齿不清等。

4. 姿位平衡障碍　在疾病的中晚期，绝大多数患者会出现平衡困难，这些患者或许对 PD 治疗药物仍敏感，但平衡障碍已不能用药物纠正。一旦发生这种情况，患者应使用拐杖或助行架，避免跌倒。

5. 其他　由于四肢、躯干、颈肌部肌肉强直，患者出现头部前倾，躯干俯屈，上臂内收，肘关节屈曲，腕关节伸直，手指内收，拇指对掌，指间关节伸直，髋及膝关节均为略弯曲。病情晚期，这些姿势加重，头下低、背部明显屈曲。肌强直严重时可引起肢体的疼痛。

6. 自主神经系统障碍　顽固性便秘、大量出汗、皮脂溢出增多。另外，尚有言语障碍、语音变低、发音呈爆发性、咬音不准、使旁人难以听懂。患者大多有情绪低落，甚至忧郁症状。早期认知功能正常，晚期有认知功能障碍。少数患者晚期出现痴呆。

二、治疗措施

原发性帕金森病的治疗主要是改善症状，尚无阻止本病自然进展加重的有效方法。患者纹状体中抑制性递质多巴胺减少，多巴胺功能减弱；兴奋性神经递质乙酰胆碱功能加强，乙酰胆碱的功能亢进。恢复和调整多巴胺能－乙酰胆碱能系统的平衡，是目前药物治疗帕金森病的基本原理。

（一）药物治疗

1. 复方左旋多巴制剂（左旋多巴和脑外多巴脱羧酶抑制剂）　脑外多巴脱羧酶抑制剂本身不易通过血脑屏障，故当应用小剂量时仅抑制外周（脑外）左旋多巴的脱羧作用，而不影响其中枢（脑内）的脱羧作用。左旋多巴与苄丝肼复合者商品名为美多芭（madopar）。它与卡比多巴复合者，商品名为息宁。美多芭和息宁的具体用法如下：初次口服美多芭 250mg 1/2 片（125mg），每日 2~3 次，以后每周增加 1/2 片，直至用能够比较满意改善症状的最低有效剂量维持。每日剂量可分 4 次服用。随着时间的推移，病情会有所加重，患者往往出现疗效衰退、"剂末效应"和"开关现象"，所需剂量需要酌情增加。一般每天的左旋多巴总剂量不超过 1600mg，也可考虑加用多巴胺受体激动剂、COMT 抑制剂和 MAO-B 抑制剂等。

2. B 型单胺氧化酶抑制剂（MAO-B）　第一代 MAO-B 抑制剂司来吉兰能够抑制脑

内多巴胺降解，加强脑内多巴胺能的作用。用法是每次 5mg，每日 1~2 次，服用时间不晚于下午 4 点。第二代 MAO-B 抑制剂雷沙吉兰每天仅服用 1 次，1mg/d，可以单独应用于早期 PD，也可与多巴制剂合用，改善有运动症状波动的中晚期 PD 患者。

3. 儿茶酚 –O– 甲基转移酶（COMT）抑制剂 目前有两种药托卡朋和恩他卡朋。由于托卡朋应用有肝脏毒性的风险，故目前大部分国家市场上已经停止使用。恩他卡朋的安全性较托卡朋好，作为多巴制剂的增效剂，它不能单独应用，只能与多巴制剂合用，用法是与每一次（复方）多巴制剂合用，每次剂量为 0.1~0.2g。

4. 中枢多巴胺能受体激动剂 多巴胺能受体可分为 D1（包括 $D1_A$ 和 $D1_B$）和 D2（包括 $D2_A$ 和 $D2_B$ 和 $D2_C$）两大类，受体激动剂缓解 PD 症状主要源于 D2 受体的激动，D1 受体的同时激动具有协同作用。传统的麦角类受体激动剂包括溴隐亭和培高利特，因心脏瓣膜纤维化等不良反应已停用；新型非麦角类受体激动剂包括普拉克索和罗匹尼罗。

5. 抗胆碱能药物 由于纹状体内多巴胺和乙酰胆碱系一对互相抗衡的递质，PD 患者纹状体中多巴胺明显减少，因此采用抑制乙酰胆碱作用的抗胆碱能药物，能相应提高多巴胺的效应而达到缓解症状的目的。临床最常用的药物为苯海索，2mg/ 片，用法为 1~3 片 /日。该药对震颤的效果相对较好。可单独应用或与多巴制剂合用。主要副作用为口干、眼花、便秘和排尿困难。有青光眼和前列腺肥大者禁用。老年体弱者慎用，因有记忆减退的风险。

6. 抗谷氨酸能（兴奋性氨基酸）药物 金刚烷胺目前主要用于缓解 PD 的运动症状，及长期应用多巴制剂 /激动剂后出现的异动症。该药可单独应用，或与其他抗 PD 药物合用，它能改善 PD 的所有症状，但单独应用药效维持时间一般不长。副作用有下肢水肿和网状青斑、头晕、失眠等。

（二）手术治疗

手术治疗主要是脑深部电刺激术（deep brain stimulation，DBS）。适用于原发性 PD 患者，一般年龄要在 75 岁以内，病程 5 年以上，存在优化药物治疗方案后仍然无法满意控制的运动波动 /异动，或者药物难以控制的震颤，或者不能耐受药物治疗。刺激靶点依据病情的特点可以选择丘脑底核、丘脑腹中间核或苍白球。

（三）中医治疗

中医中将头部或肢体摇动颤抖，不能自制为主要临床表现的病证称为颤证。认为颤证的病因包括年老体虚、情志过极、饮食不节和劳逸失当。颤证病在筋脉，与肝、肾、脾等关系密切。由于各种原因导致气血阴精亏虚，不能濡养筋脉；或痰浊、淤血壅阻经脉，气血运行不畅，筋脉失养；或热甚动风，扰动筋脉，而致肢体拘急颤动。颤证的病理性质总属本虚标实。本为气血阴阳亏虚，其中以阴津精血亏虚为主；标为风、火、痰、瘀为患，标本之间密切联系、相互转化。

治疗上缓则以治本为主，急则以指标为主。治本予滋补肝肾，益气养血，调补阴阳；指标予熄风、祛痰、化瘀。由于本病多发于中老年人，多在本虚的基础上导致标实，因此治疗上应该重视补益肝肾，治病求本。预防颤证应注意生活调摄，保持情绪稳定，心情舒畅，避免忧思抑怒等不良精神刺激，饮食宜清淡而富有营养，忌暴饮暴食及嗜食肥甘厚味，戒除烟酒等不良嗜好。此外，避免中毒、中风、颅脑损伤对预防颤证发生有重要意义。

三、白藜芦醇在帕金森病防治中的分子机制

（一）帕金森病的发病机制

1. 线粒体功能障碍 病理证据发现，PD 患者脑中仅在黑质部位存在线粒体呼吸链复合物 I 的活力显著下降，此后发现在 PD 患者的肌肉和血小板中也存在线粒体呼吸链复合物 I 的下降，但下降的程度较基底节区域轻。

2. 氧化应激 氧化自由基损伤学说认为自由基是造成黑质多巴胺能神经元变性的主要原因，与脑内其他部位相比，黑质致密部暴露于较高水平的氧化应激状态，在 PD 患者残存的多巴胺神经元中，可能因代偿作用，使得多巴胺的毒性加速，或单胺氧化酶 B（MAO-B）活性增高，或还原型谷胱甘肽缺乏，导致 DA 氧化代谢过程中产生大量超氧阴离子 H_2O_2，在黑质部位 Fe^{2+} 催化下，进一步生成毒性更大的羟自由基。而此时黑质线粒体呼吸链的复合物 I 活性下降，抗氧化物（特别是谷胱甘肽）缺乏，无法清除自由基，自由基通过氧化神经膜类脂、破坏 DA 神经元膜功能或直接破坏细胞 DNA，最终导致神经元变性。氧化应激与线粒体功能障碍还互为因果，形成恶性循环。

3. 蛋白质异常聚集 因为遗传突变或者环境毒物作用后，α- 突触核蛋白的空间构象异常，导致其异常聚集并产生神经毒性，是 PD 发病机制研究近 10 多年中的主要进展，如何阻断其异常聚集、如何阻止该神经毒性的传播，是当前 PD 研究的热点。

4. 加速老化 在正常人老化中脑黑质致密部、蓝斑、小脑和额颞顶叶的大神经元，随着年龄的增加，黑质细胞数减少，酪氨酸羟化酶相对减少。在"正常老化"状态，纹状体多巴胺含量减少到 60%，由于残存的黑质细胞能代偿性地增加 DA 的产生，临床上没有症状。随着老化加速，上述代偿现象消失，纹状体多巴胺含量减少到正常的 60%~80%，黑质细胞数目减少到 50% 时，临床上就会出现 PD 的症状。

目前帕金森病的发病机制尚未明确，上述为可能的发病机制学说，疾病的发生发展过程中多种因素协同作用，互为因果，恶性循环，导致选择性破坏黑质神经元，使多巴胺合成和分泌减少等神经生化变化，并引起基底节环路中的一系列改变，最终表现出 PD 的各种临床表现。

（二）白藜芦醇在帕金森病中的神经保护机制

由于大量证据表明炎症反应在 PD 的发病机制中起重要作用，一些具有抗炎及抗氧化活性的传统中药成为 PD 治疗研究的新热点。来源于植物的脂溶性植物抗生素白藜芦醇，具有多种药理活性，包括抗氧化活性、抗炎作用、抗血小板聚集、抗动脉粥样硬化、雌激素样活性、生长抑制活性、免疫调节以及化学预防等作用。在体内外实验中白藜芦醇都显示出广泛的抗炎及抗氧化作用，能清除氧自由基，减轻氧化应激损伤，对 DA 能神经元具有明显的神经保护作用。

1. 抑制核转录因子 κB（nuelearafetor kappaB，NF-κB） 激活 NF-κB 是一种具有多向转录调节作用的蛋白质，广泛存在于真核细胞内，胶质细胞内存在非活性的 NF-κB，包括星形、小胶质细胞和施旺细胞。NF-κB 参与多种基因的转录调控，与炎症反应、免疫应答、细胞增生、转化和凋亡等，并与神经系统许多生理、病理活动密切相关。NF-κB 作为一种普遍存在的转录因子，是多种信号传导途径的汇聚点，在炎症反应的调节中起关键作用。静息状态 NF-κB 的活性被抑制性 κB（IκB）抑制，而内外源性激活剂的刺激可

使 IκB 磷酸化而降解，导致 NF-κB 上的核定位信号区暴露，并经核孔进入核内，与相应 DNA 特定序列结合，从而发挥其对细胞因子、黏附分子、生长因子、炎性介质及凋亡相关因子等的调控作用。中枢神经系统（CNS）内 NF-κB 的靶基因仍不清楚，目前已知的有：炎性细胞因子（IL-6、NF-κB、GM-CSF、C-CSF），趋化因子（MCP-1、IL-8），主要组织相容性复合体（MHC）-I，诱导型一氧化氮合酶（iNOS），环氧化酶-2（COX-2），二氧化锰歧化酶（Mn-SOD），钙结合蛋白（calbindin），淀粉样蛋白前体（APP），c-myc，p53 和神经肽（强啡肽、前脑啡肽）等。各种促炎症介质如 NF-κB、IL-1β、氧化剂（H_2O_2、O_3）、细菌、病毒、脂多糖（lipopolysaccharide，LPS）等均可激活 NF-κB；而糖皮质激素、抗氧化剂、细胞因子（IL-4、IL-10）和一些药物如非甾体抗炎药等则通过抑制 IκB 降解或促进 IκB 合成而抑制 NF-κB 的激活。NF-κB 的过度表达可以导致大量炎性细胞因子产生，从而使炎症加剧。很多炎症过程都伴随 NF-κB 的过度激活。因此，NF-κB 的过度表达可能在炎症的初始环节起关键性作用。

近期研究显示 NF-κB 的激活与 PD 发病相关。通过 6-羟基多巴胺（6-OHDA）诱导 PC12 细胞凋亡的体外实验证实，NF-κB 活化是细胞凋亡的必需环节，并进一步推测是 PD 黑质神经元变性的分子基础。尸检发现，PD 患者脑中 NF-κB 阳性的 DA 能神经元数量是正常人的 70 倍，提示 NF-κB 的激活与 PD 的病理机制有关。目前认为损伤因子激活 NF-κB 后，诱导神经细胞产生促凋亡因子如 COX-2、iNOS、CK、P53、e-myc 及 Fas 配体等，经过级联反应，最后激活蛋白酶 caspase 导致神经元凋亡。

大量研究表明白藜芦醇能通过抑制 NF-κB 活性起到抑制炎症的作用。它通过抑制 IκB 激酶，NF-κBp65 亚基的磷酸化和核转位，以及由蛋白激酶 C（protein kinase C，pKC）6 亚基催化的丝氨酸/苏氨酸激酶蛋白激酶 D（PKD）的磷酸化，从而抑制 PKD/NF-κB 通路，使得 NF-κB 活化受抑制。同时有研究发现，PD 模型组大鼠黑质中 caspase-3 mRNA 表达增多，而白藜芦醇治疗后大鼠黑质中 caspase-3 mRNA 的表达降低，初步证实白藜芦醇的抗凋亡作用与下调 caspase-3 mRNA 表达有关。

2. 抑制环氧化酶（cyclooxygenase，COX-2）活性 环氧化酶（COX）是花生四烯酸代谢产生前列腺素（PG）过程中的主要限速酶。COX-3 个同工酶分别为 COX-1，COX-2 和 COX-3。COX-2 主要调控细胞的有丝分裂、参与细胞的生长过程以及调节排卵等，并且作为一种炎症反应基因参与机体的炎症反应。近年发现 COX-2 与神经细胞凋亡有关，使用非甾体抗炎药能明显减少 PD 的发病率。COX-2 抑制剂可保护 PD 动物模型中 DA 神经元的丢失，提示 COX-2 在 PD 发病机制中起重要作用。

COX-2 基因主要存在于兴奋性神经元如谷氨酸能神经元细胞体、树突近端和远端树突棘，部分神经细胞同时存在 COX-1 和 COX-2 基因。COX-2 为诱生型，主要在炎症细胞表达，介导疼痛、炎症、发热和肿瘤等病理过程的 PG 合成。正常情况下脑内小胶质细胞不表达 COX-2，仅表达 COX-1，但 LPS 可诱导小胶质细胞表达 COX-2，并且其水平受各种炎症因子的调节。谷氨酸及其受体活化、细菌内毒素、细胞因子如 IL-1、TNF 能上调 COX-2 基因的表达；糖皮质激素、IL-4、IL-13、IL-10 能下调 COX-2 基因表达。另外 COX-2 反应产物 PG 也通过正反馈增加其表达，如 PGE 通过增加环磷酸腺苷（cAMP）水平，上调 COX-2 的表达。一些促炎症反应的转录因子如 NF-κB 和 cAMP 反应元件蛋白与 COX-2 启动子结合可诱导 COX-2 的表达。COX-2 上调产生的 PG 通过某些神经传导通路影响神经细胞对损伤的敏感性，能促使谷氨酸释放，增加谷氨酸的兴奋性神经毒性，调节神经细胞基因如补体 ClqB 的表达；产生炎症细胞因子、反应性氧物质、自由基导致细胞死亡。另外 PGE 是一种过氧化物可产生脂质过氧化反应，通过激活 EP 受体使神经细胞内 cAMP 水平增高引起神经细胞凋亡。

白藜芦醇能以剂量依赖的方式抑制花生四烯酸酯依赖的致炎物质血栓素 B_2（TXB_2）和羟基十七碳三烯酸（HHT）及 12- 羟基廿碳四烯酸（12-HETE）的合成。研究发现白藜芦醇对 COX-2 表达的抑制是通过对 NF-κB 活化的抑制实现的。有研究证实白藜芦醇能在多个水平上包括对 PKC 从胞液到胞膜的转位和抑制，达到对佛波酯（PMA）介导的 COX-2 转录激活。体外实验还显示，白藜芦醇通过抑制 PKC 信号传导途径抑制 PMA 介导的 COX-2 转录活性，其抑制 COX-2 的活性主要通过减少 COX-2 的转录实现。

3. 抑制一氧化氮合酶（nitricoxidesynthase，NOS）作用 一氧化氮（NO）是一种具有重要生理、病理功能的内源性生物信息分子，在生物体内由 3 种不同的 NOS 催化 L- 精氨酸而生成，即内皮细胞型一氧化氮合酶（eNOS）、神经型一氧化氮合酶（nNOS）、诱导型一氧化氮合酶（iNOS），其中 eNOS 和 nNOS 主要存在于内皮细胞和神经细胞；仅合成少量 NO，起调节血管紧张度和通过突触传递生物信息的作用。而 iNOS 是在感染、内毒素、炎性细胞因子（如 TNF-α、IL-1、INF-γ）等诱导因素下由巨噬细胞、中性粒细胞、胶质细胞等产生，生成大量 NO，参与炎症反应和免疫细胞对病原体的防御。

近年来，许多证据提示脑内炎症反应和氧化应激在 PD 发病机制中起重要作用。PD 患者黑质中表达 iNOS 的胶质细胞密度增高，脑脊液中亚硝酸盐含量增高。体外中脑神经元胶质细胞混合培养时，免疫激活剂 LPS 可诱导 iNOS 表达上调，并激活小胶质细胞，导致 DA 能神经元变性。小胶质细胞激活后，释放多种神经毒性物质，NO 是其中重要的成分之一。iNOS 是 NO 产生的重要限速酶，iNOS 上调，导致大量 NO 毒性物质产生，增加黑质氧化应激水平，促使 PD 发病及进展。白藜芦醇抑制 NOS 的确切机制目前并不清楚。LPS 是 iNOS 最重要的诱导剂之一，在白藜芦醇与 LPS 激活巨噬细胞的实验中，它能剂量依赖性地减少 iNOS 的表达，其作用机制可能是通过抑制巨噬细胞中 LPS 诱导的 NF-κB，减少胞质 iNOS 蛋白稳定状态的 mRNA 水平。Tasi 等研究认为白藜芦醇能强烈抑制 LPS 激活的巨噬细胞生成 NOS，明显减低细胞胞浆内 iNOS 蛋白和 mRNA 水平，从而表现出抗炎及抗氧化活性。

另外，血红素加氧酶 -1（HO-1）是一氧化碳生成的重要酶，其在 PD 的发病机制中也起非常重要的作用。国内有研究发现，白藜芦醇对 6- 羟基多巴胺（6-OHDA）诱导的 PD 大鼠模型有明显的神经保护作用，其机制除抑制炎症想过因子 COX-2 及 TNF-α 表达外，还可能与抑制 iNOS mRNA 及 HO-1 mRNA 表达，减少 NO 的过度生成有关。

4. 类雌激素作用 雌激素替代疗法可显著降低绝经妇女阿尔茨海默病的发病率，同时雌激素也可维持多巴胺神经元的完整性从而预防 DP 的发生。但随着研究的深入，发现雌激素能诱导一些肿瘤的发生，于是人们开始寻找一种既具有雌激素保护作用，同时又能避免其不良反应的药物，如植物性雌激素。白藜芦醇也是一种植物性雌激素，它能抑制雌二醇（E_2）与受体结合，并可促进雌激素调节基因表达及雌激素依赖性 T47D 细胞的增殖。MPP^+ 可造成多巴胺神经元的死亡和多巴胺转运体（DAT）的减少，从而导致 DP 症状的产生。用 Mpp^+ 处理 PC12 神经细胞后，细胞死亡率高达 30%，即使在存活的 PC12 细胞中，其 DAT 蛋白的表达率也显著下降。白藜芦醇（0.1μmol/L）能明显对抗 Mpp⁺ 所致的氧化应激损伤，提高神经元存活率及 DAT 蛋白的表达。

5. 激活沉默信息调控因子（SIRT1）作用 哺乳动物组蛋白去乙酰化酶 Sirtuins，包括了 7 个成员 SIRT1-7，其中沉默信息调控因子 1（SIRT1）通过去乙酰化作用，抑制错误蛋白积聚、保护线粒体功能、干预炎症反应、降低细胞凋亡等方式起神经保护作用。在细胞培养研究中，SIRT1 的非组蛋白细胞底物有肿瘤抑制基因 *p53*、核转录因子 NF-κB、叉头转录蛋白 FOXO 家族、核受体过氧化酶体增殖体激活受体 -γ（PPAR-γ）和其共激活物过氧化酶体增殖体激活受体 -α（PGC-α）等，以上底物都跟调控细胞寿命相关基因关系密切。SIRT1 在机体自身延缓神经变性退行性疾病进展中扮演着十分重要角色。

Albani 等人发现，白藜芦醇活化 SIRT1 后，能减少 6-OHDA 或 α- 突触核蛋白对细胞的毒性作用。在利用 MPTP（人工合成海洛因：1- 甲基 -4- 苯基 -1，2，3，6- 四氢吡啶）毒性构建的 PD 模型中发现，过表达的 PGC-α 能减弱 MPTP 致多巴胺神经元的丢失，同时能提升转基因鼠线粒体过氧化歧化酶 SOD2 的活力。在多巴胺神经元 SN4741 的研究中，应用白藜芦醇激活 SIRT1 增强 *PGC*-α 基因的表达，也能达到上述的结果。

四、应用前景

帕金森病是一种中老年常见的进行性神经退行性疾病，其典型的病理特征为中脑黑质多巴胺能神经元大量死亡，纹状体 DA 分泌量明显减少，导致 DA 与乙酰胆碱平衡失调。主要的临床特征为静止性震颤、肌强直、运动迟缓和姿势步态异常等运动症状，及认知功能下降、情绪障碍等非运动症状。PD 的发病机制尚未完全明了，认为与遗传因素、环境因素、线粒体功能障碍、氧化应激、炎症及免疫异常、老化及细胞凋亡、泛素蛋白酶体系统功能障碍等诸多因素有关。目前，治疗 PD 的药物主要有抗胆碱能药、复方左旋多巴、DA 受体激动剂、金刚烷胺、单胺氧化酶 B 型抑制剂、儿茶酚 - 氧位 - 甲基转移酶抑制剂等。但这些药物只能不同程度地减轻症状，而不能阻止疾病的进展，且存在不良反应多及长期应用后药效衰减等缺点。目前许多学者正将治疗观念逐渐转移至预防或延缓 DA 能神经元进行性变性及阻止疾病进展上来。近年来由于炎症及氧化应激在 PD 发病机制中的作用越来越受到重视，一些具有抗炎及抗氧化作用的药物被筛选出来，经动物实验及临床应用证实对 DA 能神经元有保护作用。

在我国，与 PD 治疗相关最具特色的是与传统医学相结合，对疾病辨证施治，标本兼顾，并且强调疾病的预防及长期管理。目前，针对帕金森病有治疗作用的多个中药的主要成分单体进行药效及药物作用机制的研究，至今已取得了多个可喜的成果。近期几项研究结果提示天然植物药物白藜芦醇具有多种药理活性，包括抗氧化活性、抗炎作用、抗血小板聚集、抗动脉粥样硬化、雌激素样活性、生长抑制活性、免疫调节以及化学预防等作用。其广泛的抗炎及抗氧化作用，能清除氧自由基，减轻氧化应激损伤，抑制细胞凋亡，从而保护 DA 能神经元。且因其天然性，无毒副作用，在治疗 PD 方面有一定优势，具有预防及治疗双重作用。尽管目前仍缺乏相关的临床研究，且其确切的神经保护机制未完全揭示，但对传统中药白藜芦醇在 PD 疗效方面的进一步研究必将为开发新的 PD 治疗药物奠定基础。

第三节　白藜芦醇与阿尔茨海默病

一、概述

阿尔茨海默病又称老年性痴呆，是最为常见的老年脑部神经退行性疾病，多发于65岁及以上老年人群，大约占所有痴呆病例的50.75%。其主要病理改变包括脑神经元死亡、Tau蛋白异常聚集形成神经原纤维缠结（neurofibrillary tangles，NFTS）、神经细胞外β淀粉样蛋白（amyloid-β peptide，Aβ）聚集、形成老年斑（senile plaques，SP）等。这种疾病表现为全面的认知障碍，包括：记忆、定位、判断和推理等方面的障碍。该病最终导致患者生活能力丧失，严重损害老年人的身心健康，同时也是影响家庭和社会发展的重要制约因素之一。

（一）流行病学特点

2010年国际阿尔茨海默病协会（Alzheimer's Association，AA）发布的数据显示，在严重危害人类健康的四大疾病—心脏病、糖尿病、脑梗死和前列腺癌的死亡率纷纷下降之时，AD的死亡率却持续上升。在美国的65岁及以上老年人群中，AD病的死亡率高居第四位。2010年全球阿尔茨海默病患者约3560万人，并以每20年翻一番的速度递增，估计到2030年，全球阿尔茨海默病患者将达到6570万人。到2050年，全球阿尔茨海默病患者将达到1亿1千万人以上。其中60%出现在发展中国家，且呈现逐年增加的趋势。

根据2005年我国首次流行病学调查结果估计，65岁以上老年人的阿尔茨海默病患病率为7.8%，其中AD患病率为4.8%，是血管性痴呆的4.36倍，且随着年龄增长而增加。中国是世界上人口老化基数最大的国家，随着中国人口老年化时代的到来，2006年65岁及以上老年人口已达1.34亿，据此估计我国的阿尔茨海默病人数已近800万，其中AD近600万，到21世纪中叶，老年人口将增加到4亿，AD患者将接近2000万人。因此，中国虽然不是阿尔茨海默病发病率最高的国家，但却是世界上阿尔茨海默病人数最多且增长速度最快的国家。如何针对阿尔茨海默病采取有效的预防和治疗措施已逐渐成为我国当前医疗保健服务体系和经济社会发展中急需解决的重大问题。

（二）病因及发病机制

AD的危险因素包括年龄、性别（女性高于男性）、受教育程度、脑外伤，AD也与遗传、甲状腺功能减退、接触重金属、有毒化学物质和有机溶剂等有关。其他如脑血管病、糖尿病以及老年期首发的抑郁症也是AD的危险因素。

AD的病因和发病机制复杂，目前并不十分清楚。通常认为与基因突变、Aβ的沉积、胆碱能缺陷、tau蛋白过度磷酸化、线粒体缺陷、神经细胞凋亡、氧化应激、自由基损伤及感染、中毒、脑外伤和低血糖等有关。

（三）病理

AD的病理改变都可见于"正常"老年人，只是病变的程度和范围不同。主要表现为：①大脑皮质、海马、杏仁核和丘脑中大量的老年斑；②大脑皮质和海马存在大量的神经纤维缠结（NTF），存在NTF的神经元多呈退行性变化；③AD患者存在脑膜和皮质小血管淀粉样斑块沉积，沉积严重可以影响血供；④在海马部位常可见颗粒样空泡变性及大量的平野（Hirano）体，伴随上述病理变化导致了大量神经细胞脱失；⑤AD患者神经元的退行性变和脱失使大脑重量减轻和体积缩小，额叶、顶叶和颞叶皮质萎缩，杏仁核、海马和海马旁回受累可能更加明显，白质和深部灰质的体积缩小。

（四）临床表现

通常隐匿起病，呈慢性进展性病程。患者有认知功能减退、精神行为症状和社会生活功能减退等，符合阿尔茨海默病的一般规律。

1. 轻度AD 以近事记忆障碍为主，学习能力下降，语言能力受损。不能合理的理财、购物，基本生活尚可自理，早期可见焦虑、抑郁及淡漠等症状。

2. 中度AD 近事记忆障碍加剧，远期记忆也受损。语言功能明显损害，理解能力下降。生活需协助料理，可出现大、小便失禁。此期患者的精神行为症状较为突出，以激越、幻觉、妄想和攻击行为为主。

3. 重度AD 各项功能均严重受损，活动能力减退，逐渐卧床，大、小便失禁，饮食困难，生活完全依赖护理。患者多见营养不良，可出现褥疮、肺炎等并发症。此时精神行为症状可减轻或消失。

轻、中度AD患者一般躯体状况比较好，常无明显的神经系统体征。重度患者可见肌张力增高、四肢屈曲性强直，可见原始性发射如强握、吸吮反射等，可伴明显虚弱和其他并发症的表现。颅脑CT、MRI检查可见额叶、颞叶、顶叶和海马等部位的萎缩。

二、治疗措施

AD治疗困难，目前以对症治疗和替代治疗为主。药物治疗主要包括促认知药物（胆碱酯酶抑制剂、NMDA受体拮抗剂等）治疗，另外就是精神行为症状的治疗，一般多使用抗精神病药物。

（一）促认知药物

1. 胆碱酯酶抑制剂（AChEI） 目前是AD药物治疗的主要手段。常用多奈哌齐（donepezil）、利斯的明（rivastigmine）和加兰他敏（galantamine）等。AChEI治疗时应尽早并使用能耐受的较高剂量。几种AChEI的总体疗效接近，由于药物作用机制不完全相同，故如果一种药物无效可尝试换用其他药物。常见的不良反应包括恶心、呕吐和腹泻等胃肠道反应，其他还有体重下降、失眠、心动过缓和乏力等。

2. N-甲基-D天门冬氨酸（NMDA）拮抗剂 目前批准用于中、重度AD治疗的药物是美金刚（memantine），起始剂量为5mg，1次/日；2周后加至10mg，1次/日；最大剂量可至20mg，1次/日。荟萃分析显示美金刚对AD患者的认知功能、生活功能和精神行为症状均有疗效，不良反应较少。

（二）精神行为症状的治疗

1. 非药物干预 对有精神行为症状的患者首先考虑非药物治疗，包括改变环境缓解患者的紧张和焦虑，适当的放松、聆听音乐或家庭成员和照料者的悉心安慰等。

2. 药物干预 约80%以上的AD患者存在不同程度的精神行为症状，严重时需进行干预。对于难以控制的精神病性症状和激越，常需药物治疗，多选择非典型抗精神病药。如利培酮（5mg，1次/日起始，可用至1~3mg/d）、奥氮平（2mg，1次/日起始，可用至

5~10mg/d）和喹硫平（12.5mg，2 次 / 日起始，可用至 100~300mg/d）等。这类药物比传统抗精神病药物安全，锥体外系反应少，但仍须注意药物可引起镇静、心脑血管风险等不良反应。故应使用最低的有效剂量，待患者的精神症状和行为紊乱缓解后及时减量或停药。

AD 患者常伴有焦虑、抑郁症状，此时可使用新型抗抑郁药如 SSRIs，其中以艾司西酞普兰、西酞普兰和舍曲林最为常用，因为它们对受体的选择性高，药物相互作用少，用于老年人较为安全。常见不良反应为胃肠道反应、烦躁、头痛和失眠等，均较轻，容易耐受。

3. 其他药物治疗 可应用具有精神保护机制的药物，如常用的有抗氧化剂、银杏制剂和改善脑代谢药物等。

（三）中医治疗

阿尔茨海默病从中医辨证论治属健忘及虚劳范畴，健忘即记忆力不佳，为事有始无终，言谈不知首尾，所过之事，转眼遗忘。在病因上认为以内因为主，多由于年迈体虚、七情内伤、久病耗损等原因导致气血不足，肾精亏耗，脑髓失养，或气滞、痰阻、血瘀于脑而成。病理性质多属本虚标实之候，本虚为阴精、气血亏虚，标实为气、或、痰、瘀内阻于脑。

治疗当以开郁逐痰、活血通窍、平肝泻火治其标，补虚扶正，充髓养脑治其本。为加强滋补作用，常加血肉有情之品。治疗时宜在扶正补虚、填补肾精的同时，注意培补后天脾胃，以冀脑髓得充，化源得滋。同时，须注意补虚切忌滋腻太过，以免滋腻损伤脾胃，酿生痰浊。

另外，在药物治疗的同时，移情易性，智力和功能训练与锻炼亦不可轻视。

精神调摄、智能训练、调节饮食起居既是预防措施，又是治疗的重要环节。病人应养成有规律的生活习惯，饮食宜清淡，少食肥甘厚味，多食具有补肾益精作用的食疗之品，如核桃、黑芝麻、山药等，并戒烟酒。医护人员应帮助病人正确认识和对待疾病，解除思想顾虑，对轻症病人应耐心细致地进行智能训练，使之逐渐掌握一定的生活及工作技能，多参加社会活动，或练习气功，太极拳等，避免过逸恶劳。对重症病人则应注意生活照顾，防止因大小便自遗及长期卧床引发褥疮、感染等。

三、白藜芦醇在阿尔茨海默病防治中的分子机制

（一）阿尔茨海默病发病机制学说

1. Aβ 的神经毒性机制 β 淀粉样蛋白的沉积是老年斑的主要成分，可能是引起 AD 的共同途径，淀粉样前体蛋白（amyloid precursor protein，APP）为 Aβ 的前体蛋白，APP 的水解主要在内吞小体 – 溶酶体系统内进行，与 APP 水解有关的分泌酶有 α、β、γ 三类。APP 有 770 个氨基酸残基，若先由 α- 分泌酶在 687 位点水解，再由 γ- 分泌酶在 711/713 位点水解，则不会产生淀粉样肽 Aβ；若先由 β- 分泌酶在 671 位点水解，再由 γ- 分泌酶在 711/713 位点水解，则会产生 $Aβ_{40}$ 和 $Aβ_{42}$。其中 $Aβ_{40}$ 是主要形式，而 $Aβ_{42}$ 则是致病形式，Aβ 特别是 $Aβ_{42}$ 的沉积，导致老年斑、tau 蛋白异常磷酸化和慢性炎性反应的形成，从而引起神经元功能异常减退，最终引起阿尔茨海默病。大量的研究结果证实，β 淀粉样蛋白（amyloid beta protein，Aβ）在脑内的沉积可引起神经元变性死亡，特别是聚合成纤维形式 Aβ 对神经细胞毒性作用较强，作用最强的毒性片段为 $Aβ_{25-35}$。研究表明，过量的淀粉样蛋白毒性作用和对神经元的损伤在 AD 发病中起主要作用。

2. Tau 蛋白过磷酸化机制 微管与 tau 蛋白相互作用的调节主要是 tau 蛋白磷酸化，

在神经系统的形成和轴突的传导中起着关键的作用是 tau 蛋白。在病理情况下，tau 蛋白产生异常过度磷酸化，导致形成 NFT，引起神经元末端的树突和轴突产生萎缩的原因是微管的异常的扭曲使其输运营养物质异常。tau 蛋白异常磷酸化促进 AD 的发生。

3. **基因突变机制** 流行病学调查发现阿尔茨海默病患者的一级亲属发病风险较高。目前已发现以下基因突变与阿尔茨海默病发病关系密切：第 1 号染色体上的早老素（PS-2）基因，第 14 号染色体上的早老素（PS-1）基因，第 19 号染色体上的载脂蛋白 E（ApoE）基因及第 21 号染色体上的 PAPP（淀粉样前体蛋白）基因，1 号染色体上 PS-2 基因突变及 14 号染色体上的 PS-1 基因，21 号染色体上 APP 基因突变导致了约 50~80% 的阿尔茨海默病。19 号染色体上的载脂蛋白 E 可以促进 AP 的形成，降低 AP 清除，使乙酰胆碱合成减少和促进 tau 蛋白高度磷酸化。同时研究证明载脂蛋白 E4 是阿尔茨海默病发病的危险因素。

4. **胆碱能神经元损伤机制** 在阿尔茨海默病的发病过程中，胆碱能神经元丢失呈进行性，阿尔茨海默病患者通过生化检测不但发现神经元中烟碱型乙酰胆碱酯酶受体减少，而且胆碱乙酰基转移酶、乙酰胆碱、乙酰胆碱酯酶的活性也减少显著。阿尔茨海默病神经元的凋亡，主要发生在胆碱能神经元，从导致患者记忆功能减退，定向力丧失，个性改变。

5. **兴奋性氨基酸毒性机制** 参与阿尔茨海默病发病机制的谷氨酸可能是谷氨酸的兴奋作用，钠离子、氯离子和 H_2O 内流，从而引起细胞破裂溶解；膜电位依赖式谷氨酸受体被激活后，使 Ca^{2+} 大量内流，导致细胞内 Ca^{2+} 超负荷，破坏细胞超微结构，使神经元死亡。

6. **神经细胞钙平衡失调机制** 流行病学和病理学实验发现，阿尔茨海默病与脑血管钙代谢失衡有密切的关系。如果细胞内钙离子过量，或钙离子浓度过高可以使钙反应异常运行，ATP 被消耗，由此导致自由基的产生，引起细胞的凋亡。

7. **高胆固醇机制** 低胆固醇和低脂肪的饮食可以显著减低阿尔茨海默病的发病风险。关于对脂质性探索证明高脂血症是阿尔茨海默病发生的高危因素，在阿尔茨海默病的整个发病过程中胆固醇起着关键的作用。血清中的脂肪和胆固醇含量的异常增高是阿尔茨海默病发病的危险因素。血清总胆固醇含量与阿尔茨海默病和轻度认知损害发病率呈正相关。

8. **神经细胞死亡的最后共同通路** 虽然阿尔茨海默病的发病机制尚未完全明确，存在多种可能假说，但所有机制都引导向神经退行性疾病中细胞死亡的"最后共同通路"—氧化应激（自由基生成过多）和钙稳态失调（大量离子内流），并引起细胞变性、功能丧失并触发细胞凋亡。因此抗氧化和抗细胞凋亡治疗成为目前防治阿尔茨海默病的研究热点。

（二）白藜芦醇在阿尔茨海默病防治中的应用

白藜芦醇具有广泛的生物学活性，如抗肿瘤、抗氧化、抗辐射、免疫调节、保护心血管等，深受国内外生物医学界的重视，白藜芦醇的神经保护作用颇受关注，体外细胞培养实验证实白藜芦醇可增强胆碱能神经元的功能，拮抗 β 淀粉样蛋白毒性、减轻神经元氧化损伤等，提示对白藜芦醇对中枢神经系统可能具有保护作用。

1. **通过抑制依赖含半胱氨酸的天冬氨酸蛋白水解酶（cysteinyl aspartate specific proteinase，caspase）途径的细胞凋亡** Caspase 家族是一组存在于细胞质中具有类似结构的蛋白酶，与真核细胞凋亡密切相关，并参与细胞的生长、分化与凋亡调节。有研究表明 Aβ 引起神经细胞凋亡主要通过 caspases 依赖性途径，AD 患者脑内有大量神经元凋亡，caspase 家族凋亡因子表达增高显著。

Caspase 通过一些刺激因子与细胞表面的死亡受体（如 Fas 配体）结，激活 caspase-8，然后再激活 caspases，引起细胞凋亡；或者经线粒体，细胞色素 C 被释放，激活 caspase-9，导致凋亡。Caspase-8 是凋亡启动者，是死亡受体途径关键因子，caspase-8 通过切割活化，激活下游半胱氨酸蛋白酶，引起凋亡。Caspase-8 可把凋亡信号从非依赖线粒体途径，传送到线粒体通路，这样将死亡受体途径和线粒体途径联络起来，扩大了凋亡信号。Caspase-12 是内质网的应激诱导凋亡的特异性分子。β 淀粉样前体蛋白的水解产物，是由内质网合成的神经细胞膜的跨膜蛋白，该蛋白发生淀粉样变性后引起蛋白质构象病发生，从而引起阿尔茨海默病的产生。研究证明内质网通路是一条新的细胞凋亡通路。同时海马神经元被 Aβ 刺激以后，内质网应激，特异性的 caspase-12 凋亡因子表达上调，启动内质网特异性的凋亡通路，导致细胞凋亡。

研究发现，研究白藜芦醇对 $Aβ_{25-35}$ 诱导的 AD 大鼠模型有保护作用，其机制可能部分与抑制 iNOS、caspase-8、caspase-9 mRNA 表达有关。有研究进一步发现，白藜芦醇对 $Aβ_{25-35}$ 致 AD 大鼠海马神经元的保护作用，其机制可能还与抑制 caspase-12 mRNA 和 caspase-12 蛋白表达有关。

2. 激活沉默信息调节因子 1（SIRT1）及其下游信号因子丝氨酸 / 苏氨酸蛋白激酶（Rho-associated kinase，ROCK） SIRT1 是烟酰胺腺嘌呤二核苷酸（nico-tinamide adenine dinucleotide，NAD）依赖的脱乙酰酶，能够乙酰化多种细胞核蛋白，参与细胞增殖、细胞分化、肿瘤发生以及细胞新陈代谢等过程。研究发现，SIRT1 在脑组织有较高的表达，与神经发育密切相关，参与轴突变性、氧化应激及细胞衰老等多个生命过程的调节。同时研究也证实 SIRT1 与 AD 的发生发展具有密切的关系。最近的研究报道，在 AD 患者的大脑皮质中，SIRT1 表达量明显降低，并伴随着 Aβ 聚集。动物研究也发现，在 AD 模型小鼠的研究中发现，转染 SIRT1 基因后，小鼠脑内神经元的变性得到明显的改善。

白藜芦醇是 SIRT1 的激动剂，能特异性诱导 SIRT1 的高表达。白藜芦醇诱导的 SIRT1 高表达能显著抑制 polyQ 毒性引起的神经功能障碍。在华勒变性模型小鼠中增强 NAD 的活性，可以激活 SIRT1 的表达，明显延缓轴突变性。AD 模型小鼠脑内转入 SIRT1 基因，可使 Aβ 沉积明显减少，而 SIRT1 基因敲除后的小鼠脑内 Aβ 沉积显著增多。上述研究表明，SIRT1 与 Aβ 代谢有着密切的关系，白藜芦醇可能通过激动 SIRT1 产生抗 AD 的神经保护作用。

丝氨酸 / 苏氨酸蛋白激酶（Rho-associated kinases，ROCKs）是 SIRT1 信号通路下游的信号因子，是一种丝氨酸 / 苏氨酸蛋白激酶，参与细胞黏附与运动、炎症反应、氧化应激、以及细胞凋亡等多种细胞功能。ROCKs 包括两个异构体：ROCK1 和 ROCK2。其中，ROCK1 参与淀粉样前体蛋白（amyloid precursor protein，APP）非淀粉样蛋白途径的调控，能够抑制 α- 蛋白激酶活性，并且受 SIRT1 的负调控。在 SIRT1 转基因小鼠的原代神经元中，SIRT1 表达升高，Aβ 的含量减少，同时伴随着 ROCK1 的表达下降。另外，热量限制的松鼠猴脑内 Aβ 沉积明显减少，与此同时 SIRT1 的表达量增加，ROCK1 的表达量减少。临床上治疗阿尔海默病所用的两种药物：甾醇抗炎药和他汀类药物都是通过抑制 ROCK1 活性，达到降解 β- 淀粉样蛋白，保护神经元的目的。有研究表明，在 $Aβ_{25-35}$ 导致的 PC12 细胞损伤中，$Aβ_{25-35}$ 引起 SIRT1 表达量的降低的同时，ROCK1 的表达量明显升高，白藜芦醇能够对抗 $Aβ_{25-35}$ 诱导的 PC12 细胞损伤，抑制细胞凋亡，有效地增强 SIRT1 的表达，并能够减弱 ROCK1 的表达，说明白藜芦醇可能是通过激活 SIRT1 进而抑制下游信号分子

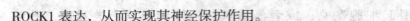

ROCK1 表达，从而实现其神经保护作用。

3. 星形胶质细胞在 AD 发病中的作用　目前星形胶质细胞（astrocyte，AS）在 AD 的病理改变中起到的作用引起越来越多的关注。胶质细胞是神经系统内数量众多的一大类细胞，约占中枢神经系统细胞总数的 90%，其中，AS 是胶质细胞的重要组成部分，几乎包括了胶质细胞的所有功能。既往认为中枢神经系统内信息传递与整合是由神经元网络完成的，星形胶质细胞仅是被动的辅助角色，起到支持、提供营养以及协助代谢等作用。近年随着膜片钳及分子生物学技术的进步，人们发现 AS 在维持神经元内外环境、生存、迁移、免疫调节、信号转导、轴突生长及功能整合等方面都具有重要作用，对神经元生存起到重要作用，与中枢神经系统疾病密切相关。阿尔茨海默病的关键性特征之一是脑内炎症，炎症过程是由星形胶质细胞和小胶质细胞释放的细胞因子所介导，并参与免疫反应。炎症是 Aβ 沉积引起的继发性反应，也是导致神经元退行性变的重要因素。Aβ 蛋白的病理性沉积能够激活星形胶质细胞，并高度表达星形胶质细胞特征性蛋白—胶原纤维酸性蛋白（glial fibrillary acid protein，GFAP）。过度活化的星形胶质细胞和小胶质细胞释放大量炎性介质如（IL-1β，TNF-α，IL-8，MCP-1 等），继而将诱导型一氧化氮酶（inducible nitric oxide synthase，iNOS）激活，产生一氧化氮（nitric oxide，NO）及活性氧簇（reactive oxygen species，ROS），后者又可以与活性氮簇（reactive nitrogen species，RNS）作用，生成过氧化硝酸盐。这种过氧化物能对细胞产生很强的毒性，引发细胞凋亡。此外，小胶质细胞和星形胶质细胞的相互作用还会进一步增加炎症因子前体、补体以及氧化物的产生。这些炎症介质和氧化物的产生会导致 Aβ 的进一步聚积，从而将细胞内炎症因子介导的级联反应进一步扩大，使之进入恶性循环。因此，抑制由过度活化的星形胶质细胞导致的神经炎症反应有可能对抑制 AD 病的发生发展起到重要作用。

研究发现，星型胶质细胞在受到炎症刺激时会被激活并释放 NO、TNF-α 等炎症介质。而白藜芦醇的预处理能够降低星形胶质细胞 TNF-α 的释放量，并有可能通过抑制 iNOS 的表达而降低 NO 的释放量，减轻 NO 对细胞的损伤。

4. 类雌激素作用在 AD 中的治疗作用　近来研究表明，人类的大脑也属于雌激素作用的靶组织。大脑中有广泛的雌激素受体（ER），雌激素水平与阿尔茨海默病密切相关。目前在国内外，已开始采用给绝经后的妇女服用雌激素以预防阿尔茨海默病，或用于延缓和改善症状。采用雌激素治疗的绝经后妇女阿尔茨海默病发生的危险下降 40%。由此推测，植物性雌激素应该也能防治妇女阿尔茨海默病。

白藜芦醇分子结构与合成的雌激素类化合物己烯雌酚（DES）的结构类似，并显示一定的雌激素样活性，所以被称为植物雌激素。研究表明白藜芦醇在体外能与雌激素受体（ER）竞争性结合，表现雌激素样作用。白藜芦醇的酚羟基可以提供一个氢原子结合自由基，而使其自身变成自由基，酚羟基的共振结构又起到稳定酚自由基的作用。雌激素在氧化-还原反应的链增长阶段起到结束链反应的作用。所以，白藜芦醇具有很强的抗氧化作用。Jang 等从分子角度证实白藜芦醇的神经保护作用归因于白藜芦醇的抗氧化作用：Aβ 可引起嗜铬细胞瘤细胞内活性氧聚集、导致线粒体膜电势降低，并激活 c-Jun N 末端激酶，还可诱导激活 NF-κB。白藜芦醇通过减弱 Aβ$_{25-35}$ 诱导的细胞凋亡、抑制 Aβ$_{25-35}$ 诱导的细胞内活性氧聚集、影响 Aβ$_{25-35}$ 诱导的凋亡信号通道、抑制 Aβ$_{25-35}$ 诱导 NF-κB 激活及 Aβ$_{25-35}$ 诱导的线粒体膜电势的消失来保护嗜铬细胞瘤细胞，避免了 Aβ 诱导的细胞毒性，从而对 AD

起到防治作用。

四、应用前景

阿尔茨海默病是一种多因素相关的复杂性疾病，目前临床治疗效果不佳，仅针对单靶点或单致病途径的药物不易取得好的疗效，另一个重要原因是干预时机太晚，当诊断出阿尔茨海默病时患者脑内已有大量神经元死亡。因此，应当针对多靶点多途径治疗，同时将治疗时机提前到阿尔茨海默病发生前，才有可能在 AD 的药物干预领域实现新的突破。

随着阿尔茨海默病的研究的深入，天然药物及其提取物中有效的成分对阿尔茨海默病患者的预防和治疗作用受到重视，目前的研究资料证明许多天然药物治疗阿尔茨海默病具有抑制炎症、抑制氧化、对抗痴呆的多重作用。常见的抗阿尔茨海默病的天然药物的有效成分为银杏叶及其提取物、远志皂苷、人参皂苷等。银杏叶及其提取物具有清除氧自由基、抗氧化、改善脑功能等作用。远志皂苷是益智中药远志有效成分，具有抑制氧化、抗衰老及治疗 AD 的作用，使患者学习记忆功能得到明显恢复。人参皂苷 Rg1 可以增强 Tau 蛋白的去磷酸化，从而使 Tau 蛋白过度磷酸化受到抑制。

从葡萄籽和虎杖中提取的多酚化合物白藜芦醇，具备抗氧化、抗凋亡等作用，祖国医学中医用于抑郁症和精神过度紧张等疾病的治疗，从而获得科学家的普遍关注。近年来研究发现，白藜芦醇有神经保护作用，通过多种机制可以防治 AD 的发生，包括减少 Aβ 的生成、增加 Aβ 的降解，减少神经细胞中老年斑的形成，减少 Aβ 对神经细胞的氧化应激损伤，进而减少神经细胞的凋亡坏死。在动物试验中发现白藜芦醇能明显地减少 AD 模型动物神经细胞的死亡及有效的改善认知及记忆能力。尽管目前对于阿尔茨海默病的发病机制还未完全阐释，白藜芦醇神经保护作用的研究仍处于细胞及动物试验阶段，还未应用至临床，随着国内外科学家对白藜芦醇神经保护机制的深入研究，期待将来会开发出对阿尔茨海默病治疗有效的含白藜芦醇成分的药物。

参 考 文 献

［1］陈灏珠．实用内科学．14 版．北京：人民卫生出版社，2013．

［2］吴勉华．中医内科学．3 版．北京：中国中医药出版社，2013．

［3］王合启．刺五加治疗缺血性卒中患者并发轻中度抑郁症临床观察．中国实用神经疾病杂志，2012，17：83-84．

［4］潘桂．银杏叶治疗缺血性脑卒中的临床效果．中国保健营养，2012，11：4601．

［5］黄安安，高丽．葛根及川芎合用对缺血再灌注大鼠保护作用的研究．重庆医学，2012，41：3621-3622．

［6］张琼，陈书艳．丹参多酚酸盐治疗急性脑缺血的临床研究．实用药物与临床，2013，16：114-116．

［7］Sims JR，Lee SW，Topalkara K，et al.Sonic hedgehog regulates ischemia/hypoxia-induced neural progenitor proliferation.Stroke，2009，40：3618-3626．

［8］Suwelack D，Hurtado LA，Millan E，et al.Neuronal expression of the transcription factor Gli1 using the Talpha1 alpha-tubulin promoter is neuroprotective in an experimental model of Parkinson's disease.Gene Ther，2004，11：1742-1752．

［9］Marigo V，Tabin C.Regulation of patched by sonic hedgehog in the developing neural tube.Proc Natl Acad Sci USA，1996，93：9346-9351．

［10］Ruo LD，Sheng YZ，Yuan PX，et al.Sonic Hedgehog protects cortical neurons against oxidative stress. Neurochem Res，2011，36：67-75．

[11] Regl G, Kasper M, Schnidar H, et al.Activation of the BCL2 promoter in response to Hedgehog/GLI signal transduction is predominantly mediated by GLI2.Cancer Res,2004,64：7724-7731.

[12] 季辉,张详建.Gli1、Ptch1 和 SOD1 在脑梗塞大鼠脑组织的动态表达及白藜芦醇苷对缺血性脑组织神经保护作用的研究.石家庄:河北医科大学,2011：1-54.

[13] 赵康,张详建,田新英.白藜芦醇苷对实验性脑缺血大鼠海马区的神经保护作用及其机制.石家庄:河北医科大学,2011：1-36.

[14] Mizuno K, Kume T, Muto C, et al.Glutathione biosynthesis via activation of the nuclear factor E2-Related Factor 2(Nrf2)-antioxidant-pesponse element(ARE)pathway is essential for neuroprotective effects of sulforaphane and 6-(methylsulfinyl)hexyl isothiocyanate.J Pharmacol Sci,2011,115：320-328.

[15] Dreger H, Westphal K, Wilck N, et al.Protection of vascular cells from oxidative stress by proteasome inhibition depends on Nrf2.Cardiovasc Res,2010,85：395-403.

[16] Kobayashi M, Li L, 1wamoto N, et al.The antioxidant defense system Keapl-Nrf2 comprises a multiple sensing mechanism for responding to a wide range of chemical compounds.Mol Cell Biol,2009,29：493-502.

[17] Thimmulappa PK, Mai KH, Srisuma S.Identification of Nrf2-regulated genes induced by the chemopreventive agent sulforaphane by oligonucleotide microarray.Cancer Res,2002,62：5196-5203.

[18] Abraham NG, Kappas A.Pharmacological and clinical aspects of heme oxygenase.Pharmacol Rev,2008,601：79-127.

[19] Yang CH, Zhang XJ, Fan HG, et al.Curcumin upregulates transcription factor Nrf2, HO-1 expression and protects rat brains against focal ischemia.Brain Res,2009,1282：133-141.

[20] Ren J.Resveratrol pretreatment attenuates cerebral ischemic injury by upregulating expression of transcription factor Nrf2 and HO-1 in rats.Neurochem Res,2011,36：2352-2362.

[21] Ungvari ZI, Bagi Z, Feher A, et al.Resveratrol confers endothelial protection via activation of the antioxidant transcription factor Nrf2.Am J Physiol Heart Circ Physiol,2010,299：H18-24.

[22] Orsu P, Murthy BV, Akula A.Cerebroprotective potential of resveratrol through anti-oxidant and anti-inflammatory mechanisms in rats.J Neural Transm,2013,120：1217-1223.

[23] Raval AP, Dave KR, Perez-Pinzon MA.Resveratrol mimics ischemic preconditioning in the brain.J Cereb Blood Flow Metab,2006,26：1141-1147.

[24] Raval AP, Lin HW, Dave KR, et al.Resveratrol and ischemic preconditioning in the brain.Curr Med Chem,2008,15：1545-1551.

[25] Della-Morte D, Dave KR, DeFazio RA, et al.Resveratrol pretreatment protects rat brain from cerebral ischemic damage via a sirtuin 1-uncoupling protein 2 pathway.Neuroscience,2009,159：993-1002.

[26] Chong ZZ, Maiese K.Enhanced tolerance against early and late apoptotic oxidative stress in mammalian neurons through nicotinamidase and sirtuin mediated pathways.Curr Neurovasc Res,2008,5：159-170.

[27] Simao F, Matté A, Matté C, et al.Resveratrol prevents oxidative stress and inhibition of Na(+)K(+)-ATPase activity induced by transient global cerebral ischemia in rats.J Nutr Biochem,2011,22：921-928.

[28] Małek R, Borowicz KK, Jargiełło M, et al.Role of NF-κB in the central nervous system.Pharmacol Rep,2007,59：25-33.

[29] Vaziri, H.hSIR2(SIRT1)functions as an NAD-dependent p53 deacetylase.Cell,2001,107：149-159.

[30] Cheng HL.Developmental defects and p53 hyperacetylation in *Sir2* homolog(SIRT1)-deficient mice.Proc Natl Acad Sci USA,2003,100：10794-10799.

[31] Yeung F.Modulation of NF-kappaB-dependent transcription and cell survival by the SIRT1 deacetylase.EMBO J,2004,23：2369-2380.

[32] Motta MC.Mammalian SIRT1 represses forkhead transcription factors.Cell,2004,116：551-563.

[33] Brunet A.Stress-dependent regulation of FOXO transcription factors by the SIRT1 deacetylase.Science,2004,

303：2011-2015.

[34] Shin JA.Acute resveratrol treatment modulates multiple signaling pathways in the ischemic brain.Neurochem Res,2012,37：2686-2696.

[35] Yan W.SirT1 mediates hyperbaric oxygen preconditioning-induced ischemic tolerance in rat brain.J Cereb Blood Flow Metab,2013,33：396-406.

[36] Graham SH,Chen J,Clark RS.Bcl-2 family gene products in cerebral ischemia and traumatic brain injury.J Neurotrauma,2000,17：831-841.

[37] Hu XL,Olsson T,Johansson IM,et al.Dynamic changes of the anti-and pro-apoptotic proteins Bcl-w,Bcl-2,and Bax with Smac/Diablo mitochondrial release after photothrombotic ring stroke in rats.Eur J Neurosci,2004,20：1177-1188.

[38] Zhao H,Yenari MA,Cheng D,et al.Bcl-2 overexpression protects against neuron loss within the ischemic margin following experimental stroke and inhibits cytochrome c translocation and caspase-3 activity.J Neurochem,2003,85：1026-1036.

[39] Gill MB,Bockhorst K,Narayana P,et al.Bax shuttling after neonatal hypoxia-ischemia：hyperoxia effects.J Neurosci Res,2008,86：3584-3604.

[40] Kowaltowski AJ,Castilho RF,Vercesi AE.Mitochondrial permeability transition and oxidative stress.FEBS Lett,2001,495：12-15.

[41] Kroemer G.Mitochondrial control of apoptosis：an introduction.Biochem Biophys Res Commun,2003,304：433-435.

[42] Broughton BR,Reutens DC,Sobey CG.Apoptotic mechanisms after cerebral ischemia.Stroke,2009,40：e331-339.

[43] Denes L,Szilágyi G,Gál A,et al.Talampanel a non-competitive AMPA-antagonist attenuates caspase-3 dependent apoptosis in mouse brain after transient focal cerebral ischemia.Brain Res Bull,2006,70：260-262.

[44] Abas F,Alkan T,Goren B,et al.Neuroprotective effects of postconditioning on lipid peroxidation and apoptosis after focal cerebral ischemia/reperfusion injury in rats.Turk Neurosurg,2010,20：1-8.

[45] 陈媛媛,王兴勇,胡语航,等.白藜芦醇苷对缺血再灌注脑损伤大鼠神经细胞凋亡的影响.重庆医科大学学报,2007,32：1147-1149.

[46] Lin YL,Chang HC,Chen TL,et al.Resveratrol protects against oxidized LDL-induced breakage of the blood-brain barrier by lessening disruption of tight junctions and apoptotic insults to mouse cerebrovascular endothelial cells.J Nutr,2010,140：2187-2192.

[47] Yousuf S.Resveratrol exerts its neuroprotective effect by modulating mitochondrial dysfunctions and associated cell death during cerebral ischemia.Brain Res,2009,1250：242-253.

[48] Sharma SS,Gupta S.Neuroprotective effect of MnTMPyP,a superoxide dismutase/catalase mimetic in global cerebral ischemia is mediated through reduction of oxidative stress and DNA fragmentation.Eur J Pharmacol,2007,561：72-79.

[49] Sharma SS,Kaundal RK.Neuroprotective effects of 6-hydroxy-2,5,7,8-tetramethylchroman-2-carboxylic acid(Trolox),an antioxidant in middle cerebral artery occlusion induced focal cerebral ischemia in rats.Neurol Res,2007,29：304-309.

[50] Tillement JP.In vitro protection of cerebral mitochondrial function by E-resveratrol in anoxia followed by re-oxygenation.Bull Acad Natl Med,2001,185：1443-1445.

[51] Zini R.Resveratrol-induced limitation of dysfunction of mitochondria isolated from rat brain in an anoxia-reoxygenation model.Life Sci,2002,71：3091-3108.

[52] Saleh MC,Connell BJ,Saleh TM.Resveratrol preconditioning induces cellular stress proteins and is mediated via NMDA and estrogen receptors.Neuroscience,2010,166：445-454.

［53］Wu J.Neuroprotection by curcumin in ischemic brain injury involves the Akt/Nrf2 pathway.PLoS One,2013,8：59843.

［54］Lin Y,Chen F,Zhang J,et al.Neuroprotective effect of Resveratrol on ischemia/reperfusion injury in rats through TRPC6/CREB pathways.J Mol Neurosci,2013,50：504.

［55］Saleh MC,Connell BJ,Saleh TM.Resveratrol induced neuroprotection is mediated via both estrogen receptor subtypes,ER（alpha）and ER（beta）.Neurosci Lett,2013,548：217-221.

［56］Bradbury J.New hope for mechanism-based treatment of Parkinson's disease,Drug Discov Today,2005,10：80-81.

［57］Finaud J,Lac Q Filaire E.Oxidative stress:relationship with exercise and training.Sports Med,2006,36：327-358.

［58］Shang YZ,Qin BW,Cheng JJ,et al.Prevention of oxidative injury by flavonoids from stems and leaves of Scutellaria baicalensis Georgi in PC12 cells.Phytother Res,2006,20：53-57.

［59］Melisa J,Mark R,David W.Parkin and a-synuclein:opponent Actions in the pathogenesis of Parkinson's disease.The Neuroscientist,2004,10：63-72.

［60］Sharp FR,Lu A,Tang Y,et al.Multiple molecular penumbras after focal cerebral ischemia.J Cereb Blood Flow Metab,2000,20：1011.

［61］Mattson MP,Caman dola S.NF-κB in neuronal plasticity and neurodegenerative disorder.J Clin Invest,2001,107：247-254.

［62］'I'anka H,Yokota H,Jover T,et al.Ischemic preconditioning:neuronal survival in the face of caspase-3 activation.J Neurosci,2004,24：2750-2759.

［63］Aaronson DS,Horvath CM.A road map for those who don't know TAK-STAT.Science,2002,296：1653-1655.

［64］Akira S.Roles of STAT3 defined by tissue-specific gene targeting.Oncogene,2000,19：2607-2611.

［65］Cullen JP,Morrow D,Jin Y,et al.Resveratrol,a polyphenolic phytostilbene,inhibits endothelial monocyte chemotactic protein-1 synthesis and secretion.J Vasc Res,2007,44：75-84.

［66］Manna SK,Mukhopadhyay A,Aggarwal BB.Resveratrol suppresses TNF-induced activation of nuclear transcription factors NF-κB,activator protein-1,and apoptosis:potential rule of reactive oxygen intermediates and lipid peroxidation.J Immunol,2000,164：6509-6519.

［67］王聪杰,牛平,陈鑫,等.白藜芦醇对帕金森病大鼠黑质多巴胺能神经元损伤的保护作用.中国医科大学学报,2012,41：28-30.

［68］Chen H,Zhang SM,Hernan MA,et al.Nonsteroidal anti-inflammatory drugs and the risk of Parkinson's disease.Arch Neurol,2003,60：1059-1064.

［69］Teismann P,Ferger B.Inhibition of the cyclooxygenase isoenzymes COX-1 and COX-2 provide neuroprotection in the MPTP-mouse model of Parkinson's disease.Synapse,2001,39：167-174.

［70］Mirjany M,Ho L,Pasinetti GM.Role of Cyclooxygenase-2 in neuronal cell cycle activity and glutamate-mediated excitotoxicity.J Pharmacol Exp Then,2002,301：494-500.

［71］Takadera T,Shiraishi Y.Ohyashiki T.Prostaglandin E2 induced caspase-dependent apoptosis possibly through activation of EP2 receptors in cultured hippocampal neurons.Neurochem Int,2004,45：713-719.

［72］Kundu JK,Shin YK,Kim SH,et al.Resveratrol inhibits phorbol ester-induced expression of COX-2 and activation of NF-kappaB in mouse skin by blocking IkappaB kinase activity.Carcinogenesis,2006,27：1465-1474.

［73］Manna SK,Mnlaropadhyay A,Aggarwal BB.Resveratrol suppresses TNF-induced activation of nuclear transcription factors NF-κB,activator protein-1 and apoptosis:potential role of reactive oxygen intermediates and lipid peroxidation.J Immunol,2000,164：6509-6519.

［74］Subbaramaiah K,Dannenberg AJ.Resveratrol inhibits the expression of cyclooxygenase-2 in mammary epithelial cells.Adv Exp Med Bid,2001,492：147-157.

［75］ Wang MJ,Ljn WW,Chen HL,et al.Silymarin protects dopaminergic neurons against lipopolysaccharide-induced neurotoxicity by inhibiting microglia activation.Fur J Neurosci,2002,1：2103-2112.

［76］ Tsai SH,Lin-Shiau SY,Lin JK.Suppression of nitric oxide synthase and the down regulation of the activation of NF-kappaB in macrophages by resveratrol.Br J Pharmacol,1999,126：673-680.

［77］ Femandez-gonzalez A,Perez-otano I,Morgan JI.MPTP selectively induces heme oxygenase-1 expression in striatal astrocytes.Eur J Neurosci,2000,12：1573-1583.

［78］ 杨薇.大豆中植物性雌激家的构效关系及药理作用.中国新药杂志,2001,10：892-896.

［79］ Gelinas S,Martinoli MG.Neuroprotective Effect of estradiol and phytoestrogens on MPP-induced cytotoxicity in neuronal PC12 cells.J Neuronsci Res,2002,70：90.

［80］ Gan L,Mucke L.Paths of convergence：sirtuins in aging and neurodegeneration.Neuron,2008,58：10-14.

［81］ Qin W,Chachich M,Lane M,et al.Calorie restriction attenuates Alzheimer's disease type brain amyloidosis in Squirrel monkeys（Saimiri sciureus）.J Alzheimers Dis,2006,10：417-422.

［82］ Vaziri H,Dessain S K,Ng EE,et al.hSIR2（SIRT1）functions as anNAD-dependent p53 deacetylase.Cell,2001,107：149-159.

［83］ Selkoe DJ.Alzheimer's disease：genes,proteins,and therapy.Physiol Rev,2001,81：741-766.

［84］ Hardy J,Selkoe DJ.The amyloid hypothesis of Alzheimer's disease progress and problems on the road to therapeutics.Science,2002,297：353-356.

［85］ Deshpande A,Mina E,Globe C,et al.Different conformations of amyloid beta induce neurotoxicity by distinct mechanisms in human cortical neurons.Neuroscience,2006,26：6011-6018.

［86］ Huang HC,Jiang ZF.Accumulated amyloid-beta peptide and hyperphosphorylated tauprotein：Relationship and links in Alzheimer's disease.J Alzheimers Dis,2009,16：15-27.

［87］ 常艳,薛毅珑.阿尔茨海默病的发病机制及其研究进展.中国临床康复,2004,8：693-695.

［88］ Dodart JC,Marr RA,Koistinaho M,et al.Gene delivery of human apolipoprotein E alters brain Apburden in a mouse model of Alzheimer's disease.Proc Natl Acad Sci USA,2005,102：1211-1216.

［89］ 杜红坚,程焱.阿尔茨海默病患者载脂蛋白E基因启动子区多态性研究.中华神经科杂志,2004,37：348.

［90］ Auld DS,Kornecook TJ,Bastianetto S,et al.Alzheimer's disease and the basal forebrain cholinergic system：relations to beta-amyloid peptides,cognition,and treatment strategies.Prog Neurobiol,2002,68：209-245.

［91］ Lesser GT,Haroutunian V,Purohit DP,et al.Serum lipids are related to Alzheimer's pathology in nursing home residents.Dement Geriatr Cogn Disord,2009,27：42-49.

［92］ Jang MH,Piao XL,Kim HY,et al.Resveratrol oligomers from Vitis amurensis attenuate β-amyloid-induced oxidative stress in PC12 cells.Biol pharm Bull,2007,30：1130-1134.

［93］ Hwang JT,Kwon DY,Park OJ,et al.Resveratrol protects ROS-induced cell Death by activating AMPK in H9c2 cardiac muscle cells.Genes Nutr,2008,2：323-326.

［94］ Clementi ME,Pezzotti M,Orsini F,et al.Alzheimer's amyloid p-peptide（1-42）induces cell death in human neuroblastoma via bax/bcl-2 ratio increase：An intriguing role for methionine 35.Biochem Biophys Res Commun,2006,342：206-213.

［95］ Pompl PN,Yemul S,Xiang Z,et al.Caspase gene expression in the brain as a function of clinical progression of Alzheimer's disease.Arch Neurol,2003,60：369-376.

［96］ Zhang W,Shi HY,Zhang M.Maspin overexpression modulates tumor cell apoptosis through the regulation of Bcl-2 family proteins.BMC Cancer,2005,5：50.

［97］ Nakagawa T,Yuan J.Cross-talk between two cysteine protease families.Activation of caspase12 by ealpain in apoptosis.J Cell Biol,2000,150：887-894.

［98］ 罗红波,杨金升,石向群,等.Aβ诱导内质网应激性凋亡通路的启动及二苯乙稀苷的影响.东南大学

学报(医学版),2011,30：855-860.

[99] Ron D,Walter P.Signal integration in the endoplasmic reticulum unfolded protein response.Nat Rev Mol Cell Biol,2007,8：519-529.

[100] 王顺旺,徐平,刘海军,等.反式白藜芦醇对 Aβ25-35 致痴呆大鼠海马诱导型一氧化氮表达的影响.重庆医学,2010,39：2400-2405.

[101] 陈群,徐平,王顺旺,等.反式白藜芦醇对 Aβ25-35 损伤大鼠海马旁回 caspase8,caspase9 的影响.中国生化药物杂志,2011,2：115-118.

[102] Huang TC,Lu KT,Wo YY,et al.Resveratrol protects rats from AP-induced neurotoxicity by the reduction of iNOS expression and lipid peroxidation.PLoS One,2011,6：e29102.

[103] Guarente L.Sir2 links chromatin silencing,metabolism,and aging.Genes Dev,2000,14：1021-1026.

[104] Lamming DW,Wood JG,Sinclair DA.Small molecules that regulate lifespan:evidence for xenohormesis.Mol Microbiol,2004,53：1003-1009.

[105] Tissenbaum HA,Guarente L.Increased dosage of a sir-2 gene extends lifespan in Caenorhabditis elegans. Nature,2001,410：227-230.

[106] Julien C,Tremblay C,Emond V,et al.Sirtuin 1 reduction parallels the accumulation of tau in Alzheimer disease.J Neuropathol Exp Neurol,2009,68：48-58.

[107] Anekonda TS.Resveratrol-a boon for treating Alzheimer's disease？ Brain Res Rev,2006,52：316-326.

[108] Kim D,Nguyen MD,Dobbin MM,et al.SIRT1 deacetylase protects against neurodegeneration in models for Alzheimer's disease and amyotrophic lateral sclerosis.EMBO J,2007,26：3169-3179.

[109] Wagstaff MJ,Collaco-Moraes Y,Smith J,et al.Protection of neuronal cells from apop tosis by Hsp27 delivered with a herpes simplex virus-based vector.J Biol Chem,1999,274：5061-5069.

[110] Howitz KT,Bitterman KJ,Cohen HY,et al.Small molecule activators of sirtuins extendSaccharomyces cerevisiaelifespan.Nature,2003,425：191-196.

[111] Parker JA,Arango M,Abderrahmane S,et al.Resveratrol rescues mutant polyglutamine cytotoxicity in nematode and mammalian neurons.Nat Genet,2005,37：349-350.

[112] Araki T,Sasaki Y,Milbrandt J.Increased nuclear NAD biosynthesis and SIRT1 activation prevent axonal degeneration.Science,2004,305：1010-1013.

[113] Donmez G,Wang D,Cohen DE,et al.SIRT1 suppressesbeta-amyloid production by activating the alpha-secretase gene ADAM 10.Cell,2010,142：320-332.

[114] Tang BL.Alzheimer's disease:Channeling APP to non-amyloidogenic processing.Biochem Biophys Res Commun,2005,331：375-378.

[115] Qin W,Yang T,Ho L,et al.Neuronal SIRT1 activation as a novel mechanism underlying the prevention of Alzheimer disease amyloid neuropathology by calorie restriction.J Biol Chem,2006,281：21745-21754.

[116] Qin W,Chachich M,Lane M,et al.Calorie restriction attenuates Alzheimer's disease type brain amyloidosis in Squirrel monkeys(Saimiri sciureus).J Alzheimers Dis,2006,10：417-422.

[117] Zhou H,Chen Q,Kong DL,et al.Effect of resveratrol on gliotransniitter levels and p38 activities in cultured astrocytes.Neurochem Res,2011,36：17-26.

[118] Wang HM,Zhao YX,Zhang S,et al.PPARgamma agonist curcumin reduces the amyloid-beta-stimulated inflammatory responses in primary astrocytes.J Alzheimers Dis,2010,20：1189-1199.

[119] Franciosi S,Choi HB,Kim SU,et al.IL-8 enhancement of amyloid-beta(Abeta 1-42)-induced expression and production of pro-inflammatory cytokines and COX-2 in cultured human microglia.J Neuroimmunol, 2005,159：66-74.

[120] Mattson MP.Pathways towards and away from Alzheimer's disease.Nature,2004,430：631-639.

[121] Jang JH,Surh YJ.Protective effect of resveratrol on beta-amyloid-induced oxidative PC12 cell death.Free Radic Biol Med,2003,34：1100-1110.

[122] 马涛,张文生,王永炎.天然药物治疗阿尔茨海默病的研究进展.北京中医药大学学报,2009,32：641-645.

[123] 李玺,刘颖,袁海峰,等.人参皂苷 Rg1 对冈田酸所致大鼠脑片 tau 蛋白磷酸化的影响.中西医结合学报,2010,8：955-960.

[124] 赵乐萍,林蒙蒙,邵拓,等.反式白藜芦醇联合胡椒碱对慢性应激大鼠的抗抑郁作用及其下丘脑相关机制.中国药理学与毒理学杂志,2012,26：610-617.

[125] Li F,Gong Q,Dong H,et al.Resveratrol,a neuroprotective supplement for Alzheimer's disease.Curr Pharm Des,2012,18：27-33.

[126] Anekonda TS,Reddy PH.Neuronal protection by sirtuins in Alzheimer's disease.J Neurochem,2006,96：305-313.

第十章

白藜芦醇与肿瘤

第一节 概 述

一、癌症

（一）癌症的概念

癌症是人们对于一组几乎可发生于身体任何部位的各种恶性肿瘤的俗称，使用的专业术语为恶性肿瘤，可以包括癌、肉瘤、淋巴瘤或某些血液系统恶性病变等。一般来说，癌症是由控制细胞生长增殖分化的机制失常而引起的。癌细胞生长失控，在局部异常增殖，可侵入周围正常组织形成浸润，还可经由血液循环系统或淋巴系统转移到身体其他部位。癌症是目前威胁全世界人类健康和生命的主要杀手。世界卫生组织在 2005 年全世界 5800万死亡统计总数中显示，癌症占所有死亡的 760 万（13%）。根据我国卫生部卫生信息统计中心公布的资料，自 20 世纪 70 年代以来，癌症死亡率在中国一直呈持续增长趋势。20 世纪 70 年代、90 年代和 21 世纪初每年死于癌症的人数分别为 70 万、117 万和 150 万。目前我国癌症死亡已位居各类死因的第一位，成为严重危害人民健康和生命的重要因素。

（二）癌症的发生、发展

病因学研究发现，癌症的发生是一个渐进的多步骤的过程，这个过程可长达十年或数十年。癌变是在不同生物水平上损伤的积累，其中包括基因水平、蛋白水平、细胞水平和器官等多种生物过程的改变。癌症发生是涉及多因素的病理过程。导致癌症形成发展的主要因素包括外源性和内源性因素。其中外源性因素来自外界环境，与自然环境，生活条件等密切相关，包括化学因素、物理因素、致癌性病毒、霉菌等。内源性因素主要指机体免疫状态、心理因素、遗传因素、激素水平、DNA 损伤修复能力等。由于癌症的形成与环境中一些致癌因子，如化学性，物理性或病毒入侵等接触有关，因此一般认为癌化过程涉及以下多重步骤，包括：①起始期：一般认为是不可逆过程，历时较短，主要涉及致癌物的代谢活化、活化致癌物与 DNA 加成物的形成以及 DNA 的损伤和修复，某些不被修复的DNA 损伤被固定下来并可能影响细胞增殖；②促进期：DNA 损伤后导致的某些基因改变（改变的基因为癌基因或抑癌基因）引起的细胞的变异及过度增生，并启动癌细胞的克隆性连续增殖过程，如果人体免疫机制正常，通常可以发现并清除这一异常增殖的癌细胞，这一过程是可逆的；③进展期：人体免疫系统不能正常清除异常的癌细胞时，癌细胞克隆性无限增殖形成肿瘤浸润性生长并可能经由血液循环系统或淋巴系统扩散或转移到身体其他部位，而在新的位置继续形成肿瘤，这一过程是不可逆的。

（三）癌症与炎症的关系

大量的流行病学研究以及临床试验表明，炎症与肿瘤的形成有着密不可分的关系。慢性炎症可加速癌化不同过程的发展，如促进期，进展期。很多研究都在关注炎性细胞缓慢发展成肿瘤的根源，认为炎性细胞能产生众多有助于肿瘤生长和发展的生物因子或分子等。其中核转录因子 NF-κB 及其信号传导途径在炎症与癌症间扮演着重要角色。

（四）癌症的化学预防

随着人类对癌这一顽症认识的不断深化，逐渐意识到癌的预防是抗击癌症最有效的武器。许多科学研究及有效控制活动表明，癌症是可以预防的。世界卫生组织指出，有 1/3 的癌症通过预防可以不发生，1/3 的癌症早期发现、早期治疗可治愈，另外 1/3 的癌症通过各种治疗减轻临床症状可提高患者生活质量、延长存活时间。预防和监测肿瘤细胞突变，提高人体整体免疫系统功能可以预防癌变，控制或延缓细胞癌变的发生与发展。某些外源性物质（如稀有元素硒、胸腺肽提取物、氨基酸等），可以提高人体免疫机能而有预防癌症作用；合理膳食，改善生活习惯，防止致癌微生物（如 HBV、HIV）的感染和传播，避免职业性致癌因素，消除抑郁情绪等同样可以预防癌症的发生发展。癌症的发生要经历漫长的多阶段演变，它包含几个不同生物学水平上损伤的长期累积和细胞的生物化学及基因的改变，对这些水平上的任何一点进行干预，都可能预防、减缓或阻止健康细胞向恶性细胞转变。为了有效地对付癌症的发展或避免癌症的发生，美国科学家 Michael Sporn 等人在 1976 年首次提出了癌症的化学预防概念：应用天然的或合成的化合物干预癌前期病变，抑制、阻止或逆转其癌变过程，预防癌症的发生。

（五）化学防癌剂

癌症的化学预防是指用单一或多重的天然或人工合成的化合物组合使用来达到预防、阻断、抑制或逆转癌化过程的作用。目前证明有预防活性的化学预防剂有 1500 多种，根据化学结构进行分类，有异硫氰酸盐类、黄酮类、吲哚类、多酚类、视黄醇和类胡萝卜素类、硫化物类等。化学防癌剂大致可以分成两大类。第一类是致癌物质的阻断剂，能够降低体内的致癌物质形成。如维生素 C 能够抑制亚硝胺在胃内的形成，维生素 E、硒和胡萝卜素等抗氧化剂能清除自由基等等。第二类是癌变的抑制剂，能够抑制癌症的演变过程。如抗氧化剂维生素 A 和 E、雌性激素的衍生物、COX-2 抑制剂，以及大蒜、洋葱和绿茶等天然物质。

目前癌症化学预防研究的主要目标就是寻找高效低毒，作用机制明确的化学预防药物，而天然产物是合乎这些条件的最好来源之一。流行病学及大量动物实验已经证实人类食物中的许多天然成分都具有良好的预防癌症的作用。食物和植物中的天然化合物是最有希望的化学防癌剂的来源。统计结果表明，多食蔬菜和水果能够降低患癌症的概率，目前许多热门的防癌剂就是从水果、蔬菜和天然食品里分离出来的，如生姜富含的姜黄素，葡萄中的白藜芦醇，大蒜中的二烯丙基二硫，豆类中的染料木黄酮，绿茶中的表没食子儿茶素没食子酸酯等，这促使人们仔细寻找具有防癌作用的其他食物成分和合成制剂。当前，国际上已在进行许多有关化学预防和食物营养成分影响高危人群中常见癌症发生率的实验研究和临床试验。

二、白藜芦醇抗肿瘤的分子机制

1997 年，Jang 等较系统地报道了白藜芦醇的抗肿瘤作用。该项研究认为白藜芦醇作为天然的肿瘤化学预防剂，对肿瘤的起始、促进、发展三个阶段均有抑制作用：能够抗突变、抗氧化、抑制自由基并诱导 II 期药代谢酶活性；还能抑制环氧化酶（COX）和过氧化氢酶双重活性，具有很强的抗炎作用；并能诱导人早幼粒细胞白血病细胞株 HL-60 的分化。近年来研究发现白藜芦醇对多种肿瘤均有抑制作用，可以抑制小鼠皮肤癌、人乳腺癌、前列腺癌、食管癌、胃癌、结直肠癌、肝癌、白血病、宫颈癌等多种肿瘤。目前，对于白藜芦醇的抗肿瘤活性机制尚未形成一致意见，大多数学者认为其抗肿瘤活性可能与以下机制有关：

（一）对抗致癌物作用

1. 抑制环氧化酶 环氧化酶（COX）又称为前列腺素内过氧化合成酶，有三型：COX-1，COX-2，COX-3。COX 是花生四烯酸合成前列腺素类（PGs）如前列腺素 E_2、D2、F2a、I_2 和血栓素（TXA_2）等物质的限速酶。其中比较重要是 PGE_2，可引起局部红斑和充血、发红、炎症反应性水肿、渗出、发热、疼痛，并诱导血小板聚集和 TXA2 合成。而 TXA2 主要由血小板产生，使血小板聚集和血管收缩。COX-1 在大多数细胞呈结构性的表达，与 PGs 的生理合成有关，维护人体的正常生理功能。COX-2 为诱生型的，在静息时不表达，但在细胞因子，激素，致癌物质等多种诱导因子的刺激下快速表达，参与多种病理生理过程。一些促炎症反应的转录因子如 NF-κB，激活蛋白 1（AP-1）和 cAMP 反应元件蛋白能与 COX-2 启动子结合从而诱导 COX-2 的表达。近年来的研究表明，COX-2 不仅与炎症病理生理过程有关，与肿瘤的发生发展也有密切的关系。

2. 抗自由基作用 解毒酶包括谷胱甘肽 -S- 转移酶、尿嘧啶 – 双磷酸葡萄糖醛酸基转移酶和 2- 甲萘醌氧化还原酶等，这些酶能够把致癌性的异生物（非生物来源的化学物质，如杀虫剂、工业污染物及各种合成化合物等）共轭成无活性化合物排出体外。研究发现，白藜芦醇能够诱导解毒酶，起到预防肿瘤发生的作用。例如，白藜芦醇能诱导培养鼠肝癌细胞中的醌氧化还原酶活化，而此酶可将致癌物苯丙芘转化为一种醌而解毒。氧化损伤是许多致癌剂作用的一个重要机制。在肿瘤细胞株培养过程中加入白藜芦醇能减弱活性氧引起的细胞毒作用。用作食品添加剂的溴酸钾（$KBrO_3$）在大鼠、小鼠实验中已被证实能引起肾细胞瘤。$KBrO_3$ 引起的肾细胞染色质 DNA 的氧化损伤，能被白藜芦醇完全对抗。在有氧条件下，白藜芦醇能介导 Cu^{2+} 依赖的 DNA 的断裂。在体外实验中发现，白藜芦醇可以抑制黑色素瘤细胞合成氧自由基，同时可以抑制其生长繁殖。有文献报道白藜芦醇能够抑制过氧化氢诱导的红细胞溶血和 DNA 损伤，同时可以抑制兔肝匀浆丙二醛的生成，因此白藜芦醇具备很强的清除氧自由基的能力和防护 DNA 损伤的作用。氧化和自由基损伤是公认的能引起细胞 DNA 损伤从而导致细胞恶变的重要机制，因此，白藜芦醇清除氧自由基和防护 DNA 损伤的能力让它在降低肿瘤发生方面发挥着重要作用。

3. 抑制细胞色素 P450（cytochrome P450，CYP450） 白藜芦醇对 CYP 许多家族酶系都有作用，通过抑制细胞活性达到抑制肿瘤的增殖的效果。许多环境致癌物如多环芳烃及二噁英等都是间接致癌物，它们的主要作用是诱导机体 CYP 的表达，同时经过 CYP 代谢活化为终致癌物。其致癌机制是通过与胞质芳香烃受体结合活化芳香烃受体，之后受体转移到细胞核内与 DNA 结合，诱导一系列基因表达，产生一系列酶如 CYP1A1 和 CYP1B1 等。CYP1A1 氧化可以产生与细胞癌变密切相关的物质，例如 DNA 链加合物及活性氧等。Chen 等发现二噁英能诱导正常乳腺上皮细胞中 CYP1A1、CYP1B1 表达，并促使 17-β 雌激素氧化为儿茶酚雌激素，若同时使用白藜芦醇和二噁英作用于该细胞，则发现二噁英的上述作用能够被明显抑制，并能减少细胞外活性氧自由基生成和 DNA 氧化损伤。由此推测，白藜芦醇潜在的抗乳腺癌作用与其抑制乳腺上皮细胞 CYP1A1、CYP1B1 的表达及抗氧化作用有关。Beedanagari 等研究发现在乳腺癌 MCF-7 细胞中，二噁英能诱导 CYP1A1、CYP1A2 和 CYP1B1 mRNA 的表达；而在肝癌 HepG2 细胞中，二噁英只能诱导 CYP1A1 和 CYP1A2 的表达，不能诱导 CYP1B1 mRNA 表达。由以上可以看出，白藜芦醇能抑制二噁英诱导两种癌细胞中的 CYP1A1、CYP1A2 和 CYP1B1 mRNA 的表达，其机制是抑制芳香烃受体复合物与 CYP1A1 和 CYP1B1 基因调控区反应元件结合，从而达到抑制 RNA 聚合酶 II 与 CYP1A1 和 CYP1B1 基因调控区结合的作用，抑制了基因的表达。Wang 等探讨雌激素在乳腺癌发生发展过程中的作用时提出，抑制雌激素的合成是预防和治疗乳腺癌最重要的环节。雌激素合成需要一种限速酶 CYP19，也称为芳香酶，白藜芦醇一方面发挥了抗雌激素的作用，另一方面抑制了芳香酶的活性位点，从而抑制了 CYP19 的活性。

（二）抑制肿瘤细胞增殖

1. 抑制 DNA 合成、诱导肿瘤细胞分化

（1）抑制 DNA 合成：酪氨酸蛋白激酶（PTK）激活 ATP 末端磷酸，使底物蛋白质的酪氨酸残基磷酸化，这一过程在肿瘤基因表达的信息传递中起重要作用，许多恶性肿瘤细胞都发现有某种特定的 PTK 被激活或过量表达。Yu 研究了包括白藜芦醇在内的 19 个羟基芪类化合物，发现几乎所有的羟基芪类化合物均具有抑制活性。白藜芦醇通过抑制 PTK 的活性来抑制肿瘤基因表达，从而抑制肿瘤细胞增殖。

白藜芦醇对小鼠肥大细胞瘤 P815 和人髓性白血病 K562 细胞均有很强的抑制 DNA 合成作用。研究结果显示，白藜芦醇可抑制核糖核酸还原酶。核糖核酸还原酶在细胞周期中 S 期的早期为增殖的细胞提供 DNA 合成所需的脱氧核糖核酸，白藜芦醇对此酶抑制的 $IC_{50}=100\mu mol/L$，较临床上唯一使用的核糖核酸还原酶抑制剂羟基脲（$IC_{50}=1mmol/L$）作用强的多。Sun 等报道，白藜芦醇还能抑制 DNA 多聚酶和鸟氨酸脱羧酶从而抑制肿瘤生长。

（2）诱导肿瘤细胞分化：恶性肿瘤细胞因为生长速度快，加上不同程度地失去了分化成熟的能力，所以细胞分化差，形态和功能较正常细胞差别很大。促进细胞分化，无论是向成熟型分化，还是向非增殖表型分化，都将抑制肿瘤增殖。有研究发现，白藜芦醇能引起 HL-60 细胞分化体系的粒细胞和巨噬细胞减少，同时抑制掺入的 ^3H- 胸腺嘧啶，表明白藜芦醇能诱导人早幼粒白血病细胞向非增殖表型分化，证明了白藜芦醇在肿瘤发展阶段亦有明显抑制作用。目前认为，白藜芦醇能有效地动员肿瘤细胞从细胞周期的 G1-G0 期进入 S 期，导致大量细胞堆积于 S 期解旋复制，使 DNA 复制重排和碱基配对发生错误的概率增加，有可能引起基因表型改变，导致整个细胞分化。同时，白藜芦醇干扰肿瘤细胞从 S 期进入 G2 期，阻滞了细胞周期，从而抑制 HL-60 细胞的分裂增殖。

2. 拮抗雌激素　体外实验发现，白藜芦醇对 Ishikawa 子宫内膜癌细胞系有很好的生长抑制作用。另有研究表明，白藜芦醇能抑制雌激素依赖的雌激素受体（ER）阳性人乳腺癌的生长，并证明白藜芦醇是 ER 的拮抗剂。白藜芦醇能抑制 MCF-7 细胞中 17β- 雌二醇诱导的肿瘤生长和孕激素受体（PR）的表达，其作用机制可能是直接与 17β- 雌二醇竞争受体，也可能与阻止 ER 和雌激素反应元件结合或抑制 ER 介导的转运有关。白藜芦醇对从小鼠子宫分离获取的 ER 有较弱的部分激动作用，但其内在拟雌激素性仍不明确。白藜芦醇能抑制 ER 阴性乳腺癌细胞 MDA-MB-468 的增殖，这一作用是通过改变自分泌生长调节因子和其在 MCF-7 细胞中表达来实现的。

3. 拮抗雄激素 Kuwajerwala 等报道了白藜芦醇对雄激素敏感的前列腺癌 LNCaP 细胞 DNA 合成具有剂量及时间依赖性的双向作用，这也许一定程度上反映了低浓度白藜芦醇对细胞 DNA 合成的促进作用，这种作用只发生在对雄激素敏感的 LNCaP 细胞，在与雄激素分泌无关的 DU145 细胞和 NIH3T3 细胞中就没有类似表现；由此可见白藜芦醇还可以通过抑制前列腺癌细胞雄激素的活性及表达来拮抗雄激素的作用。

（三）促进细胞凋亡

细胞凋亡是由基因控制细胞，诱使其主动性死亡的一个过程，白藜芦醇可诱导很多类型的肿瘤细胞凋亡，但是不损害正常细胞。肿瘤细胞通过各种机制逃避这种由基因控制的、为维护细胞内环境稳定而发生的自主性死亡过程。因此诱导肿瘤细胞凋亡一直是肿瘤治疗的热点和崭新途径。

1. 通过 P53 触发死亡 人类肿瘤中突变率最高的基因就是 *p53* 基因，许多细胞凋亡的机制是与之相关的。Huang 等率先发现白藜芦醇诱导表达野生型 *p53* 基因细胞系凋亡的作用，而对 *p53* 缺失的细胞没有类似的效果，因此推测白藜芦醇可以通过 *p53* 依赖的机制诱导肿瘤细胞凋亡。She 等进一步阐述了一个观点：由于细胞外信号调控的蛋白激酶（ERK）和 p38 激酶介导，从而激活了 *p53* 基因。Shih 等用白藜芦醇处理甲状腺癌细胞系，经研究后认为，白藜芦醇诱导甲状腺癌细胞的凋亡过程是通过 *p53* 触发 Ras-MAPK 激酶 -MAPK 信号途径实现的，并且这个过程与 *p53* 上丝氨酸磷酸化有关，全过程可被 MAPK 抑制物所阻断。

2. 通过死亡因子及其受体介导凋亡 细胞表面的 Fas 是死亡受体，是一种跨膜蛋白，属于肿瘤坏死因子受体家族，胞内段含有死亡结构域，Fas 的配体称为 FasL。白藜芦醇导致细胞凋亡的作用是通过 Fas-FasL（CD95-CD95L）途径实现的。Fas 是肿瘤坏死因子受体超家族成员，可以和 Fas 配体（FasL）结合形成死亡诱导信号复合物，激活半胱天冬酶（caspase）-8 诱导细胞凋亡。一些肿瘤细胞 Fas 和 FasL 呈现高表达，白藜芦醇就可以通过 Fas/FasL 系统诱导肿瘤细胞凋亡。在 T 细胞性白血病和多发性骨髓瘤中白藜芦醇通过诱导 Fas 受体的聚集诱发凋亡，而对正常 T 细胞没有影响。实验还发现干扰素 -γ 能上调 Fas 和 caspase-8 的表达，增强白藜芦醇诱导细胞凋亡的能力。Su 等研究发现，在人类白血病 HL-60 细胞中白藜芦醇通过 cdc42-Ask1-JNK 信号通路诱导 FasL 的表达，从而诱导细胞凋亡。但 Delmas 等研究发现，白藜芦醇不影响 Fas 和 FasL 的表达，但可引起 Fas 受体在细胞膜上重新分布，同时改变 FADD 和 Caspase-8 分布，进而诱发凋亡过程，且这种作用不受 Fas 和 FasL 拮抗剂的抑制。因此白藜芦醇影响 Fas 和 FasL 途径的相关机制有待进一步研究证实。

3. 影响 Bcl-2 家族诱导凋亡 Bcl-2 家族包括 Bcl-2 亚族（抑制凋亡）和 Bax 亚族（促进凋亡）。*Bcl-2* 和 *Bax* 是重要的细胞凋亡调控基因，Bcl-2 位于线粒体外膜，能抑制多种因素引起的细胞凋亡；*Bax* 和 *Bcl-2* 基因具有 40% 的同源性，但却具有相反的生理作用，能促进细胞的凋亡。研究表明 Bcl-2 和 Bax 的表达程度及其比例决定细胞接受凋亡信号后的命运。目前的研究表明 Bax 表达增加和（或）Bcl-2 表达抑制均可导致线粒体膜渗透性转换，引起线粒体细胞色素 C 释放，进而诱发 caspase-3 的激活导致细胞凋亡。研究发现，白藜芦醇可下调抗凋亡蛋白 Bcl-2 的表达水平，上调凋亡基因 *Bax* 及其蛋白表达水平，这可能是白藜芦醇诱导肿瘤细胞凋亡的分子机制之一。

4. 通过线粒体介导凋亡　Bcl-2 家族成员对凋亡的调控要依靠线粒体起作用。线粒体损伤是触发凋亡的重要机制。然而，研究证实：不是所有的线粒体介导的细胞凋亡都与 Bcl-2 家族相关的。Mahyar-Roemer 等发现：以人结肠癌细胞 HCT116 为目的细胞研究，白藜芦醇诱导细胞凋亡的过程是符合前述 Bcl-2 家族致凋亡机制的，即通过 Bax 表达增加，引起线粒体膜的破坏，既而释放细胞色素 C，激活 caspase-3、caspase-9，最终致细胞凋亡，但对于缺失 Bax 等位基因的突变细胞 Bax/-HCT116，白藜芦醇作用后，线粒体膜破坏，细胞色素 C 释放等过程并未消失，只是相对于 HCT116 细胞延迟而已。因此人们猜测，还存在非 Bcl-2 依赖的线粒体介导凋亡途径。此后有报道称，白藜芦醇诱发细胞凋亡的可能途径之一是抑制线粒体呼吸、促进 Ca^{2+} 介导的线粒体通透转换孔道开放，即通过影响线粒体的功能而影响细胞的生理活动。另外，在一些瘤细胞中，白藜芦醇能够提高 Bcl-2 的磷酸化水平，从而抑制其与 Bax 形成异源二聚体，降低 Bcl-2 的抗凋亡作用。实际上，白藜芦醇在抑制抗凋亡分子表达的同时也诱导促凋亡分子 Bax 和 Bak 的表达。白藜芦醇正是通过提高 Bax/Bcl-2 或者 Bax/Bcl-xl 的比例，从而促进肿瘤细胞凋亡。但是在不同肿瘤细胞类型中可能通过不同的信号通路来实现，比如 PTEN、AKT、ERK、NF-κB 和 p53 等。白藜芦醇能够与细胞表面的 αvβ3 整合素结合，进而激活胞内促分裂素原活化蛋白激酶（MAPK）信号通路和 p53 磷酸化，诱导肿瘤细胞 p53 依赖性凋亡。αvβ3 整合素是肿瘤细胞表面与细胞外基质蛋白作用的重要结构蛋白。细胞外调节蛋白激酶（Extracellular regulated protein kinases，ERK）是 MAPK 同工酶之一，包括 ERK1 和 ERK2，是将信号从表面受体传导至细胞核的关键分子。研究发现白藜芦醇在低浓度时（1~10μM）能够激活 ERK 信号，在较高浓度时（50~100μM）抑制 ERK 信号。p53 经一系列磷酸化和乙酰化修饰作用后，产生变构激活，从而与 DNA 相结合，发挥其作为转录因子的功能，如上调 Bax 表达水平和下调 Bcl-2 表达水平等，最终诱导细胞周期阻滞或凋亡。研究证实，白藜芦醇能够同时诱导 p53 乙酰化和磷酸化（氨基端 Ser-15 和羧基端 Ser-392），并且 ERK1/2 的激活参与介导该作用。在乳腺癌、胶质细胞瘤、卵巢癌和前列腺癌中的研究发现，白藜芦醇能够诱导 COX-2 在细胞核的聚集，然而特异性抑制 COX-2 能够阻止白藜芦醇对 p53 的磷酸化和细胞凋亡，说明该聚集作用可能在白藜芦醇诱导 p53 依赖性凋亡中起到了重要的作用。另外，白藜芦醇能够上调烟酰胺腺嘌呤二核苷酸磷酸化氧化酶奎宁氧化还原酶 1（NQO1）的基因表达和抑制 COP9 信号转导相关激酶、蛋白激酶 CK2 和蛋白激酶 D 的活性，从而抑制 p53 的泛素化降解。虽然大多数情况下白藜芦醇诱导 p53 依赖性凋亡作用只在野生型 p53 存在时发挥作用，但在前列腺癌 DU145 细胞系中发现，白藜芦醇能够恢复突变型 p53 的 DNA 结合活性，从而诱导其发生凋亡。

（四）抑制肿瘤的转移和侵袭

1. 对细胞基质酶的影响　基质金属蛋白酶（matrix metalloproteinase，MMP）是一类锌离子依赖的细胞外基质水解酶，有降解细胞外基质，促进肿瘤发展的作用。其中 MMP-2

可以降解基膜的主要成分Ⅳ型胶原，在肿瘤细胞的侵袭及转移中有着至关重要的影响，MMP及其抑制剂与肿瘤的侵袭及转移关系密切。有报道由癌到癌旁组织MMP-2、MMP-9表达均存在由阳性逐渐转变为阴性的趋势，提示肿瘤细胞可以通过可溶性介质或膜结合分子与间质细胞进行信息交换，协同产生和调节MMP-2、MMP-9，在肿瘤侵袭和转移机制中具有重要意义。白藜芦醇能够抑制多发性骨髓瘤细胞的MMP-2蛋白表达和活性，通过抑制NF-κB活性来抑制血液系统中肿瘤MMP-9的表达，还能够通过激动过氧化物酶体增生物激活受体，抑制细胞外基质金属蛋白酶诱导因子的表达抑制MMP-9的表达。这些研究表明，白藜芦醇可以有效地抑制癌细胞的侵袭与转移能力，将来一旦应用于临床，必定会给患者带来更多益处。

2. 对新生血管的影响 血管的生成在肿瘤的发生进展中较为关键，只有不断地生成新的血管，才能满足持续生长、增殖的肿瘤细胞对营养物质的需求，当实体瘤直径超过2~3mm（软骨肉瘤除外），细胞数到达10^7，其继续生长就要靠血管供应保证，否则，细胞静止于休眠状态。肿瘤血管的生成为其发生发展提供了充足的营养，是肿瘤细胞生长和转移的基础，同时，新生血管内皮细胞能分泌多肽生长因子，以刺激肿瘤细胞生长，因此抑制肿瘤血管生成就能够有效地抑制肿瘤。研究表明，白藜芦醇可以通过多种机制影响肿瘤血管的形成，主要包括抑制内皮细胞的生长，迁移和小管形成等方面。在胶质细胞瘤、乳腺癌和肺癌的体外移植瘤模型中，白藜芦醇能够降低肿瘤的血管密度。但是这种肿瘤血管密度的降低可能是由于白藜芦醇直接抑制新生血管的生成，也有可能是通过抑制肿瘤的生长而发挥间接的抑制作用。曹义海等的研究发现，白藜芦醇能够抑制毛细血管内皮细胞的生长，并且阻断VEGF和FGF诱导血管生成，该作用可能与白藜芦醇抑制MAPK磷酸化水平有关。最近在一个视网膜斑状毛细血管扩张模型中发现，白藜芦醇抑制视网膜内皮细胞的VEGF的表达和血管生成，从而保护视网膜新生血管的损伤。

3. 对血管生长因子的影响 血管内皮生长因子（VEGF）对于新生血管的生成有着重要的作用，主要通过增加血管的通透性以及特异性结合血管内皮细胞受体，从而促进血管内皮细胞的分裂和增殖，最终达到促进新生血管生成的作用。因此，抑制VEGF可以抑制肿瘤的生长和转移。现在，VEGF-C被认为是唯一的可以特异性促进淋巴管生成的细胞因子，与肿瘤侵袭和转移密切相关，这也为抗肿瘤转移治疗找到了一个可能的新目标。许多实验都证明了白藜芦醇可以对多种细胞的血管生长因子有抑制作用。例如Tseng等发现白藜芦醇能抑制小鼠Lewis肺癌的增殖和转移，并发现该作用与其能够抑制血管内皮生长因子的表达有关，从而抑制肿瘤血管生成。Lin等在探讨白藜芦醇对神经胶质瘤细胞作用的研究中也发现了类似的结论。白藜芦醇可以通过下调血管内皮生长因子的合成，继而干扰肿瘤血管合成来抑制移植性神经胶质瘤的生长。在人乳腺癌裸鼠移植瘤的实验中白藜芦醇可通过下调血管内皮生长因子的表达而抑制肿瘤血管的生成。

（五）促进肿瘤细胞自吞噬

自体吞噬是细胞将自身细胞质的大分子物质和细胞器包围起来形成自体吞噬泡，再依靠初级溶酶体供应的水解酶将其消化的过程。它属于一种有别于细胞凋亡的程序性死亡，目前在肿瘤的研究中受到高度关注。在卵巢癌、直肠癌、胃癌、肺癌和白血病中，白藜芦醇能够诱导肿瘤细胞自吞噬而死亡。其相关信号通路涉及：抑制mTOR和激活AMPK通路、抑制葡萄糖摄取和乳酸形成、PELP-1积累、激活Vps34激酶等。在抗凋亡基因过表达的肿瘤中，如卵巢癌等，白藜芦醇能够通过诱导肿瘤细胞自吞噬死亡来抵消肿瘤细胞的抗凋亡作用，从而发挥杀伤肿瘤细胞的效应。诱导线粒体功能失常可能是白藜芦醇诱导细胞凋亡和自吞噬的共同上游机制。

（六）提高肿瘤化疗敏感性

肿瘤细胞对化疗药物的耐药性是肿瘤治疗中面临的一大难题，其产生机制可能与细胞对药物的摄取减少和排出增多、药物胞内失活、DNA修复和持续强化的细胞生长信号有关。研究发现，白藜芦醇可能通过修饰一种或者多种耐药机制从而提高肿瘤细胞对化疗药物的敏感性。大多数研究认为，白藜芦醇通过调节生存相关蛋白而提高化疗敏感性。在胶质细胞瘤等肿瘤中，白藜芦醇能够下调survivin的表达水平而提高化疗药物促凋亡的作用。在多种骨髓癌细胞中，白藜芦醇能够抑制Bcl-xl的表达而提高紫杉醇的促凋亡能力。白藜芦醇还可以通过上调Fas受体的表达和激活caspase等途径来提高肿瘤细胞的化疗敏感性。在一些实验中也发现白藜芦醇通过上调p53来提高化疗药物对肿瘤细胞的杀伤作用。Kweon等研究证明，白藜芦醇能通过下调膜转运载体P-gP以提高药物在细胞中的积累量，同时下调多药耐药相关蛋白的表达水平。研究还发现，白藜芦醇能够通过降低周期蛋白D1的表达和提高p21的表达引起细胞周期阻滞，从而提高化疗的疗效。另外，下调NF-κB或STAT-3信号通路也是白藜芦醇提高肿瘤细胞化疗敏感性的机制之一。但是，白藜芦醇在某些肿瘤细胞系中却存在抑制细胞凋亡和干扰细胞周期进展从而降低化疗疗效的情况。所以关于白藜芦醇与其他化疗药物的协同作用还有待进一步深入研究。

（七）提高放疗对肿瘤的疗效

在诸多肿瘤研究中发现，包括宫颈癌、胶质母细胞瘤、前列腺癌、黑色素瘤、非典型性畸胎瘤和白血病中，提前使用白藜芦醇能够提高肿瘤细胞对放射治疗的敏感性。有多种机制可能参与了该作用，例如：细胞周期进展的改变和对转录因子的抑制作用等。我们之前介绍了白藜芦醇能够通过多种机制抑制NF-κB的转录活性，进而抑制COX-2和5-LOX的表达。而COX-2和5-LOX的上调是肿瘤细胞对放射治疗抵抗的机制之一。X-射线和白藜芦醇同时应用能够在抑制肿瘤细胞增殖和促进细胞凋亡上发挥协同作用。在黑色素瘤中，先后使用伽马放射和白藜芦醇，也能够进一步促进细胞凋亡。伽马放射治疗上调细胞表面TRAIL受体，而白藜芦醇则上调TRAIL的表达和抑制抗凋亡蛋白Bcl-xl和c-FLIP的表达，两者的共同协作进而促进肿瘤细胞凋亡。白藜芦醇的另一个最大的优点是，对正常细胞和组织的无毒性。肿瘤化疗和放疗的副作用一直是肿瘤治疗中的一大障碍，白藜芦醇以及其他植物提取物将有可能在提高肿瘤对放化疗敏感性和降低机体副作用等方面带来希望。

机体正常细胞在各种外界致癌因素（包括物理、化学和生物因素等）和机体内在因素的作用下，在基因水平上失去对其生长的调控，导致相对无限扩增的克隆形成，并获得浸润和转移的能力，就形成了恶性肿瘤。白藜芦醇作为一种天然药物，能通过对抗致癌物的作用，诱导肿瘤细胞分化、抑制肿瘤细胞增殖和促进肿瘤细胞凋亡等途径抑制肿瘤的发生和发展，提示其在抗肿瘤方面具有广阔的前景。因此，有必要进一步加强对白藜芦醇抗肿瘤作用机制的研究，为白藜芦醇的开发和临床应用提供更有力的依据。

第二节　白藜芦醇与老年常见肿瘤

一、胃癌

胃癌在我国是最常见的恶性肿瘤，由胃癌引起的死亡居各种恶性肿瘤的首位，占总恶性肿瘤死亡人数的23%。据统计胃癌临床诊断时 I 期占18%，II 期占15%，III 期占27%，IV 期占39%，呈现三低一高的临床特点：即早期诊断率低（约10%），手术切除率低（<70%），5年生存率低（约40%），根治术后复发转移率高（约50%）。患者就诊时往往已是中、晚期，对于可行手术切除的胃癌患者，根治术后影响患者预后的主要因素是术后复发和转移。除部分早期胃癌手术切除不需辅助化疗外，绝大多数可切除的胃癌患者需要辅助化疗，IV 期及非根治术后，以及术后复发或转移的患者需要以化疗成作为治疗的主要手段。尽管在手术、化疗和放疗等方面都有一些改进，但部分病人确诊时已属晚期，手术治愈的可能性极低。因此，化疗成为延长胃癌癌患者生存时间及提高患者生存质量的重要方法之一。由于肿瘤患者的年龄、性别、肿瘤组织类型、大小、临床分期等因素不同，对各种抗癌药的效应也不同。体外药敏实验为患者筛选出敏感的化疗药，组成合理的联合用药方案，对指导临床化疗用药具有重要意义。因此，化疗在胃癌的综合治疗中占有重要地位。目前，胃肠道恶性肿瘤还没有标准的化疗方案，5-FU 和 DDP（顺铂）（FP）组合仍然是胃癌一线最常用的化疗方案，其中，5-FU 更是历年来常用的抗代谢类抗癌药，目前尚无任何一种药物能够取代 5-FU，但其单药有效率仍在 20% 以下，CF 虽可增加 5-FU 的抗癌活性，但联合用药其总有效率仍为 20%~50%，而以 5-FU 和 DDP（顺铂）的基础用药，其三药联合化疗，总有效率也只能提高 10%~20%（总有效率为 40%~50%），总的中位生存时间为 8~9 个月。因此，寻找高效、低毒治疗胃癌的新化学抗癌药物或开发新的多药联合化疗方案已是当务之急。

白藜芦醇是一种广泛存在于葡萄、花生和多种药用植物中的非黄酮类多酚化合物，目前至少在 21 个科、31 个属的 72 中植物中被发现。研究显示其药理作用广泛，主要表现在防治心血管疾病和抗肿瘤作用上。资料显示白藜芦醇是一种天然的肿瘤化学预防剂，对肿瘤的起始、促进、发展三个阶段均有抑制作用：能够抗突变、抗氧化、抑制自由基并诱导 II 期药代酶（抗起始活性）等。但其具体的作用机制仍有待于进一步研究。张生军用 MTT 法测定白藜芦醇、5-FU 单用及联合应用对人胃癌细胞株 SGC7901、BGC823 敏感性，并以 5-FU 作对照探讨白藜芦醇作用的相关机制，评价白藜芦醇在胃肿瘤化疗中的应用。结果显示：白藜芦醇、5-FU 无论单用或合用对人胃癌细胞株 SGC7901、BGC823 均有抑制作用，在一定的剂量范围内两种药物具有协同作用；白藜芦醇能够明显改变人胃癌细胞株 SGC7901、BGC823 的细胞周期分布并可通过下调 SGC7901、BGC823 细胞 Svv、Pcna 表达；上调 caspase-3 的表达，诱导人胃癌细胞株 SGC7901、BGC823 出现细胞凋亡抑制肿瘤的生长。

人程序化死亡分子基因 5（PDCD5），原名为 TFAR19（TF-1），是由北京大学人类疾病基因中心从人白血病细胞株 TF-1 细胞中克隆的与凋亡相关的新基因，PDCD5 在人类 50

多种正常组织中存在不同程度的表达，尤其在成年人的心肌、睾丸、肾上腺、肾脏及胎盘中均呈高表达，而在胚胎组织中的表达均远低于成年组织。在人体出现疾病时的组织，特别是肿瘤组织中低表达或不表达。研究表明，PDCD5 促进多种细胞凋亡，在凋亡过程中表达增加。外源性的 PDCDS 经一定方式导入多种细胞系后，其对细胞生物学特征没有产生明显的影响，说明其单独作用效能低。但如果采用化疗药物处理、TRAL 处理、撤除细胞因子、撤除血清、射线辐照、抗 FAS 抗体处理等，均可明显促进细胞凋亡。研究结果表明 PDCD5 是有效的凋亡促进剂，而非凋亡诱导剂。Wu Cf 体外观察了白藜芦醇对胃腺癌 BGC-823 细胞生长的抑制作用以及对 BGC-823 细胞中 PDCD5 蛋白和 mRNA 表达的影响。为进一步深入探讨白藜芦醇对胃癌细胞中凋亡相关基因 PDCD5 表达的影响，构建裸鼠胃癌移植瘤模型，运用免疫组织化学 SP 法检测移植瘤组织中 PDCD5 蛋白表达；采用原位杂交方法检测移植瘤组织中 PDCD5 mRNA 表达；采用 TUNEL 法检测移植瘤细胞的凋亡程度。研究结果显示白藜芦醇可上调裸鼠胃癌移植瘤细胞中 PDCD5 蛋白和 mRNA 表达，并诱导其细胞凋亡。结果表明其诱导细胞凋亡的作用可能是通过上调 PDCD5 等凋亡相关基因的表达而实现的。吴莹等使用不同浓度白藜芦醇处理胃癌 SGC7901 细胞后，采用 MTT 法检测 SGC7901 细胞生长抑制率；TUNEL 法和 FCM 检测分析细胞周期和细胞凋亡率；免疫细胞化学法检测细胞中 bcl-2、caspase-3、bax 和 Fas 蛋白的表达；RT-PCR 检测 Fas、bcl-2、caspase-3、bax-mRNA 的表达。结果显示白藜芦醇对胃癌 SGC-7901 细胞生长的抑制效应随着白藜芦醇作用时间的延长和浓度的增加而明显增强，同时可诱导 SGC7901 细胞发生凋亡，并能显著上调 SGC7901 细胞中 Bax、Fas、caspase-3 mRNA 及蛋白的表达，下调 bcl-2 mRNA 及蛋白的表达。

二、肝癌

肝癌是我国发病率和死亡率较高的恶性肿瘤之一，近年来发病率有所上升，严重威胁人们身体健康。早期肝癌手术可以根治，但中晚期肝癌各种治疗手段疗效都较差，尽管近年来在外科治疗上取得了突破性进展，但因本病多合并肝硬化及早期肝内播散，临床上多数患者诊断时已属晚期，故手术机会不多。治疗中晚期肝癌的方法包括：介入栓塞化疗、放射治疗、射频治疗、全身化学治疗及分子靶向药物治疗等，肝癌恶性程度高，中晚期肝癌患者可存在肝内转移、血管癌栓、淋巴结转移及远处脏器转移等，再加上我国肝癌患者原有肝炎、肝硬化的情况较普遍，不同的患者病情差异很大，而不同的治疗手段都有各自的局限性，能够通过各种手段综合治疗而获得长期生存的患者非常有限。针对基因改变的分子靶向治疗是毒性较低的一种途径，目前肝癌的基因改变及相应治疗靶点的探索是重要的研究方向。

PTEN 基因在肝癌组织中的低表达及失表达在肝癌的发生、发展中发挥着重要的作用。Rahman 等对 46 例 HCC 患者组织标本 PTEN 蛋白的表达研究发现，42 例肝癌周围正常组织强表达 PTEN（91.3%），在 HCC 中 29 例免疫染色强度低（63.1%），PTEN 在 HCC 中的低表达和周围的肝组织中 iNOS 和 COX-2 表达的增高呈正相关；这表明在 HCC 组织中 PTEN 的下调，也许导致在周围肝组织中肿瘤促进因素 iNOS 和 COX-2 的上调，这是 HCC 形成的一个重要步骤。王廷等对 63 例 HCC 患者组织标本 PTEN 蛋白的表达研究发现肝癌中 PTEN 表达阴性率为 30.16%（19/63），显著高于正常肝组织 0（0/8）和肝硬化组织 7.15%

（1/14）。随着恶性程度的增高，PTEN 表达阴性率随之增加。PTEN 表达阴性与是否转移及预后显著相关。Guo 等将野生型 PTEN 基因和突变型 PTEN 基因的真核表达 pEGFP-WT-PTEN 转染入人肝细胞肝癌细胞系 HHCC，稳定表达野生型 PTEN 蛋白的肝癌细胞，细胞生长受到明显抑制，与转染空载体 HHCC 细胞比较，G1 期细胞比例显著增高，G2 期和 S 期细胞比例显著降低。Horie 等采用 Cre-loxP 系统以去除小鼠中 PTEN 的表达，在 78 周实验结束时发现 PTEN 缺陷小鼠 66%（6/9）有肝癌，在体外实验中发现肝癌细胞中的 Akt 及 MAPK 的磷酸化水平显著增加。另有实验中采用 RT-PCR 法检测白藜芦醇对 PTEN 基因转录水平的影响，结果显示，经 $50\mu mol/l$、$100\mu mol/l$、$200\mu mol/l$ 白藜芦醇干预后，PTEN 基因转录水平上调，呈量效依赖关系，说明白藜芦醇是通过在转录水平上调 PTEN 基因。采用免疫细胞化学染色法检测白藜芦醇对 PTEN 蛋白表达的影响，结果表明，白藜芦醇作用肝癌细胞 24 小时后 PTEN 蛋白表达增强，说明其可上调 PTEN 的表达。

Akt 是细胞生存通路 PI3K/Akt 的关键分子，其持续活化与肿瘤的发生发展密切相关，已被定义为癌基因，PI3K 通过磷酸化 Akt，使 Akt 活化，活化的 Akt 再通过磷酸化 MDM2，P21，cyclinD2，FXHR，TSC2，Foxo，bcl-2 家族等多种作用底物，促进肿瘤细胞的生长、增殖，抑制细胞凋亡，促进细胞侵袭和转移，促进血管生成，抵抗化疗和放疗中细胞的凋亡。PTEN 对 PI3K/Akt 信号传导的抑制是发生在 PI3K 和 Akt 之间，PTEN 过度表达的细胞表现为 Akt 的磷酸化水平的显著降低，而且 PTEN 介导的信号传导抑制作用能够被活化的 Akt/PKB，而不是活化的 PI3K 所逆转，说明 PTEN 对 Akt/PKB 的调节是通过降低 PI3K 水平，阻止了 Akt 的传输和激活来介导的。秦敏等研究表明，白藜芦醇通过下调抑癌基因 PTEN 的转录及蛋白表达，进而抑制 Akt 的磷酸化水平，实现促进 SMMC-7721 细胞凋亡及抑制其增殖的作用。这可能是白藜芦醇促进 SMMC-7721 细胞凋亡及抑制其增殖的机制之一。

三、肺癌

就整个世界范围而言，肺癌是最常见且死亡率最高的肿瘤之一。在 2002 年，大约有135 万人被诊断为肺癌，同时约 118 万人死于肺癌。根据对中国 30 个大城市的调查，从1998—2002 年，肺癌发病率介于 116.9/10 万到 9.9/10 万之间。肺癌死亡率介于 43.9/10 万到 8.1/10 万之间。而目前我们对肺癌的有效治疗手段欠缺，对肺癌的发生发展机制了解不够，这迫切需要我们对此进行更为深入的研究。MAPK 是细胞信号的一条重要通路。在真核细胞中 MAPK 途径有多种不同表现。在激活后，MAPK 能将一系列刺激信号从细胞膜传递到细胞核中，在核里，MAPK 可以通过影响染色体的结构并改变转录活性来调节基因的转录。P38MAPK，JNK，ERK 是 MAPK 家族的三个主要成员。以往的研究发现 MAPK 能在炎症因子的活化、肿瘤的发生、发展或者凋亡等方面发挥多种甚至是截然不同的效应。每一种 MAPK 在各种肿瘤中的激活程度不同，所引起的效应也各不相同，可以引起肿瘤细胞的存活，但也可导致肿瘤细胞的凋亡，这可能需归因于在各种肿瘤细胞中 MAPK 的各种亚型分布不同。每种 MAPK 都有多个不同的亚型，而这些亚型各自的功能各不相同，从而产生不同的效应。更大的可能是 MAPK 在接受不同的刺激时可以产生不同的效应，因为 MAPK 的下游因子众多，功能可相互对抗，这就造成了 MAPK 复杂的生理效应。Zou 等发现白藜芦醇能抑制人类 A549 肺腺癌细胞的增殖，并对其机制进行了探讨。白藜芦醇能促进 A549 肺腺癌细胞的凋亡及坏死，并且这种效应呈时间与剂量的双重依赖性。坏死与凋亡是在机制与形态学上两种不同类型的细胞死亡方式。凋亡是被 caspase 的激活所介导，而坏死则否。当然，也有实验发现，继发性的坏死可以发生于凋亡的晚期阶段。Bcl-2 是细胞凋亡过程中的一类调节因子，此基因家族包含两类功能相反的基因，一类是抑制细胞凋亡的基因 Bcl-2、Bcl-xL、Bcl-w、Bfl-1、Brag-l、Mcl-l 和 AI 等，另一类是促进细胞凋亡的基因 Bax、Bak、Bok、Bcl-Xs、Bad、Bid、Bik、Blk 和 Hrk 等。Bcl-2 家族中抑制和促进细胞凋亡两类蛋白的比例决定了细胞在受到凋亡信号刺激时是否发生凋亡，如 Bax/Bcl-2，Bad/Bcl-xL 的比率在细胞内凋亡信息的传导中发挥重要作用。p53 是重要的肿瘤抑制基因，作为一个转录因子，可以调节许多基因的表达，在受到基因毒性物质或应激时可以导致细胞生长停止和死亡。有研究提出白藜芦醇可能导致 p53 的活化并使 Bax 的表达上调。研究中，Bcl-2 家族中，Bax 上调，而 Bcl-2 蛋白表达无明显变化，Bax/Bcl-2 比率则明显上调，最终促进 A549 细胞死亡。Caspases 是近年来发现的一组存在于胞质溶胶中的结构上相关的半胱氨酸蛋白酶，它们的一个重要共同点是特异地断开天冬氨酸残基后的肽键。由于这种特异性，使 caspase 能够高度选择性地切割某些蛋白质，这种切割只发生在少数（通常只有1个）位点上，主要是在结构域间的位点上，切割的结果或是活化某种蛋白，或使某种蛋白失活，但从不完全降解一种蛋白质。现已确定至少存在 11 种 caspase，这些 caspase 中，caspase-1 和 caspase-11，可能还有 caspase-4 被认为不直接参与凋亡信号的转导，它们主要参与白介素前体的活化；而 caspase-2，caspase-8，caspase-9 和 caspase-10 参与细胞凋亡的起始，其中 caspase-9 介导线粒体途径的凋亡，而 caspase-8 则参与线粒体外的凋亡信息的传导；参与细胞凋亡执行的是 caspase-3，caspase-6 和 caspase-7，其中 caspase-3 和 caspase-7 具有相近的底物和抑制剂特异性，它们降解 PARP，导致 DNA 修复的抑制并启动 DNA 的降解。我们的研究发现，白藜芦醇能导致肺癌细胞中 caspase-9 的剪切增加，相应的下游执行因子 pro-caspase-3 减少，提示 caspase-3 的剪切与激活，并最终导致 PARP 的降解，说明白藜芦醇的致凋亡作用通过线粒体凋亡途径。这些结果同时提示：白藜芦醇可以成为一个有效的肺癌化学预防治疗药物。

四、食管癌

食管癌是常见的消化道恶性肿瘤之一，严重威胁着人类的生命和健康。中国是全世界食管癌发病率和死亡率最高的国家。世界上 70% 的食管癌均发生在我国，而我国食管癌的高发区主要分布在北部的太行山区和南方的潮汕地区。目前对食管癌的治疗仍采取以手术为主，放化疗为辅的综合治疗方案。但对中晚期食管癌的疗效并不理想，且放化疗本身都存在着严重的毒副作用。

膜联蛋白 A1（annexin A1，ANXA1）又称 lipocotin，是 annexins 蛋白超家族中的一员，是由 annexin I 基因编码的分子量为 38KD 的结构相关钙离子依赖的磷脂结合蛋白。其具有 annexins 超家族所共有的中心结构域和承担各自独特功能的 N 端结构域。在细胞中参与膜转运及膜表面一系列依赖于钙调蛋白的活动，包括囊泡运输、胞吐作用中的膜融合、信号转导及钙离子通道的形成，并调控炎症反应、细胞分化和细胞骨架蛋白间的相互作用等。体外实验表明，ANXA1 C 端结构域通过疏水作用与干扰磷脂酶 A2（cPLA2）的特异位点结合，cPLA2 与质膜结合，抑制 cPLA2 的活性进而阻遏 c-fox 等原癌基因的表达。ANXA1 具有多个磷酸化位点，是蛋白激酶 C（protein kinase C，PKC）和酪氨酸蛋白激酶的底物，其 N 端第 21 位的 Tyr 残基和第 27 位的 Ser 残基分别被 EGFR 的酪氨酸蛋白激酶和 PKC 磷酸化而参与信号转导。ANXA1 还通过与那些含有 SH2 结构域的蛋白质形成蛋白复合体参与细胞内信号传递。在 MAPK/ERK 信号通路上游，通过影响生长因子蛋白复合物的形成和活性、持续激活 ERKI/2MAPK 信号级联反应，从而抑制 cyclinD1 表达、减少细胞增生。

Sun 用 Westernblot 方法检测了 250μmol/L 的白藜芦醇分别作用 0，1，3，6，12，24，48 小时后食管癌 EC109 细胞中 annexin Ⅰ蛋白表达的变化。结果显示，白藜芦醇呈时间依赖性的方式上调 annexin Ⅰ蛋白的表达，作用 3 小时与对照组比较差异有显著性（P<0.01），作用 48 小时表达量达到最高。白藜芦醇能够抑制食管癌 EC109 细胞的生长增殖且这一作用具有明显的时间和剂量依赖性，其机制可能与细胞周期阻滞有关。白藜芦醇能使 EC109 细胞的 S 期细胞比例增加，同时 G0/G 期比例减少，表明白藜芦醇可以使 DNA 合成受阻。并且白藜芦醇在一定的浓度范围内能够有效的诱导 EC109 细胞发生凋亡。

五、结肠癌

低浓度的白藜芦醇能诱导结肠癌 HCT161 细胞 Bax 蛋白表达增加并移位于线粒体，激活 caspase-3 和 caspase-9，最终导致凋亡发生。而 Liang 等的研究表明，白藜芦醇能够抑制结肠癌细胞株 HT-29 细胞增殖，使细胞周期阻滞在 G2 期，而这种作用主要是通过抑制 CDK 激酶，导致 p34cdc2 蛋白 161 位上的酪氨酸不能被磷酸化，从而不能转变为有活性 p34cdc2 蛋白。这种失活的 p34cdc2 不能推动细胞周期由 G2 期向 M 期转化。Sparks 对 41 例结直肠癌的 APC、β-catenin 的基因突变分析，有 75% 的结肠腺瘤存在 APC 突变，有 64% 的结肠腺癌存在 APC 突变，对 33 种结直肠癌细胞株的分析显示，有 54.5% 的结直肠癌细胞株存在 APC 突变，而在野生型或全长 APC 基因的结直肠腺瘤、腺癌、结直肠肿瘤细胞株中又存在 48%β-catenin 基因突变。这充分说明了 β-catenin 蛋白表达的异常与结直肠肿瘤的形成有非常密切的关系。

另有学者报道，在大肠腺瘤和大肠癌组织 β-catenin 呈胞质和 / 或胞核异位表达，并认为 β-catenin 异位表达可能是原癌基因 cyclinD1 和 c-myc 激活的原因之一，在大肠癌发生过程中可能起重要作用。结肠癌 SW480 细胞株，由于存在 APC 基因突变，因而导致了 β-catenin 蛋白 Min 小鼠由于存在 APC 基因突变，因而容易发生小肠肿瘤，Schneider 给 Min 小鼠服用 0.01% 的白藜芦醇后，可以抑制 70% 的小肠肿瘤形成，这似乎提示白藜芦醇可以干预 APC 基因突变所导致的细胞异常增殖。另有研究，经白藜芦醇 100μmol/l 处理 72 小时的 SW480 细胞，其胞浆 β-catenin 蛋白的表达减弱，但值得注意的是其胞膜 β-catenin 蛋白表达反而增强，似乎提示白藜芦醇可能逆转 β-catenin 蛋白向胞膜移位，重新与 E-cadherin 蛋白结合。此研究未对此做进一步深入探讨，其中机制尚需进一步研究证实。

六、白血病

白血病是起源于造血干、祖细胞的造血系统的恶性肿瘤，是我国最常见的恶性肿瘤之一。其特点是具有增殖和生存优势的白血病细胞在体内无控制性增生和积聚，逐渐取代了正常造血细胞，并侵袭其他器官和系统，使患者出现贫血、出血、感染和浸润，最终导致死亡。白血病有明确的诱发因素。大量流行病学调查和生物学试验已经证明，离子射线、化学物质、病毒感染及遗传因素等都与白血病的发生有关。不同的病因引起正常造血干/祖细胞发生遗传学累积变异，最终改变了细胞生物学行为。目前白血病治疗方法有化疗、靶向治疗、免疫治疗、干细胞移植等方法，但是会引起骨髓、胃肠道、心脏、神经系统等多个脏器的毒性反应。

早在 1993 年，就有学者报道白藜芦醇对小鼠白血病细胞系 L1210 有较弱的抑制活性，其细胞存活率为 71%。对于急淋白血病细胞，白藜芦醇则通过诱导线粒体膜去极化，激活 caspase-9 活性引起 capsase 级联反应，从而导致急淋细胞凋亡。Clement 等报道，白藜芦醇诱导 HL-60 白血病细胞凋亡与 CD95L（FasL）表达增加有关，特别对于 CD95 高表达的细胞。而对正常人外周血淋巴细胞的 CD95 或 CD95L 表达无影响，提示通过 CD95 信号传导途径是白藜芦醇诱导肿瘤细胞凋亡的另一途径。田雪梅的研究则认为白藜芦醇能够抑制线粒体的呼吸，降低氧化磷酸化偶联程度。另外，还能促进线粒体通透转变孔道的开放，引起线粒体内膜通透性增大，导致线粒体膜电势消失，线粒体膨胀，外膜被破坏，凋亡诱导因子释放，最终引起细胞凋亡。

七、子宫颈癌

宫颈癌是最常见的妇科恶性肿瘤之一，近年来每年有近 50 万新发病例，而总体五年生存率仅为 52% 左右。发达国家如美国每年约有 1 万例宫颈癌新发病例，而中国每年约有 13.5 万例宫颈癌新发病例，其死亡率在中国女性癌症死亡率中列第二位。宫颈癌的发生和发展是一个复杂的病理过程，除人乳头瘤病毒感染外，宿主癌基因激活和抑癌基因失活，某些细胞因子、生长因子及其受体也参与宫颈癌的形成和发展，中晚期肿瘤细胞的转移与扩散是宫颈癌治疗失败的主要原因之一。宫颈癌的治疗手段目前主要有手术治疗、放射治疗、化学药物治疗等。随着我国经济和科学卫生事业的快速发展，我国放射肿瘤学的发展也呈现出良好的态势，近 20 年来放射肿瘤学得到了快速的发展，肿瘤的放射治疗已成为根治恶性肿瘤的重要手段之一。据 WHO 统计数字显示，45% 的恶性肿瘤可以治愈，其中 22% 为手术治愈，18% 为放射治疗治愈，5% 为药物和其他方法治愈。寻找能控制和治疗宫颈癌细胞生长和转移的药物是目前宫颈癌治疗研究中的热门话题之一。

研究结果表明白藜芦醇能明显地抑制不同宫颈癌细胞的生长，且随着白藜芦醇药物浓度的增加，其抑制肿瘤细胞生长的能力也逐渐增强，显示出很强的剂量依赖性；同时随着白藜芦醇处理的时间增加，其抑制肿瘤细胞生长能力也更强。对其抗生长作用的机制研究发现，白藜芦醇可以明显改变 HeLa 细胞的细胞生长周期。流式细胞术结果提示，随着白藜芦醇药物浓度的增加，HeLa 细胞的 G2/M 期阻滞逐渐增加，这与 Yu-Chih Liang 等在白藜芦醇抑制结肠癌细胞 HT29 生长研究中的发现相一致。

宫颈癌是妇科常见的恶性肿瘤之一，且容易发生早期转移。有实验研究结果显示，白藜芦醇可有效地抑制 HeLa 细胞在体外的转移，并呈剂量依赖性。对其抗转移作用的机制研究发现，白藜芦醇可以明显增加肿瘤转移抑制基因 KAI-1 在 mRNA 和蛋白水平的表达。董得刚等人的研究认为这种作用可能还跟白藜芦醇抑制 HeLa 细胞基质金属蛋白酶（MMP）的活性、提高其组织抑制剂（TIMPs）的活性有关。他们的研究显示白藜芦醇能够抑制 MMP-2 和 MMP-9 的表达活性，同时提高 TIMP-1 和 TIMP-2 的表达活性，增加 TIMP-1、TIMP-2 对 MMP-2、MMP-9 的抑制作用，使 MMP-2 和 MMP-9 被激活或表达的水平降低，抑制细胞外基质降解，从而提高癌细胞的黏附性，降低癌细胞游走转移的能力。

八、乳腺癌

乳腺癌是目前女性最常见的恶性肿瘤，其发病率逐年升高，有超过宫颈癌居于女性恶性肿瘤首位的趋势。在美国 40~55 岁的女性中，乳腺癌死亡率占首位。每年全世界新增乳腺癌患者 120 万人，约 40 万人死于该病。在我国及亚洲国家，乳腺癌发病率不及欧美国家高，但近年来出现明显上升趋势，尤其是日本，新加坡和我国沿海地区，乳腺癌发病率已经上升为女性恶性肿瘤的第一或第二位，其死亡率占第四或第五位，且有年轻化趋势。

化疗、放疗、手术治疗和分子靶向治疗等是目前临床上常用的乳腺癌治疗方法，但它大多作为一种延长生存期的治标的方法。肿瘤治疗后出现的肿瘤复发，加速增殖和转移是一种公认的现象，它已被证明经常发生在放疗、化疗和手术治疗之后。化疗是治疗乳腺癌的主要方法之一，但化疗在杀伤癌细胞的同时对机体正常细胞，特别是增长旺盛的细胞（如骨髓和黏膜上皮）也具有同等的杀伤作用，常规化疗药物通常是一些小分子，没有选择渗透性，由于剂量限制的毒性和不能通过血循环进入淋巴系统，常规化疗药物治疗淋巴转移效果不佳。放疗除了暂时的全身，皮肤，黏膜反应外，也会引起一些组织器官发生永久性的损伤，影响这些组织器官的正常功能。手术治疗虽然能暂时清除乳腺癌的原发灶肿瘤，延长短期生存，但不能避免的在手术过程中引起肿瘤细胞再接种以及手术后的肿瘤复发，加速增殖和转移。而对于分子靶向治疗，新兴的临床证据表明，血管内皮生长因子靶向治疗增加了肿瘤细胞侵袭和转移的行为，在最近动物研究中也发现了一致的研究结果。这种靶向治疗短暂地抑制原发灶肿瘤发生后，短期生存是被延长的，但这种临床效果不能持续，肿瘤再度复发并形成更多地侵入转移，从而限制了这种治疗的总生存率。在乳腺癌原发肿瘤治疗方面，各种治疗手段越来越成熟，但其转移灶却成为制约临床疗效，影响患者生存率的重要因素。据报道，众多肿瘤患者中，转移通常发生在确诊原发性病灶之前，且 90% 的人死于肿瘤的转移。同时，对于手术治疗的患者，约 60% 的患者在术后 3 年内发生复发转移，化疗的患者以内脏转移为主。自 20 世纪 70 年代，Fisher 等人就提出了 "乳腺癌是一种全身性疾病，乳腺癌治疗失败主要是全身转移所致"的观点。可见单纯治疗原发肿瘤已远不能达到治疗目的，因此必须全面考虑宿主、肿瘤及转移灶之间可能发生的潜在的相互作用，从而制定相应的治疗方案，降低转移率，提高患者的生存率。肿瘤转移是指肿瘤细胞从原发部位扩散到远隔器官，形成同样类型肿瘤的过程，是一个复杂的、多阶段的过程，涉及肿瘤细胞骨架的重排、变形，从原发灶脱落，侵入周围细胞外基质，加速其降解，侵入血管和淋巴管而进入循环系统，并与血小板和靶点处内皮细胞黏附，相互作用而穿出脉管系统，通过肿瘤细胞增殖和血管生成，形成一个新的癌巢，然后又再次转移，如此恶性循环。在上述每一步骤中，肿瘤细胞有效地逃避机体免疫清除而生存下来。中药一直在乳腺癌的治疗中起辅助作用，通过辨证施治可以改善患者的生存质量，减轻放、化疗的毒副作用，调节免疫功能，抑制肿瘤生长，延长患者的带瘤生存期。近年来对于中药单独的抗肿瘤作用研究取得了瞩目的成果。张晓丽等发现中药延胡索的主要活性成分延胡索乙素具有逆转人乳腺癌 MCF-7 细胞的多药耐药作用，主要通过下调肿瘤细胞内的 P-gP 的表达和上调拓扑异构酶 II 的表达而达到逆转耐药的效果。时翠林等发现白藜芦醇可以通过将细胞阻滞在 S 期，诱导细胞凋亡，抑制人乳腺癌骨高转移细胞株 MDA-MB-231BO 的生长。冯磊等发现白藜芦醇可能是一种新的 CDK2 抑制剂，通过作用于细胞的骨架结构蛋白质来干扰细胞的有丝分裂，使细胞周期延长而导致耐阿霉素人乳腺癌细胞 MCF-7/ADM 的增殖。张硕等研究表明白藜芦醇和木樨草素具有显著的抗乳腺癌转移作用，其机制一方面与直接的肿瘤细胞杀伤有关，另一方面，其免疫调节作用可能也是抗转移作用的一部分。

九、前列腺癌

前列腺癌是老年男性中常见的泌尿生殖系统恶性肿瘤，患病率呈明显的地理和种族差异，欧美发病率明显高于亚裔人群。前列腺癌的发病机制非常复杂，可能受雄激素水平、遗传等多种因素的影响。数据统计显示，在欧美国家中，前列腺癌的患病率和死亡率已仅列肺癌之后，居所有癌症的第 2 位。我国前列腺癌患病率比较低，近年来由于我国生活水平提高和步入老龄化社会的影响，生活习惯及饮食结构的变化，高脂食物的摄入增加，前列腺癌发病率有明显增加趋势。文献报道，前列腺癌在我国男性泌尿生殖系统恶性肿瘤中的患病率已经排在第一位，且我国前列腺癌的组织恶性程度高于美国患者。前列腺癌正成为影响我国 50 岁以上男性生活质量和预期寿命的重要因素，也成为泌尿外科领域越来越热门的研究课题。在西方国家，由于卫生服务完善，多数患者在前列腺癌还处于局限阶段时就能够得到确诊，因此大部分患者的预后比较好。但在中国，受卫生技术条件和传统习惯的影响，患者大多出现临床症状后才求诊，此时肿瘤已进展到晚期，5 年存活率不到美国的 1/3。目前治疗前列腺癌的方法主要包括根治性手术切除、放射治疗、内分泌治疗和化学治疗。采用雄激素阻断治疗的患者大多经历一个对抗雄激素治疗（包括药物或手术去势及口服抗雄激素药物等）敏感到不敏感，最后发展为抗雄激素治疗抵抗的过程。而对于抗激素治疗抵抗性前列腺癌患者目前尚缺乏有效的治疗手段，患者通常的生存时间仅为 2~3 年。有研究表明，白藜芦醇在 20~160μmol/L 浓度范围内能够有效地抑制人前列腺癌 PC-3 细胞的增殖，并随着时间和浓度的增加，其抑制率也相应地提高，以 160μmol/L 组作用 72 小时时抑制率最显著。其机制可能是通过上调 *Beclin 1* 基因表达，启动 PI3K 信号通路诱导前列腺癌细胞发生自噬性死亡来实现的。自噬性细胞死亡的机制尚不清楚，可能是大量细胞成分被降解后的结果，也可能是通过促进细胞凋亡实现。

参 考 文 献

[1] Surh YJ.Cancer chemoprevention with dietary phytochemicals.Nat Rev Cancer,2003,3：768-780.

[2] 李宁,韩驰,陈君石.癌症化学预防机制的研究进展.国外医学卫生学分册,2001,28：353-357.

[3] Jang M,Cai L,Udeani G,et al.Cancer chemopreventive activity of resveratrol,a natural product derived from grapes.Science,1997,275：218-220.

[4] Yang S,Meyskens FL.Alterations in activating protein 1 composition correlate with phenotypic differentiation changes included by resveratrol in human melanoma.Mol Pharmacol,2005,67：298-308.

[5] Beedanagari SR,Bebenek I,Bui P,et al.Resveratrol inhibits dioxininduced expression of humane CYPA1 and CYPB1 by inhibiting recruitment of the aryl hydrocarbon receptor complex and RNA ploymerase II to the regulatory regions of the corresponding genes.Toxiol Sci,2009,110：61-67.

[6] Wang Y,Lee KW,Chan FL,et al.The red wine polyphenol resveratrol displays bilevel inhibition on aromatase in breast cancer cells.Toxicol Sci,2006,92：71-77.

[7] Neves MA,Dinis TC,Colombo G,et al.Combining computational and biochemical studies for a rationale on the

anti-aromatase activity of natural polyphenols.Chem Med Chem,2007,2 :1750-1762.

[8] Asou H,Koshizuka K,Kyo T,et al.Resveratrol,a natural product derived from grapes,is a new inducer of differentiation in human myeoid leukemias.Int J Hematol,2002,75 :528.

[9] Park JK,Choi YJ,Jang MA,et al.Chemopreventive agent resveratrol,a natural product derived from grapes, reversibly inhibits progression through S and G2 phase of the cell cycle in U937 cells.Cancer Lett,2001,163 : 43.

[10] Bhat KP,Pezzuto JM.Cancer chemopreventive activity of resveratrol.AnnNYAcad Sci,2002,957 :210.

[11] Serrero G,LuR.Effect of resveratrol on the expression of autocrine growth modulators in human breast cancer cells.Antioxid Redox Signal,2001,3 :969.

[12] Potter GA,Patterson LH,Wangho E,et al.The cancer preventative agent resveratrol is converted to the anticancer agent piceatannol by the cytochrome P450 enzyme CYP1B1.Br J Cancer,2002,2 :98.

[13] Knwajerwulu N,Cifuentes E,Cautam S,et al.Resveratrol induces prostate cancer cell entry into a phase and inhibits DNA synthesis.Cancer Res,2002,62 :2488-2492.

[14] Huang C,Ma WY,Goranson A,et al.Resveratrol suppresses cell transformation and induces apoptosis through a p53-dependent pathway.Carcinogenesis,1999,20 :237-242.

[15] She QB,Bode AM,Ma WY,et al.Resveratrol-induced activation of p53 and apoptosis is mediated by extracellular-signal-regulated protein kinases and p38 kinases.Cancer Res,2001,61 :1604-l610.

[16] Shih A,Davis FB,Lin HY,et al.Resveratrol induces-apoptosis in thyroid cancer cell lines via a MAPK-and p53-dependent mechanism.J Clin Endocrinol Metab,2002,87 :1223-1232.

[17] Reis-Sobreiro M,Gajate C,Mollinedo F.Involvement of mitochondria and recruitment of Fas/CD95 signaling in lipid rafts in resveratro1-mediated antimyeloma and antileukemia actions.Oncogene,2009,28 :3221- 3234.

[18] Su JL,Lin MT,Hong CC,et al.Resvemtrol induces FasL-related apoptosis through Cdc42 activation of ASK1/ JNK-dependent signaling pathway in human leukemia HL-60 cells.Carcinogenesis,2005,26 :1-10.

[19] Delmas D,Rebe C,Lacour S,et al.Resveratrol-induced apoptosis is associated with Fas redistribution in the rafts and the formation of a death-inducing signaling complex in colon cancer cells.J Biol Chem,2003,278 : 41482-41490.

[20] Rotolo JA,Mai JG,Feldman R,et al.Bax and Balk do not exhibit functional redundancy in mediating radiation-induced endothelial apoptosis in the intestinal mucosa.1nt J Radiat Oncol Biol Phys,2008,70 : 804-815.

[21] Cecchinato V,Chiaramonte R,Nizzardo M,et al.Resveratrol-induced apoptosis in human T-cell acute lymphoblastic leukaemia MOLT-4 cells.Biochem Pharmacol,2007,74 :1568-1574.

[22] Mahyar-Roemer M,Khler H,Roemer K.Role of Bax in resveratrol-induced apoptosis of colorectal carcinoma cells.BMC Cancer,2002,2 :27.

[23] Sun W,Wang W,Kim J,et al.Anti-cancer effect of resveratrol is associated with induction of apoptosis via a mitoehondrial pathway alignment.Adv Exp Med Biol,2008,614 :1791-1786.

[24] Nguyen TH,Mustafa FB,Pervaiz S,et al.ERK1/2 activation is required for resveratrol-induced apoptosis in MDA-MB-231 cells.Int J Oncol,2008,33 :81-92.

[25] Jazirehi AR,Bonavida B.Resveratrol modifies the expression of apoptotic regulatory proteins and sensitizes non-Hodgkin's lymphoma and multiple myeloma cell lines to paclitaxel-induced apoptosis.Mol Cancer Ther, 2004,3 :71-84.

[26] Lin HY,Lansing L,Merillon JM,et al.Integrin αVβ3 contains a receptor site for resveratrol.FASEB J,2006, 20 :1742-1744.

[27] Zhang S,Cao HJ,Davis FB,et al.Oestrogen inhibits resveratrol-induced post-translational modification of p53 and apoptosis in breast cancer cells.Br J Cancer,2004,91 :178-185.

［28］Yang SH,Kim JS,Oh TJ,et al.Genome-scale analysis of resveratrol-induced gene expression profile in human ovarian cancer cells using a cDNA microarray.Int J Oncol,2003,22：741-750.

［29］Lin HY,Shih A,Davis FB,et al.Resveratrol induced serine phosphorylation of p53 causes apoptosis in a mutant p53 prostate cancer cell line.J Urol,2002,168：748-755.

［30］Kroemer G,Jaattela M.Lysosomes and autophagy in cell death control.Nat Rev Cancer,2005,5：886-897.

［31］Fulda S,Debatin KM.Sensitization for anticancer drug-induced apoptosis by the chemopreventive agent resveratrol.Oncogene,2004,23：6702-6711.

［32］Leone S,Fiore M,Lauro MG,et al.Resveratrol and X rays affect gap junction intercellular communications in human glioblastoma cells.Mol Carcinog,2008,47：587-598.

［33］Johnson GE,Ivanov VN,Hei TK.Radiosensitization of melanoma cells through combined inhibition of protein regulators of cell survival.Apoptosis,2008,13：790-802.

［34］孙秀娣,牧人,周有尚,等.中国胃癌死亡率20年变化情况分析及其发展趋势预测.中华肿瘤杂志,2004,26：4-9.

［35］周宁宁,周中梅,刘茂珍,等.紫杉醇和5-氟脲嘧啶/醛氢叶酸双周疗法治疗晚期胃癌的初步报告.癌症,2003,22：867-869.

［36］王廷,易军,王岭,等.PTEN在肝癌中低表达的意义.现代肿瘤医学,2005,13：746-747.

［37］Horie Y,Suzuki A,Kataoka E,et al.Hepatocyte-specific Pten deficiency results in steatohepatitis and hepatocellular carcinomas.J Clin Invest,2004,113：1774-1783.

［38］Murphy LO,MaeKeigan JP,Blenis J.A network of immediate early gene products propagates subtle differences in mitogen-activated protein kinase signal amplitude and duration.Mol Cell Biol,2004,24：144-153.

［39］Herr I,Debatin KM.Cellular stress response and apoptosis in cancer therapy.Blood,2001,98：2603-2614.

［40］She QB,Bode AM,Ma WY,et al.Resveratrol-induced activation of P53 and apoptosis is mediated by extracellular-signal-regulated Protein kinases and P38 kinase.Cancer Res,2001,61：1604-1610.

［41］Gerke V,Moss S.Annexins：from strueture to function.Physio Rev,2002,82：331-371.

［42］Kim SW,Rhee HJ,Ko J,et al.Inhibition of cytosolic phospholipase A2 by annexin 1：specific interaction model and mapping of the interaction site.Biol Chem,2001,276：15712-15719.

［43］Alldridge LC,Harris HJ,Plevin R,et al.The Annexin protein lipocortin 1 regulates the MAPK/ERK pathway.Biol Chem,1999,274：37620-37628.

［44］Shih A,Davis FB,Lin HY,et al.Resveratrol induces apoptosis in thyroid cancer cell lines via a MAPK-and P53-dependent mechanism.J Clin Endocrinol Metab,2002,87：1223-1232.

［45］Liang YC,TsaiSH,Chen L,et al.Resveratrol-induced G2 arrest through the inhibition of CDK7 and p34cdc2 kinases in colon carcinoma HT29 cells.Biochem Pharmacol,2003,65：1053-1060.

［46］Sparks AB,Morin PJ,Vogelstein B,et al.Mutation analysis of the APC/β-catenin/Tcf pathway in coloeretal cancer.Cancer Res,1998,58：1130-1134.

［47］Sehneider Y,Duranton B,Gosse F,et al.Resveratrol inhibits intestinal tumorigenesis and modulates host-defence-related gene expression in an animal model of human familial adenomatous polyposis.Nutr Cancer,2001,39：102-107.

［48］Dotrie J,Gernaer H,Wahcter Y,et al.Resveratrol induces extensive apoptosis by depolarizing mitochondrial membranes and activating caspase-9 in acute lymphoblastic leukemia cells.Cancer Res,2001,61：4731-4739.

［49］Clement MV,Hirpara JL,Chawdhury SH,et al.Chemopreventive agent resveratrol,a natural product derived from grapes,triggers CD95 signaling-dependent apoptosis in human tumor Cells.Blood,1998,92：996-1002.

［50］田雪梅,张展霞.白藜芦醇促进Ca^{2+}介导的线粒体通透转变孔道开放.药学学报,2003,38：81-84.

［51］黄谟婉,马英.宫颈癌研究新进展.重庆医学,2006,35：2185-2187.

［52］于金明.中国肿瘤放射治疗学的现状与展望.中国临床医生,2005,33：2-4.

［53］Liang YC,Tsai SH,Chen L,et al.Resveratrol-induced G2 arrest through the inhibition of CDK7 and p34CDC2 kinases in colon carcinoma HT29 cells.Biochem Pharmacol,2003,65：1053-1060.

［54］董得刚,郭恩绵,张瑶,等.白藜芦醇对宫颈癌 HeLa 细胞基质金属蛋白酶及其组织抑制剂的影响.中华肿瘤防治杂志,2007,14：489-493.

［55］刘洁琼,周恩相.乳腺癌的内分泌治疗及新进展.医学综述,2007,13：1786-1788.

［56］Fisher B,Anderson S,Bryant J,et al.Twenty-year follow-up of a randomized trial comparing total mastectomy,lumpectomy,and lumpectomy plus irradiation for the treatment of invasive breast cancer.N Engl J Med,2002,347：1233-1241.

［57］Vasko VV,Saji M.Molecular mechanisms involved in differentiated thyroid cancer invasion and metastasis.Curr Opin Oncol,2007,19：11-17.

［58］张晓丽,曹国宪,俞惠新,等.延胡索乙素逆转多药耐药性人乳腺癌细胞 MCF-7.中药药理与临床,2005,21：19-21.

［59］邵常霞,项永兵,刘振伟,等.上海市区泌尿系统恶性肿瘤相对生存率分析.中国肿瘤临床,2005,32：321-327.

［60］Zaslau S,Sparks S,Riggs D,et al.Pentosan polysulfate(Elmiron):in vitro effects on prostate cancer cells regarding cell growth and vascular endothelial growth factor production.Am J Surg,2006,192：640-643.

［61］Scott RC,Juhasz G,Neufeld TP,et al.Direct induction of autophagy by Atg1 inhibits cell growth and induces apoptotic cell death.Curr Biol,2007,17：1-11.

［62］Mizushima N,Levine B,Cuervo AM,et al.Autophagy fights disease through cellular self-digestion.Nature,2008,451：1069-1075.

第十一章
白藜芦醇与其他疾病

第一节　白藜芦醇与骨质疏松症

一、骨骼的概况

（一）骨骼的化学构成和结构特征

骨骼为人体内的坚硬器官，为躯体提供运动、支持和保护功能，并且还具有储存必要矿物质的功能。骨骼的构造在为躯体提供了力量以及运动能力的同时也确保骨骼在承受到较大的压力情况下不轻易破裂，而并非单纯依靠骨骼本身的重量确保抗压能力。

骨骼是一种复合材料，由矿物晶体和蛋白质相互结合而构成，这使得骨骼同时兼具强度和柔韧性，可以吸收力的作用而不容易破裂。单纯由矿物晶体构成的结构具有脆性，受力则容易破碎，而单纯由蛋白构成的话则过于柔软太容易弯折。骨骼中的矿物占到骨骼总体重量的大约 60%。构成骨骼的主要矿物质晶体，称羟磷灰石，又称碱式磷酸钙，顾名思义，钙和磷是骨骼中包含的主要矿物元素。

骨蛋白中 90%~95% 左右为胶原蛋白，由三条相互缠绕成绳状的蛋白链组合而成。而多股胶原蛋白又组合而成更为粗壮的纤维束，再通过化学作用桥联起来。除胶原蛋白之外，还有少量的其他蛋白，诸如骨桥蛋白（osteopontin）、骨唾液酸蛋白（sialoprotein）、骨钙蛋白（osteocalcin）、骨黏连蛋白（osteonectin）等，这些蛋白被认为对于骨矿物化的晶核形成，或者对调控晶体大小以及晶体形成的速度有作用。

在上述辅助蛋白的参与下，羟磷灰石晶体与胶原蛋白相互连接，并通过有序排列形成复杂的网状结构。骨骼并非实心的，这是为了确保骨骼为支撑整个躯体所需的强度同时又必须保持较轻的自重。这种彼此交联成网状的平板状和管状的骨结构被称为骨小梁（trabecular bone）。因为骨小梁组成的结构密度松散，故而又被称为松质骨（cancellous bone 或者 spongy bone）。它们一共占到了骨骼整体重量的四分之一。而占到另外四分之三骨骼重量的是皮质骨（cortical bone），是包裹网状骨小梁结构的外壳，密度高而坚硬，故又名密质骨（compact bone）。

就功能而言，皮质骨层决定了骨的形状，为支撑躯体提供了必要的骨骼强度，并为肌肉和肌腱提供稳固的附着点。而内部的骨小梁网状结构则主要有两个功能：①网状结构比表面积大，提供了更大的矿物质交换界面；②网状结构有利用保持骨骼的强度和完整性，也因此这种结构大量分布于因为运动或者承受体重而受压强度较大的脊椎以及长骨两端。骨小梁网状结构中相互交联的平板状和管状结构有利于在占用有限的材料情况下提供最大的受压强度。日常生活中的建筑和桥梁设计也利用了这样的力学特性。

骨骼结构和人类制造的建筑、桥梁十分不同的非常重要的一点是：骨的大小，形状以及承受各种机械力的能力是随着骨骼受力的变化而变化的，具有自适性并受复杂的反馈调节。日常生活中大家可能会在电视中看到社会中有一些不幸失去双臂而用脚趾夹笔写字的人，他们的脚趾骨会比普通人的长很多。此外，我们可能还会观察到，对于久病不下床的人或者瘫痪的病人，不仅他们的肌肉会萎缩，而且他们的骨骼也会变得脆弱。这是因为骨骼并非静态的结构，而是一直在发生着动态变化。它也并非是独立行使其功能的器官，骨骼和肌肉是一个有机整体。

（二）骨骼的形成机制

上一段中我们提到骨骼是动态变化的，它伴随着人的一生，在大小、形状以及部位方面一直在发生着变化。而这些变化主要由骨骼的两个生理过程来控制，即骨骼的构建（modeling）和重构（remodeling）。在这两个过程中扮演着重要角色的是两种细胞，即成骨细胞（osteoblast）和破骨细胞（osteoclast）。顾名思义，一个造一个破，阴阳相合，有机统一，缺一不可。骨组织的构建和重构都依赖细胞因子比如乙型转化生长因子 TGF-β 和胰岛素样生长因子 IGF 的信号通路。成骨细胞由最初的间充质干细胞分化（mesenchymal stem cell）而来的成骨前体细胞（osteoblast precursor）进一步分化而来。间充质干细胞是一种多潜能基质细胞（multipotent stromal cell），除成骨细胞外，它还可以分化成软骨细胞（chondrocyte）、肌细胞（myocyte）以及脂肪细胞（adipocyte）。

成功分化而来的成骨细胞会生成上文中提到的胶原蛋白，从而形成架构骨的骨基质。含钙和磷丰富的矿物质被掺入骨基质当中完成矿化从而形成兼具强度和柔韧度的骨组织。成骨细胞有条不紊地一层一层地构建新的骨组织。有的成骨细胞在造骨过程中被埋入了骨基质当中，成为骨细胞（osteocyte）。埋入骨组织中的骨细胞彼此相连，并与骨骼表层的成骨细胞通过细长的突触连接起来形成复杂的网络。而这样彼此相连的网络也对骨骼应对外界机械力和损伤具有重要作用。充分的细胞连接网络保证了细胞间的相互通信，使得在需要的时候，可以调动骨表面依附的成骨细胞和破骨细胞，从而进行骨组织的重构。成骨细胞如果因为先天的胶原蛋白紊乱而不能正常地形成骨基质，就会造成先天成骨不全症（osteogenesis imperfecta）。如果缺乏足够的骨基质的形成，则会导致骨质疏松症（osteoporosis），例如过量的皮质醇（一种肾上腺激素）会诱导产生骨质疏松症。

与成骨细胞相对的是破骨细胞，它主要通过溶解矿物质从而破坏骨基质而实现骨吸收作用（bone resorption）。破骨细胞由最初的造血干细胞（hematopoietic stem cell）多级分化而来。破骨细胞是由多个前体细胞融合而来，因此具有多个细胞核。破骨细胞和骨骼表面接触的粗糙一面含有运输氢离子的分子，通过释放氢离子，破骨细胞可以溶解掉骨基质。破骨细胞如果过于活跃，导致骨组织的过度破坏会造成包括骨质疏松症在内的多种骨疾病。骨骼的重构，需要破骨细胞和成骨细胞的协同作用，并且离不开包括体内代谢功能和多种体内因子比如多种激素的协同作用。因此，影响钙磷矿物元素代谢的激素都会对骨健康造成重要影响，比如骨化三醇（calcitriol）、甲状旁腺素（parathyroid hormone，PTH）、降钙素（calcitonin）。具有调控成骨细胞和破骨细胞作用的生长因子信号通路（图11-3）也会有重要影响。性激素比如雌激素和睾酮对于骨骼也有重要影响。

二、骨质疏松症

（一）骨质疏松症的基本概况

骨质疏松症是一种系统性的骨疾病，其重要特征是骨量过低，伴随着骨结构变得脆弱，增加了破裂的风险，容易引起骨折等并发症。骨质疏松症发病率随人的年龄增长而增加，严重威胁中老年人的健康。1994年国际健康组织将骨质疏松症定义为骨密度（bone mineral density）低于所在地区年轻健康女性2.5倍标准差。

国际上之所以选择女性作为评估的基准，是因为骨质疏松症更常见于女性。2003年国际健康组织出具的官方报告显示在全球范围内女性患该病的概率高出男性三倍。女性高发病率的原因之一是因为女性的峰值骨量（peak bone mass）较低，并且女性月经周期时激素的变化也会是潜在危险因素。雌激素对于维持成年人的骨重量具有重要作用，而女性在绝经之后雌激素分泌锐减，所以超过50岁的女性成为高发人群。研究表明，补充雌激素对于保持男性和女性成年人的骨量都具有重要作用。

根据调查估算，2006年我国50岁以上的人群中，大约有6900多万人患有骨质疏松症，其中男性1500多万，女性5400多万。同时期，中国存在低骨量的人数已经超过2亿1千多万，其中女性比男性多出大约1000万。在欧盟国家，2010年一共有大约2200万女性和550万男性骨质疏松症患者。在美国，相应的数字是800万女性和200万男性。

骨质疏松症根据发病原因常常被分为原发性和继发性两个大类。最常见的原发性骨质疏松症包括由于女性绝经以及衰老而导致的，分别为Ⅰ型和Ⅱ型原发性骨质疏松症。Ⅰ型原发性骨质疏松症发生于绝经后5~10年的女性，主要因为雌激素缺乏使破骨细胞功能增强，骨丢失加速；Ⅱ型即老年人原发性骨质疏松症，见于老年人，主要是因为雄激素缺乏致使成骨细胞减少导致骨量减少。继发性骨质疏松症则被认为是由其他病变或者药物导致的。能够诱发骨质疏松症的疾病种类繁多，包括上文已经提到过的先天成骨不全症、肠胃疾病、Ⅰ型糖尿病、肾上腺功能不足、皮质醇增多症、甲状旁腺功能亢进症等等。而能够诱发骨质疏松症的药物则包括肝素（抗凝血剂）、糖皮质激素、化疗药物、抗癫痫药物等。更详尽的信息和诱发骨质疏松症的病症以及药物的详细列表可参看本章所索引的文献。

（二）骨质疏松症的临床表现

骨质疏松症临床表现主要有骨痛、肌无力和骨折等。骨痛常为弥漫性，可有腰背疼痛、乏力或全身骨痛。常因轻微活动或创伤发生骨折，多发部位为脊柱、髋部和前臂。容易出现驼背和骨折，随之易发生上呼吸道和肺部感染，出现胸闷、气短、呼吸困难，自理能力下降，长期卧床加重骨丢失，使骨折难以愈合。

三、白藜芦醇在骨质疏松症防治中的应用

（一）白藜芦醇

上文中提到研究表明补充雌激素对于成年男性和女性保持骨量都具有重要作用。然而使用雌激素进行骨质疏松症的治疗却具有多种副作用，包括头痛、液体潴留、增重、女性

乳房肿胀以及增加心力衰竭、中风、抑郁，甚至导致部分女性罹患乳腺癌或者子宫癌的危险。这促使科学家积极寻找结构和功能与雌激素类似但副作用小的替代物用于治疗骨质疏松症。而本章节重点要讨论的是对治疗骨质疏松症有着积极作用的白藜芦醇，其化学结构上类似于雌激素。白藜芦醇在 1939 年首次被日本科学家高冈从植物白藜芦的根茎中提取出来，故而得名。白藜芦醇可被看作一种植物性雌激素，两者的化学结构式非常相似，见图 11-1。

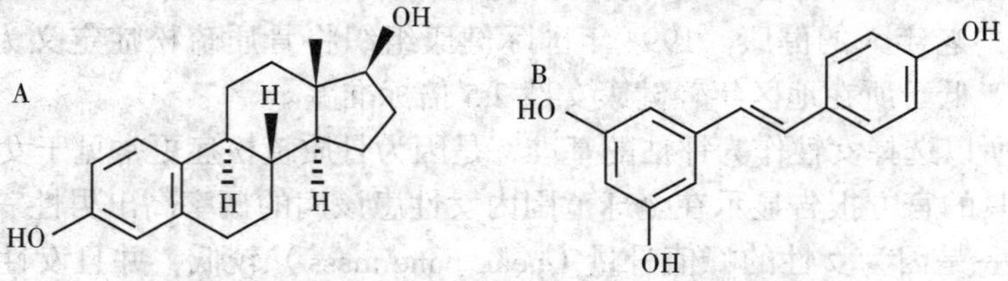

图 11-1　雌激素（A）和白藜芦醇的化学结构式（B）

后来，白藜芦醇也被发现存在于葡萄、桑椹以及花生等植物中。研究者发现白藜芦醇具有抗氧化性、抗炎等性质，因而对心血管疾病、炎症相关疾病、糖尿病等代谢性疾病以及神经系统疾病等诸多病症都具有保护作用。作为雌激素天然类似物的白藜芦醇，也被发现能影响骨的代谢。非常值得注意并且很有希望的是，针对人体进行的毒理研究发现白藜芦醇迄今为止尚未被发现存在毒副作用，即使是在长期大剂量的情况下（≥ 0.5g/ 天）其带来的负面影响也很温和并且是可逆的。可惜的是，现在依然缺乏关于白藜芦醇治疗骨质疏松症人群的临床试验数据，因此我们的讨论目前只能关注于体外以及动物骨质疏松症模型的实验结果。

（二）白藜芦醇抗骨质疏松症的体外实验

研究者发现白藜芦醇可以有效激活成骨细胞的增殖和分化。实验显示白藜芦醇能够促进 DNA 的合成并且提高 MC3T3-E1 成骨细胞系的碱性磷酸酶（alkaline phosphatase）和脯氨酰羟化酶（prolyl hydroxylase）的活性。其中碱性磷酸酶是为骨基质矿化提供高浓度磷酸的一个关键酶，而脯氨酰羟化酶则是胶原蛋白生物合成的关键酶。同时，抗雌激素药物他莫昔芬（tamoxifen）可以有效中和白藜芦醇的这些作用，从而显示白藜芦醇具有雌激素激动剂的作用。此外，白藜芦醇还被发现可以激活性激素介导的胞外信号传导控制激酶（ERK）以及单磷酸腺苷蛋白激酶（AMPK）通路从而促进成骨细胞的分化和增殖，并且抑制核因子 κ-B 配体受体激酶配体（RANKL）介导的骨吸收作用。来源于骨髓的间充质干细胞在白藜芦醇的作用下，其组蛋白脱乙酰酶（SIRT1）被激活，从而促使间充质干细胞向成骨细胞方向转化。白藜芦醇还被发现可以增强 Wnt 信号通路从而促进成骨细胞的形成以及骨的合成。

（三）白藜芦醇抗骨质疏松症的动物实验

科学家使用了多种动物模型来评估白藜芦醇对于治疗骨质疏松症的价值。使用的诸多动物模型中常见的包括去除卵巢的、不同年龄的以及后肢减负重的动物模型，分别用于模拟雌激素缺乏、衰老以及缺乏负重导致的骨量减少。不同年龄段的动物被用来检测白藜芦醇在不同成长阶段对峰值骨量的影响，以及评估衰老对于患有老年骨质疏松症导致的骨量减少的影响。

当对去除卵巢大鼠每天按 0.7mg/kg 白藜芦醇的剂量进行喂食长达 12 周时，研究者发现白藜芦醇可以有效削弱由去除卵巢导致的股骨钙质和骨密度的减少作用，但对中部骨干部分的骨量减少削弱作用有限。可能的原因是骨小梁对雌激素缺乏更敏感，骨端部分以骨小梁结构为主，而中部骨干部分主要由皮质骨构成。而当给偶发中风的去卵巢成年大鼠在较短时期内喂食大剂量白藜芦醇情况下—持续 8 周每日 5mg/kg 白藜芦醇，其对股骨钙质和骨裂负载强度的影响则不明显。显示除剂量外，喂食白藜芦醇时间的长短可能是一个重要影响因素。当科学家对去除卵巢大鼠喂食长达 13 周不同剂量（0、5、15 以及 45mg/kg）的白藜芦醇，并与喂食 0.03mg/kg 的己烯雌酚（一种雌激素类药物）做对比，发现在 15 和 45mg/kg 这样的高剂量下，白藜芦醇可以完全抑制股骨区的骨量减少。实验使用的最高剂量也可以完全抑制去除卵巢导致的胫骨区的骨量减少。并且所有使用的剂量下，都没有观测到雌激素可能引起的子宫内膜增生的情况，显示白藜芦醇对卵巢不存在副作用。白藜芦醇对抑制卵巢去除大鼠骨量减少的结果在不同的实验室都有得到印证，并有研究发现高剂量（≥ 40mg/kg）的白藜芦醇有助于维持去卵巢大鼠的骨小梁的数目，大小和粗细程度不受卵巢去除的影响。

这些实验结果很好地证实了白藜芦醇对于雌激素缺乏症导致的骨质疏松症的有着近似于雌激素的保护作用，而高剂量的白藜芦醇也不会造成雌激素可能诱发的子宫内膜增生的副作用。当然，由衰老导致的 Ⅱ 型原发性骨质疏松症和雌激素缺乏导致的 Ⅰ 型原生性骨质疏松症并不能等同，上文中提到这两种原发性骨质疏松症是由于对成骨细胞和破骨细胞不同的影响导致的。因此对于研究衰老导致的 Ⅱ 型原发性骨质疏松症，研究们需要使用不同的动物模型对其进行研究。

为评估白藜芦醇对衰老导致的骨质疏松症的治疗作用，研究者常用雄性大鼠作为动物模型，剔除使用雌性大鼠可能存在的不同水平的雌性激素带来的额外变量。当研究者给已经有 22 月龄的老年 Sprague-Dawley 大鼠提供长达 10 周，每日 10mg/kg 的白藜芦醇剂量时，人们发现和对照相比，实验组大鼠的皮质骨厚度、骨小梁的体积和数量都有所增加，并且骨小梁结构的空隙减少了，并且这些大鼠直到 24~27 月龄的时候才开始出现衰老导致的骨量减少的现象。另有研究者对高达 33 月龄的褐色挪威雄性大鼠提供短期的 3 周每日 12.5mg/kg 的白藜芦醇剂量时，发现在这么短的时间内，尽管他们的骨密度，骨强度等并没有明显改善，然而大鼠股骨的磷含量却有增加，并且胫骨的骨小梁结构的连接性也有增加。于是有研究者尝试了更长时间的实验，在 C57BL/6NIA 雄性鼠 12 个月开始就给它们提供不含其他植物性雌性激素的食物，辅以每日 8 或者 31mg/kg 的白藜芦醇坚持 18 个月。结果显示白藜芦醇促使骨小梁明显增粗，也显著提高了的整个股骨骨小梁以及皮质骨的密度，并且骨体积占比也显著提高，骨强度也明显增强。

另有研究显示，对于久病卧床或者瘫痪以及在微重力条件下导致下肢受重减负会加速骨量减少的过程。在低负重的情况下，小鼠的皮质骨和骨小梁里包裹的骨细胞发生凋亡，激活破骨细胞的骨吸收作用，导致骨量减少。研究发现白藜芦醇对于低负重导致骨量减少的小鼠也有较好的治疗效果。这些实验结果表明白藜芦醇可以有效抑制由于低负重导致的后肢股骨骨小梁变细、数量以及密度的降低。

基于对细胞的体外实验和动物模型的研究都显示天然存在于植物中的白藜芦醇对于雌

激素缺乏、衰老以及低负重导致的骨量减少有显著抑制作用，并且在使用高剂量的情况下尚未发现毒副作用，值得进一步在临床研究中验证其对骨质疏松症的疗效。另外，有研究表明白藜芦醇和其他植物类激素对于抑制骨质疏松症动物模型的骨量减少具有协同作用，因此，使用天然植物类激素组合治疗骨质疏松症未来是一个值得研究的方向。

第二节　白藜芦醇与老年良性前列腺增生

一、前列腺的解剖结构

前列腺（prostate）是位于人体膀胱（urinary bladder）下方并与之紧贴，呈倒金字体状的纤维肌腺体器官（fibromuscular glandular organ），并包裹在前列腺尿道（prostatic urethra）周围。前列腺是男性生殖系统中的外性分泌腺，其分泌物即前列腺液呈微碱性、并含有部分精子以及精囊分泌物。前列腺液在射精过程中最先被排出。前列腺液的碱性有助于中和阴道的酸性，从而延长精子的寿命。对于伴随着精囊液而被排出的精子，伴随前列腺液而被排出的精子具有更好的活动性，更长的寿命以及对精子所含基因提供更好的保护。

前列腺内部可以分成特征各异、并且与不同导管连接的三个区域。这三个区域对于前列腺疾病有着不同的易感性：位于前列腺上部、射精管通过的中央带（central zone），其发生良性前列腺增生（benign prostatic hyperplasia，BPH，下文中有专门介绍）以及前列腺癌症的概率极低；位于前列腺前部的移行带（transition zone），易于发生良性前列腺增生，亦有 10%~15% 的前列腺癌发生于此；位于后部、靠近直肠的外周带（peripheral zone）是前列腺癌高发区（85%~90%）。前列腺尿道区被移行带包围，因而发生前列腺增生时，尿道会被膨大的移行带挤压，容易造成排便困难，导致下尿路症状（lower urinary tract symptoms）。事实上，50% 左右的良性前列腺增生患者，会出现下尿路症。下尿路症状的主要临床表现是尿频，尿急，夜尿，尿梗阻，尿无力等。然而，尽管前列腺增生是造成下尿路症状的原因之一，前列腺的大小和下尿路症状严重程度却并没有明显的相关性。造成下尿路症状的原因多种多样，除前列腺增生之外，原因还包括膀胱过度活动症、尿路感染、慢性前列腺炎（chronic prostatitis）、逼尿肌收缩力减弱（detrusor hypocontractility）、神经源性膀胱功能障碍（neurogenic bladder dysfunction）、膀胱或者尿道中存异物（foreign body in bladder or urethra）、尿道自身构造、膀胱或者前列腺癌等。关于下尿路症状的更多细节，可参看文献。

二、良性前列腺增生症概述

良性前列腺增生又被称为良性前列腺增大，指的是前列腺的良性增大。其主要特征是前列腺尿道周区域上皮细胞和基质细胞数目的大量增加，而并非构成细胞的体积增大（hypertrophy）。良性前列腺增生是一种慢性病，其发病率以及严重程度随年龄而增加。在超过 40、60、70 和 80 岁（以及更年长）的男性中，患有良性前列腺增生的比例分别大约为 8%、50%、70% 和 90%。前列腺增生的确切机制目前尚不清楚。人们观察到的细胞数目的大量增加可能是由上皮以及基质细胞增殖或者细胞凋亡的程序性死亡控制机制受损导致的细胞数目的积累。雄激素、雌激素、基质细胞和上皮细胞的相互作用，以及生长激素和神经递质可能都参与到前列腺增生的过程中。

促发良性前列腺增生的各种因素

尽管雄激素本身并不导致良性前列腺增生的发生，但是在前列腺的发育、性成熟以及衰老过程中，都依赖于睾丸雄激素的存在。在性成熟之前被阉割或者因为一系列遗传病而导致雄性激素作用抑或合成受损的病人并不会患有良性前列腺增生。睾丸酮（testoterone）在前列腺内被与核膜结合的酶—类固醇 $5\alpha-$ 还原酶（$5\alpha-$reductase）被转化为二氢睾丸酮（dihydrotestosterone）。大约 90% 的前列腺雄激素是以二氢睾丸酮的形式存在的。剩余的10% 则以肾雄激素的形式存在，并且这部分被认为对于产生良性前列腺增生无足轻重。在细胞内，睾丸酮以及二氢睾丸酮都可以与雄激素受体以高亲和力结合，但是二氢睾丸酮与雄激素受体的亲和力更强。而在雄激素受体与之结合后，该受体会和核内特定的 DNA 位点结合，导致雄激素相关基因表达的增多，并最终刺激相关蛋白的表达。而如果抑制雄激素相关基因，则会导致参与细胞程序性死亡的特定基因表达被激活。$5\alpha-$ 还原酶可分 I 型和 II 型，其中 II 型为前列腺中的 $5\alpha-$ 还原酶的主要形式，基质细胞内的 II 型 $5\alpha-$ 还原酶被认为对于依赖雄激素的前列腺生长具有关键作用。

胰岛素以及胰岛素样生长因子也被认为对良性前列腺增生的发展具有重要影响，糖尿病会加重良性前列腺增生及下尿路症状。研究发现高胰岛素血症（hyperinsulinemia）和良性前列腺增生存在很强的关联度，无论患者是否存在糖尿病的临床表现。在存在胰岛素抵抗的情况下，胰岛素对于良性前列腺增生的促发作用被认为是通过胰岛素受体介导的3- 磷酸肌醇依赖性蛋白激酶（phosphoinositide 3-kinase，PI3K）以及丝裂原活化蛋白激酶（mitogen-activated protein kinase）信号通路作用的。研究者还发现，肥胖症男性患者尽管体内有更低的循环雄激素水平，却更容易患良性前列腺增生。研究者还发现同时使用雄激素和胰岛素刺激良性前列腺增生导致的细胞增殖速率比单独作用都要高，显示两者存在一定的协同作用。

此外，生长激素与类固醇激素的相互作用也被认为打破了既有的细胞增殖和细胞死亡的平衡从而诱发良性前列腺增生。通过对比正常前列腺和前列腺增生组织，研究者发现碱性成纤维细胞生长因子（basic fibroblast growth factor，bFGF，亦简写为 FGF-2）、酸性成纤维细胞生长因子（acidic FGF，亦简写为 FGF-1）、FGF-3、FGF-7（又称角化细胞生长因子：keratinocyte growth factor）、表皮生长因子（epidermal growth factor）以及转化生长因子（transforming growth factor-β）都对前列腺的生长有作用。

三、白藜芦醇对良性前列腺增生的作用

国内外研究白藜芦醇对于治疗良性前列腺增生作用的相关报道截至目前还比较少见，但是已经有学者认识到这是值得尝试的一个方向。研究使用白藜芦醇治疗前列腺疾病的历史由来已久。一篇发表于 1997 年关于白藜芦醇对癌细胞生长以及动物癌症（包括乳腺癌和皮肤癌）模型的肿瘤具有抑制作用的报道吸引科学家，并逐渐开始关注使用白藜芦醇用于前列腺相关疾病的可能性。而对白藜芦醇癌症化学预防活性的最早研究来自于 1974 年对从秘鲁收集的决明属豆科植物 *Cassia quinquangulata* Rich.（Leguminosae）根的活性成分分析，但原始文献具体索引信息不详。据文献介绍，白藜芦醇的化学构成是在对环氧

合酶（cy-clooxygenase）抑制活性的筛选再通过质谱分析发现。环氧合酶可将花生四烯酸（arachidonic acid）转化成促炎症化合物如前列腺素（prostaglandin）从而刺激癌细胞的生长并抑制人体免疫反应，此外还有研究发现环氧合酶对致癌物破坏遗传物质有促进作用。

1999 年开始出现学者研究白藜芦醇对前列腺癌抑制作用的相关报道。有研究者使用培养自前列腺癌患者转移到淋巴结并对雄激素敏感的 LNCaP 细胞系来研究白藜芦醇对其的影响。他们发现在存在雄激素的情况下使用 100μmol/L 的白藜芦醇可以有效抑制细胞生长，但细胞凋亡现象并不明显，而当使用剂量增加到 150μmol/L 时，白藜芦醇诱发大范围的细胞凋亡。并且他们发现前列腺癌细胞的生长抑制在达到 150μmol/L 的剂量时是不可逆的，即使替换不含白藜芦醇的培养基，细胞依然被抑制生长，而如果使用 100μmol/L 的剂量时其对细胞的抑制作用则是可逆的。同年更早的一篇报道中，有实验室报道采用多个对雄激素敏感度的不同的前列腺癌细胞系，并使用从 0.1 到 25μmol/L 不同的白藜芦醇剂量。他们发现在 25μmol/L 的剂量下，尽管对雄激素敏感度不同的细胞系的生长大都会被抑制，但是白藜芦醇只会导致对雄激素敏感的 LNCaP 细胞系在不影响其雄激素表达的情况下出现显著的凋亡现象。两个实验室在观察到 LNCaP 细胞系出现凋亡现象时需要使用不同的剂量可能是由于实验具体条件存在差异性而导致的。

之后有更多的实验室深入研究白藜芦醇对于前列腺疾病的作用。文献中观测到的不同前列腺癌细胞系对白藜芦醇敏感性存在差异性的现象得到了其他实验室的证实。他们证实白藜芦醇诱导的细胞凋亡确实激活了半胱天冬酶（caspase）-9 和 caspase-3，并且发现 LNCaP 细胞系在白藜芦醇作用下一些细胞周期性蛋白表达量和活性被降低，导致细胞增殖和细胞周期调控受阻。有学者的机制性研究发现白藜芦醇降低对激素水平不敏感的 CWR22Rv1 前列腺癌细胞中核因子活化 B 细胞 κ 轻链增强子（nuclear factor kappa-light-chain-enhancer of activated B cells，NF-κB）的表达量，并且发现烟酰胺核苷醌还原酶是白藜芦醇的靶点蛋白 -2（dihydro nicotinamide riboside quinone reductase 2，NQO2）。NF-κB 是控制 DNA 转录、细胞因子的生成以及细胞生存的重要蛋白复合物。而 NQO2 被认为对于控制细胞数量、调节肿瘤抑制蛋白 p53 以及避免细胞癌变有关。另有研究者发现白藜芦醇对于雄激素依赖和非依赖性的前列腺癌细胞的雄激素受体的转录活性均存在抑制性，并且该抑制作用是通过激活同源性磷酸酶 - 张力蛋白（phosphatase and tensin homolog）的表达进行的。同时白藜芦醇可以直接与表皮生长因子受体结合，进而抑制其磷酸化，并抑制 Akt-PI3K 信号通路从而抑制细胞生长。

上文中我们提到胰岛素对于良性前列腺增生具有促进作用，并且糖尿病会刺激良性前列腺增生的发展。因而防治糖尿病对于治疗良性前列腺增生也会具有积极意义。有小规模的人体临床试验研究表明在连续 4 周按照每日两次、一次 5mg 剂量服用白藜芦醇，对比服用安慰剂的 2 型糖尿病患者，发现白藜芦醇有助于改善 2 型糖尿病患者的胰岛素抵抗。这被认为很可能是因为白藜芦醇降低了患者体内的氧化应激，从而提高了 Akt 信号通路的效率。另外，正如上文中提到的高胰岛素血症也与良性前列腺增生存在很强的关联度。研究者发现对采用高脂肪饮食的肥胖鼠添加雷帕霉素（rapamycin）和白藜芦醇可预防高胰岛素血症并抑制肥胖。有学者深入研究了白藜芦醇和胰岛素的相互作用，发现两者可以通过氢键和共价键自发结合，以 1:1 的配比形成复合物，这导致胰岛素构象发生变化，二硫桥断裂，胰岛素二聚物解离形成单体。有趣的是，另有研究者发现胰岛素单体的吸收速率是通常情况下的四倍多。而胰岛素的结构生物学研究显示活性胰岛素是以单体形式存在的，而不具活性的胰岛素则是以六聚物的形式存在的。

白藜芦醇可抑制良性前列腺增生的报道最早见于我国学者基于 SD（Sprague Dawley）成年雄性大鼠通过注射丙酸睾酮（testosterone propionate）诱发的前列腺增生动物模型进行的研究。他们给实验组大鼠注射三个不同的剂量（1mg/kg，5mg/kg，15mg/kg），每周三次一共 14 天，对比只注射丙酸睾酮的对照组（他们还有完全不做处理的对照组用于对比说明丙酸睾酮的作用），除最低剂量外前列腺指数均存在显著性差异，而睾丸指数、精囊指数、体重变化均无显著差异。国际上最早报道白藜芦醇对良性前列腺增生抑制作用的是来自韩国的学者。他们使用睾丸酮诱导 10 周大的 SD 雄性大鼠产生前列腺增生，每日按照 1mg/kg 白藜芦醇的剂量注射，持续 4 周。实验结果显示注射白藜芦醇的实验组前列腺重量和仅仅经过睾丸酮诱导的对照组存在显著差异，并且 5α- 还原酶 -2 mRNA 水平以及二氢睾丸酮的产量明显降低。他们还检测了与炎症相关蛋白酶以及与细胞凋亡相关的蛋白表达量受白藜芦醇的影响，验证了其他病症模型下的实验结果。

截止到目前，可查询到的通过人体临床实验评估白藜芦醇对前列腺的影响仅有的报道来自丹麦的学者。报道中共 76 名年龄从 30 到 60 岁不等而患有代谢综合征的男性参与了实验，随机分配到实验组和对照组，66 名为有效实验对象，其余十名因为各种原因退出实验。实验组每日两次一次服用 75mg 或者 500mg 的白藜芦醇，而对照组则服用安慰剂，实验长达一共四个月。他们对 66 名实验对象进行了前列腺大小、前列腺特异性抗原（prostate specific antigen，PSA）性类固醇激素（sex steroid hormone）。结果显示对于仅服用安慰剂的对照组，前列腺大小与 PSA 指数成正相关，同时前列腺大小也与年龄正相关，但前列腺大小与睾丸酮以及二氢睾丸酮或任何雄激素前体相关。此外，他们发现对比对照组，服用最高剂量的白藜芦醇可降低血清中的雄烯二酮（androstene-dione）24%（$P=0.052$），脱氢异雄酮（dehydroepiandrosterone）41%（$P<0.01$），以及硫酸脱氢异雄酮（dehydroepiandrosterone sulphate）50%（$P<0.001$）。但是前列腺大小、PSA 指数、睾丸酮以及二氢睾丸酮水平并不存在显著变化。然而由于前文提到的前列腺增生和糖尿病存在协同作用，基于患有代谢综合征的患者进行的研究结果并不能排除白藜芦醇对于健康男性的前列腺增生存在保护作用。因此依然有必要继续相关的临床实验来验证白藜芦醇对于抑制前列腺增生的作用。

第三节　白藜芦醇与痛风

一、概述

痛风是嘌呤代谢紊乱及 / 或尿酸排泄减少所引起的一种晶体性关节炎，临床表现为高尿酸血症（hyperuricemia）和尿酸盐结晶沉积所致的特征性急性关节炎、痛风石形成、痛风石性慢性关节炎，并可发生尿酸盐肾病、尿酸性尿路结石等，严重者可出现关节致残、肾功能不全。痛风常与中心性肥胖、高血脂症、糖尿病、高血压以及心脑血管病伴发。

痛风分为原发性和继发性两大类。原发性痛风有一定的家族遗传性，约 10%~20% 的患者有阳性家族史。除 1% 左右的原发性痛风由先天性酶缺陷引起外，绝大多数发病原因不明。继发性痛风由其他疾病所致,如肾脏病、血液病,或由于服用某些药物、肿瘤放化疗等多种原因引起。

痛风见于世界各地区、各民族。在欧美地区高尿酸血症患病率为2%~18%,痛风为0.13%~0.37%。我国部分地区的流行病学调查显示,近年来我国高尿酸血症及痛风的患病率直线上升,这可能与我国经济发展、生活方式和饮食结构改变有关。对山东沿海居民经行流行病学调查其结果显示:与2004年相比,2009年人群整体血尿酸水平均有增高趋势。按照同一人口标化后,2009年原发性高尿酸血症患病标化率为16.99%,比2004年增加3.72%;痛风患病标化率为1.36%,比2004年增加0.26%。

(一)痛风的临床表现

95%为男性,初次发作年龄一般为40岁以后,但近年来有年轻化趋势;女性患者大多出现在绝经期后。按照痛风的自然病程可分为急性期、间歇期、慢性期。

1. 急性期 发病前可无任何先兆。诱发因素有饱餐饮酒、过度疲劳、紧张、关节局部损伤、手术、受冷受潮等。常在夜间发作的急性单关节炎通常是痛风的首发症状,表现为凌晨关节痛而惊醒、进行性加重、剧痛如刀割样或咬噬样,疼痛于24~48小时达到高峰。关节局部发热、红肿及明显触痛,酷似急性感染,首次发作的关节炎多于数天或数周内自行缓解。首次发作多为单关节炎,在以后病程中,90%患者反复该部受累。足弓、踝、膝关节、腕和肘关节等也是常见发病部位。可伴有全身表现,如发热、头痛、恶心、心悸、寒战、不适并伴白细胞升高,血沉增快。

2. 间歇期 急性关节炎发作缓解后,一般无明显后遗症状,有时仅有发作部位皮肤色素加深,呈暗红色或紫红色、脱屑、发痒,称为无症状间歇期。多数患者在初次发作后出现1~2年的间歇期,但间歇期长短差异很大,随着病情的进展间歇期逐渐缩短。如果不进行防治,每年发作次数增多,症状持续时间延长,以致不能完全缓解,且受累关节增多,少数患者可有骶髂、胸锁或颈椎等部位受累,甚至累及关节周围滑囊、肌腱、腱鞘等,症状渐趋不典型。

3. 慢性期 尿酸盐反复沉积使局部组织发生慢性异物样反应,沉积物周围被单核细胞、上皮细胞、巨噬细胞包绕,纤维组织增生形成结节,称为痛风石。痛风石多在起病10年后出现,是病程进入慢性的标志,可见于关节内、关节周围、皮下组织及内脏器官等。典型部位在耳廓,也常见于足趾、手指、腕、踝、肘等关节周围,隆起于皮下,外观为芝麻大到鸡蛋大的黄白色赘生物,表面菲薄,破溃后排出白色粉末状或糊状物,经久不愈,但较少继发感染。当痛风石发生于关节内,可造成关节软骨及骨质侵蚀破坏、增生、关节周围组织纤维化,出现持续关节肿痛、强直、畸形,甚至骨折,称为痛风石性慢性关节炎。

4. 肾脏病变 肾脏病理检查几乎均有损害,大约1/3患者在痛风病程中出现肾脏症状。

(1)尿酸盐肾病:尿酸盐结晶沉积于肾组织,特别是肾髓质和锥体部,可导致慢性间质性肾炎,使肾小管变形、萎缩、纤维化、硬化,进而累及肾小球血管床。表现为肾小管浓缩功能下降、夜尿增多、低比重尿、血尿、蛋白尿、腰痛、水肿、高血压,晚期肾功能不全等。

(2)尿酸性尿路结石:尿液中尿酸浓度增加并沉积形成尿路结石,在痛风患者中总发生率在20%以上,且可能出现于痛风关节炎发病之前。较小者呈沙砾状随尿排出,可无症状。较大者梗阻尿路，引起肾绞痛、血尿、肾盂肾炎、肾盂积水等。由于痛风患者尿液pH值较低，尿酸盐大多转化为尿酸，而尿酸比尿酸盐溶解度更低，易形成纯尿酸结石，X线常不显影，少部分与草酸钙、磷酸钙等混合可显示结石阴影。

（3）急性尿酸性肾病：多见于继发性高尿酸血症，主要见于肿瘤放疗化疗后，血、尿尿酸突然明显升高，大量尿酸结晶沉积于肾小管、集合管、肾盂、输尿管，造成广泛严重的尿路阻塞，表现为少尿、无尿、急性肾衰竭，尿中可见大量尿酸结晶和红细胞。

（二）痛风的诊断要点

诊断主要依靠临床表现、血尿酸水平、查找尿酸盐结晶和影像学检查。

1. 症状

（1）突发关节红肿、疼痛剧烈、累及肢体远端单关节、特别是第一跖趾关节多见，常于24小时左右达到高峰，数天至数周内自行缓解；

（2）早期试用秋水仙碱可迅速缓解症状；

（3）饱餐、饮酒、过劳、局部创伤等为常见诱因；

（4）上述症状可反复发作，间歇期无明显症状；

（5）皮下可出现痛风石结节；

（6）随病程迁延，受累关节可持续肿痛，活动受限；

（7）可有肾绞痛、血尿、尿排结石史或腰痛、夜尿增多等症状。

2. 体征

（1）急性单关节炎表现，受累关节局部皮肤紧、红肿、灼热，触痛明显；

（2）部分患者体温升高；

（3）间歇期无体征或仅有局部皮肤色素沉着、脱屑等；

（4）耳廓、关节周围偏心性结节，破溃时有白色粉末状或糊状物溢出，经久不愈；

（5）慢性期受累关节持续肿胀、压痛、畸形甚至骨折；

（6）可伴水肿、高血压、肾区叩痛等。

3. 辅助检查

（1）血尿酸的测定：以尿酸酶法应用最广。男性为210~416μmol/L（3.5~7.0mg/dl）；女性为150~357μmol/L（2.5~6.0mg/dl），绝经期后接近男性。血液中98%的尿酸以钠盐的形式存在，在37℃、pH 7.4的生理条件下，尿酸盐溶解度约为6.4mg/dl，加之尿酸盐与血浆蛋白结合约为0.4mg/dl，血液中尿酸盐饱和度约为7.0mg/dl，血尿酸≥416μmol/（7.0mg/dl）为高尿酸血症。由于血尿酸受多种因素影响，存在波动性，应反复测定。

当血尿酸持续高浓度或急剧波动时，呈过饱和状态的血尿酸就会结晶沉积在组织中，引起痛风的症状和体征。此外，影响尿酸溶解度的因素，如雌激素水平下降、尿酸与血浆蛋白结合减少、局部温度和pH值降低等，也可促使尿酸盐析出。因此，高尿酸血症为痛风发生的最重要的生化基础。然而在血尿酸水平持续增高者中，仅有10%左右罹患痛风，大多为无症状性高尿酸血症；而少部分痛风患者在急性关节炎发作期血尿酸在正常范围，这些既说明痛风发病原因较为复杂，也说明高尿酸血症和痛风是应该加以区别的两个概念。

（2）尿尿酸的测定：低嘌呤饮食5天后，留取24小时尿，采用尿酸酶法检测，正常水平为1.2~2.4mmol（200~400mg）。大于3.6mmol（600mg），为尿酸生成过多型，仅占少数；

多数小于 3.6mmol（600mg）为尿酸排泄减少型；实际上不少患者同时存在生成增多和排泄减少两种缺陷。通过尿尿酸测定，可初步判定高尿酸血症的分型，有助于降尿酸药物的选择及鉴别尿路结石的性质。

（3）滑液及痛风石检查：急性关节炎期，行关节穿刺抽取滑液，在偏振光显微镜下，滑液中或白细胞内有负性双折光针状尿酸盐结晶，阳性率约为 90%。穿刺或活检痛风石内容物，亦可发现同样形态的尿酸盐结晶。此项检查具有确诊意义，应视为痛风诊断的"金标准"。

（4）X 线检查：急性关节炎期可见关节周围软组织肿胀；慢性关节炎期可见关节间隙狭窄、关节面不规则、痛风石沉积、典型者骨质呈虫噬样或穿凿样缺损、边缘呈尖锐的增生硬化，严重者出现脱位、骨折。

（5）超声检查：由于大多尿酸性尿路结石 X 线检查不显影，可行肾脏超声检查。肾脏超声检查亦可了解肾损害的程度。

4. 诊断方法

（1）急性痛风性关节炎：急性痛风性关节炎是痛风的主要临床表现，常为首发症状。目前多采用 1977 年美国风湿病学学会（ACR）的分类标准或 1985 年 Holmes 标准进行诊断。同时应与风湿热、丹毒、蜂窝织炎、化脓性关节炎、创伤性关节炎、假性痛风等相鉴别。

1977 年 ACR 急性痛风关节炎分类标准

1. 关节液中有特异性尿酸盐结晶，或

2. 用化学方法或偏振光显微镜证实痛风石中含尿酸盐结晶，或

3. 具备以下 12 项（临床、实验室、X 线表现）中 6 项

（1）急性关节炎发作 >1 次

（2）炎症反应在 1 天内达高峰

（3）单关节炎发作

（4）可见关节发红

（5）第一跖趾关节疼痛或肿胀

（6）单侧第一跖趾关节受累

（7）单侧跗骨关节受累

（8）可疑痛风石

（9）高尿酸血症

（10）不对称关节内肿胀（X 线证实）

（11）无骨侵蚀的骨皮质下囊肿（X 线证实）

（12）关节炎发作时关节液微生物培养阴性

1985 年 Holmes 标准

具备下列 1 条者

1. 滑液中的白细胞有吞噬尿酸盐结晶的现象

2. 关节腔积液穿刺或结节活检有大量尿酸盐结晶

3. 有反复发作的急性单关节炎和无症状间歇期、高尿酸血症及对秋水仙碱治疗有特效者

（2）间歇期痛风：此期为反复急性发作之间的缓解状态，通常无任何不适或仅有轻

微的关节症状，因此，此期诊断必须依赖过去的急性痛风性关节炎发作的病史及高尿酸血症。

（3）慢性期痛风：慢性期痛风为病程迁延多年，持续高浓度的血尿酸未获满意控制的后果，痛风石形成或关节症状持续不能缓解是此期的临床特点。结合 X 线或结节活检查找尿酸盐结晶，不难诊断，此期应与类风湿关节炎、银屑病关节炎、骨肿瘤等相鉴别。

（4）肾脏病变：尿酸盐肾病患者最初表现为夜尿增加，继之尿比重降低，出现血尿，轻、中度蛋白尿，甚至肾功能不全。此时，应与肾脏疾病引起的继发性痛风相鉴别。尿酸性尿路结石则以肾绞痛和血尿为主要临床表现，X 线平片大多不显影，而 B 超检查则可发现。对于肿瘤广泛播散或接受放化疗的患者突发急性肾衰，应考虑急性尿酸性肾病，其特点是血尿酸急骤升高。

二、治疗措施

原发性痛风缺乏病因治疗，因此不能根治。治疗痛风的目的是：①迅速控制痛风性关节炎的急性发作；②预防急性关节炎复发；③纠正高尿酸血症，以预防尿酸盐沉积造成的关节破坏及肾脏损害；④手术剔除痛风石，对毁损关节进行矫形手术，以提高生活质量。

（一）一般治疗

1. 饮食控制　应采用低热能膳食，避免高嘌呤食物，保持理想体重。含嘌呤较多的食物主要包括动物内脏、沙丁鱼、蛤、蚝等海味及浓肉汤，其次为鱼虾类、肉类、豌豆等，而各种谷类制品、水果、蔬菜、牛奶、奶制品、鸡蛋等含嘌呤最少。严格戒饮各种酒类，每日饮水应在 2000ml 以上。

2. 避免诱因　避免暴食酗酒、受凉受潮、过度疲劳、精神紧张，穿鞋要舒适、防止关节损伤、慎用影响尿酸排泄的药物，如某些利尿剂、小剂量阿司匹林等。

3. 防治伴发疾病　需同时治疗伴发的高脂血症、糖尿病、高血压病、冠心病、脑血管病等。

（二）急性痛风性关节炎的治疗

卧床休息、抬高患肢，避免负重。暂缓使用降尿酸药物，以免引起血尿酸波动，延长发作时间或引起转移性痛风。

1. 秋水仙碱（colchicine）　可抑制炎性细胞趋化，对制止炎症、止痛有特效。应及早使用，大部分患者于用药后 24 小时内疼痛可明显缓解，传统用法是口服给药 0.5mg/h 或 1mg/2h，直至出现下列 3 个停药指标之一：①疼痛、炎症明显缓解；②出现恶心呕吐、腹泻等；③ 24 小时总量达 6mg。若消化道对秋水仙碱不能耐受，也可静脉给药，将秋水仙碱 1~2mg 溶于 0.9% 氯化钠溶液 20ml 中，缓慢注射（>5 分钟）。静脉给药起效迅速无胃肠道反应，单一剂量不超过 2mg，24 小时总量 4mg。需要指出的是秋水仙碱治疗剂量与中毒剂量十分接近，除胃肠道反应外，可有白细胞减少、再生障碍性贫血、肝细胞损害、脱发等，有肝肾功能不全者慎用。目前用药方案为秋水仙碱 0.5mg qd、bid 或 tid。

2. 非甾类抗炎药（NSAIDs）　通常开始使用足量，症状缓解后减量。最常见的副作用是胃肠道症状，也可能加重肾功能不全，影响血小板功能等。活动性消化道溃疡者禁用。

3. 糖皮质激素　通常用于秋水仙碱和非甾类抗炎药无效或不能耐受者。口服泼尼松每日 20~30mg，3~4 天后逐渐减量停服。

（三）间歇期和慢性期的治疗

旨在控制血尿酸在正常水平。降尿酸药物分为两类，一类是促尿酸排泄药，另一类是抑制尿酸生成药，二者均有肯定的疗效。为防止用药后血尿酸迅速降低诱发急性关节炎，应从小剂量开始，逐渐加至治疗量，生效后改为维持量，长期服用，使血尿酸维持在 327μmol/l（5.5mg/dl）以下。此外为防止急性发作，也可在开始使用降尿酸药物的同时，预防性服用秋水仙碱 0.5mg，每日 1~2 次，或使用非甾类抗炎药。单用一类药物效果不好、血尿酸 >535μmol/l（9.0mg/dl）、痛风石大量形成者可两类降尿酸药物合用。

1. 促尿酸排泄药　抑制近端肾小管对尿酸的重吸收，以利尿酸排泄。由于大多数痛风患者属于尿酸排泄减少型，因此，适用于肾功能正常或轻度异常（内生肌酐清除率 <30ml/min 时无效）、无尿路结石及尿酸盐肾病患者可选用下列排尿酸药，但用药期间服用碱性药物，如碳酸氢钠 1~2g，每日 3 次；或碱性合剂 10ml，每日 3 次，使尿 pH 保持在 6.5 左右，并嘱大量饮水，增加尿量。如尿液过碱，可形成钙质结石。

（1）丙磺舒（probenecid）：0.25g，每日 2 次，渐增至 0.5g，每日 3 次。一日最大剂量 2g。主要副作用：胃肠道反应、皮疹、过敏反应、骨髓抑制等。对磺胺过敏者禁用。

（2）苯磺唑酮（sulfinpyrazone）：50mg，每日 2 次，渐增至 100mg，每日 3 次，一日最大剂量 600mg。主要副作用：胃肠道反应，皮疹、骨髓抑制等，偶见肾毒性反应。本药有轻度水钠潴留作用，对慢性心功能不全者慎用。

（3）苯溴马隆（benzbromarone）：是一新型促尿酸排泄药。50mg，每日 1 次，渐增至 100mg，每日 1 次。主要副作用：胃肠道反应如腹泻，偶见皮疹、过敏性结膜炎及粒细胞减少等。

2. 抑制尿酸生成药　抑制黄嘌呤氧化酶，阻断黄嘌呤转化为尿酸，减少尿酸生成。用于尿酸产生过多型的高尿酸血症，或不宜使用促尿酸排泄药者，也可用于继发性痛风。

（1）别嘌醇（allopurinol）：100mg，每日 1 次，渐增至 100~200mg，每日 3 次。300mg 以内也可每日 1 次，超过 300mg 分次口服。一日最大剂量 800mg。主要副作用：胃肠道反应、皮疹、药物热、骨髓抑制、肝肾功能损害等，偶有严重的毒性反应。对于肾功能不全者，应减量使用。应定期检查肝肾功能、血尿常规等。

（2）非布司他：40mg 或 80mg，每日 1 次。轻中度肝肾功能不全的患者无需调整剂量。主要副作用：心血管血栓事件增加、肝功能异常、血液和淋巴系统、胃肠道反应、超敏反应等。对于抑制尿酸合成的药物，非布司他在有效性和安全性方面较别嘌醇更具优势。

3. 肾脏病变的治疗　除积极控制血尿酸水平外，碱化尿液，多饮多尿，十分重要。对于痛风性肾病，在使用利尿剂时应避免使用影响尿酸排泄的噻嗪类利尿剂、呋塞米、利尿酸等，可选择螺内酯（安体舒通）等。碳酸酐酶抑制剂乙酰唑胺（acetazolamide）兼有利尿和碱化尿液作用，亦可选用。降压可用血管紧张素转化酶抑制剂，避免使用减少肾脏血流量的 β 受体阻滞剂和钙拮抗剂；其他治疗同各种原因引起的慢性肾损害。对于尿酸性尿路结石，大部分可溶解、自行排出，体积大且固定者可体外碎石或手术治疗。对于急性尿酸性肾病，除使用别嘌醇积极降低血尿酸外，应按急性肾衰竭进行处理。对于慢性肾功能不全可行透析治疗，必要时可做肾移植。

4. 无症状高尿酸血症的治疗　对于血尿酸水平在 535μmol/L（9.0mg/dl）以下，无痛风家族史者一般无需用药治疗，但应控制饮食，避免诱因，并密切随访。反之应使用降尿酸药物。如果伴发高血压病、糖尿病、高脂血症、心脑血管病等，应在治疗伴发病的同时，适当降低血尿酸。

如能及早诊断，遵循医嘱，大多数痛风患者可以如正常人一样饮食起居、工作生活。慢性期患者经过治疗，痛风石可能缩小或溶解，关节功能可以改善，肾功能障碍也可以改善。30 岁以前出现初发症状的患者，预示病情严重。发生尿酸性或混合性尿路结石者可并发尿路梗阻和感染。尿酸盐肾病主要表现为肾小管间质病变，也可影响肾功能。伴发高血压、糖尿病或其他肾病者，如未经治疗可进一步导致尿酸盐排泄障碍，这不仅能加速关节内的病理进程，同时也使肾功能进一步恶化而危及生命。

三、白藜芦醇在痛风防治中的应用

近年来，白藜芦醇在痛风防治中的作用被逐渐认识。尿酸盐作为前炎症因子，可以引起和促发一系列的典型级联炎症反应。IL-1β 是前炎症网络中的一级细胞因子，呈双峰状态，作为炎症激活因子和趋化因子在痛风性关节炎的发生、发展过程中发挥关键作用，它可以诱导血管内皮细胞的表达，促进巨噬细胞、粒细胞的活性，同时可以刺激单核—巨噬细胞等合成 IL-6、IL-8 及 TNF-α 二级炎症因子，引起局部和全身的炎症反应。因此，抑制 IL-1β 的生成及其与受体结合成为治疗急性痛风性关节炎的一种重要方法。

研究显示，痛风合剂通过抑制局部滑膜组织炎症浸润和增生、白细胞的生成以及无活性的 IL-1 向有活性的 IL-1β 的转化，在急性痛风性关节炎中发挥抗炎效果。采用实时定量 PCR 炎症通路及其受体芯片技术发现，急性痛风性关节炎时趋化因子受体及配体、多种炎症因子的调控基因表达明显上调，而痛风合剂干预后，趋化因子及其受体 CCR5、CXCL10 及炎症因子如：IL-1α，IL-1β，TNF-α 等的基因表达明显下调。痛风合剂的指纹图谱显示该药含有白藜芦醇等主要成分。白藜芦醇可明显降低血清及关节液中 IL-1β 水平，从而降低巨噬细胞和粒细胞的活化，进而减少 IL-6、IL-8 及 TNF-α 等炎症因子的表达。

除炎症因子外，炎症发生过程中趋化因子在白细胞向炎症部位或组织损伤部位的募集和活化过程中也起重要作用，在炎症细胞的分化发育过程中扮演重要角色。趋化因子是一组小分子量的促炎细胞因子，可分为 4 个亚族，分别是 CXC 亚族（Ⅱ亚族），CC 亚族（B 亚族），CX3C 亚族（6 亚族）和 C 亚族（Y 亚族）。趋化因子与相应的受体结合可对多种炎症细胞进行趋化和激活。CXC 趋化因子主要作用于嗜中性粒细胞，CC 趋化因子通常作用于单核细胞、淋巴细胞、嗜碱性粒细胞和嗜酸性粒细胞。目前，趋化因子及其受体在炎症发生及发展过程中所起的作用越来越受到学者的重视。Loetscher 等研究表明，趋化因子在类风湿关节炎（RA）炎性细胞向关节浸润过程中起着极为重要的作用。同属自身免疫性疾病，趋化因子在痛风和类风湿性关节炎的致病过程中发挥相近的作用。研究发现，CXCL10 在 RA 患者血清及滑膜中表达明显升高，它不仅在 RA 炎症反应中对发挥趋化白细胞归巢的重要作用，还可能通过激活核因子 -KB 配体导致骨组织的破坏。该机制在急性痛风性关节炎反复发作导致骨质破坏过程中可能发挥作用。另有研究表明，RA 患者关节液中 T 细胞 CCR5 的表达明显升高，对炎性细胞选择性进入关节腔起重要作用。动物研究表明，中、高剂量白藜芦醇可显著降低关节液中 CCR5、CXCL10 的水平，进而减少中性粒细胞和淋巴细胞进入关节腔，减少滑膜组织的炎症浸润，从而减轻炎症反应。

NF-κB 作为一种核转录因子，广泛存在于各种细胞内，调控多种必不可少的编码蛋白质的基因的表达，以调节炎症反应、应激反应、细胞间通讯及细胞的增殖和凋亡，NF-κB 信号转导通路是多种信号传导途径的交汇点，在炎症的调节过程中起着非常关键的作用。研究已证实，NF-κB 可高效诱导多种细胞因子、黏附分子、趋化因子和急性期反应蛋白的基因表达。TNF-α、IL-1 等胞外刺激可激活 NF-κB，NF-κB 可刺激 TNF-α、IL-1 的表达。这些蛋白的增多又进一步促进 NF-κB 的活化。实验发现，模型组中 NF-κB p65 的表达明显增加。实验证明，抗氧化剂可抑制 NF-κB 的活化，而白藜芦醇抑制 NF-kB 激活（LPS 作用后），减少细胞因子形成，具有显著的抗氧化、抗自由基作用。

抑制 LPS 作用后 NF-κB 激活，减少细胞因子形成，已知白藜芦醇激活 SIRT1，后者与 NF-κB 的亚单位 p65 相互作用，使 p65 去乙酰化从而抑制 NF-κB 转录效应。白藜芦醇抑制前列腺合成的环氧化酶 COX，减少白三烯（leukotriene，LT）、血栓素等（thromboxane B_2，TXB_2）生成；抑制 LPS 和 TNF-α 刺激后内皮黏附蛋白（intercellular adhesion molecule，ICAM-1；vascular cell adhesion molecule，VCAM-1）表达；增加嗜中性白细胞中 cAMP 水平和抗炎功能；抑制细菌和真菌生长（金黄色葡萄球菌、肺炎双球菌、发癣菌等）。总之白藜芦醇既抑制了炎症的外因，又增加了机体抗炎和免疫反应。自藜芦醇对痛风性关节炎治疗作用的研究是一个全新的思路，目前相关报道仍较少，期待其治疗机制进一步被阐明。

四、应用前景

痛风属于中医学痹证的范围，但照一般风寒湿热治之多无效。中医讲痛风为"浊瘀痹"，以泄化浊瘀、蠲痹通络为法。虎杖既能调整胃肠、通利大小便，排出潴留于关节间的代谢废物，又有清热活血、通络止痛之功，《本草拾遗》谓其"主风在骨节间及血瘀"，《滇南本草》谓其"攻诸肿毒……利小便、走经络"，故应视为痛风性关节病不可或缺之品。风湿热、风湿性关节炎之属热证，虎杖亦为妙品。

以虎杖为主的穿虎痛风合剂在多年临床实践基础上，结合痛风的中医发病机制，以祛风除湿、通络止痛、活血化瘀等方法，摸索出的治疗痛风的经验复方。因其疗效好，安全性高，而深受患者好评。在对穿虎痛风合剂的开发及研究中发现，穿虎痛风合剂的指纹图谱显示该药的主要成分为白藜芦醇、绿原酸、薯蓣皂苷等。

目前临床上治疗急性痛风性关节炎的主要药物包括特效药秋水仙碱、非甾体抗炎药和糖皮质激素等，因其副作用明显使临床上的应用受到一定限制。随着白藜芦醇越来越多的生物活性和药理作用被揭示出来，它在痛风中的应用将有非常广阔的前景。对其深入研究可为进一步认识 RA 发病机制及探讨对 RA 的治疗提供新思路。

参 考 文 献

[1] Office of the Surgeon General(US).Bone Health and osteoporosis：a report of the surgeon general.rockville(MD). Chapter 2：The Basics of Bone in Health and Disease,2004.

[2] Roach HI.Why does bone matrix contain non-collagenous proteins？ The possible roles of osteocalcin, osteonectin,osteopontin and bone sialoprotein in bone mineralisation and resorption.Cell Biol Int,1994,18： 617-628.

[3] Bella J,Eaton M,Brodsky B,et al.Crystal and molecular structure of a collagen-like peptide at 1.9 A resolution. Science,1994,266：75-81.

［4］Bone from Wikipedia.https：//en.wikipedia.org/wiki/Bone 2015.

［5］Beyer Nardi N，da Silva Meirelles L.Mesenchymal stem cells：isolation，in vitro expansion and characterization. Handb Exp Pharmacol，2006，174：249-282.

［6］Bone remodeling from Wikipedia.https：//en.wikipedia.org/wiki/Bone_remodeling 2015.

［7］Scientific Group on the Prevention and Management of Osteoporosis（2000）：Geneva，Switzerland）.Prevention and management of osteoporosis：report of a WHO scientific group.2003.

［8］Assessment of fracture risk and its application to screening for postmenopausal osteoporosis.Report of a WHO Study Group.World Health Organization technical report series，1994，843：1-129.

［9］Trabecular bone score from Wikipedia.https：//en.wikipedia.org/wiki/Trabecular_bone_score 2015.

［10］Riggs BL，Khosla S，Melton LJ 3rd.Sex steroids and the construction and conservation of the adult skeleton. Endocr Rev，2002，23：279-302.

［11］Khosla S，Melton LJ 3rd，Atkinson EJ，et al.Relationship of serum sex steroid levels and bone turnover markers with bone mineral density in men and women：a key role for bioavailable estrogen.J Clin Endocrinol Metab，1998，83：2266-2274.

［12］中国健康促进基金会骨质疏松防治中国白皮书编委会．骨质疏松症中国白皮书．中华健康管理学杂志，2009，3：148-154.

［13］Svedbom A，Hernlund E，Ivergård M，et al.Osteoporosis in the European Union：a compendium of country-specific reports.Arch Osteoporos，2013，8：137.

［14］Wade SW，Strader C，Fitzpatrick LA，et al.Estimating prevalence of osteoporosis：examples from industrialized countries.Arch Osteoporos，2014，9：182.

［15］葛均波，徐永健．内科学．第8版．北京：人民卫生出版社，2013.

［16］Demontiero O，Vidal C，Duque G.Aging and bone loss：new insights for the clinician.Ther Adv Musculoskelet Dis，2012，4：61-76.

［17］Mobasheri A，Shakibaei M.Osteogenic effects of resveratrol in vitro：potential for the prevention and treatment of osteoporosis.Ann N Y Acad Sci，2013，1290：59-66.

［18］Wassertheil-Smoller S，Shumaker S，Ockene J，et al.Depression and cardiovascular sequelae in postmenopausal women.The Women's Health Initiative（WHI）.Arch Intern Med，2004，164：289-298.

［19］Estrogen from Wikipedia.https：//en.wikipedia.org/wiki/Estrogen 2015.

［20］Resveratrol from Wikipedia.https：//en.wikipedia.org/wiki/Resveratrol 2015.

［21］Vidavalur R，Otani H，Singal PK，et al.Significance of wine and resveratrol in cardiovascular disease：French paradox revisited.Exp Clin Cardiol，2006，11：217-225.

［22］Dyck JR，Schrauwen P.Resveratrol：Challenges in translating pre-clinical findings to improved patient outcomes.Biochim Biophys Acta，2015，1852：1069-1218.

［23］Tou JC.Resveratrol supplementation affects bone acquisition and osteoporosis：Pre-clinical evidence toward translational diet therapy.Biochim Biophys Acta，2015，1852：1186-1194.

［24］Pittenger MF，Mackay AM，Beck SC，et al.Multilineage potential of adult human mesenchymal stem cells. Science，1999，284：143-147.

［25］Lee YS，Kim YS，Lee SY，et al.AMP kinase acts as a negative regulator of RANKL in the differentiation of osteoclasts.Bone，2010，47：926-937.

［26］Shakibaei M，Shayan P，Busch F，et al.Resveratrol mediated modulation of Sirt-1/Runx2 promotes osteogenic differentiation of mesenchymal stem cells：potential role of Runx2 deacetylation.PLoS One，2012，7：e35712.

［27］Tseng PC，Hou SM，Chen RJ，et al.Resveratrol promotes osteogenesis of human mesenchymal stem cells by upregulating RUNX2 gene expression via the SIRT1/FOXO3A axis.J Bone Miner Res，2011，59：3649-3656.

［28］Zhou H，Shang L，Li X，et al.Resveratrol augments the canonical Wnt signaling pathway in promoting osteoblastic differentiation of multipotent mesenchymal cells.Exp Cell Res，2009，315：2953-2962.

［29］ Khosla S, Melton LJ, Riggs BL. The unitary model for estrogen deficiency and pathogenesis of osteoporosis: is a revision needed？ J Bone Miner Res, 2011, 26: 441-451.

［30］ Mizutani K, Ikeda K, Kawai Y, et al. Protective effect of resveratrol on oxidative damage in male and female stroke-prone spontaneously hypertensive rats. Clin Exp Pharmacol Physiol, 2001, 28: 55-59.

［31］ Zhao H, Li X, Li N, et al. Long-term resveratrol treatment prevents ovariectomy induced osteopenia in rats without hyperplastic effects on the uterus. Br J Nutr, 2013, 111: 836-846.

［32］ Wang L, Banu J, McMahan CA, et al. Male rodent model of age-related bone loss in men. Bone, 2001, 29: 141-148.

［33］ Durbin SM, Jackson JR, Ryan MJ, et al. Resveratrol supplementation preserves long bone mass, microstructure, and strength in hindlimb-suspended old male rats. J Bone Miner Metab, 2014, 32: 38-47.

［34］ Aguirre JI, Plotkin LI, Stewart SA, et al. Osteocyte apoptosis is induced by weightlessness in mice and precedes osteoclast recruitment and bone loss. J Bone Miner Res, 2006, 21: 605-615.

［35］ Durbin SM, Jackson JR, Ryan MJ, et al. Resveratrol supplementation preserves long bone mass, microstructure, and strength in hindlimb-suspended old male rats. J Bone Miner Metab, 2014, 32: 38-47.

［36］ Habold C, Momken I, Ouadi A, et al. Effect of prior treatment with resveratrol on density and structure of rat long bones under tail-suspension. J Bone Miner Metab, 2011, 29: 15-22.

［37］ Momken I, Stevens L, Bergouignan A, et al. Resveratrol prevents the wasting disorders of mechanical unloading by acting as a physical exercise mimetic in the rat. FASEB J, 2001, 25: 3646-3660.

［38］ 尿道百度百科词条 .http://baike.baidu.com/view/43160.html 2015.

［39］ Seekwellness. Prostate cancer: anatomy of the prostate gland and its zones. http://www.seekwellness.com/prostate/prostate_cancer.html 2015.

［40］ Benign prostatic hyperplasia from Wikipedia. https://en.wikipedia.org/wiki/Benign_prostatic_hyperplasia 2015.

［41］ Andriole G1, Bruchovsky N, Chung LW, et al. Dihydrotestosterone and the prostate: the scientific rationale for 5alpha-reductase inhibitors in the treatment of benign prostatic hyperplasia. J Urol, 2004, 172: 1399-1403.

［42］ Timms BG, Hofkamp LE. Hofkamp. Prostate development and growth in benign prostatic hyperplasia. Differentiation, 2001, 82: 173-183.

［43］ Wang Z, Olumi AF. Diabetes, growth hormone-insulin-like growth factor pathways and association to benign prostatic hyperplasia. Differentiation, 2011, 82: 261-271.

［44］ Vikram A, Jena G, Ramarao P. Insulin-resistance and benign prostatic hyperplasia: the connection. Eur J Pharmacol, 2010, 641: 75-81.

［45］ Mongiu AK, McVary KT. Lower urinary tract symptoms, benign prostatic hyperplasia, and obesity. Curr Urol Rep, 2009, 10: 247-253.

［46］ Parsons JK, Sarma AV, McVary K, et al. Obesity and benign prostatic hyperplasia: clinical connections, emerging etiological paradigms and future directions. J Urol, 2009, 182: S27-31.

［47］ Moul S, McVary KT. Lower urinary tract symptoms, obesity and the metabolic syndrome. Curr Opin Urol, 2010, 20: 7-12.

［48］ Vikram A, Jena GB, Ramarao P. Increased cell proliferation and contractility of prostate in insulin resistant rats: linking hyperinsulinemia with benign prostate hyperplasia. Prostate, 2010, 70: 79-89.

［49］ Nicholson TM, Ricke WA. Androgens and estrogens in benign prostatic hyperplasia: Past, present and future. Differentiation, 2011, 2: 184-199.

［50］ Hsieh TC, Wu JM. Differential effects on growth, cell cycle arrest, and induction of apoptosis by resveratrol in human prostate cancer cell lines. Exp Cell Res, 1999, 249: 109-115.

［51］ Mitchell SH, Zhu W, Young CY. Resveratrol inhibits the expression and function of the androgen receptor in LNCaP prostate cancer cells. Cancer Res, 1999, 59: 5892-5895.

［52］Benitez DA, Pozo-Guisado E, Alvarez-Barrientos A, et al.Mechanisms involved in resveratrol-induced apoptosis and cell cycle arrest in prostate cancer-derived cell lines.J Androl,2007,28：282-293.

［53］Hsieh TC.Antiproliferative Effects of resveratrol and the mediating role of resveratrol targeting protein NQO2 in androgen receptorpositive,hormone-non-responsive CWR22Rv1 cells.Anticancer Res,2009,29：3011-3018.

［54］Gilmore TD.Introduction to NF-κB：players,pathways,perspectives.Oncogene,2006,25：6680-6684.

［55］Long DJ 2nd, Iskander K, Gaikwad A, et al.Disruption of dihydronicotinamide riboside：quinone oxidoreductase 2（NQO2）leads to myeloid hyperplasia of bone marrow and decreased sensitivity to menadione toxicity.J Biol Chem,2002,277：46131-46139.

［56］Iskander K, Paquet M, Brayton C, et al.Deficiency of NRH：quinone oxidoreductase 2 increases susceptibility to 7,12-dimethylbenz（a）anthracene and benzo（a）pyrene-induced skin carcinogenesis.Cancer Res,2004,64：5925-5928.

［57］Ahn KS, Gong X, Sethi G, et al.Deficiency of NRH：quinone oxidoreductase 2 differentially regulates TNF signaling in keratinocytes：upregulation of apoptosis correlates with down-regulation of cell survival kinases.Cancer Res,2007,67：10004-10011.

［58］Gong X, Kole L, Iskander K, et al.NRH：quinine oxidoreductase 2 and NAD（P）H：quinone oxidoreductase 1 protect tumor suppressor p53 against 20S proteasomal degradation leading to stabilization and activation of p53.Cancer Res,2007,67：5380-5388.

［59］Wang Y, Romigh T, He X, et al.Resveratrol regulates the PTEN/AKT pathway through androgen receptor-dependent and-independent mechanisms in prostate cancer cell lines.Hum Mol Genet,2010,19：4319-4329.

［60］Brasnyó P, Molnár GA, Mohás M, et al.Resveratrol improves insulin sensitivity,reduces oxidative stress and activates the Akt pathway in type 2 diabetic patients.Br J Nutr,2011,106：383-389.

［61］Leontieva OV, Paszkiewicz G, Demidenko ZN, et al.Resveratrol potentiates rapamycin to prevent hyperinsulinemia and obesity in male mice on high fat diet.Cell Death Dis,2013,4：e472.

［62］Chang X, Jorgensen AM, Bardrum P, et al.Solution structures of the R6 human insulin hexamer.Biochemistry,1997,36：9409-9422.

［63］徐培平,何家靖,朱宇同,等.白藜芦醇对大鼠前列腺增生的抑制作用初探.中国男科学杂志,2014,23：22-24.

［64］Chung KS, Cheon SY, An HJ.Effects of resveratrol on benign prostatic hyperplasia by the regulation of inflammatory and apoptotic proteins.J Nat Prod,2015,78：689-694.

［65］Kjaer TN, Ornstrup MJ, Poulsen MM, et al.Resveratrol reduces the levels of circulating androgen precursors but has no effect on,testosterone,dihydrotestosterone,PSA levels or prostate volume.A 4-month randomised trial in middle-aged men.Prostate,2015,75：1255-1263.

［66］Se inel L, Sa iranen U, Laine T, et al.Comparison of polyethyleneglycol with and without electrolytes in the treatment of constipation in elder lyinstitutionalized patients：a randomized,double-blind,parallel-groupstudy.Drugs Aging,2009,26：703-713.

［67］Johanson JF, Morton D, Geenen J, et al.Multicenter,4-week,double-blind,randomized,placebo-controlled trial of lubiprostone,a locally-acting type-2 chloride channel activator,in patients with chronic constipation.Am J Gastroenterol,2008,103：170-177.

［68］黄兆胜,王宗伟,刘明平,等.虎杖苷对CCl4损伤原代培养大鼠肝细胞的保护作用.中国药理学通报,1998,14：543-545.

［69］莫志贤,邵红霞,郑有顺.白藜芦醇甙对肝细胞氧损伤的保护作用.中药药理与临床,1999,15：6-8.

［70］路萍,赖炳森,李植峰,等.白藜芦醇体外抗氧化活性和对细胞DNA损伤防护作用的实验研究.中医药学报,2004,32：50-52.

［71］白杨,潘秀丽,苏薇薇.白藜芦醇与白藜芦醇甙的研究进展.中药材,2004,27：55-59.

[72] 苗志敏,赵世华,王颜刚,等.山东沿海居民高尿酸血症及痛风的流行病学调查.中华内分泌代谢杂志,2006,22:421-425.

[73] 张乃峥.临床风湿病学.上海:上海科学技术出版社,1999:1.

[74] Yamanishi Y,Firestein GS.Pathogenesis of rheumatoid arthritis:the role of synoviocytes.Rheum Dis Clin North Am,2001,27:355-368.

[75] 牛培勤,郭传勇.白藜芦醇药理作用的研究进展.医药导报,2006,25:524-525.

[76] 杜金烽,李芬,田静,等.白藜芦醇对胶原诱导大鼠关节炎的抗炎作用研究.中华风湿病学杂志,2009,13:123-126.

[77] 高戈,徐克前,田静,等.白藜芦醇对兔实验性骨关节炎白细胞介素-1β表达的影响.中国医院药学杂志,2012,32:1083-1088.

[78] 武玮,王颜刚,王萍萍,等.痛风合剂及其优化方对大鼠急性痛风性关节炎的疗效观察.中华中医药学刊,2011,29:2355-2359.

[79] Maeda S,omata M.Inflammation and cancer:role of nuclear factor-kappaB activation.Cancer Sci,2008,99:836-842.

第十二章
白藜芦醇在工业中的应用

第一节　白藜芦醇在食品添加剂中的应用

一、概述

随着人民生活水平的提高，生活节奏的加快，食品消费结构的变化，促进了我国食品工业的快速发展，要求食品方便化，多样化，营养化，风味化和高级化，为了达到这些要求就离不开食品添加剂（food additive）。食品添加剂是指，为了改善食品品质和色香味以及防腐和加工工艺的需要而加入的食品中的天然或者化学合成物质。食品添加剂按其原料和生产方法可以分为化学合成添加剂和天然食品添加剂。一般说来除了化学合成的添加剂外，其余的都可以归为天然食品添加剂，主要来自植物，动物，酶法生产和微生物菌体生产。世界各地至今没有统一的食品添加剂分类标准，我国是按食品添加剂的主要功能分类的。可以分为21大类：酸度调节剂，着色剂，乳化剂，防腐剂，甜味剂，抗氧化剂等。食品添加剂主要特点如下：品种繁多，销量大，变化迅速，日新月异。

（一）主要品种介绍

1. 防腐剂（preservatives）　防腐剂是抑制微生物活动，使食品在生产，运输，储藏和销售过程中减少因腐败而造成经济损失的添加剂。在我国允许使用的主要有山梨酸钾及其盐类，对羟基苯甲酸酯，丙酸及其盐类。

2. 乳化剂　食品乳化剂是食品加工中使互不相溶的液体（如油和水）形成稳定乳浊液的添加剂。在食品添加剂中乳化剂用量约占1/2，是食品工业中用量最大的添加剂。常用的是大豆磷脂和脂肪酸多元醇酯及其衍生物。

3. 酸性调节剂　为了得到色香味俱佳的食品，离不开食品调味剂。调味剂一般分为咸味剂，酸味剂，甜味剂，香料，辣味剂，鲜味剂，清凉剂等。

酸味剂也称酸性调节剂，在食品中添加酸味剂，可以给人爽快的刺激，起增进食欲的作用，并有一定的防腐作用。一般分为无机酸和有机酸。食品中常用的无机酸是磷酸，常用的有机酸有：醋酸，柠檬酸，酒酸，苹果酸，抗坏血酸，乳酸，葡萄糖酸等。柠檬酸是功能最多，用途最广的酸味剂。磷酸在饮料工业中可以代替柠檬酸和苹果酸，特别是不宜使用柠檬酸的非水果型饮料中作酸味剂且用量少价格低。

4. 鲜味剂　鲜味剂也称呈味剂或风味增加剂。主要是增强食品风味，使之呈现鲜味感的一些物质。味精是人们最常用的鲜味剂。主要成分是 L- 谷氨酸钠。

5. 甜味剂　甜味剂是指能赋予食品甜味的调味剂。常用的有糖精钠，甜蜜素，阿斯巴甜，安赛蜜等。等甜条件下，价格比蔗糖便宜，故应用广泛。

6. 着色剂　着色剂又称食用色素。在现代食品工业中是装点食品的重要添加剂。我国允许使用的食用合成色素均已列入 GB2760-1996 中，共有 13 个品种，它们是：苋菜红及苋菜红铝沉淀，日落黄，亮蓝等。1994 年我国正式宣布中国食品添加剂发展方向是"天然，营养，多功能"。因此到目前为止，我国政府批准允许使用的 60 种食用着色剂中，有 47 种是天然色素。

从上面的叙述中可以知道，食品添加剂在食品工业中占有的地位非常重要。但是近年来，国际，国内食品安全事件不断发展，引起了消费者的极大不安，我国的食品安全形式也不容乐观，对食品添加剂的管理和控制也应该更加严格。

（二）我国食品添加剂使用中存在的问题及对策

在我国食品行业中存在一些严重的超范围，超限量等使用添加剂的问题。

1. 超范围使用的品种主要是合成色素，防腐剂和甜味剂等品种　应用的食品主要是肉制品（合成色素，苯甲酸防腐剂），豆制品（苯甲酸防腐剂），炒货（石蜡，矿物油等），乳制品（山梨酸防腐剂，二氧化钛白色素，那他霉素防霉剂），葡萄酒（合成色素及甜味素）。

2. 超限量使用食品添加剂最突出在面粉处理剂，防腐剂和甜味剂　面粉中过氧化苯甲酰和溴甲酸使用严重。过氧化苯甲酰主要是起增白作用，溴甲酸主要是增筋作用，是氧化剂和面包改良剂。

甜味剂和防腐剂的超量使用在一些小企业生产的乳饮料，果汁饮料中尤其严重。有些企业产品中甚至全部使用甜味剂（主要是糖精钠和甜蜜素）或仅使用少部分白砂糖。这些产品主要消费对象为儿童，危害极大。例如：

（1）蜜饯：蜜饯是有我国传统特色的小食品，蜜饯类滥用添加剂的现象十分严重，包括糖精钠、甜蜜素、人工合成色素、苯甲酸、山梨酸防腐剂等，若管理不好，会造成"小食品，大危害"，其严重性是不容忽视的。

（2）冷饮，果冻等：常添加糖精钠、甜蜜素等。

（3）酱腌菜：常添加苯甲酸钠防腐剂、糖精钠和甜蜜素等。

3. 标识不明确　部分企业在使用食品添加剂特别是合成色素，防腐剂和甜味剂等品种时，故意在食品标签下不标注，损害了消费者的权益，特别是部分食品如蜜饯，冷饮，果冻，酱腌菜，乳制品等。

（三）原因及对策

之所以会出现食品添加剂滥用，是由于我国在这方面的法律法规不健全，处罚乏力；政府监督覆盖还存在薄弱面；企业主的法律意识薄弱，道德诚信淡漠；企业管理混乱，技术低下；企业主见利忘义，偷梁换柱等。

为了保证食品质量和安全，我国已正式实施食品质量安全准入制度（QS 标志）。这对于加强从源头管理，规范市场将起到很大的作用，也将对合法使用食品添加剂起到促进作用。针对食品添加剂使用中暴露的问题和产生的原因，建议采取以下措施：① 完善立法，加大惩罚力度，保证我国食品安全。② 完善食品添加剂管理法规和标准体系，建立现代化信息平台。③ 加强对中小城市，问题食品的质量监督，加强舆论监督。④ 加强检验方法的研究和普及，开展危险性评估。⑤加强对食品添加剂相关法规的宣传，科学知识的普及。⑥加强对食品行业，特别是传统食品行业健康发展的指导。而开发研究新的、天然的、无污染的食品添加剂成为目前保证食品安全，改善机体健康的另一大重要举措。

我们都知道，果蔬中含有许多天然活性物质，这些物质具有重要的生理活性。红葡萄中含有白藜芦醇能够抑制胆固醇在血管壁的沉积，防止动脉中血小板的凝聚，有利于防止血栓的形成，还具有抗癌作用。坚果中含有类黄酮，能抑制血小板的凝聚、抑菌、抗肿瘤。南瓜中含有环丙基结构的降糖因子，对治疗糖尿病具有明显的作用。大蒜中含有硫化合物，具有降血脂、抗癌、抗氧化等作用。西红柿中含有番茄红素，具有抗氧化作用，能防止前列腺癌、消化道癌以及肺癌的产生；胡萝卜中含有胡萝卜素，具有抗氧化作用，消除人体内自由基。生姜中含有姜醇和姜酚等，具有抗凝、降血脂、抗肿瘤等作用。菠菜中含有叶黄素，具有减缓中老年人眼睛自然退化的作用。从果蔬中分离、提取、浓缩这些功能成分，制成胶囊或将这些功能成分添加到各种食品中，已成为食品添加剂的一种新来源。

白藜芦醇是一种含有芪类结构的非黄酮类多酚化合物。它不仅是植物遭受胁迫时产生的一种能提高植物抵抗病原性攻击和环境恶化的植物抗毒素，还具有抗癌、抗氧化、调节血脂、影响寿命等多方面有益于人类健康的重要功能。基于以上生物和药理活性，已有大部分国家和地区都开发了白藜芦醇及其制品。美国已把白藜芦醇作为膳食补充剂，日本已将从植物提取的白藜芦醇作为食品添加剂，中国已将含白藜芦醇的植物提取物制成降脂美容的天然保健食品。另外，还可以将其添加到各种保健果酒中。许多葡萄酒生产厂家已经将白藜芦醇的含量作为检测葡萄酒性能的重要标准之一。同时，多项研究发现在传统育种的基础上，借助于现代生物技术手段、将白藜芦醇的天然活性保健作用应用于保健食品的开发、作物经济附加值的提高具有广阔的前景。它的开发和利用，必将为食品及制药工业新产品的开发提供新的挑战与机遇。

二、白藜芦醇在白酒中的应用

酒类作为一种传统嗜好饮料，在人们生活中占有极其重要的位置。经研究发现，葡萄酒中白藜芦醇能与黄酮有协同抗氧化作用。这是因为酒精进入人体后主要在肝脏内被转化降解，肝脏等器官中存在的乙醇脱氢酶和乙醛脱氢酶联合作用而使酒精转变为乙酸，乙酸进一步转变并产生大量能量。在该途经中，这两种脱氢酶均以 NAD 为辅酶，故在酒精转变为乙酸时产生大量 NADH2，白藜芦醇可将随酒精进入人体、已完成抗氧化作用的类黄酮成分并还原并再参与抗氧化作用，即葡萄酒中的白藜芦醇和类黄酮协调维护着辅酶 NAD 的正常功能。在白酒中，白藜芦醇作为一种功能食品配料，也在被不断推广中。

（一）使用范围及用量

白藜芦醇拟添加食品的使用范围和用量如表 12-1：

表 12-1 白藜芦醇拟添加食品的使用范围和用量

通用名称	功能分类	用量	使用范围
白藜芦醇	营养强化剂	≤ 300mg/L	白酒

（二）白藜芦醇使用范围和用量的制定依据

白藜芦醇（Resveratrol，简称RES）是一种非黄酮类的多酚化合物，广泛存在于植物中，目前至少在21科31属的72种植物中发现该物质，在这些植物中其含量差异较大，其中在新鲜的葡萄皮中含量最高，为50~100μg/g，一般人们摄入白藜芦醇的主要食物来源是葡萄、葡萄酒、花生及其制品、浆果等。

近些年来，国内外很多学者对白藜芦醇的生物学功能进行了深入研究，表明白藜芦醇是一种低毒的天然药物，具有抗癌、心血管保护、保肝、神经系统保护、抗氧化和抗自由基、抗衰老、抗炎、免疫调节作用等多方面药理活性作用。

然而，人们在日常饮食时从天然植物中摄入的白藜芦醇量较低。一项对深圳居民白藜芦醇摄入量的调查研究表明，以一个体重为60公斤的成年人估算，深圳市居民每天从植物性食物中摄入的白藜芦醇总量约为196.99微克（μg）。在欧洲，居民每天摄入反式－白藜芦醇的量为194μg，反式－白藜芦醇苷达到501μg（白藜芦醇苷在体内会转化为白藜芦醇）。另有资料表明，美国人主要从红酒中摄入白藜芦醇，而从其他自然饮食中所摄入的白藜芦醇量非常少，他们每天从所有资源中摄入白藜芦醇总量也仅约为4mg。尽管，较低剂量的白藜芦醇就能发挥一定的药理活性，但是，研究表明，其活性与其剂量呈相关性。

鉴于上述原因，在白酒中可将白藜芦醇作为营养强化剂添加到食品中，使其功效最大化。另外，由于白藜芦醇不溶于水的特性（在水中溶解度0.03g/L），使其应用受到了很大的限制。然而，白藜芦醇在乙醇中的溶解度大大提高（50g/L）。也有研究表明，乙醇会大大提高内脏对白藜芦醇的吸收率。另外，全球的饮酒者很多，虽说少量或适量饮酒有一定的好处，特别是对于中老年人来说，可以帮助预防冠心病，但并不建议以饮酒来起到此效果。而且很少有人能做到每次少量饮酒，饮酒一般会产生肝损害、心脑血管疾病和神经系统疾病等，白藜芦醇正好有心血管保护作用、保肝作用、神经系统保护作用等，可以对饮酒产生的危害起到一定的化解作用。因此，可将白藜芦醇加入到酒精度较高的白酒中。

J.A.Edwards等在2011年对DMS公司合成的resVida（一种高纯度反式白藜芦醇）进行研究，结果表明反式白藜芦醇是一种口服低毒性的物质，并在未发现副作用水平（NOAELs）为750mg/（kg·d）（即每公斤体重每天摄入的毫克数）的基础上推荐了白藜芦醇可接受的日摄入量为450mg/d。

Horn等在2007年对50只小鼠（雌雄各25只）进行了为期180天的实验，在实验中以填喂法给予小鼠1000mg/（kg·d）的剂量的白藜芦醇，实验结束时，未发现死亡例，且临床血液分析未显示白藜芦醇有任何不良反应，也不具有潜在致癌性，所以连续180天摄入剂量为1000mg/（kg·d）的白藜芦醇，未显示白藜芦醇有任何毒性。

此外，有研究中心进行了"小鼠经口给予'白藜芦醇'急性毒性试验"，实验得出"白藜芦醇"对小鼠最大耐受剂量大于22.5g/kg。并且从发表数据可见，白藜芦醇是一种口服几乎无毒的物质，当摄入剂量为1000mg/（kg·d）时，也未显示白藜芦醇有任何毒性。另外，含白藜芦醇的膳食补充剂在美国市场已经非常火热，下面是一些已经在美国市场上比较畅销的大品牌白藜芦醇膳食补充剂（表12-2）：

表 12-2　在美国市场上比较畅销的大品牌白藜芦醇膳食补充剂

品牌	规格	含 RES 量	每天摄入 RES 的量
Paradise Herbs	60 粒 / 瓶	20mg/ 粒	20~60mg
Nature's Way	60 粒 / 瓶	75mg/2 粒	75~150mg
Country Life	60 粒 / 瓶	100mg/ 粒	100mg
Jarrow Formulas 100	60 粒 / 瓶	100mg/ 粒	100mg
Gaia Herbs	50 粒 / 瓶	75mg/ 粒	150mg
Enzymatic Therapy	60 粒 / 瓶	125mg/2 粒	125mg
Source Naturals	120 粒 / 瓶	200mg/ 粒	200mg
Now Foods	60 粒 / 瓶	200mg/ 粒	200mg
Perfect ResGrape	60 粒 / 瓶	200mg/ 粒	400mg
Life Extension	60 粒 / 瓶	250mg/ 粒	250mg
Olympian Labs Inc	60 粒 / 瓶	250mg/ 粒	250mg
Biotivia Bioforte	60 粒 / 瓶	250mg/ 粒	250mg
Lifetime	960ml/ 瓶	150mg/30ml	150~450mg
Reserveage Organics	60 粒 / 瓶	500mg/ 粒	500mg

从这些膳食补充剂所含白藜芦醇的量分析，每人摄入白藜芦醇量最低为 20~60mg/d，而最高可达 500mg/d。结合以上实验数据和已经销售的白藜芦醇产品摄入量数据，再根据人体每天饮用白酒的量估算，最终可确定白藜芦醇营养强化剂在白酒中的使用量，见表 12-3：

表 12-3　白藜芦醇营养强化剂在白酒中的使用量

通用名称	功能分类	用量	使用范围
白藜芦醇	营养强化剂	≤ 300mg/L	白酒（蒸馏酒）

此外，有研究以市售的酒精度为 45% 的红星二锅头酒为实验对象，将白藜芦醇溶解于其中，发现白藜芦醇在白酒中的溶解度 >500mg/L。

由此可见，合适剂量的白藜芦醇既能够使白藜芦醇完全溶于白酒中，不会对白酒的外观产生影响，也能保证饮酒时摄入的白藜芦醇对人体是安全，即该使用量是合理的。

第二节　白藜芦醇在化妆品中的应用

一、概述

（一）定义

化妆品是指以涂抹、喷洒或者其他类似方法，散布于人体表面的任何部位，如皮肤、毛发、指趾甲、唇齿等，以达到清洁、保养、美容、修饰和改变外观，或者修正人体气味，保持良好状态为目的的化学工业品或精细化工产品。

化妆品是性质温和或作用缓和的日用化学工业产品。化妆品对人体必须具有安全性能，应外观良好、气味宜人。化妆品必须无毒副作用，对人体皮肤作用缓和，确保使用安全。化妆品是按照化妆品化学和皮肤医学理论进行研究开发，用于人体表面任何部位的一种兼备必需品和嗜好品特点的日用化学制品。

化妆品的主要作用有：①温和地清除皮肤和毛发上的污垢以及人体新陈代谢过程中所产生的不洁物；②保护皮肤表面，使之光滑、柔润、防燥、防裂，以抵御风寒和紫外线的辐射，保护毛发使之光泽、柔顺、防枯防断；③维系皮肤水分平衡，补充易被皮肤吸收的营养物及清除致衰老因子，以延缓皮肤衰老；④美化面部皮肤（包括口、唇）及毛发（包括眉毛、睫毛）和指（趾）甲，使之色彩耀人，富有立体感；⑤用于治疗或抑制部分影响外表的病理现象。如粉刺、脱发、雀斑等。

（二）性能要求

作为人们日常应用的化妆品必须满足下列性能：①安全性。人们几乎每天都要用化妆品来美容皮肤，因此它的安全性居首要地位，比暂时性应用的外用药品对安全性的要求还要高。因此化妆品必须保证长期使用对人体的安全性，即无毒性、无刺激性、无诱变致病作用。化妆品的安全性测试常作毒性试验、刺激性试验。②稳定性。化妆品在储存、运输及使用过程中，不应该由于温度、光照、细菌、氧气等作用而发生霉变、油水分离、氧化、酸化、降解等现象致使其失效。③有效性。人们使用化妆品，为了保持皮肤正常的生理功能，并产生一定的美化修饰效果。某些特殊的化妆品还应该具有特殊功能，如抗紫外线，治疗狐臭、汗脚、粉刺等，此类化妆品具备普通化妆品的功能及一定的药物功能，所以它必须具有一定的效力，即具有有效性。④舒适性。化妆品除了满足一定的安全性、稳定性及有效性外，在使用时必须使人产生舒适感，人们才愿意使用。否则，再好的化妆品也无人问津。

（三）原料

化妆品原料大体上可分为基质原料和辅助原料。基质原料是化妆品的主体。体现了化妆品的性质和功能。而辅助原料则是对化妆品的成型、色、香和某些特性起作用，一般用得较少。

1. 基质原料 化妆品原料中常用的基质原料主要是油质原料、粉质原料、胶质原料和溶剂原料。

（1）油质原料：油质原料是指油脂和蜡类原料，还有脂肪酸、脂肪醇和酯等，包括天然油质原料与合成油质原料，是化妆品的一类主要原料。其在化妆品中所起的作用可以归纳为以下几个方面：①屏障作用。在皮肤上形成疏水薄膜，抑制皮肤水分蒸发，防止皮肤干裂，防止来自外界物理化学的刺激，保护皮肤。②滋润作用。赋予皮肤及毛发柔软、润滑、弹性和光泽。③清洁作用。根据相似相溶的原理可使皮肤表面的油性污垢更易于清洗。④溶剂作用。作为营养、调理物质的载体更易于皮肤的吸收。⑤乳化作用。高级脂肪酸、脂肪醇、磷脂是化妆品的主要乳化剂。⑥固化作用。使化妆品的性能和质量更加稳定。

（2）粉质原料（粉体）：化妆品中使用的粉体有三类：有色粉体、白色粉体和充添粉体。粉质原料主要用于粉末剂型化妆品，比如爽身粉、香粉、粉饼、唇膏、胭脂、眼影等，这类产品的主要原料为各种粉料，其用量可高达 30%~80%，故它们是化妆品中的重要原料，在化妆品中所起的作用主要是遮盖、滑爽、附着、吸收、展延。由于这些原料一般均含有对皮肤有毒性的重金属，因此应用时，应注意重金属含量不要超过质量标准规定的含量。粉体原料的性质：①遮盖力，粉体可遮盖肌肤的色斑和不良的肤色。具有良好遮盖力的粉体有钛白粉、锌白粉，碳酸钙也可用于遮盖，同时碳酸钙还可阻挡紫外线。②伸展力，指粉体涂敷于肌肤时，可形成薄膜，平滑伸展，有圆润触感的性能。滑石粉的伸展力最好，还可使用淀粉、金属皂、云母、高岭土等。③附着力，指粉体容易附着于皮肤上。不易散妆的性能。④吸收力，指粉体吸收汗腺和皮肤分泌的多余的分泌物，消除油光的性能，轻质碳酸钙、碳酸镁、淀粉、高岭土等的吸收性均较好。

（3）胶质原料大多都是水溶性的高分子化合物，水溶性高分子化合物可分为三大类，即天然高分子化合物、半合成高分子化合物和合成高分子化合物。水溶性高分子化合物在水中能膨胀成凝胶，具有不同程度的触变性，即受到外加剪切应力时会不同程度地使黏稠度下降，当外加应力去除后，凝胶又会恢复原来的黏稠度。其应用在化妆品中可产生许多重要功能，因此成为化妆品的重要原料，比如可使固体粉质原料粘合成形而作为胶合剂，可对乳状液或悬浮液起稳定作用而作为乳化剂、分散剂或悬浮剂，此外它们还具有增稠或凝胶化作用及成膜性、保湿性和稳泡性等。水溶性高分子化合物在化妆品中往往不是只单独起到一种作用，而是几种作用产生复合效果。

（4）溶剂（包含水）是液状、浆状、膏状（如香水、花露水、发水、洗面奶、冷霜、雪花膏及指甲油）等多种制品配方中不可缺少的一类主要组成部分，在制品中主要起溶解作用，使制品具有一定的物理性能和剂型。

2. 辅助原料　能使化妆品成型、稳定，并赋予化妆品色、香及其他特定功能的原料称为辅助原料。辅助原料在化妆品所占比例不大，但却十分重要，配方中辅助原料添加量及各类是否适当，直接关系到化妆品的存储时间、消费者是否乐于使用等重要问题。化妆品原料中常用的辅助原料主要有表面活性剂、香料与香精、色素、防腐剂、抗氧剂、保湿剂和其他特效添加剂。

（1）保湿剂，是一种吸湿性物质，它可从周围取得水分而达到一定的平衡。保湿剂添加到化妆品中，不仅可增加皮肤的柔润性，还可延缓化妆品（特别是膏霜类产品）水分的蒸发而引起的干裂现象，延长产品的寿命。通常保湿剂可分为三大类，即有机金属化合物、多元醇和水溶性高分子。

（2）防腐剂不是解决生产过程中的污染即"一次污染"，而是为解决消费者使用时带来的污染即"二次污染"。防腐剂应具备的条件：①最低的抑菌浓度。防腐剂要求抑菌浓度越低越好。②与各种表面活性剂的配伍性好，有良好的互溶性，且不改变抗菌活性。③水溶性好。④对皮肤无刺激、无毒性，在使用浓度内是安全的。⑤对酸碱度（pH 4~10.5）稳定。⑥无色、无臭、无味。⑦价格低廉。

（3）抗氧剂：抗氧剂的种类很多，从化学结构上分为五类：酚类、醌类、胺类、有机胺和醇类、无机酸及其盐类。有些化妆品中使用的油脂、蜡、烃等油性原料及一些添加剂的不饱和键常会和空气中氧结合发生缓慢自氧化作用，生成过氧化物、低级酸、醛，放出腐败臭味，引起变色，对皮肤产生刺激，所以在这些化妆品中要加入抗氧剂。自氧化反应是自由基反应，加入抗氧剂就是终止自由基反应。所以抗氧剂都是一些能够与自由基结合的物质。

（4）香精，又称调和香料，它是指将多种香料配合而成的一种混合物。香精在化妆品中的作用：①使消费者喜爱；②掩盖原料中不良气味；③抑制体臭；④杀菌和防腐。

（5）营养添加剂：现代化妆品除了要求具有清洁和保护皮肤之外，还要求化妆品具有营养和保健作用。因此化妆品中添加各种营养添加剂是目前化妆品的一个发展趋势。营养添加剂可分为植物型营养添加剂，动物型营养添加剂和生化药物添加剂三大类。

（6）色素，是赋予化妆品一定颜色的原料。人们选择化妆品往往凭视、触、嗅等感觉，而色素是视觉方面的主要一环，色素用得是否合适对产品的好坏也起决定作用，因此色素对化妆品极为重要。化妆品的色素可分为合成色素、无机色素、天然色素和珠光颜料四类。

（7）乳化剂。乳化剂是使油脂、蜡与水制成乳化体的原料，大部分化妆品如雪花膏、冷霜等都是水和油的乳化体。常用的乳化剂是一种表面活性剂，分子结构都含有亲水和亲油的基团。除了表面活性剂外，用作保护体的树胶等胶体物质以及硅胶、皂土、活性炭、氧化铝凝胶等，也能起乳化剂的作用。乳化剂的作用，主要是起乳化效能，它促进乳化体的形成，提高乳化体的稳定性等；其次是控制乳化类型。

（8）其他：防晒剂，止痒和抗头屑剂，卷发剂等。

（四）质量评定

1. 化妆品理化指标检测　色泽，水分，灰分，相对密度，表观密度，黏度，pH 值。

2. 卫生指标检测　有害物质的检测：汞，砷，铅，甲醇。微生物检测：细菌总数，类大肠菌群，绿脓杆菌，金黄色葡萄球菌，霉菌。

3. 安全性检测　毒性：急性毒性试验，亚急性毒性试验，慢性毒性试验，光毒性试验；刺激性：皮肤刺激性，眼睛刺激性；过敏性：化学过敏性，光过敏性；致畸，致癌和致突变性。

4. 功效性检测　香波：去污力，泡沫量，调理性；卷发剂：卷发效果，卷曲保持力，对头发的损伤；护肤品：水合作用，愈合作用，皮肤表皮弹性，护肤滋养性能，皮肤皮脂量，皮肤粗糙程度，角质层功能；抗衰老化妆品：皮肤表面皱纹状况，羟脯氨酸含量。

（五）发展趋势

从国内外大型化妆品公司的发展战略来看，护肤化妆品仍将是化妆品工业发展的主流产品。护肤品将在添加物上拓宽，并将引入生物工程，在化妆品中加入透明质酸、微生物及动植物提取物等，使产品更具有功效性。

当今的市场，抗衰老化妆品品种较多，消费者购买欲望也很强，但效果不很理想。究其原因，是人体的皮肤衰老的机制复杂，故应多角度多层次的探索延缓皮肤衰老的机制。今后的研发重点是：深层保湿，研发一种可在角质层细胞间建立高效双分子膜的保水层，并研究配制技术，清除自由基，研发高效清除自由基的物质。

洗发、护发用品是近年来发展较快的洗涤用品，其中最突出的是多功能香波。该类香波除洗涤清洁功能外，调理、去屑止痒和营养护发多功能一次完成，既节省时间又减少开支，越来越受到消费者的喜爱。由于多功能香波用的添加剂迅速发展，特别是多功能香波调理剂、去屑止痒剂、增稠剂、营养剂等品种愈来愈多，推动了多功能香波的快速发展。

现今的研究表明，要达到美白与皮肤健康的双重目的，首先要抑制酪氨酸酶，羟基吲哚酶和多巴色素互变异构酶；其次是阻断氧化历程，防止色素形成；第三是加速黑色素代谢进程，防止其在皮肤上的沉积。而含有复合美白成分的美白化妆品是今后的发展方向。近来皮肤学研究发现，胞外黑色素形成与胞内色素形成的激励剂，称其内皮多肽，属细胞分裂素，可调节细胞分裂网络的生成，是开发增白皮肤的方向。此外，某些植物草药亦具有增白皮肤作用，但需采用天然植物萃取技术提取，或采用生物工程技术开发增白成分，这亦是今后的研发方向。

二、白藜芦醇在化妆品中的应用前景

近年来，化妆品行业为满足消费者天然、安全的美容需求，在产品中添加天然植物提取成分的现象日益增多。生产企业通过采用精细化工、生物化学等领域技术，将具有独特功能和生物活性的化合物从天然原料（如中草药、动物器官、海洋植物和微生物等）中提取分离后添加至化妆品中。天然提取物成分的研究与开发已成为国内外化妆品领域的热点，也是广大生产企业的宣传热点。白藜芦醇是一种生物活性很强的天然多酚类物质，主要来源于葡萄、虎杖、花生、桑椹等植物，被美国《抗衰老圣典》列为"100种最有效的抗衰老物质之一"。其机制在于白藜芦醇能够清除体内自由基，活化体内功能因子，促进并保持体内新陈代谢的顺畅，使内外分泌协调。因而它可被用作添加剂加到药品或化妆品中，作为一种新型的美容保健品等延缓人的衰老，保持肌肤水分，祛除痤疮、黄褐斑、防紫外线辐射等。在国际上，白藜芦醇已列入《国际化妆品原料标准目录》（INCI），目前欧盟、美国和日本未明确对其在化妆品中的用量进行限制，在我国，白藜芦醇也列入了国家食品药品监督管理局发布的《国际化妆品原料标准中文名称目录》（2010年版）中，市场上已有厂家推出含白藜芦醇的产品。

随着年龄的增长，人体皮肤开始老化，皮肤衰老状态表现在皮肤弹性下降、松弛、皱纹、老年斑（脂褐素沉淀）等现象，皮肤的衰老与内、外源性导致的自由基生成增加以及氧化作用增强密切相关。白藜芦醇分子结构具有捕获自由基、抗氧化、吸收紫外光的特性，在化妆品方面表现出卓越的功效，是一种很好的天然抗氧化剂。此外，白藜芦醇还能够有效的促进血管扩张，具有抗炎、杀菌和保湿作用，适合祛除皮肤粉刺、疱疹、皱纹等，可用于保湿、晚霜、润肤类化妆品。

有报道，白藜芦醇能明显抑制大鼠红细胞的自氧化溶血和由 H_2O_2 引起的氧化溶血，并对小鼠心、肝、脑、肾的体内外氧化脂质的产生有明显的抑制作用。多酚能显著增加低密度脂蛋白（low-density lipoproteins，LDL）的抗氧化活性，其中白藜芦醇的活力最强。研究表明，白藜芦醇对于防治衰老相关的氧化胁迫具有很好的作用。

白藜芦醇应用于化妆品另一方面是由于其美白作用。俗话说：一白遮百丑。白皙的皮肤是最吸引人的原因之一。对于爱美的女性来说，一直以来都将能拥有白皙肤质作为美容之中的重要课题。因此，一切可以令面部肌肤美白的产品在市场上都很"红"。不论是来自美国的雅诗兰黛集团，还是来自法国的欧莱雅集团，以及日本化妆品界"四小花旦"的资生堂、POLA、嘉娜宝与KOSE，或者新生代的FANCL等品牌，都将其研发的美白产品作为在市场的重要产品线。美白产品最重要的功效成分就是其中的美白添加剂，所以开发新型安全的美白剂就成了各大化妆品公司的研发重点，而从天然植物中开发化妆品活性原料已成为一种潮流。目前已有不少有关白藜芦醇美白效果的研究，为白藜芦醇作为化妆品美白添加剂提供了实验依据。

史先敏采用体外培养的 B_{16} 黑色素细胞模型，对白藜芦醇的美白效果进行了研究，发现白藜芦醇与熊果苷和乙基维生素 C 相比较，对 B_{16} 黑色素细胞内的酪氨酸酶具有更好的抑制作用，从而减少了黑色素的合成，起到美白的效果。白藜芦醇在 $0.5\mu g/ml$ 的浓度下，对酪氨酸酶的抑制作用即与熊果苷在 $50\mu g/ml$ 浓度下的抑制作用相当。在 $10\mu g/ml$ 和 $0.5\mu g/ml$ 两个浓度条件下，白藜芦醇对 B_{16} 细胞内黑色素合成的抑制效果都要大大好于熊果苷和乙基维生素 C。白藜芦醇在 $0.5\mu g/ml$ 的浓度下，对黑色素合成抑制作用即与乙基维生素 C 在 $10\mu g/ml$ 的浓度下的抑制作用相当。对于企业生产而言，与添加熊果苷相比较，添加白藜芦醇还能在一定程度上降低生产成本。

北京中医药大学在以花色豚鼠的棕色皮肤为给药部位连续涂抹一定浓度白藜芦醇溶液 30 天后，取皮肤组织、切片、染色并进行光密度分析，发现实验组与对照组统计数据具有显著差异。结果表明，白藜芦醇对于黑色素生成具有明显的抑制作用，不仅可以有效抑制酪氨酸酶活性，具有抑制黑色素生成的潜力，而且具有较强的透皮和透细胞膜功能，具有较好的美白效果。

此外，白藜芦醇还具有抗炎、杀菌和保湿作用，适合祛除皮肤粉刺、疱疹、皱纹等，可用于保湿、晚霜、润肤类化妆品。最近，美国加州大学洛杉矶分校的研究人员又研究发现：白藜芦醇作为一种抗氧化剂，可抑制形成痤疮（俗称"青春痘"）的细菌生长。与此同时，一种名为过氧化苯甲酰的氧化剂可生成自由基，杀死痤疮丙酸杆菌。这份研究报告发表于《皮肤病学和治疗》杂志，题为《白藜芦醇在体外对痤疮丙酸杆菌的抗菌效果论证》，作者为加州大学洛杉矶分校皮肤病医学系的艾玛·泰勒博士等 4 位皮肤病专家。

目前，Carson 等申请了制造改善皮肤状态产品方法的专利。该专利以白藜芦醇为主要活性物质，作为植物性雌激素，其能抑制皮肤表皮细胞增殖（角质形成细胞）并刺激它们分化，也抑制黑色素的形成和缓解肌肤发炎（由 α- 羟基酸引起），防止皮肤皱纹、皱线纹的出现以及改善干燥的、片状的、老化的或光敏损伤的肤质，使皮肤呈现较好的紧密度、弹性、柔软度、光泽度和饱满度。

随着化妆品向天然性、安全性、科学性等方向的发展，以及人们对于化学合成物质的安全性和致敏性的担忧，消费者越来越注重选择使用含有从植物中提取的天然成分的化妆品，因此天然功效成分的开发在 21 世纪化妆品工业中的地位越来越重要。天然功效成分白藜芦醇已被列入《国际化妆品原料标准目录》（INCI）中，在欧美等大多数国家中并没有限量规定，说明其安全性高，而且白藜芦醇具有对皮肤作用温和、功效显著等优点，因而在这几年受到消费者的追捧，相信未来会更加广泛地应用到美白、抗氧化等多类化妆品中。

第三节　白藜芦醇在水果储存中的应用

水果是人们日常生活中不可缺少的食品之一。因富含碳水化合物、有机酸、维生素及无机盐而成为人类重要的营养源。此外，水果还以其特有的香味与色泽刺激人们的食欲，促进消化，增强身体健康。但是，水果生产存在较强的季节性、区域性以及采后易损伤、腐烂和变质等特点，与消费者对水果需求的多样性及淡季调节的迫切性相矛盾，水果品贮藏保鲜的问题日趋突出。尤其随着生活水平的不断提高，人们更加重视水果的新鲜度和营养价值，对水果的食用品质提出了越来越高的要求，从而对水果保鲜技术的要求也就越来越高。延长水果的贮藏时间并保持其良好的食用品质，已成为当前水果生产与经营单位以及消费者所普遍关心并亟待解决的问题。

一、保鲜机制

目前，国内外在水果保鲜领域采用的保鲜手段各不相同，侧重点也有所不同，但都是对果实保鲜品质起关键作用的三大要素进行调控。首先是通过抑制果实的呼吸等代谢作用来减缓水果的衰老进程；其次是通过控制腐败菌来抑制水果采后微生物的滋生和繁殖；第三是控制水果采后成熟过程中相关酶的活性和代谢物质含量，从而延缓果实的腐烂进程。

（一）不同保鲜技术对果实呼吸的抑制作用

水果在采后仍继续进行着生命代谢活动，由于本身的呼吸作用产生大量乙烯，而乙烯对水果具有一定的催熟作用，会加速果实的后熟与腐烂，缩短保质期。因此，抑制果实的呼吸作用将有利于延长水果的贮藏期。

热水处理草莓可以通过抑制果实的呼吸速率和乙烯释放速率来明显延长贮藏寿命。臭氧在水果蔬菜的贮藏中得到广泛应用，具有防止果蔬老化的保鲜作用，主要是因为臭氧可以氧化分解果蔬呼吸出的催熟剂—乙烯气体。

1-甲基环丙烯是一种有效的新型乙烯抑制剂，它主要通过与乙烯竞争结合乙烯受体，使果实的内外源乙烯丧失其应有的生理作用，进而降低呼吸速率，保持果实的良好品质。SO_2 除了起到防腐作用外，还能显著抑制不同水果的呼吸和褐变，从而延缓果实的衰老，延长其货架期。

（二）不同保鲜技术对果实相关酶和其他物质的影响

果实褐变与膜脂过氧化作用的加强及膜结构的破坏程度密切相关。这是由于内源消除活性氧的功能减弱及抗氧化能力下降，造成了活性氧的积累，促进了细胞膜系统膜脂的过氧化作用，破坏了细胞膜结构的完整性，使定位在质体和其他细胞器的 PPO 酶、POD 酶与定位在液泡的酚类物质发生反应而形成褐色素，促使褐变发生。应用 0.015mm 厚度的气调保鲜袋包装处理可以抑制香蕉贮藏过程中果皮细胞膜透性的增加和 POD 活性的升高.从而延缓香蕉果实的衰老。

热带水果含有丰富的酚类和类胡萝卜素，这些物质是果实采后贮藏的关键影响物质。Rivera-Pastrana 等发现，低温（1℃）可以维持或者增加番木瓜中阿魏酸和咖啡酸的含量，降低类胡萝卜素的含量，保持果实的品质。Shang 等发现，GABA 处理可以通过提高谷氨酸脱羧酶和 δ-鸟氨酸转氨酶活性、降低脯氨酸脱氢酶活性来积累脯氨酸和内源 GABA 含量，从而防止桃采后低温贮藏中的冻害发生。车建美等发现，使用短芽孢杆菌 FJAT-0809-GLX 处理后，龙眼果皮的 POD 和 PPO 酶活性明显小于对照，说明其主要是通过抑制了龙眼果实的酶活性而达到较好的保鲜效果。当然，这种抑制作用也可能只是表型上的，是否还与其他酶有关，需要进一步进行试验研究。

（三）不同保鲜技术对果实采后病原菌的抑制作用

气调保鲜包装通过改变包装盒或包装内食品的外部环境，抑制微生物的生长，延缓新鲜果蔬的新陈代谢速度，延长果实的贮藏期。其中，氧气可以抑制厌氧菌的生长，维持新鲜水果的需氧呼吸，保持果实的新鲜度，二氧化碳可以抑制腐败细菌和霉菌的生长，是保鲜气体中的主要抑菌成分。添加不同浓度 2- 壬酮的充气气调包装可以明显抑制草莓果实采后致病菌—灰霉菌的生长，从而防止草莓腐烂。

SO_2 气体具有一定的抗菌性，可以抑制微生物的生长繁殖，减少因采后病原微生物的侵染而引起的腐烂变质，达到果实的保鲜效果。超声波主要是通过强烈的机械震荡对细菌产生破坏作用，使细胞破裂乃至死亡。超声波与氯结合处理，可明显降低新鲜水果和蔬菜表面的细菌数量，保持果蔬的新鲜品质。一定剂量的射线辐照处理也可抑制微生物的生长。2kGy 剂量的钴 60 辐照处理可以明显抑制草莓果实表面残留的霉菌滋生和快速繁殖，保持草莓的商品价值。

不同的生防菌能迅速利用营养在果实表面进行繁殖，抑制采后病原菌的生长，因而也常被用作果蔬保鲜剂。Zhang 等认为，红酵母主要通过抑制梨果实采后由灰霉菌引起的灰霉病防止果实腐烂，保持果实品质。

二、保鲜方法

据相关文献介绍，我国由于保鲜处理不当，导致果品每年的腐烂损耗率在 20%~25%。目前，已广泛用于水果贮藏保鲜的方法主要有物理保鲜法、化学保鲜法和生物保鲜法。

（一）物理保鲜技术

水果的物理保鲜技术主要包括：辐照保鲜技术、充气气调包装（MAP）保鲜技术、乙烯膜保鲜技术、超声波保鲜技术、充氮保鲜技术和臭氧保鲜技术等。

1. 辐照保鲜技术 辐照是一种比较传统、廉价、方便和高效的保鲜方法，广泛应用于食品的保鲜和水果的采后贮藏，对草莓和猕猴桃等水果均具有较好的保鲜效果。赵杰的研究表明，采用 2kGy 的钴 60 辐照处理可以防止商品草莓上大部分霉菌的滋生，从而抑制草莓的腐烂和变质。采用 0.3~1.5kGy 辐照剂量处理后的猕猴桃在室温条件下的贮藏保鲜期比对照延长 13 天。

2. 臭氧保鲜技术 臭氧具有强氧化性，其杀菌和抑菌作用早已被人们所认识，也常用于水果的采后保鲜，在枇杷、芒果和葡萄等水果的采后保鲜上均有相关报道。Rodoni 等发现，采用臭氧处理西红柿 10 分钟后，可以明显降低果实的腐烂率和失重率，诱导芳香类物质的积累，防止果实变软。采用 0.4mg/L 臭氧水处理结合 4℃低温贮藏枇杷果实，可延缓果实可滴定酸、维生素 C 和可溶性固形物（TSS）含量的下降，防止失水，保持果实良好的感官品质，保鲜时间达 20 天以上。

3. 气调包装保鲜技术 气调包装保鲜技术由于在保持食品和果实原有风味和营养价值等方面具有独特的优势而得到较广泛地应用。王则金等研究了气调冷藏对龙眼果实的保鲜效果，发现通过降低贮藏环境中的 O_2 浓度，提高 CO_2 浓度，可使龙眼果实的呼吸作用得以抑制，从而延缓果实的衰老与变质，达到较好的保鲜效果。MAP 结合添加其他保鲜剂的使用也可以达到很好的保鲜效果。Almenar 等采用添加不同浓度 2- 壬酮的充气气调包装进行草莓的采后保鲜试验，发现添加了 2- 壬酮的充气气调包装可以抑制真菌的生长，防止草莓果实腐烂。Gonz lez-Aguilar 等将添加抗氧化剂和 MAP 技术结合进行鲜切芒果的保鲜试验，发现添加 4- 己基间苯二酚、山梨酸钾和 D- 异抗坏血酸，并结合应用 MAP 技术，可以很好地保持鲜切芒果的色泽，防止芒果褐变，抑制微生物生长，且不影响芒果的感官品质。由于不同水果的生理结构不同，保鲜的方法也有所不同。Yang 等发现，采用流动空气处理新鲜采摘的杨梅，可降低杨梅果实的腐烂率，维持 TSS、可滴定酸和 VC 含量。

虽然目前采用的大多数物理保鲜方法对人体无害，可以达到一定的保鲜效果，但是很多物理保鲜方法，如气调保鲜方法因投资大、成本高而较难普及和推广应用，而臭氧发生装置由于能耗较高、效率较低也无法大规模应用，大多数物理保鲜方法在实际生产中单独使用不能满足水果保鲜的要求。

（二）化学保鲜技术

化学保鲜剂具有使用方便和价格低廉等特点，在防腐杀菌、减少水分蒸发、延缓果蔬衰老和降低呼吸强度等方面也有较好的效果，在国内外果蔬贮藏保鲜中被广泛使用。

王建清等采用固体 SO_2 缓释保鲜剂对樱桃进行保鲜试验，结果表明，SO_2 可以明显降低果实的腐烂率，延长贮藏时间。郑永华等研究了不同 SO_2 释放剂量对枇杷果实品质、多酚氧化酶（PPO）活性、呼吸强度及腐烂率的影响。表明 SO_2 释放剂可显著抑制果实的 PPO 酶活性和呼吸强度，减缓可滴定酸和 TSS 含量的下降，防止果心褐变，降低果实的腐烂率，从而延长贮藏期。SO_2 对龙眼贮藏期间的果皮褐变有明显的抑制作用，但容易造成果肉 SO_2 残留量超标。庞学群等采用分阶段 SO_2 缓释剂结合冰温贮藏技术进行龙眼保鲜，发现该方法可以较好地维持果实维生素 C、可滴定酸和 TSS 含量，改善龙眼果皮的色泽，显著抑制果皮的 PPO 活性，降低果实的呼吸强度，贮藏 48 天的好果率为 91.15%，并且降低了果肉 SO_2 的残留量。SO_2 释放结合 PE 袋包装进行 "Daw" 龙眼果实的保鲜试验表明，SO_2 释放结合 PE 袋包装可明显抑制采后病原菌的生长，防止果皮褐变，降低失重率，防止果实腐烂，并且可以维持 TSS 的含量。

Shang 等采用 1、5、10mmol/L 的 γ– 氨基丁酸（GABA）在 20℃条件下处理新鲜的桃果实 10 分钟后，置于 1℃条件贮藏 5 周，结果表明，GABA 处理可以明显减少桃果实采后低温贮藏中的冻害，其中以 5mmol/L 浓度处理的效果最佳。Sayyari 等采用 2、4、6mmol/L 的草酸浸泡石榴，结果表明，草酸可明显降低石榴的呼吸速率和失重率。

近几年来，醋酸（AAC）被认为是一种可以替代 SO_2 的新型水果保鲜剂。Venditti 等发现，采用 50mg/kg 的醋酸可以明显地降低 "Taloppo" 和 "Regina" 鲜食葡萄的腐烂率，保持果实品质。同样，醋酸对柠檬也具有较好的保鲜效果。除了防止果实腐烂之外，某些化学保鲜剂还可以增加果实的香气，如外源施用茉莉酸甲酯可以提高草莓的香气活性成分，保持果实良好的感官特征和营养特性。

在目前采用的化学保鲜剂中，大多数保鲜剂由于危害人体健康，或者会对环境造成污染，而限制了其规模化应用。

（三）生物保鲜技术

随着生活水平的提高及消费观念的改变，人们对食品的要求不仅满足于传统上的色、香、味，更加关注的是食品的安全与环保。亚硝酸钠、苯甲酸钠等化学防腐剂都具有一定的毒性，物理方法如辐射贮藏和低温贮藏等又受其应用范围、成本和操作技术等因素限制，难以得到广泛应用。因而，寻找经济、简便、安全无毒的生物保鲜技术，用于取代物理和化学保鲜方法已成为人们关注的热点。

1. 微生物菌体次生代谢产物在水果保鲜中的应用　微生物的发酵具有生产周期短、价格低廉和操作简便等特点，并且不受季节和地域条件的限制，因此从微生物的次生代谢产物中研制生物保鲜剂具有广阔的发展前景。

那他霉素最初是从链霉菌的培养物中提取出来的，对几乎全部的霉菌和酵母菌都非常有效。目前已成为 30 多个国家广泛使用的一种天然生物性食品防腐剂和抗菌添加剂。呼玉侠等用 500mg/L 的那他霉素悬浮液喷洒草莓发现，在温度为 18~22℃，湿度为 58%~65% 条件下放置 10 天后，草莓的腐败率仅为 10%。那他霉素对甜樱桃、葡萄和冬枣等也具有较好的保鲜效果。另外，那他霉素结合壳聚糖涂膜可以显著延缓草莓果实采后衰老，延长贮藏时间。

乳链菌肽是由乳酸链球菌（Streptococcus lactis）产生的一种天然食品防腐剂，由 34 个氨基酸残基组成，能有效地抑制许多引起食品腐败的革兰氏阳性菌的生长和繁殖，延长产品保存期 4~6 倍，有利于产品的贮存和运输，对人体安全无害，是细菌素中应用最广泛的高效、无毒天然食品防腐剂。高蓬明等采用乳酸链球菌素、ε- 聚赖氨酸、纳他霉素和 R- 多糖四种天然防腐剂复配，发现可提高猕猴桃果浆的保藏品质，维持可滴定酸度。

微生物多糖大部分由细菌、真菌和蓝藻类产生，具有安全无毒、理化性质独特等特点。微生物产生的多糖由于容易与菌体分离，因而可通过大量发酵实现工业化生产，已作为成膜剂和保鲜剂在食品、制药等多个领域得到广泛应用。短梗霉多糖又称卜多糖，是由出芽短梗霉（Aureobasidium pulluans）产生的一种水溶性胞外多糖。研究表明，短梗霉多糖可以减少青香蕉、红香蕉、黄香蕉、大国光、红富士苹果和莱阳梨等八种水果的水分散失，保持果实的感官品质，延缓成熟和衰老进程，达到较好的保鲜效果。茁霉多糖也是由出芽短梗霉分泌的胞外多糖，1% 茁霉多糖加防腐剂可以降低油桃的失重率和腐烂率，保持果实的感官品质。

2. 微生物菌体直接作为保鲜剂在水果保鲜中的应用 目前，可作为果蔬采后病害拮抗菌的微生物有酵母菌、细菌和霉菌等。枯草芽孢杆菌因其具有安全、对人畜无毒无害和不污染环境等特点，被广泛应用于果蔬采后病害的生物防治。张丽霞等发现，枯草芽孢杆菌 FR4 活菌液和离心上清液对草莓果实灰葡萄孢霉的抑制效果较好，不同处理可明显降低草莓的失重率，减少还原糖和可滴定酸含量的损失，降低草莓的腐烂率。Zhang 等发现，红酵母（Rhodotorula glutinis）可以明显减缓梨果实腐烂的进程，不影响梨的重量、硬度、可溶性固形物（TSS）和维生素 C 含量等品质，认为红酵母可以替代梨果实采后的化学保鲜方法。曾荣等发现，不同浓度的啤酒酵母菌液可以减少草莓果实的失水率和腐烂率，降低果实呼吸速率和减少细胞膜透性的变化，从而增强果实的耐贮性。在葡萄采前喷施酵母菌并结合壳聚糖的使用，可以稳定葡萄果实的 PPO 酶活性，保持 TSS 含量，防止果实腐烂。

不同微生物菌株发酵液混合后也可作为保鲜菌剂，张福星等将多种微生物菌种发酵提取液混合制成生物保鲜液 fb2203，并对草莓进行了保鲜研究。结果表明，生物保鲜液 fb2203 可以减少草莓果实的表面失水，防止草莓灰霉等病菌的侵染，保持果实的新鲜度，对草莓的贮藏保鲜有比较明显的效果。

与大田作物病害的微生物防治相比，采用微生物方法进行水果保鲜具有如下优点：①贮藏条件容易控制；②处理目标明确，外界微生物干扰少；③无紫外线等的破坏作用；④产品集中，处理费用低廉。微生物技术为优质果品的采后病害防治开辟了一条无公害的新途径。

3. 动植物自身的天然成分提取物作为保鲜剂在水果保鲜中的应用　动植物自身的天然成分提取物由于含有多种防腐与防褐变成分，因而经常作为保鲜剂应用于水果保鲜中。植物性来源的防腐剂包括大蒜提取物、甘草和银杏叶提取物等。

从谷物加工副产品中提取出的 PA 天然物质，其主要成分是肌醇六磷酸酯，呈黄色浆状液体，可用于水果、蔬菜和饮料的保鲜。PA 保鲜剂无论是使用喷洒法或是浸渍法，对果蔬的保鲜效果均明显优于对照组，经 42 天的较高自然温度保鲜期后，果蔬的色泽、味道无明显变化。香辛料提取液也有明显的抑制根霉等真菌的作用，具有一定的保鲜效果。李学红等将香辛料提取液添加到涂膜液中对新鲜草莓进行处理，结果发现，可以抑制草莓的呼吸作用、减少维生素 C 等营养物质的损耗，降低草莓烂果率，延长货架期。赵博研究了室温条件下不同配比的壳聚糖与生姜大蒜提取物的复配涂膜液对红橘的保鲜效果，发现该复配涂膜液可以显著地降低果实的腐烂率和失重率，延缓果实总酸和维生素 C 含量的下降。丁香、黄芩、银杏叶提取物可减少草莓果实水分的散失，保持果实的维生素 C 和 TSS 含量，达到保鲜的效果。甘草提取液作为水果保鲜剂，具有安全无毒、方便施用、广谱性和环境友好等优点。

动物性来源的防腐剂包括壳聚糖和蜂胶等。壳聚糖作为一种多糖类物质，具有良好的成膜性与抑菌作用，被广泛应用于果蔬保鲜。付红军等研究了壳聚糖涂膜对金柑果实的保鲜效果，发现壳聚糖涂膜可增强超氧化物歧化酶（SOD）活性，抑制过氧化物酶（POD）活性，减少丙二醛（MDA）的积累，抑制果实的呼吸强度，降低果实组织相对电导率和失重率，有效地延缓果实的成熟与衰老。对葡萄和苹果的保鲜试验表明，只需将 0.17%~2%的壳聚糖溶液对果蔬进行喷洒，即可在果实表面形成一层薄膜，壳聚糖可阻止果实吸收 O_2防止 CO_2 的排出，从而延缓果实的熟化，达到保鲜的目的。Mazur 等发现，壳聚糖溶液可以防治草莓灰霉病，使草莓的腐烂率降低 15%。很多研究证明，壳聚糖对龙眼果实具有较好的保鲜作用。吴良展等发现，壳聚糖包膜可明显降低龙眼的褐变率、失水率和腐烂率，保持较高的商品率。壳聚糖包膜还可以抑制龙眼果皮的细菌和真菌的生长。在生理生化方面，壳聚糖包膜可以延缓龙眼果皮叶绿素含量的减少，阻止龙眼果皮相对电导率、PPO 酶活性和胡萝卜素含量的上升。

壳聚糖与其他物质结合也可以提高水果的保鲜效果。由于抗坏血酸可以提高抗氧化性，壳聚糖可以防止脱水并隔离微生物侵染，因而 Sun 等将抗坏血酸和壳聚糖结合起来进行荔枝的保鲜试验，结果表明，40mmol/L 抗坏血酸和 1.0% 的壳聚糖混合使用，可以降低荔枝果皮 PPO 和 POD 酶活性，提高 SOD 酶活性，降低 MDA 含量，维持 TSS 和可溶性糖含量，保持荔枝果变的品质，延长贮藏期，防止腐烂。

另外，不同分子量的壳聚糖保鲜效果也有所不同，低分子量壳聚糖和高分子量壳聚糖涂膜对柑橘（Murcott tangor）的保鲜试验结果表明，低分子量的壳聚糖涂膜可以防止果实变软，降低失重率，抑制采后病原真菌的生长，延长柑橘的货架期。

应用于水果保鲜的动物性来源防腐剂还包括抗菌肽邱芳萍等从吉林林蛙（Rana temporaria）干皮中分离得到的抗菌肽也可以抑制多种水果的腐烂病原菌，对草莓具有较好的保鲜效果。

三、保鲜技术发展前景

据前所述,我们不难发现,虽然目前水果保鲜技术类型多样,但由于人们不仅对水果保鲜传统上的色、香、味要求提高,也更加关注食品的安全性,食品的安全与环保已成为了人们关注的焦点,安全无毒、无二次污染的生物保鲜技术成为了当前的研究热点。新型的保鲜技术主要集中在生物保鲜领域。生物保鲜技术在水果中的应用将主要集中在微生物菌体及其代谢产物的保鲜、生物天然提取物的保鲜及利用遗传基因进行保鲜三大方面。其中,动植物自身的天然成分提取物由于含有多种防腐与防褐变成分,因而经常作为保鲜剂应用于水果保鲜中。众所周知,我国有着丰富的中草药植物资源,中草药防腐保鲜技术具有无化学毒害、无残留、无副作用等优点,因此利用天然中草药提取物对水果进行防腐保鲜有很大前景。

研究发现中草药提取物能保鲜水果的原理在于中草药中的有效成分能抑制水果表面的微生物活动,减弱微生物活动对水果的影响,降低水果中酶的活力,降低水果的生理活动强度,从而达到保鲜的目的。而虎杖中的提取物白藜芦醇,同时也是葡萄树中存在的抵抗真菌病害的最重要的物质,已被证实具有相当广的抗真菌活性,并对收获后引起多数农产品腐烂的灰霉菌有效。

吴翠霞用白藜芦醇处理番茄、葡萄、苹果、鳄梨和辣椒后,测定了这些水果的腐烂情况和营养品质,结果显示,用白藜芦醇处理后水果的货架寿命有所延长,白藜芦醇不仅抑制了微生物群落的生长,而且在不影响水果营养含量的前提下,减少了其水分流失,而处理后含水量的多少对评价葡萄这样的多汁水果是非常重要的。因此,这种非特定的抗真菌特性及在葡萄皮上的选择性积累使得白藜芦醇成为一种天然的抵抗病原菌侵染的农药。此外,其抗氧化的特性也使白藜芦醇在水果储存中有着积极的作用。

同时,中草药复合半透膜水果保鲜剂也在研制中,它采用中草药及其他可食材料复配制而成,该保鲜剂的组成为:良姜、百部、虎杖、黄连素各 0.5~1.0g/L,淀粉 0.5~2.0g/L,魔芋 0.5~1.5g/L,卵磷脂 0.1~2.0g/L,主要用于苹果、柑橘、香蕉、番茄等的保鲜。试验结果表明,在 10~15℃条件下,保鲜可达 2 个月,苹果可达 6 个月,基本无损耗。此保鲜剂无毒、易操作、成本低,在应用上具有较大的优越性。

白藜芦醇作为天然抗生素在水果上的应用有很多好处,它能应用在水果收获后的运送过程中,为人们提供一种新的、简单的、经济的、安全的方法来提高水果的货架寿命而不必担心其会对人类健康有潜在的危险。目前,该类保鲜技术还处于研究阶段,相关技术也不成熟,还未得到广泛的应用。但是安全、无毒、环保的新型生物保鲜技术将会成为今后保鲜行业发展的重要方向,我们有理由相信白藜芦醇将会广泛应用于水果贮存中。

参 考 文 献

［1］郝利平,夏延斌,陈永泉,等.食品添加剂.北京:中国农业大学出版社,2002.

［2］郑晔,王皓,刘震华.浅析食品添加剂的使用原则.食品工业,2012,33:113-115.

［3］彭晓琳.白藜芦醇数据库建立、深圳居民摄入量评估及生物效应、代谢学研究.武汉:华中科技大学,2011.

［4］Horn TL,Cwik MJ,Morrissey RL,et al.Oncogenicity evaluation of resveratrol in p53(+/-)(p53 knockout) mice.Food Chem Toxicol,2007,45:55-63.

［5］Arichi H, Kimura Y, Okuda H, et al.Effects of stilbene components of the roots of Polygonum cuspidatum Sieb. et Zucc. on lipid metabolism.Chem Pharm Bull(Tokyo), 1982, 30: 1766-1770.

［6］陈小鸽,张彩云.白藜芦醇与动物免疫机能研究进展.上海:中国科学院上海冶金研究所,2000.

［7］刘清,朱慧兰.Nrf2激活剂防御紫外线致皮肤氧化应激损伤的研究.中国麻风皮肤病杂志,2014,30: 663-666.

［8］Liu Y, Chan F, Sun H, et al.Resveratrol protects human keratinocytes HaCaT cells from UVA-induced oxidative stress damage by downregulating Keap1 expression.Eur J Pharmacol, 2011, 650: 130-137.

［9］陈凰.白藜芦醇对UVA辐射的人体成纤维细胞的影响.沈阳:中国医科大学,2013.

［10］Vitale N, Kisslinger A, Paladino S, et al.Resveratrol couples apoptosis with autophagy in UVB-irradiated HaCaT cells.PLoS One, 2013, 8: e80728.

［11］史先敏,严泽民,谢静红,等.白藜芦醇美白功效的初步研究.香料香精化妆品,2011,5: 37-39.

［12］刘荣,孙建宁,郭亚健.化妆品原料美白功效动物评价应用研究.中国美容医学,2011,20: 1259-1263.

［13］唐卿雁,林奇.中草药在果蔬保鲜中的应用.食品研究与开发,2005,26: 148-153.

［14］吴翠霞.白藜芦醇在水果贮存中的应用.世界农药,2010,32: 29-30.